思维与沟通

现代护理专业人员的核心竞争力

主　编　王维利
副主编　谢伦芳　周利华
　　　　胡　燕　杨娅娟

中国科学技术大学出版社

内容简介

批判性思维与人际沟通能力作为护理专业人才必须具备的核心能力,越来越受到护理教育者的重视。

本书是为护理专业及其他医学类专业学生批判性思维与沟通能力培养而专门编写的教材。全书共分十四章,主要内容包括:思维的基本理论,人际关系和人际沟通的基本理论,思维与沟通的关联性及其相互作用,批判性思维的基本理论和应用策略,护理工作中的角色关系,语言与非语言沟通技能,治疗性关系与治疗性沟通的理论与实践,护理工作中的冲突,健康促进与健康教育,护理人员在团体、家庭和跨文化背景下的沟通,以及与特殊需求患者的沟通等。

本书作者从专业培养需要出发,结合多年理论研究和教学经验,编写时注重教材内容的指导性和应用性,介绍基础理论的同时结合案例分析和思考题,启发读者边学习边思考,以利于理解和培养读者解决实际问题的能力。

本书适用于护理专业以及与护理有关专业的本、专科学生及研究生学习之用,也可供护理从业人员及研究者参考之用。

图书在版编目(CIP)数据

思维与沟通:现代护理专业人员的核心竞争力/王维利主编. —合肥:中国科学技术大学出版社,2007.10(2021.2重印)

ISBN 978-7-312-02157-2

Ⅰ.思… Ⅱ.王… Ⅲ.护理学 Ⅳ.R47

中国版本图书馆 CIP 数据核字(2007)第 156252 号

出版	中国科学技术大学出版社
	安徽省合肥市金寨路 96 号,230026
	http://press.ustc.edu.cn
	https://zgkxjsdxcbs.tmall.com
印刷	合肥市宏基印刷有限公司
发行	中国科学技术大学出版社
经销	全国新华书店
开本	787 mm×1092 mm 1/16
印张	21.25
字数	544 千
版次	2007 年 10 月第 1 版
印次	2021 年 2 月第 7 次印刷
定价	35.00 元

前　言

国际医学教育组织(Institute for International Medical Education，IIME)所制定的《全球医学教育最基本要求》(Global Minimum Essential Requirements，GMER)中规定了医学生必须具备的7个领域的基本要求，其中沟通技能和批判性思维被列为主要的2个领域。在护理专业中，批判性思维、评估、沟通和技术能力被界定为专业核心能力。在整体护理的实践中，无论是收集资料、评估患者、提出护理问题、制定和实施护理计划还是对护理效果进行评价，每个环节都离不开思维与沟通。

然而，在过去开设的人际沟通课程中，无论是使用的教材，还是设计的实践环节，护理教育者多偏重于从人际沟通的角度来研究护理工作中的沟通理论和技术，这就容易造成一定的局限性。我们在多年的教学实践中也曾出现过教学内容重心的偏移，以至于使学生进入人际沟通学习的误区，误认为掌握了人际沟通的技巧，就具备了足够好的沟通能力。其实不然，在护理工作的沟通中，尤其是在评估性沟通和治疗性沟通过程中，不仅仅需要良好的沟通技巧，更重要的是能根据患者具体情况，因人因病因时地将医学和护理专业知识进行转化和应用，这就需要有较强的批判性思维能力。在与患者沟通时，护理工作者应做到能根据患者的需要及时、有效、系统地对思维语言进行编码，能明确、精准、一致、深入、广泛、公允和有意义地传递并反馈信息，并能有效地控制治疗性沟通的目的、内容、方法和结果。为了达到这样的目的，我们尝试着进行了一系列人际沟通学科的教学改革和创新活动，这其中就包括两次编写了《思维与沟通》课程讲义。

我们开设并承担护理专业"人际沟通"的课程已有十多年，改为"思维与沟通"课程也已6年有余，始终对该课程教学效果不那么显著而耿耿于怀，感到选用的教材和自编的讲义使用起来不那么得心应手。故而在十多年教学积累的基础上编写了本教材，这也算是水到渠成吧。本教材第一至第四章由王维利编写；第五、第十一章由周利华编写；第六、第十四章由胡燕编写；第七、第九、第十二章由谢伦芳编写；第八章由王维利、谢伦芳编写；第十、第十三章由杨娅娟编写。

本书具备以下几个特点：

1. 整合性　在编写的指导思想上，突破以往所有人际沟通教材的框架和内容，尝试将系统科学、思维学、人际沟通和人际关系学等学科知识整合在一起，并展现其精华。尤其是在思维部分重点介绍批判性思维，独立成章，并与其他各章节知识相联系，与读者一起探讨思维与沟通之间的关系、何谓批判性思维及怎样培养批判性思维能力等。

2. 创新性　在编写的内容上，一是在"治疗性关系和治疗性沟通"一章中首次提出治疗性沟通系统及其认知"基因重组"模式。这一模式的阐述，旨在实现将人际沟通的基础理论向护理专业中治疗性沟通的理论形成及实践运用转化;二是将家庭沟通、与特殊病人的沟通等内容独立成章编写,实现了护患沟通面的扩大和点的深入;三是添加了我们自行设计并经过多次使用和不断完善修改的《治疗性沟通实践报告》模板,这将极大地帮助读者进一步明确如何实施并评价治疗性沟通。

3. 实践性 本书每章编有练习、案例分析以及思考题。读者在治疗性沟通的实践过程中,可参考《治疗性沟通实践报告》完成治疗性沟通的全过程。为了指导读者更好地应用治疗性沟通实践报告,本书采用具体案例,以"经皮冠状动脉腔内成形术及支架置入手术知识宣教及术前准备内容及术后注意事项"的临床实例为治疗性沟通教学的主题,说明治疗性沟通的全过程,为读者的实践活动提供指导和参考。

4. 新颖性 在编写形式上,一是每章前不仅附有与该章内容息息相关的案例,还以关键词的形式将该章所出现的主要名词给予了英文表述以及详细的英文释义,这将帮助读者在阅读时立即掌握各章的关键词,从而可以轻松地查阅相关英文文献来加强学习;二是将各章的主要学习目标也列举了出来,帮助读者在第一时间里明确该章的学习要求;三是将该章的课后思考题放在了文末,这可以帮助读者在思考时回顾文章内容。

古人云:"尽信书不如无书。"这是强调人们要在实践中思考、运用、验证和发展书本里的理论知识,这也是批判性思维者的基本特征之一。尽管本书的编写由于时间紧张和水平有限,定有不足之处,但相信广大读者可以本教材为基础平台,结合自己生活、学习和工作的具体情况,为思维与沟通理论研究和实践拓展更广阔的空间。

王维利

2007 年 8 月于合肥

目 录

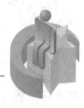

前言 ……………………………………………………………………………… （Ⅰ）

第一章　总论 …………………………………………………………………… （1）
　　第一节　思维概述 …………………………………………………………… （3）
　　第二节　人际沟通概述 ……………………………………………………… （13）
　　第三节　人际关系概述 ……………………………………………………… （29）

第二章　批判性思维 …………………………………………………………… （38）
　　第一节　批判性思维研究简史 ……………………………………………… （40）
　　第二节　批判性思维概念的理论探讨 ……………………………………… （44）
　　第三节　批判性思维与其他思维的关系 …………………………………… （47）
　　第四节　批判性思维特质 …………………………………………………… （64）

第三章　人际沟通的基础理论 ………………………………………………… （72）
　　第一节　人际沟通系统与模式 ……………………………………………… （73）
　　第二节　人际沟通系统与控制 ……………………………………………… （87）
　　第三节　人际沟通系统的信息 ……………………………………………… （93）

第四章　人际关系的基础理论 ………………………………………………… （106）
　　第一节　人际激励理论 ……………………………………………………… （107）
　　第二节　印象形成理论 ……………………………………………………… （110）
　　第三节　对人的归因理论 …………………………………………………… （118）
　　第四节　人际吸引理论 ……………………………………………………… （124）

第五章　护理工作中的角色关系 ……………………………………………… （134）
　　第一节　角色理论 …………………………………………………………… （135）
　　第二节　护士角色 …………………………………………………………… （137）
　　第三节　患者角色 …………………………………………………………… （143）
　　第四节　护理工作中的关系沟通 …………………………………………… （148）

第六章　护理工作中的语言沟通 ……………………………………………… (156)
　　第一节　语言 ……………………………………………………………… (157)
　　第二节　当代护士语言沟通的趋势 ……………………………………… (159)
　　第三节　护士语言沟通中的主要矛盾 …………………………………… (161)
　　第四节　护士应具备的语言修养与技巧 ………………………………… (165)

第七章　护理工作中的非语言沟通 …………………………………………… (171)
　　第一节　非语言沟通概述 ………………………………………………… (172)
　　第二节　非语言沟通的作用和形式 ……………………………………… (173)

第八章　治疗性关系与治疗性沟通 …………………………………………… (184)
　　第一节　治疗性关系 ……………………………………………………… (185)
　　第二节　治疗性关系中的沟通技巧 ……………………………………… (190)
　　第三节　治疗性沟通的理论探讨 ………………………………………… (201)
　　第四节　治疗性沟通的实践探讨 ………………………………………… (207)

第九章　护理团体中的人际关系 ……………………………………………… (224)
　　第一节　团体人际关系概述 ……………………………………………… (225)
　　第二节　团体沟通与决策 ………………………………………………… (228)
　　第三节　建设高效率护理团队 …………………………………………… (235)

第十章　跨文化沟通与护理 …………………………………………………… (238)
　　第一节　文化概述 ………………………………………………………… (239)
　　第二节　文化背景 ………………………………………………………… (242)
　　第三节　文化休克 ………………………………………………………… (244)
　　第四节　Leininger 跨文化护理理论 …………………………………… (249)
　　第五节　多元文化背景下的沟通策略 …………………………………… (252)

第十一章　家庭沟通 …………………………………………………………… (256)
　　第一节　家庭 ……………………………………………………………… (257)
　　第二节　家庭沟通 ………………………………………………………… (265)
　　第三节　整体护理程序在家庭沟通中的应用 …………………………… (276)

第十二章　护理工作中的冲突 ………………………………………………… (283)
　　第一节　人际冲突概述 …………………………………………………… (284)
　　第二节　冲突的过程及分析 ……………………………………………… (286)
　　第三节　护理团体关系的冲突及处理策略 ……………………………… (290)
　　第四节　护患冲突的原因分析和处理策略 ……………………………… (294)

第十三章　健康促进与健康教育 …………………………………………………………（297）
　　第一节　相关概念 ……………………………………………………………………（298）
　　第二节　健康教育的模式 ……………………………………………………………（302）
　　第三节　健康教育的程序 ……………………………………………………………（306）
　　第四节　健康教育的方法 ……………………………………………………………（308）
　　第五节　常见病人健康教育示例 ……………………………………………………（310）

第十四章　与特殊需求患者的沟通 ……………………………………………………（315）
　　第一节　与特殊年龄阶段人群的沟通 ………………………………………………（316）
　　第二节　与特殊患者的沟通 …………………………………………………………（322）
　　第三节　与残障患者的沟通 …………………………………………………………（326）

参考文献 …………………………………………………………………………………（330）

第一章 总 论

案例 1-1

阿普顿是美国普林斯顿大学的高材生,他刚到爱迪生的实验室工作时,对小学都没有读完的爱迪生有点瞧不起。有一次,爱迪生交给他一只梨形灯泡,让他测算出容积。阿普顿起初不以为然,但当他开始计算时,才发现像灯泡这样的不规则形状,很难把容积计算准确,即使是近似处理也相当繁琐。阿普顿画了草图,在纸上写满了密密麻麻的资料和算式,还是没有算出来。正忙于实验的爱迪生等了很长时间,也不见阿普顿送来报告结果,他走过来一看,忍不住笑出声来,对阿普顿说:"我们换种方法试试。"说着,爱迪生快步取来一大杯水,轻轻往阿普顿测算的灯泡里倒满水,然后再把水由灯泡倒进量筒,于是就量出了水的体积,当然水的体积也就是灯泡的容积。

问题

1. 阿普顿希望采用什么方法测算灯泡的容积?爱迪生采用什么方法测量灯泡的容积?你准备用什么方法测量灯泡的容积?
2. 从这个案例中可以得出什么启示?

案例 1-2

在现实中:
一位技术出色的护士始终不能得到护士长的器重,也不能得到职务晋升的机会。
一位在班上成绩和表现一般的学生,毕业后找的工作却比别人更好,干得也更出色。
一位在部门工作最辛苦的职员,却没有被签订续约合同。
……

问题

1. 以上这些人可能各具备或不具备什么能力?那位护士和职员如何使可能存在的问题得到很好的解决?
2. 你认为在人生旅途中,具备哪些能力最为重要?

本章目标

1. 归纳思维、人际沟通和人际关系的定义。
2. 归纳本章内容中思维、人际沟通和人际关系的不同分类,并加以完善。
3. 说明不同典范人际沟通模式的特点及相互间联系。
4. 尝试用图示说明思维—人际沟通—人际关系三者之间的关系。
5. 举例说明学习和研究思维—人际沟通—人际关系的意义。

本章关键词

Thinking（思维） is the process of thinking (especially thinking carefully) to realism which is motile, general and indirect.

Interpersonal Communication（人际沟通） is to compare it to other forms of communication. In so doing, we would examine how many people are involved, how physically close they are to one another, how many sensory channels are used, and the feedback provided.

Interpersonal Communication differs from other forms of communication in that there are few participants involved, the interactants are in close physical proximity to each other, there are many sensory channels used, and feedback is immediate. An important point to note about the contextual definition is that it does not take into account the relationship between the interactants.

Interpersonal Relationships（人际关系） are social associations, connections, or affiliations between two or more people.

　　思维是认知活动的最高级形式。说它是最高级的,是因为它包括了感觉、知觉和记忆等低级认知形式,同时又具备新的性质,能完成低级认知形式所未能完成的任务:概括规律、推断未知。人的感觉、知觉和记忆与社会实践活动密切相关,概括规律、推断未知也是在长期的社会实践活动中逐步形成和不断完善的。因此,人是在客观社会环境和自然环境中进行思维的。换言之,在听、说、读、写、看、触、行等人类实践活动中,人的思维才是活跃的。所以说,人的思维是在与社会和自然环境的沟通中形成和发展的。当然,思维也对人的社会和自然活动起着某种支配作用。同样,在医疗护理工作中,思维—沟通—关系三者的互动效应对各类事件的发生发展起着重要的影响作用。本章将介绍思维学、沟通学和人际关系学的基本概要,并期望读者能透过这些基本认知来思考其相互之间的关系。因为在心理学、新闻学等专业中,思维学、沟通学以及人际关系学都是作为一门独立的学科存在,并设置专门的课程对其进行研究的,这里的介绍可以说是挂一漏万,若要进行深入的研究,阅读相应的专著或教材是不可或缺的。

第一节 思维概述

一、思维研究的简史

学习一门学科的发展史是为了更好地把握其发生、发展的脉络,是为了更好地研究和应用这门学科的知识体系。

(一) 早期对思维的研究

人类对思维的研究有着悠久的历史。早在我国春秋时期,孔子就提出:"生而知之者,上也;学而知之者,次也;困而学之,又其次也;困而不学,民斯为下矣","吾非生而知之者,好古,敏以求之者也",谈及了认识、思维的起源,并强调"学而不思则罔,思而不学则殆"。他认为:应该把读书和思考结合起来,学是思的基础,思是学的深化,相互为用。荀子在《劝学》篇中进一步指出:"吾尝终日而思矣,不如须臾之所学也。"他认为,感性经验是认识的基础,但又有局限性,必须上升为理性认识。他在《天论》篇中说:"心居中虚(胸腔),以治(管理)五官,夫是之谓天君。"心对五官的统帅作用主要表现为"征知",即对感性材料进行分析、辨别、加工的思维活动。而孟子则把耳目感官和心的作用对立起来,认为:"心之官则思,思则得之,不思则不得也","耳目之官不思,而蔽于物"。

哲学家们早就很关心人类的思维问题。17世纪兴起的联想主义心理学,继承了古希腊心理学的联想概念和联想定律,对思维现象进行了开创性的研究,提出了一些颇有见地的观点。

洛克说:"……我认为这个词(指观念)可以代表人们思维时理智的任何对象……","我们的某些观念彼此具有一种天然的关系和联系,把它们结合在一起,乃是我们的理智的职责。"去掉这段话的唯心色彩,我们可以看到洛克提出了思维的任务:找到事物间的必然联系。

贝克莱说:"因此,例如某种颜色、滋味、气味、形象和硬度,如果常在一块儿出现,我们便会把这些观念当作一个单独的事物来看待,并用苹果的名称来表示它。"这段话说明了概念形成过程(图1-6 A,B,C)。他还说:"显然,当心灵并非直接地感知任何观念本身的时候,它必然要借助于其他的某种观念……我们从一个人的脸色转变为红晕或苍白,就常常会看出他所表现的羞愧和恐惧。"这段话说明了思维的间接性,也说明很早以前,人们就注意到非语言沟通与思维的关系。

休谟说:"看来事物之间的'必然联系'这个概念,乃是由于这些事件在许许多多类似的实例中经常结合在一起而产生的……",这段话说明了思维的概括性。

哈特莱说:"任何感觉A,B,C等,经过足够次数的相互联系(即联想),就会获得支配相应的观念a,b,c等的力量。这样,这些感觉之中的任何一个,例如A,即使单独发生,也一定会在心灵中引起b,c等其余的观念。"这段话也说明了思维的间接性。

由此可见,联想主义心理学对思维的概括性、间接性和对概念形成过程都有了一定程度的认识。

(二) 从冯特到符兹堡学派

1879年,冯特建立了世界上第一个心理学实验室,这标志着科学心理学的创立。冯特主张心身平行论,他运用内省法,即自我观察的陈述来研究心理现象。但他却将思维研究逐出实验室,理由是思维过程太复杂,飘忽不定,无法内省。

在心理学史上,真正把思维当作心理学专门研究课题的,首推冯特的学生屈尔佩。他认为,既然艾宾浩斯可以用实验来研究记忆这一较高级的心理过程,当然对思维过程也可以进行实验研究。于是,他和他的学生们在符兹堡大学对思维进行了大量的研究,其中比较重要的有马尔比的判断研究、瓦特的联想研究、彪勒的思考研究,从而形成了符兹堡学派。

在马尔比的判断研究(1901)实验时,要求被试先后举起两个物体,判断哪个轻哪个重,并且报告举重经验中的感觉和意象。以前的研究者认为,在进行这类判断的实验时,被试保持住对第一个物体的感觉和意象,而将其与对第二个物体的感觉和意象相比较。而实验的结果是,被试做不出内省报告。他们觉得比较重量的时候脑子里面好像是空的。马尔比认为,他的实验证明了这些感觉和意向的比较是不存在的,判断的过程是难以捉摸的。这就是说,在判断时,思维不能表现为感觉和意象。

在瓦特的联想研究(1904)实验时,要求被试做控制联想,例如进行种属联想(梧桐—植物)或整体部分联想(房间—门)。瓦特把联想过程分为4个阶段:① 预备阶段;② 刺激间的呈现阶段;③ 寻找反应词阶段;④ 反应词的出现阶段。他要求被试分别进行内省和描述,一般人认为对第三阶段的内省可以指明反应词出现的心理条件,但是瓦特发现,决定反应的主要阶段在于预备阶段明确课题,确定方向。瓦特看到,被试一接到指示就以所要求的方式给予反应。一呈现刺激词,反应词就自动出现,不需要任何进一步的有意识的努力,自然也无法对预想中的各个阶段进行内省。

在彪勒的思考研究实验中,主试提出若干须经思考方能解答的简单问题由被试解答,时间为5~20秒。回答后询问并记录被试得到答案的步骤,结果也得出瓦特的结论,被试还是讲不清楚究竟想过些什么。所以,彪勒更明确地提出,思维不能归结为感觉和意向,在思维者的意识中存在一种非感觉、非意象的元素,即思维元素。

符兹堡学派虽然进行了许多研究,但是没有达到预想的目的。屈尔佩离开符兹堡后,这个学派就解体了,但是它对心理学的贡献是无法磨灭的。

(三) 现代思维心理学的主要流派

在心理学史上,对思维这个心理过程进行了卓有成效的研究并形成了一定理论体系的心理学学派主要有:格式塔学派、行为主义学派和信息加工学派。

格式塔学派认为,思维是"完形"的不断改组。他们对思维进行了大量的研究,其贡献可以分为3个方面:① 提出了课题在思维活动中的作用;② 提出了顿悟学说;③ 进行了创造性思维的研究。

行为主义心理学派对思维的研究强调行为主义。尽管反对研究意识,但是对思维却有一定的研究。行为主义对思维所持的主要观点是:① 思维是无声的语言,是行为;② 思维的发展是由出声的自白逐步过渡到内隐活动;③ 对思维的研究不能用内省,要提倡实验。

信息加工学派对思维的研究随着计算机的出现而出现。心理学家受计算机工作原理的启发,将人看作是近似于计算机的一个系统,能够对信息加以编码、储存、提取和转换。这样,利用计算机模拟人脑的活动,或许就能够用程序和流程图来说明人的认知和思维的内在奥秘。主张信息加工理论的心理学家在一些研究中,具体模拟了概念是如何在感性的基础上形成的,问题解决和逻辑推理是如何进行的等。

二、思维的定义及其分类

关于思维的定义,很多心理学家从不同的角度提出过不同的见解。思维究竟是一个什么样的过程?对于这个问题,西方心理学偏重于思维过程本身,前苏联和我国心理学界偏重于思维区别于其他认知过程的特点。

(一)思维的定义

在西方心理学界,关于思维的定义有如下例子。

布鲁纳(Bruner,1957)提出:思维是对给出的信息的超越。

巴特莱(Bartlett,1958)提出:思维是填补证据间空白的复杂而高级的技能。

纽威尔和西蒙(Newell & Simona,1972)提出:思维是在问题空间中进行的搜索过程。

巴伦(Bourne,1988)提出:思维是在我们不知道如何行动、不知道该相信什么或者不知道该希望什么的时候做的事情。

由此可见,给思维下定义是很困难的。

伯尔尼(Bourne,1971)等人综合各家学说,对思维做了一个比较完整的描述:思维是一个复杂的、多侧面的过程;思维主要一个作用是产生和控制外显行为。在每一个思维过程中,在从问题的提出到问题的解决之间,包括了刺激类化、假设形成、决策等一系列活动,其他认知活动包括的环节没这么多。

思维是一个内在的或内隐的过程。思维者采取行动之前,有一系列隐蔽的心理活动。对这些活动的详细情况进行描述和解释应是心理学研究的基本目标之一。一般认为,这些活动有"寻找刺激"、"记忆"、"检索"、"决策"、"执行"等。

思维往往是运用不直接存在的事件或物体的符号表征进行的。利用记忆,思维可以预测尚未发生的事件,可以想像各种从未发生过的事件。布鲁纳(1964)曾经说过,内在的活动包括了对动作表象、知觉表象和言语表象的操作。这些表象都不是直接存在的事件或物件,而是它们的表征(其中符号表征是最高级的)。思维是行为的一个决定因素。行为,只是内在过程的产物;思维作为一种内在过程,它的功能之一就是产生和控制外显的行为。

前苏联和中国心理学界对思维的定义比较一致,即:思维是对客观事物间接的概括的反映,它反映的是事物的本质属性和事物之间的规律性的联系。所谓本质属性,就是一类事物所特有的属性,所谓规律性的联系就是必然联系。

思维的间接性,指的是通过思维过程,我们可以根据已知的信息推断出没有直接观察到的事物。例如,看到地上到处都是湿的,就可以推断可能下过雨。尽管我们没有亲眼看到下雨,但是通过间接的推断,可以得出下过雨的结论。

思维的概括性,就是思维反映了事物之间固有的、必然的联系。其推理形式是"凡是这样就会那样"。例如,凡是木材一定能燃烧(当然要在满足燃烧条件的前提下)等。思维的概括性是间接性的基础。

在生活和实践(听、说、读、写、看、触、行)中,有不同程度的概括。从知觉开始,就有概括的萌芽。知觉的整体性和恒定性,使得我们观察知觉对象时有了相对稳定的反映,这就是知觉的概括性的体现。表象的概括性更高,它反映的是事物最常见、最显著的特点,但不是本质的特点。

以上对思维的定义,从不同的侧面反映了思维的本质和特性。

(二) 思维的分类

对于思维,我们可以按不同的标准,从不同的角度进行各种分类。

1. 根据思维的抽象性分类 根据思维的抽象程度,可以将思维分为直观行动思维、具体形象思维和抽象逻辑思维。就思维的起源和发展而言,思维的发生和发展的次序是直观行动思维—具体形象思维—抽象逻辑思维。当然,这三种思维最后都可能各自达到高度发展。

(1) **直观行动思维** 直观行动思维是以直观的动作和活动为媒介而进行的思维,它的高级形式是实践思维(或操作思维)。这种思维的主要特点就是通过动作和活动获得问题的答案,可以说是一种观察学习,也可以说是种尝试错误学习。从这个角度看,实验似乎也可以说是一种高级的动作思维。

(2) **具体形象思维** 具体形象思维是以具体表象为材料的思维。个体身上出现具体形象思维后,他就可以脱离眼前的直接刺激物和直观的动作,借助表象进行思考。

具体形象思维与语言相结合后,就可以发展成高级的形象思维。这种思维既带有鲜明的形象,又运用抽象的语词,这样形象和抽象相结合,成为形象逻辑思维。文艺作品以及书中的图示等就是形象逻辑思维的产物,它用形象来说明深刻的抽象的道理。

(3) **抽象逻辑思维** 以抽象概念为媒介进行的思维称为抽象逻辑思维,它是人类思维的核心形态。这种思维也可以说是以词语为媒介的,因为抽象概念总要以词语作为标记。

以上这三种思维形式往往是结合使用的。一般来说,知识经验缺乏的时候,前两种可能用得较多。知识经验丰富者,尤其是政治、经济、军事和科学研究工作者更注重抽象逻辑思维。但也并非一概而论,如案例1-1中,阿普顿就是用抽象逻辑思维来测算梨形灯泡的体积的,而爱迪生用的则是具体形象思维来测算梨形灯泡的体积。

2. 根据实践活动的目的性分类 根据实践活动的不同目的,可以将思维分为上升性思维、求解性思维和决策性思维。

(1) **上升性思维** 上升性思维的目的是使个别性认识上升到普遍性认识。科学研究主要就是一种上升性思维。在上升性思维中,我们可以看到思维的概括性。最后结果就是一个普遍适用的、概括的结论,如"凡……就……"等。

(2) **求解性思维** 求解性思维始终围绕着具体问题展开,其目的是找到答案。学生做习题,用的就是求解性思维。以问题为中心的教学模式,其目的之一是培养学生的求解性思维。

(3) **决策性思维** 决策性思维的目的是规范未来和预测结果,或对未来事件的预报。

3. 根据思维的活动方式分类 在这个维度中,我们可以把思维分为再现性思维、批判性思维和创造性思维。

(1) **再现性思维** 指的是运用先前已经获得的知识和经验解决问题。

(2) **批判性思维** 指的是对现有的知识重新审视,提出质疑,寻求合理的证据,从而做出选择的思维。

(3) **创造性思维** 指的是能获得新知识并能产生新颖的思维成果(打破定势,开辟新思路)的有创见的思维。

4. 根据思维的意识性分类 根据思维的意识性,可以将思维分为我向思维和现实性思维。

(1) **我向思维** 我向思维是一种比较原始的思维方式。这种思维的特点是仅凭直觉、想象、幻想来进行,一切都是我觉得如何便是如何,而不考虑客观实际。幼儿的我向思维比较多。比如,幼儿会说:"还没有睡觉,怎么会是下午呢?"这就是由于意识水平比较低,表现出较浓厚的我向思维。

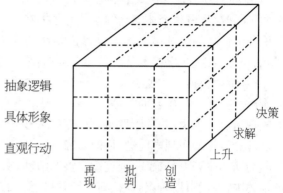

图 1-1 立体(综合)思维模式

(2) **现实性思维** 现实性思维是指正常成人的思维。其特点是注重客观现实,意识性较强,思维进程受逻辑、证据和现实的约束。

以上思维方法的分类都是相对的,在实践中我们可以综合使用各种思维方法,即形成立体思维的习惯,如图 1-1 所示。

三、思维心理学的基本理论流派

(一)格式塔学派的理论

格式塔学派强调意识经验的结构性和整体性。按照格式塔学派的观点,心理经验不是若干个静态的、分解的元素的总和,而是包括了一个经过组织的、动态的、不断变化的、由相互作用着的一些事物构成的场。当一个人观察他所处的环境的时候,不是分别地对环境中各个部分进行孤立的知觉和反应,而是对环境中各种"力"的整体形态的知觉和反应。整个心理场的特征不等于它的各部分的简单总和;这些特征是经过各部分的相互组合和相互作用而形成的。简单地说,"格式塔"可以理解为一个整体"完形"。

1. 关于思维过程 从格式塔学派的观点来看,思维过程是这样的:当个体环境里出现尚未得到解释的"紧张"时,即出现问题了。用我们现在的话来说,就是"思维发生于个体面临着一个不能以惯常手段解决的问题的情况下"。而思维的过程就是这种"紧张"解除的过程。这种"紧张"的解除过程是怎样的呢?一般来说,过去经验不能保证一定能够找到问题的答案。问题答案似乎是在对"紧张"的知觉中,由紧张本身产生的,就像似动现象是在一定的观察条件下产生的一样。这就是说,思维实际上是知觉的一种形式,问题的答案不是想出来的,而是看出来的。当然,这种知觉不一定每次都能得出答案。所以,答案有时不会产生,至少不会立即产生。当然思维不是简单的知觉,它实际上是一种知觉重组,解决问题的人必须重组环境,即从几个不同的角度进行观察,直到事件之间的相互作用产生出答案的一个清楚图解。也就是说,人是在观察中看出事物各方面的联系,即找出问题的解法或答案来。一旦完形出现,看出答案,紧张就解除了。从格式塔学派对思维过程的描述可以看出,格式塔心理学十分重视思维和知觉的关系,在他们看来,思维和知觉受相同的原则的支配。

2. 苛勒的领悟说 格式塔心理学认为,思维过程是紧张从产生到消除的过程,由于问题情境的不断改组,最后个体突然领悟了问题内在的相互联系,即产生了"顿悟"而解决了问题。顿悟说和桑代克的尝试错误学说是针锋相对的。苛勒曾经用黑猩猩做了许多解决问题的实验,最后得出结论说:思维不是盲目的尝试,而是一种对情境的突然领悟。

那么,苛勒根据什么现象来认定思维是一种顿悟呢?从他对黑猩猩解决问题的描述,我们可以看出产生"顿悟"概念的关键。苛勒发现以下现象:① 黑猩猩常常出现很长时间的停顿,他们表现出迟疑不决,并环顾四周;② 停顿表现为它们前后行动的转折点,停顿以前盲目行动,犹豫困惑,停顿后顺序前进,目的明确,这是一个强烈的对比;③ 停顿或转折后出现了一个不间断的动作序列,形成了一个连续完整的活动,从而正确地解决了问题。从苛勒的这个总结性的描述中,我们可以看出,停顿前后黑猩猩行为的鲜明对比,是苛勒提出顿悟说的一个决定性因素。

3. 魏台默的创造性思维研究 魏台默对创造性思维进行过系统的分析研究,并于1945年出版了《创造性思维》一书。他研究的范围比较广,从儿童解决简单的几何问题的过程,一直到爱因斯坦发明相对论的思维。魏台默强调完形,强调整体,认为创造性思维与对问题中某些格式塔的顿悟有关;打破旧的格式塔,发现新的格式塔,这就是创造性思维。例如,要被试用六根火柴搭成四个等边的三角形。很多被试感到这个问题很难,这是因为他们试图在平面上建立格式塔。而创造性思维,就是要打破平面这个旧的格式塔,建立立体这个新的格式塔。确立了正确的整体思路,问题就迎刃而解了。

魏台默曾经对学生学习求平行四边形面积的过程进行过考察。他发现,许多学生遇到稍有变化的平行四边形时,画不出符合要求的垂线。而要画出符合要求的垂线,就必须懂得垂线与图形面积之间的关系。这就说明,这些学生只知道要画出垂线,而不知道这条垂线与整个问题情境的关系,不知道从整体上把握问题。

(二) 行为主义学派的理论

我们都知道,行为主义是主张研究看得见、测得出的行为表现,而反对研究像意识这样一些内隐的活动的。在我们看来,思维主要是一种内隐的活动,行为主义应该不会理会它。其实,行为主义学派对思维还是很有研究的。这是为什么呢?原来,行为主义学派从他的创始人华生开始,就认为思维是作为一个整体的躯体的机能。这种观点叫"边缘思维论",与传统的"中枢思维论"(认为思维完全是大脑的事)相反。正因为他们认为思维是整个躯体的机能,所以他们认为思维是可以观察到并进行研究的。

1. 华生论思维 华生承认,思维是一种"内隐"的行为。同时他又认为,思维和语言有密切的联系,思维在很大程度上受语言机制的影响。他说思想只是自己对自己说话。这样一来,心理学就可以通过言语这种外显的行为来研究思维了。华生还说:"我的学说主张:出声言语中所习得的肌肉习惯,也负责进行潜在的或内部的言语(即思想)。"华生曾经记录过人在思维的时候喉部和手部的肌肉活动,因为他坚信,"肌肉习惯"就是"思维"。华生的这个观点是有一定的正确性的。现在已经知道,思维往往伴随着躯体的活动,特别是与思想内容密切相关的肌肉的活动。例如,一个人想象自己举起重物时,从他的手臂上就能记录到肌肉活动,尽管他的手臂不能真的动起来。但是,思维毕竟主要是人脑的机能,所以当代心理学家既承认中枢论的正确性也承认边缘论的正确性,而不像行为主义那样,不承认思维是脑的功能。

华生还认为,思维的发展,是语言的肌肉活动日益熟练、缩减,并过渡到内隐的过程。

2. 新行为主义论思维　20世纪30年代以来,行为主义理论有了一些新的发展,出现了新行为主义。托尔曼将公式"S(刺激)—R(反应)"改为"S—O(机体)—R",引入了一个中间变量。这个中间变量主要包括3个范畴:① 需要系统——特定时刻的生理剥夺和内驱力情境;② 信念价值动机——表示了可选择某种目的物的欲望的强度和这些目的物在满足需要中的相对力量;③ 行为空间——行为是在个体的行为空间中发生的,在这种行为空间中,有些事物吸引人(它们具有正效价),而另一些事物则令人厌恶(他们具有负效价)。中间变量是不能直接观察到的,但它却是行为的决定者。

受到"中间变量"这个概念的启发,有人提出了"中间反应"这个概念。中间反应是一种内隐的反应,它能产生中间刺激,而这个中间刺激又能引发下一个中间反应或外显行为。也就是说,S不能直接引起R,而是先在个体的内部产生中间反应,中间反应又成为中间刺激,中间刺激又产生下一步的中间反应,直至产生外显的反应。思维的过程就可以用这样一个中间刺激和中间反应的链来表示。

(三) 信息加工理论

信息加工理论把人看作是信息加工系统,认为认知就是信息加工。按照信息加工理论,认知可以分解为一系列阶段,每一个阶段可以假定为一个单元,它对输入的信息进行某些操作,这一系列阶段和操作的产物就是反应。另外,信息加工系统的各个组成部分都以某种方式与其他部分相联系。人类认知活动有4个主要成分:感知系统、记忆系统、控制系统和反应系统。环境为感知系统提供输入,刺激经过编码后进入记忆系统,与记忆中的信息加以比较和匹配。中枢处理器是控制系统,它的任务是决定系统怎样发挥作用,决定目标的先后次序,监督当前目标的执行。反应系统控制着系统的全部输出。

四、思维和言语

20世纪以来对于人类思维的研究取得了巨大的进展。美国心理学家鹏镇尔等从对大猩猩、黑猩猩的思维的研究中发现了动物思维的能力(掌握手势语、单词、造句的能力)和特点。美国学者金逊等通过研究思维过程中脑电波的特点,发现了脑电波与思维内容的对应关系。脑科学家们研究了大脑损伤对思维的影响。盖尔浦等在对失语患者的思维研究中发现,他们因无法形成"红"、"绿"等概念,所以不能对颜色分类。斯佩里等从对裂脑人思维所进行的研究中发现了思维隔裂现象。此外,瑞典心理学家皮亚杰利用儿童对数学、物理、逻辑的知识体系的掌握来研究儿童思维的发展,发现儿童思维的产生是动作的内化,思维发展分为感觉运动期、具体操作期、形式操作期等阶段,揭示了思维由低级向高级发展的辩证过程。法国人类学家列维·布留尔还对原始思维进行了深入研究,指出原始思维的特点是集体表象思维。还有许多学者对形象思维、灵感思维和思维史进行了较广泛深入的研究。由于世界观和方法论的差异,人们对思维的研究形成了不同的学派,有学者将思维看成是肌肉的轻微运动,是一种无声的语言;有学者则把思维看成是一种试错的学习行为,认为概念就是在试错过程中形成的。

那么,关于思维和语言之间的关系又是如何呢?

思维和言语的关系是很密切的,也是相当复杂的。心理学家们为此争论不休。心理学史上在思维和言语的关系问题上,出现过多种观点,主要有:言语等于思维论、思维决定言语论、言语决定思维论和言语与思维相互作用论。

言语等于思维主要是行为主义的观点,这从华生对思维的一个简单定义就可以看出来。华生认为,思想只是自己对自己说话。他又说,出声言语中所习得的肌肉习惯,也负责进行潜在的和内部的言语(即思想)。这是把内部言语和思维完全等同起来了。相形之下,斯金纳讲的倒还全面一些,他说,思想仅仅是一种行为,包括言语的和非言语的、隐蔽的和公开的。可见,斯金纳已经认为思维也包括非言语行为(例如动作、表象等),思维不等于言语。至于言语是否等于思维,从斯金纳的这句话还看不出肯定的结论。但是从心理学上的发现(尤其是病理心理学的发现)来看,认为言语等同于思维是越来越站不住脚了。一个精神病人在说胡话,表明他有言语行为,但他有没有思维呢?一个人照着书念,也许口到心到,也许有口无心,这两种情况的思维一样吗?当然不一样。所以,下面我们主要介绍的是后三种观点。

(一) 思维决定言语论

人们对于一个问题的认识,总是从片面发展到全面。单纯的思维决定言语的观点虽然片面,但毕竟反映了事物的一个方面。思维决定言语论的学说主要有以下两点。

1. 思维不必依靠言语　这一学说认为思维决定言语,首先就要否定思维对言语的依赖关系。19 世纪末 20 世纪初,符兹堡学派对思维进行了大量研究,其中比较重要的有马尔比的判断研究、瓦特的联想研究和彪勒的思考研究。他们发现,被试在判断轻重、进行联想和回答问题时,对自己的内在心理过程都无法进行内省,也就是说,被试觉得在做出反应以前脑子是空的,没有什么内容,既没有表象,也没有言语。于是符兹堡学派提出一个看法,说思维中没有任何意象(包括言语表象)。这就是所谓"无意象思维"观点。对于这个观点,我们觉得它的实验资料不充分,是站不住脚的。这三个实验也许根本没有引发出思维来。比较重量可以说是对客观事物的直接的反映,谈不上是思维。而简单的控制联想和回答简单的问题也完全可以由回忆过程来完成,无须进行什么思维。对"你叫什么名字?"这样的问题还用得着进行一场思考吗? 1 加 1 等于几? 随手就可以写出答案,也用不着思维。只要人对问题的答案十分熟悉,回答时只需从记忆中把有关信息提取出来即可,这是记忆,而不是思维。所以我们说"无意象思维"观点是站不住脚的。思维不依赖于言语并未得到证实。

2. 思维决定言语　思维决定言语这个观点,亚里士多德早就提出过。他认为思维范畴决定言语范畴。今天,不少西方心理学家仍然持这种观点,皮亚杰就是其中之一。

皮亚杰研究的重点是发展心理学。他对儿童的认知发展进行了长期大量的研究,取得了丰硕的成果。他得出的第一个结果是:思维的发生早于言语的发生。这实际上就是说,思维不必依靠言语。不过我们要注意,思维不依赖于言语只是思维发展的一个阶段,到了抽象思维阶段,言语还是不能缺少的。

皮亚杰的第二个发现是:思维决定言语。有些心理学家认为儿童掌握语言后,就会更有逻辑地进行思维。但是皮亚杰却不以为然,他虽然也认为语言是很重要的,是人们交往时运用的符号,但它本身并不会使思维的逻辑性有所提高。在儿童的前运算思维阶段(2～7 岁),儿童已经学会运用语言,但他们的思考仍然是无系统的、不合逻辑的。儿童的逻辑是由动作产生的,或者说是在与外界环境的相互作用中产生的。有了逻辑以后,语言才具有逻辑性。所以,不是言语决定思维,而是思维决定言语。

当然,皮亚杰也曾经提到过言语对思维的作用,但是他的理论主要还是倾向于思维决定言语。

(二) 言语决定思维论

言语决定思维这个观点在西方和前苏联都曾流行过,在中国也流行过。

1. 言语相对论 在西方,言语决定思维论的代表人物是沃尔夫。他提出:"语言决定我们对于世界的观察和思维的方式。"语言相对论找到了不少相关的证据:

第一,同一事物在不同民族的语言中存在分化不一的现象。在英语中,有两个单词(Purple 和 Violet)表示紫色,而汉语中只有"紫"一个词;爱斯基摩人有 20 个词来代表不同的雪;一个印度尼西亚部落有 80 个词表示稻米,菲律宾人对稻米则有 92 种称呼……

第二,记忆定势的影响。在记忆的时候,如果对同一图形配上不同的语词标记,就会诱使被试回忆出不同的图形。例如,记忆的时候呈现的图形是两个圆,中间有一条横线,但是分别配以"眼镜"和"哑铃"这两个不同的语词。结果回忆的时候,配以"眼镜"的被试组回忆出来的图形接近眼镜,配以"哑铃"的被试组的回忆则接近哑铃。

第三,功能固着效应。在火柴盒充当蜡烛台的问题中,"火柴盒"这个词阻碍了思维,使人想不到它可以当烛台。

根据以上事实,语言相对论者认为,言语对思维起了决定性的作用。

然而,言语相对论的第一个论据就站不住脚。一类事物能分化出多少个名称,至少有两个条件:一是要通过观察、比较、概括来确定同类事物间的差异,分类以后才能给出名称。二是要有分化的必要,有的民族觉得对某事物不必分得太细,名称就少一些;觉得有必要分得细,名称就多一些。个人也是这样,不关心衣着的,什么这个式样那个式样,都一窍不通;但是他如果潜心研究服装,不要说有那么多名称,就是没有他也能造出一大串来。所以可以说,是对世界的观察决定了人的言语。名称实际上是已有的分类的标记,它确实对思维有一定的作用,但不能把这种作用绝对化。现在有许多实验证明,没有丰富颜色名称的民族,也能对不同的颜色做出精细的辨别。

其实,前面言语相对论提出的三个根据可以说明言语对思维有一定的影响,但是言语相对论者没有注意事物的另一方面,犯了片面性的错误。

2. 前苏联学者的观点 马克思曾说过,语言是思维的物质外壳。如果对这句话进行简单的理解,那就是:语言是物质,思维是意识,物质决定意识,所以语言决定思维。并进一步认知,没有语言就没有思维。于是言语自然就决定思维。

但是,如果仔细想一想,就可以发现疑问。言语也是人脑的机能,它和思维一样,都是物质运动的产物,两者之间怎么又成了物质和意识的关系呢?因此,我们最多只能说,思维是大脑物质运动的产物,言语是同时产生的一个产物,而且言语往往与思维的内容有着对应关系。当然,只有抽象思维的时候,才能同时产生相对应的言语活动。

前苏联学者提出的证据很多,如人在思维的时候喉头肌肉有动作电位产生。这个现象确实说明思维时有言语活动参与,但是究竟是言语引起思维,还是思维引起言语却很难说。这就好像"先有鸡还是先有蛋"的问题一样难以回答。

还有一个实验是请言语能力受到阻碍的被试解答问题。例如,要求被试咬住自己的舌尖来想问题。由于言语活动需要舌头的动作帮忙,现在舌头的活动受到阻碍,被试就觉得解决问题的时候很不自然了,从这个实验来看,似乎是没有言语就没有思维了,但是另外有一些实验却得出了相反的结果,其中最有名的实验,就是史密斯(1974)用箭毒将自己全身肌肉麻醉,但是发现自己还照样能想问题。

反对言语决定思维的学者的主要思路就是像史密斯那样,想办法让言语器官不活动或从事与思维任务无关的活动。但是这样做也有问题,言语器官虽然不活动了,但是头脑中的言语机构是否也一律不活动? 很难说,我们实际上很难完全冻结言语活动,所以实际上也难以驳倒言语决定思维论。只能说通过比较说明这个理论和其他理论相比是否更加符合实际。

(三) 思维和言语相互作用论

持这种观点的学者提出了以下三方面的论点。

1. 语言是思维的工具 思维的工具有三种:动作(产生动作思维)、表象(产生形象思维)和语言(产生抽象思维)。

从 0~1 岁半这段时间,婴儿的思维是以动作作为媒介的。通过动作,婴儿可以操纵一些外界事物,并从中得到乐趣。这个阶段就是皮亚杰所说的感觉运动阶段。到了感觉运动阶段后期,婴儿的表象开始得到发展,以后就不必事事都要经过动作才能明白结果,而只要在头脑中,根据已有的经验,想像一下事物的发展过程就可以了。这时就会观察到顿悟现象,但其实这不过是尝试错误的内化而已。

2~7 岁正是儿童学习语言的时期。学习语言的过程,就是学会用词语和句型等标志客观事物的过程。有了这种标志,客观事物及其相互联系就可以用一种更经济的符号形式来表示了。这样,语言就成为思维的一个有力工具。

然而,在思维过程中,真正起作用的恐怕是知识经验。动作、表象和语言只是知识经验的构成材料。几个相关联的表象,按照合乎事理的次序组合在一起,就形成一个知识点,语言也是按一定的规则组合起来形成一个知识点。这样的"知识点",如果每用到一次,都要重新过一遍所有的内容,思维的效率未免太低了。会不会还有一种代号是代表这些知识点的? 假如这个设想成立,我们就可以解释为什么内部言语总是缩减的、片断的、简化的,还可以解释为什么有时候心里很明白,就是表达不出来。

2. 言语的发展推动思维的发展 这一点很容易理解。随着言语的发展,尤其是词汇量的扩大,人就能看懂和听懂越来越多的语言材料,得到越来越丰富的知识,他的思维能力自然就能不断提高了。另外,词汇的增加本身也能提高思维的效率。试想,如果只有汽车的表象而没有"汽车"这个词,每次想到汽车的时候就要让汽车的表象浮现出来,思维的效率自然就会很低。

3. 思维对言语的作用 思维对言语也起着很大的作用,这主要表现在两个方面。

一是思维影响言语表达。想不到的事情自然不会说出来。同样,一件事情如何表达,有时也要运用思维细细推敲,以免词不达意。另外,人们创造新词汇也是思维对言语的作用的表现。随着对客观事物的认识的不断深化,越来越多的新现象都要求用新词汇来表示。一个民族的语言就是这样不断丰富和发展起来的。

二是对个人来说,思维的发展也推动言语的发展。现在,儿童心理学已经有足够的证据证明这一点。儿童理解一个词的过程,就是一个概念形成的过程。儿童看了许多汽车,才知道"汽车"这个词指的是什么。同样,学习句型也是这样,同样是一个不断总结规律、做出概括的过程。

思维和言语的关系问题是很重要也很复杂的问题。要彻底弄清它们之间的联系,还需要进行深入细致的研究。然而,我们学习和研究思维与语言的关系中谁为主导并不重要,重要的是从中我们可以认识到思维与语言的互动性。由此,认识到无论是在生活、学习还是工作中,重视锻炼和培养自己的语言沟通和思维能力是非常重要的。当我们与患者及其家属沟通时,一方面,要重视自己思维和语言的表达方式,能够将自己的专业及其相关知识有选择性、有针对性、有科学性、有逻辑性、有感染力地恰当地表达出来;另一方面,要重视分析沟通对象的思维方式和语言结构及涵义,尤其是在对不同患者进行治疗性沟通时,要获得好的沟通效果,即便是同一目的和同一内容,针对具有不同思维方式的患者,我们采取的沟通方式和方法也应该是有所区别的。

第二节 人际沟通概述

言语与思维,谁处于主导地位,这并不是我们研究的主要内容。重要的是,它们之间是相互作用的,它们都是人际沟通系统中不可或缺的要素。

一、沟通学研究简史

(一)早期人际沟通的研究

人类交流与沟通的历史与人类自身的历史一样长——因为交流与沟通始终伴随着人类进化的漫长过程,并在这个过程中扮演着十分重要的"角色"。人类对自身交流与沟通活动的研究,也至少可以上溯到各种人类符号的出现。因为符号是人类对客观世界现象和自身活动,包括交流与沟通活动最基本的和有意识的归纳、概括、"定型化"。对符号的创造和使用使人区别于其他动物。至于那些以文字书写流传下来的古代典籍,如中国的《周易》、《尚书》、《论语》,古希腊的《诗学》、《修辞学》、《谈话录》等,它们都已不同程度地涉及对交流到与沟通现象的阐释。但是,作为一种具有自觉意识的学科和较完整的理论体系,交流与沟通学诞生于20世纪上半期的美国,至今也不过只有几十年的历史。

换言之,现代意义上的交流与沟通学,是以西方19世纪末以来的人文科学、社会科学乃至自然科学为背景,经过近半个世纪的孕育演化,于20世纪上半期在美国破土而出,成为一种新兴的、富有自觉意识的学科领域的。

早在19世纪末、20世纪初,在西方具有悠久传统的修辞学、演讲术等,获得了更为迅速的发展。在美国,修辞学先是进入各大学课堂,后来迅速成为独立的科系。与此同时,演讲术在各大学英语系中占有越来越重要的位置,不久便与修辞学系"联手",直至独立门户。如以1892年美国"全国演说家协会"成立为标志的"演讲运动";20世纪初的一系列学术组织,如"全国公众演讲教师协会"、"演讲交流协会"以及第一批早期"演讲系"(1920~1930年)的成立,这表明修辞学和演讲学不再愿意寄居于传统的英语系"门下",而寻求一种分离和独立。修辞学、演讲学这种与传统科系的分离趋势不仅为交流与沟通理论、学科的形成构成了基础,而且最先成为独立的学科领域。

一般说来,在20世纪20年代,尽管有人转向以社会科学方法研究交流与沟通现象,但大多数学者仍限于以修辞学、演讲学方法研究口头交流与沟通问题。早期演讲系的课程,也多为"公众演讲"、"争辩"、"雄辩"、"修辞"、"戏剧"、"译释"、"演说"、"声音"、"姿势"等。之后,行为主义的勃兴极大地影响了美国学界。许多想要"科学地"研究交流问题的人,开始在他们的研究中,运用行为主义的理论和模式探讨交流与沟通现象,并将"受众意见的变化"、"态度"、"消息源"、"消息的组织"、"情境"等变项一一分离出来加以研究。这种趋势,一直延续到第二次世界大战前后。在这期间,社会心理学家和交流与沟通研究者们,在所谓"态度改变研究"方面,取得了很大成就。根据海曼(Haiman)和霍夫兰(Hovland)的模式,许多研究者试图发现可以被分离的相关变量地表达及其功能性关系,试图操作一些变项,控制一些变项,并观察独立的变项作用于非独立变项后的效果。当然,态度改变研究虽然颇具影响,但它仍属于交流与沟通学的扩展领域和诸多方法中的一部分。另有一些研究者,则致力于"小群体交流研究"、"内容分析研究"、"调查概括研究"以及"实地研究"等。

从20世纪40年代末,50年代初开始,交流与沟通学研究进入更为兴盛的时期。其标志是"全美交流研究学会"的成立(1949),以及交流与沟通研究中"过程学派"和"符号学派"的崛起。

1949年,申农(Shannon)和韦弗(Weaver)的《通信的数学理论》问世,将信息论、系统论和控制论引入沟通学,由此,使交流与沟通研究,特别是"过程学派"的研究,进入划时代的阶段。申农和韦弗之后,一系列以"信息传递"观念或"平衡"观念为基础的、关于交流与沟通过程的理论和模式相继面世,使交流与沟通研究中的过程学派一时呈现出十分兴旺的景象。

稍后,起源于19世纪末,20纪初的符号学,经过约半个世纪的沉寂,从20世纪60年代前后开始,又突然热闹起来了。当代符号学家们分别师承索绪尔(Saussure)和皮尔斯(Peirce)的传统,将符号学、现代语言学、结构主义以及后结构主义思想相继引入交流研究领域,对"符号"、"符码"、"符规"、"意指"、"文本"、"意义"、"文化"乃至"意识形态"等在交流与沟通中的地位予以前所未有的重视,由此,形成了颇具声势的"符号学派"。

从20世纪60年代开始,交流与沟通学作为一个新兴的学科,开始传入西方发达国家。英国、法国、联邦德国、意大利、日本以及澳大利亚、新西兰等国,相继开展了较系统的交流与沟通研究,特别是大众传播研究。接着,前南斯拉夫、前苏联等东欧国家也开始介绍、"引进"工作,并逐步形成了自己的研究特色。20世纪70年代前后,交流与沟通学开始进入第三世界国家,包括许多亚洲国家和地区,如泰国、印度、菲律宾、韩国、新加坡、马来西亚和香港等。20世纪末,随着我国对外开放政策的贯彻执行,交流与沟通学——特别是其重要分支"大众传播学"——开始引起我国新闻界、教育界及其他有关各界的关注。可以预见,在今后一段时期内,交流与沟通学研究将会在我国获得较大发展。

总之,与在其他学科领域里所发生的情形一样,20世纪末以来,许多来自其他学科领域的学者,开始对交流与沟通现象产生浓厚的兴趣。尽管他们中不少人,是将他们本学科的理论,移用于交流问题研究,并仍将这种研究置于本学科的框架之中——如心理学家,把人的交流与沟通行为视作其行为研究的一部分;社会学家则把交流与沟通视作其感兴趣的社会现象之一;

人类学家,把交流与沟通当作文化现象予以探讨;医学或护理学家,把交流与沟通当作治疗过程的手段和方法之一;而工程学家们,则专注于交流与沟通过程中的技术媒介、手段,及其准确和效率等问题。但是,毫无疑问,这些"效忠于"本学科的学者们,有意无意地促进了交流与沟通理论的产生和发展。

从20世纪50年代开始,对交流与沟通现象的研究,开始进入更为自觉的时期。来自不同学科的研究者们对交流现象的共同关注,不仅导致一门新学科的诞生,而且也促成他们本人与先前学科的分离,自觉地把自己视作交流研究这一新领域的一份子。由于他们先前师承关系、学科背景的不同,由于他们在对交流现象进行研究时,在透视角度、层次和分析方法上的不同,因而在交流研究领域里产生了五花八门的流派和理论,形成了新学科发展中少有的兴旺景象。目前,在西方,特别是在美国,沟通学作为一个新兴学科,已经在大学和研究生教育中"安营扎寨",取得了足以与许多传统的或新兴的"正统学科"媲美的地位和声誉。

(二) 人际沟通研究的现状

交流与沟通学研究,作为一个新兴的学科领域,尽管历史不长,却因其理论、方法和思想来源各异,而呈现出思想繁杂、流派众多、百态纷呈的局面。

首先,在交流与沟通研究中,两大哲学分野——本体论和认识论——的影响明显存在,并构成了对交流与沟通现象和本质的不同认识。就认识论哲学而言,唯物主义和可知论者以其科学性的、客观的态度,强调关于交流与沟通的知识是可以被发掘认识的。唯心主义和不可知论者则主要对交流与沟通现象持人文主义的态度,认为人是为了社会或个人的使用,才创造了知识。就本体论哲学而言,对交流与沟通过程同样存在两种对峙的看法:一种理论认为人是交流与沟通中的主动者和选择的决定者;另一种理论则认为人是被动的、反应性的。除此之外,在对交流与沟通的研究和其理论中,还存在各种不同的基本理论视点,如"行为主义"专注于"刺激—反应"问题;"动机论"聚焦于人的需求、欲望、价值等同交流行为的关系;"传递"透视把交流与沟通看作信息的线性发送和接收;"互动作用论"则把相互作用效应和反馈视作十分重要的概念;"处理"透视着眼于人对环境的反应以及共有意义问题;"系统论"则把交流与沟通视作一个系统和有机整体。

1. 纵向研究有两大流派 交流与沟通研究尽管吸取"兼并"了形形色色的学术思想,出现了五花八门的理论体系和流派,但是,依照它们对交流与沟通现象的理解和研究重心的不同,可择其要而从中清理出两大学派:过程学派和符号学派。

过程学派(Process School)的基本出发点在于把交流与沟通视为"消息的传递"。它关心的是:发送者和接收者如何编码、解码;传输器如何使用信道、媒介,以及交流中的效率、精确度和反馈等问题。一句话,该学派把交流视作一种消息的传递过程,故称其为"过程学派"。

符号学派(Semiotic School)则把交流与沟通视作有意义的"产生和交流"。它侧重的是符号以及由符号组成的讯息或文本怎样作用于人以及其产生的意义以及符号、特码、符规、文本等在我们文化中所扮演的角色。如果说,过程学派着眼于交流过程以及这个过程中各有关要素、环节、功能及其相互联系;那么,符号学派则更着重交流与沟通中的"符号—人—文化"三者间的相互依存和联动关系,更看重以人为主体,以文化为背景的对符号、文本的读解。故它被称之为"符号学派"。

一般说来,过程学派多以自然科学、社会科学和心理学、行为科学为其理论支点,侧重于交流与沟通行为、交流与沟通系统和交流与沟通过程的研究;而符号学派则多以哲学、语言学、逻辑学、符号学、艺术学、美学和文化学等人文科学为理论基础,偏重于交流与沟通符号、文本自身以及接受过程的分析。实际上,两大学派着眼的各自是交流与沟通活动的不同范畴和层次,因此,它们各有自己的适应范围,各有自己的"长"与"短"。它们的并存和宏观性地相互补充,使交流与沟通研究成为当代最活跃的综合性研究领域之一。

2. 横向研究有三大领域　从交流与沟通学的理论源流、研究范畴以及探讨对象和主题来看,现在通常述及的"沟通理论"大致可分为三大领域。

一是"一般理论"。"一般理论"既是指那种相关于交流与沟通研究、而又并非为交流与沟通研究所专有的理论;又是强调这类理论主要研究交流与沟通活动、交流与沟通现象的一般规律、本质和特点。"系统论"、"控制论"、"符号互动主义"、"符号学"以及"规则理论"等,都属于交流与沟通研究中的"一般理论"。

二是"专题理论"。它们主要是研究相关于大多数交流与沟通事件的专题或要素,而不进一步考察这些交流与沟通事件的具体情境。"语言理论"、"意义理论"、"信息论"、"感知理论"、"认知理论"以及"劝服理论"等,都属于"专题性理论"。

三是"情境理论"。它们具体地研究各种类型的交流与沟通形式和情境。研究者一般把这些情境划分为:内向交流、二人交流、小群体交流、组织交流、公众交流和大众传播。

二、沟通的定义及类别

(一) 对"Communication"的翻译

"Communication",就是通常被汉译为"传播"、"传达"、"沟通"、"通讯"、"交流"、"交换"、"交往"、"交际"乃至"交通"的那个英文词。随着以它命名的那个学科传入中国,已有不少港台和大陆的译者、学者,将其译为"传播",并将与之相关的那个学科称之为"传播学"。当然,这种译法和称谓并非完全不能接受,一则"Communication"一词,在某些特定的语境中,确有与汉语"传播"一词相通的地方,二则,词汇本身作为一种符号,作为一种社会文化的产物,更多的是相应于社会的"约定俗成",而不是什么内在的理据或必然性。不过,作为一个学科的基本研究对象和核心术语,对"Communication"一词的汉译,确有仔细斟酌的必要。

在具体的论述和特定的语境中,对"Communication"一词的处理,可作灵活的变通,如译作"沟通"、"交流"、"传播"乃至"交际"之类。但是,在学科名称、特别是核心术语的意义上,似应将"Communication"译作"沟通"或"交流",因为"沟通"或"交流"一词,是对该学科的研究对象即各种各样的"人类交流与沟通"现象的最本质、最具有兼容性的概括。例如,将"Mass Communication"译作"大众传播",并无不妥,甚至还较为形象、明确,但是,若把一个人的"Intrapersonal Communication",二人间的"Dyadic Communication",小群体内"Small Group Communication"等,均译作"自我传播"、"二人传播"乃至"小群体传播",则给人以"小题大做"或不够妥帖之感。至于是译成"沟通"还是"交流"可以再参考《辞海》对这两个词语的解释:沟通是开沟使两水相通之意,包括沟通两国文化,沟通南北的长江大桥等;而交流则是彼此把自己有的供给对方,包括物资交流、文化交流和交流工作经验等。由此可见,一般而言应是先有"沟通"再有"交流","沟通"可以涵盖"交流",汉语中的"沟通"一词,在外延、内涵和适用范围方面可能比"交流"更为贴切。正因为如此,本教材选择把一般情境,特别是学科意义上的"Communication",译作"沟通"。

(二)"Communication"的定义

值得指出的是:"Communication"汉译问题上的不一致,是与该术语本身定义先天具有歧义密切相关的。

在人类的智力活动中,常常可以看到这样一种有意思的现象,一些专门的、复杂的对象,往往还容易被多方面加以解说。而那些常见的、简单的东西,甚至是一个天天挂在嘴上的名词,反而很难被进一步加以阐释。例如,人们在解释某一事物或概念时,常常说这是什么"意思",那是什么"意思",但"意思"自身究竟是什么"意思",却是不大容易讲清楚的。

关于"Communication"的定义,也是如此。像任何看似简单的名词、术语或概念一样,对"Communication"的"意思",也是很难把握住的。早在"Communication"刚刚开始被人们以一种学科的眼光加以研究时,就有不少人为它的"意思"伤过脑筋,写过不少讨论其定义的文章,如 R. N. 托马斯(R. Nilson Thomas)的《关于"Communication"定义》(1957);米勒(Miller)的《关于"Communication"的定义:另一尝试》(1966);G. 格伯纳(George Gerbner)的《关于"Communication"的定义:又一透视》(1966)。美国威斯康星大学的 F. 丹斯(Frank Dance)教授就统计过:人们关于"Communication"的定义,已达 126 种之多。面对如此之多的定义,丹斯教授只好对定义本身进行归纳,指出在关于"Communication"众多的定义中,至少包含了 15 种概念要素:

符号、言语、讲述:"'Communication'是以言语交换思想或观念。"——霍本(Hoben,1954)

理解:"'Communication'是我们理解他人并进而使自己为他人所理解的过程。"
——安德森(Anderson,1959)

互动、关系、反馈:"互动,甚至在生物性层次上,也是一种'Communication',否则,共同行动不能发生。"——米德(Mead,1963)

不确定性减少:"'Communication'产生于减少不确定性,有效地行动以及保护或强化自我的需求。"——巴伦德(Barnlund,1964)

过程:"'Communication'以符号——词语,图片,数字,图表等,传递信息、思想、感情、技术等。这种传递行动或过程通常被称作'Communication'。"——贝雷尔森(Berelson,1964)等

传输、传递、交换:"我们以'Communication'一词有时指涉及被传输的内容,有时指涉及传输手段,有时指涉及整个传输过程。"——阿依尔(Ayer,1955)

联系:"'Communication'是把互不关联的现实世界的各部分联系起来的过程。"
——鲁士奇(Ruesch,1957)

共有:"'Communication'是变独有为共有的过程。"——戈德(Gode,1959)

信道、载体、手段、线路:"'Communication'是传送军事讯息、命令等的手段和方法;如电话,电报,无线电信使等。"——《美国大学辞典》

复制记忆:"'Communication'是出自于复制记忆的目的而引导操纵他人注意力的过程。"
——卡特尔(Cartier,1953)等

辨识性反应、行为修正反应:"'Communication'是机体对于刺激的辨识性反应。"
——史蒂文斯(Stevens,1950)

刺激:"每一种'Communication'行为都可被视作信息的传送——它们由自信源而至接受者的可辨识刺激所组成。" ——纽科姆(Newcomb,1966)

意愿性:"在大部分情况下,'Communication'主要相关于这样的行为状态,传者以清醒的意愿,试图通过消息的传递来影响受传者的行为。" ——米勒(Miller,1966)

时间、状态:"'Communication'过程是按照某种计划,由一种结构化的整体状态向另一种状态的转换。" ——桑德尔(Sondll,1956)

权力:"'Communication'是权力赖以行使的机制。" ——沙赫特(Schacter,1951)

丹斯教授指出,上述15条概念要素的不同,源自3种不同的视点。一是"观察层次"的不同,有的抽象概括的程度高一些,宽泛一些,有的则具体一些;二是包不包括"意愿性"因素,即有的定义只是把意愿性信息的发送和接受视作沟通,有的定义则不考虑这种意愿因素;三是有的涉及"判断评价"因素,即有的定义包括了对沟通的评价,有的则不。

当然,任何定义行为都只能限制在一定的、大家都认同的层次或范畴中进行,而且,它们永远只能是相对的,否则,任何定义的实现和认同,都将是一个试图"穷尽真理"的行为。事实上,一般的语义学定义都是以一定的模糊性和相对性为前提的。所以,对"Communication"一词的理解,也可以着眼于一般语义层次和经验范畴,此时"Communication"就是一种"传达"和"沟通"。这种传达和沟通可以在不同的对象、范畴和层次间进行,由此形成了不同类别、形式和水平的"Communication"。

当然,我们还可以更全面、准确、深入地界说"沟通"一词。因为任何一种对某现象或核心概念全面、详尽的阐释,从理论上讲,都可以发展成为一种体系甚至学科。反言之,只有尽可能全面地介绍与基本对象、核心概念相关联的理论体系或学科,才有可能全面、准确、深入地解释、描述对象的本质,界说概念的外延、内涵。事实亦是如此。从这个意义上讲,"定义"行为,实际上是"不科学"而又"无可奈何"的行为。我们不能不界说对象,否则无法思维和沟通;但无论我们在界说中如何面面俱到、详加剖析,我们所得到的,永远只能是关于对象的"模糊的"、"相对的"概念或定义。

但无论怎样,我们仍不得不谈"定义"乃至整个"理论"(所谓"理论",从某种意义上讲,实际上是由一系列定义及关于定义的定义,即阐释所组成的)。因为作为"意识",它们也是一种无法回避的"存在"。只要我们清醒地认识到,任何"定义"乃至"理论",都只是相对的、模糊的,那么我们在接触它们的时候,才不至于陷入各种"思维怪圈"里去。

(三) 沟通的类别

人际沟通是在一定的语境(Content)即情境下发生的,而且沟通的性质在很大程度上要依语境而定。语境包含两个方面的含义:一是沟通所发生的实际环境(背景的、环境的语境),二是沟通参与有主观的先天因素、以往经历的作用以及对实际环境的理解(天生的语境和程序化的、内化的语境),二者截然不同又相互作用。实际上,诸多学者对语境的讨论发生在差异甚大但又相互关联的不同层次,对语境的讨论为沟通的类别奠定了基础。

在沟通学研究中,美国学者特伦赫姆(Sarah Trenholm)等人则将沟通语境(Communication Context)划出4个边界,即:交往者的人数;相互间身体的距离及亲密程度;交往者所能使用的感官渠道的数量;反馈的直接性与及时性。从包含较广的语境理论出发,按沟通发生的不同语境将之分为若干类型。由于语境内涵的复杂性,这种划分也带有互相交叉的成分。

常见的观点是依据语境不同将沟通分为自身沟通、人际沟通、团体沟通和大众沟通 4 种。有人分得更细,又将团体沟通分为小组沟通、团体沟通和组织沟通,并且认为还存在公众沟通即演讲。当沟通双方的文化背景不同时,又认为形成了跨文化沟通。自身沟通(Intrapersonal Communication)又称自我内向沟通,虽然大家都将之看成是一种独立的沟通类型,但对这种类型的沟通的研究与心理学或社会心理学更接近,它也多与其他类型的沟通联合起作用。因此,可将沟通的类别主要分为人际沟通、小团体沟通、组织沟通、公众沟通、大众沟通和跨文化沟通。

1. 人际沟通 人际沟通(Interpersonal Communication)可以看成是人类沟通活动的基本范型,在沟通活动中的地位和大众沟通同等重要。如在个人社会化的过程中,起最大作用的就是人际沟通和大众沟通。

人际沟通中的大部分为面对面(Face to Face)沟通,但也有通过个人化的中介如电话、电报、书信或便条来交换信息的人对人的(Person to Person)沟通。作为新的沟通形式,因特网支持的人际沟通也属于后者。

在沟通学中,人际沟通研究与大众沟通研究一起构成其重要的部分,西方对此的专门研究及专著甚多。美国学者麦克罗斯基(J. C. Mecroskey)等人将人际沟通定义为:"一个人运用语言或非语言信息在另一个人心中引发意义的过程。"特伦赫姆等人则从他们提出的沟通语境的 4 条边界规定范围出发,对人际沟通下定义。他批评了在对人际沟通的探讨中将 4 条边界中对交往者人数看得最为重要的观点,因为这种观点认为,人际沟通应该被限制为双人交流(In a Dyad),只要有第三个人加入进来,就会发生重要的质变。特伦赫姆认为,从沟通语境的角度界定人际沟通,可以超过人数的界限,交往者可以是两个人、三个人或更多的人,在后两种情况中,人际沟通与其他沟通的差别在于,人际沟通的交往者可以最大限度地应用感官渠道,可以最大限度地互相观看、倾听、言语、触摸、品味。另有学者指出,这一情境通常包括 2 到 8 个人,但其沟通的本质特征是参与者在一对一基础上的直接沟通。

2. 小组沟通 小组沟通(Small Group Communication)突破了人际交往所具有的简单格局,可以被视为团体沟通的较为微观的形式,在很多方面它能体现团体沟通的特点,因此对其进行分析研究是很有价值的。

费斯廷格认为,任何个人都有自我评估的需要。换言之,每个人的自我概念都包含自我评估。比如:一个人如果不能证明他持有的观点是正确的,他往往就不会满足;一个人感到自己具有某种特定能力,他就试图了解这种能力达到了何种程度。所有这些都需要和他人比较。简单的非社会化的和客观的比较方法往往是难以达到或不存在的。费斯廷格因此提出他的"社会比较"理论,他指出人们往往倾向于和相似的人及有密切接触的人比较。换句话说,当与自己不同点较少的人比较时,自我评估就会更准确。

美国沟通学者费舍尔(B. Aubrey Fisher)指出,费斯廷格谈及的社会比较的选择性因素和小组沟通中的人际选择倾向是相当一致的。即,小组的组成依赖于成员的"社会比较"(Social Comparison),小组一般由观点、能力和素质接近的人组成。同时费舍尔也指出费斯廷格的理论也可解释为何人的自我概念历经大量的社会互动仍能保持长期的相对稳定性。产生这种状况的原因就在于此类社会互动发生于相似的自我间,因此他们的自我概念得以保持甚至增强。当然,当社会境况发生变化,驱使人们和新的人物比较时,他们的自我概念也会随之发生变化。

从上述理论来看，小组的构成是具有特定的动力学因素的。沟通学的研究认为，小组成员之间一般有相互依附的倾向，也即在心理上彼此意识到对方；各成员间在行为上相互作用、彼此影响，各成员有"我们是同一群体"的感受。

具体而言，小组的类型又是多种多样的。有研究将小组分为决策小组、学习小组、问题解决小组、创造性小组、心理治疗小组等。决策、学习、问题解决、创造性活动、心理治疗等都指向具体的功能目标，在社会生活中也是普遍存在的。例如早期的印象派画家就组成了松散的创造性小组，频繁交流、切磋画艺、组织展览，在得不到传统艺术界和社会认可的情况下，他们从彼此的相互联系中寻求支持。如今社会中，一些肿瘤疾病患者也愿意组成松散的小组，彼此交流与沟通在治疗及康复过程中的心得体会，寻求心理上的慰藉。

不论在何种小组中，沟通活动都起着一个至关重要的纽带作用。有学者将小组沟通定义为三人以上或相对人数较多的集体，其成员可以相对容易地相互直接沟通信息，彼此以某些共同的目标及某种程度的相互牵涉来从事沟通活动。

从功能上来讲，小组沟通有如下四点特征：一是它可创造个人的社会性理想，即在"社会化"中起较大作用；二是满足个人情感需求；三是因个人顺应小组规则，因而成为社会控制工具；四是当小组的价值观与社会总体价值观发生冲突时，则可产生相反的功能。

3. 组织传播 组织传播（Organizational Communication）也是沟通学研究的重要对象。所谓组织是指一群人经由内部分开及层级区分，并给予合理分配责、权、利后，为达到共同目的，建立团体意识，随时在所处环境中自谋调整适应的一个完整系统。

按照系统论的观点，组织即是一个系统，在其内部还可以分为若干次系统。现代的观点认为，组织不是一个封闭的系统，而是一个开放的系统，必须借助交换信息使自身运作正常。

所谓组织沟通也就是指在组织中个人与个人之间、次系统内部、次系统与次系统之间、次系统与组织之间以及组织与环境之间思想、观念、看法、资料、消息与情感的沟通，这也是组织中谋求共同谅解及相互配合的一种方法。有人将组织沟通分为正式和非正式两种。

很显然，沟通对于组织来说是至关重要的。有学者认为：组织的形成过程就是沟通过程，组织是通过沟通行为来完成的，信息的沟通和意义的传递是社会系统及组织的基本要素。组织对沟通的依赖基于两点：一是组织的复杂性及分工后的协调，包括共同目标的完成及减少摩擦冲突等；二是组织不仅是责、权、利分配体系，也是全体成员情感交流的心理表现场所。

4. 公众传播 公众传播（Public Communication）与小组沟通及组织沟通一样，也是发生在特定的群体中，只是这时的群体并非体现为组织的形式，而是体现为面临着若干需要解决的共同问题的所有成员。也就是说，公众（Public）并非指简单的人群集合，而是指有共同问题需要解决的人的集合。前者在社会学当中一般被称之为"Crowd"。有共同要解决的问题，因此才有了合群意义，才称之为公众。有学者举了这样的例子，如在火车站、飞机场的一群人，没有什么核心去团结他们，因而虽群居而无意识，我们称之为群众。但是假如突然敌机临空，大家面临一个寻求掩蔽的共同的安全问题，于是合群意识就使这一盘散沙的群众变成有目的的公众。

杜威主张，我们可以分属于很多"公众"，也即，人可依其所持的各种关心、兴趣与利益关系等分属于各种公众。如一个人可以是某市的市民，又可以是消费者，还可以是某个全国性志愿活动的参与者等。

公众传播的主要形式为演讲。沟通学认为，公众传播出现的条件是：通常非偶然发生，听众亦非偶然聚集;听众数量比小团体大,比大众小;反馈小于大众传播,大于小组沟通。所以有学者将公众传播定义为:当一位演说者在特定场合对相对较多的听众发表相对有准备及连续性的演说、听众对演说者有相对较小的反馈时,公众传播即存在。例如,在学术交流时开展的"讲座"即属此类。

5. 大众传播 所谓的大众传播(Mass Communication),可以从两个角度去理解。

第一种理解角度是:大众传播也就是运用了大众媒介(Mass Media 或 Mass Media of Communication)的传播。所谓大众媒介,简而言之,也就是那些能大量复制下载的信息的符号的传播中介。换言之,即中间插进了用以大量复制传播符号的机器和个人的传播渠道,如书籍、报纸、杂志、广播、电视等。由于大众传播使用了大众媒介,因而它与其他传播产生了一个极大的区别,即获得了几乎无限的信息增殖力。相应的后果是大大加强了信息渠道中把关人的权力。就其最主要的影响看,也即从信息增殖以及从传播克服空间障碍的意义上看,大众媒介的使用标志着人类传播信息的能力有了一个巨大的飞跃。

另一种理解认为:大众传播固然是在运用大众媒介的基础上出现的,但它还必须依赖于大众社会的形成这样一个社会条件。也就是说,大众传播不仅意味着使用大众媒介作为传播工具,而且必须是在大众社会中进行的。

关于大众传播的特点,麦奎尔做了较好的总结:

(1)一切传播的公开性与开放性 这是从传播内容上来讲的。如果内容仅仅对特定对象开放,那么就不叫大众传播了。

(2)接近"发送"设施的有限性与可控性 虽然传播内容是对大众公开、开放的,但大众接触大众传播机构却是受实际条件限制和控制的。

(3)传播者与受传者之间关系的非人格性 由于大众传播的受众处于无限广大的空间中,成分极其复杂,所以难以认为传播者是在针对有统一人格特点的对象传播。

(4)传播者与受传者之间关系的不平衡性 大众传播者向受众传播的讯息是大量的、有规律的,而受众的反馈却是零星的、延缓的和不一定具有代表性的。

(5)传播者与受传者之间制度化安排的介入 在内容安排、播出时间、节奏与频率等方面,都体现了这种制度化安排。

控制论的创始人维纳认为,大众传播的不断发展造成了按人分配的通讯量的巨大增加和总通讯量的日益减少。大众传播工具的发达虽然使人们接触的大众传播内容在单纯数量上增加了,但有差别的信息的量相反却减少了。维纳的这一观点可以看作是对麦奎尔观点很好的补充。从他们的分析我们可以看出,大众传播是一种复杂的现象,难以对之做出简单的积极或消极评价。

在医学和护理学中,不同的情境下采用不同类别的沟通形式是合理的。例如,在公共卫生教育和宣传上,通常是应用现代的传媒工具——电视、电子刊物或网络进行大众传播和公众传播;在社区卫生服务中,又可采用组织传播的方式;在医院的病区里,医患或护患之间的沟通多采用小组沟通或二人间的人际沟通。

6. 跨文化沟通 从语境的角度将跨文化沟通(Intercultural Communication)视为一种独立的沟通形式是有着充分的理论根据的。爱德华·霍尔认为沟通发生的环境可以扩大到文化范畴,他认为,尽管文化不会独立地依存于连续变量的某一级,但在复杂性较小和变化较慢的时代,受传者沟通内容,较多的依赖于对沟通术及话题背景的既有了解。相反,在变化剧烈的现代社会,受传者则必须直接面对沟通内容本身。结果是,前一种传播内容可能是简约的、稳定的,而后一种则可能是复杂的、多变的。他将前一种情况称为"高语境"(High Context),此时绝大部分信息存在于物质语境中或内化在个人身上,很少存在于编码清晰的被传递信息中;后一种则被称为"低语境"(Low Context),此时情况正好相反,大量信息被置于清晰的编码之中。他认为,虽然目前构成人类世界中大部分传播内容的扩展,大体上属于低语境,但人们付出的代价是不稳定、快速变化、目标不集中、可预见性差、社会结构受威胁的,人们对由此引起的紧张关系不可能有无限忍耐力。相反,高语境体系则可以在不动摇其根基的情况下吸收行动主义,因此必将成为另一个发展方向,以成为前者的补充。

曾有大量学者给文化下过定义,在此我们采用美国跨文化沟通学者萨姆瓦(L. A. Samouar)的定义:"文化是一种积淀物,是知识、经验、信仰、价值观、处世态度、赋义方法、社会阶层的机构、宗教、时间观念、社会角色、空间关系观念、宇宙观以及物质财富等的积淀,是一个大的群体通过若干代的个人和群体的努力而获取的。"文化表现为一定的语言模式和行为方式,这些共同接受并采用的言行模式和沟通模式使我们在特定的时间内生活于具有一定技术技能并受到一定地理环境限制的社会之中。同时,文化也指并受限于在共同生活中起着实质性作用的物质存在。诸如民用、工农业生产所需的小的用具和机器、运输方式、战争器具等构成的社会生活的物质基础。

萨姆瓦认为跨文化沟通也就是来自不同文化背景的人们之间进行的传播活动。文化交流与沟通在给社会提供构架、稳定性和安全方面起着重要作用,而且一种文化背景下编码的信息要在另一种文化背景下解码会有诸多困难。因此,由于参加沟通双方的"社会—文化"因素不同,因而造成跨文化沟通的复杂性。跨文化沟通既可以在不同国家、不同人种、不同民族、文化背景不同的成员之间进行,也可以在同一国家不同人种、同一民族的不同亚文化群的成员间进行。

三、沟通学和沟通理论

沟通研究(Communication Studies),是人类对自身这种已经存在,并不断发展着的沟通活动、沟通现象的思考。这种思考,尽管从人文科学、社会科学乃至自然科学的众多学科中汲取"灵感",其思想成果也常常被列入相关学科的理论体系和构架之中,但是由于它们都共同关注人类沟通活动、沟通现象的某些方面,因而在实际上已经形成了一个以沟通为共同研究对象的共同"研究领域"。

所谓"沟通学",在很大程度上可被视作"沟通研究"的同义语。换言之,沟通学就是研究人类沟通活动和现象的科学,其思维成果,便是所谓"沟通理论"。

从某种意义上讲,任何对于某种现象的解释或描述,都可称之为一种理论。理论,是人们对所观察到现象的概念化,是人们以系统观察为基础而对于经验的解释。从这个意义上讲,理论是研究者们在任何既定的时间内,对某事件或事物状态、情形的解释和表现。在这种解释、表现中,当然需要大量的集中观察、假设和修订。

总的说来,理论有两个特点:

第一,所有的理论,都是一种抽象;所有的理论,又都是部分的,因为,它们总是注重事物的一些方面,而忽略另一些方面。这是因为所有的理论"制造者",都只是企图指出和解释他认为是重要的东西。这一点很重要,因为它揭示了理论的一个基本性的"先天不足"。所以,从这个意义上讲,任何理论都是不全面的;任何单独的理论,都不可能揭示出全部真理。

第二,所有的理论,都须被视作一种解释。理论是人创造的,理论表现了其创造者观察对象的角度和方式。但是,理论自身不是对象和现实。亚伯拉罕·卡普伦(Abraham Kaplan)说:"一种理论的构成,不是对某个隐蔽事实的发现,而是一种观察事实,组织和描述事实的方式……一个理论必须适于上帝的世界,但是,在一个很重要的意义上,它创造的是它自己的世界。"

一些研究者们还进一步指出理论具有如下几种功能:① 组织、摘要知识;② 聚焦于研究对象的要素和关系;③ 对所观察到的东西提供分析的便利;④ 为观察提供帮助;⑤ 论断;⑥ 启发;⑦ 沟通;⑧ 控制。

在理论中,概念(Concept)占有十分重要的地位,因为理论总是以概念和对概念的解释为基础的。概念是有着共同因素和共同名称的观念(思想);解释则依赖因果的、实际的、逻辑的必然性,指出概念间的关系。人们可以根据概念的层次和解释的方法,对理论加以比较。一般而言,对理论的介绍、阐述,主要是在对相关概念的界说和解释中展开的。

当代沟通学及其理论,广泛汲取了19世纪末以来一切有关学科的人类思维成果,如现代语言学、修辞学、演讲学、文学、艺术学、社会学、逻辑学、心理学、精神分析说、行为主义、结构主义、信息论、系统论、控制论、符号学、叙述学、阐释学以及现代哲学中各种学说、思想、观点和方法。因此,它们在本质上或实践上,都是以人类沟通活动和沟通现象为共同研究对象,包容广泛、综合性强的学科领域和理论集合体。

那么,什么是沟通理论呢?简括地说,沟通理论(Communication Theory)是对沟通活动、现象的理解、描述和解释。由于这种理解、描述和解释在出发点、观察角度、层次和描述重心上不一样,便出现了形形色色的沟通理论。因此,"沟通理论"一词,实际上至少有两层含义:首先,有时它单指人们对沟通活动、现象的概括、解释和理念化,即此时等同于"沟通学"或"沟通研究";其次,有时它是指人们关于沟通活动、现象的各种概括、描述和解释的总和,即此时指沟通学研究中的思想结晶和理论本体。前一种含义,强调的是沟通理论的学科性;后一种含义则是指构成该学科具体内容的各理论、学说体系的集合。

四、人际沟通的模式

任何沟通模式对于现实沟通活动的相符性,在很大程度上取决于它反映现实、描述现实、分析现实的方式是否合理和科学。而具体的认识对象——人际沟通——就是借助于这种方式而被抽象出来的。因而,沟通传播模式也就成为我们正确认识沟通现象的一把金钥匙。

(一)沟通模式的建立与抽象

模式(Model)是对某一事项或实体的内在机制与外部联系进行的一种直观的简洁的描述,也是对相对简单状况所做的象征性的合乎逻辑的设想,这是一种心理上的设想,拥有同原始的客观体系相同的结构属性。模式是历史的产物、现实的抽象、原物的映现、理论的简化形式。在沟通研究中,人们一方面通过自己与认识对象之间的互动而在自己头脑中建立起对客体特征的"解释模式",亦即用这个模式来识别、说明、称衡客体提供的种种信息;另一方面通过进一步地互动和模式自身含有的或携带的反映对象的"沉积信息",来检验、评价模式与客体的相符性和对应性。因为,任何模式都应当具有与原物相应的属性,并提供关于原物的信息,而且作为原物抽象的模式,自身也应含有被它反映的对象的信息,作为既是认识工具,又是被测对象的沟通模式,要具有现实的相符性,就必须在内容与形式或信息与结构两个方面保持与原物相一致。

但是,模式毕竟是再现现实的一种理论性的简化形式。就是说它在建立模式时,既不会像"模型"那样将自己当作"一种真实物体的替代品"而供人们对照着从事具体操作(如建设模型或图纸),也不会像原物那样无一遗漏地真实地全部再现。它必须用一种科学的抽象化方法删去较多的结构和舍弃较多的信息,将现实世界理想化,将复杂世界简单化,同时又保持与现实的相符性。这就要求人们在建立模式时,要分解出对象的本质特征和撇开(忽略)所有其他特征,即删除和舍弃那些多余的、不相干的、不太重要的、细小的结构和信息,而将构成沟通过程的基本要素、重要信息和骨干部件保留下来,并使之处在一种恰到好处的位置上。

模式既是对原物的一种简洁映现、合理抽象,也是一种从特定角度和层面解决问题的思维方法。于是,面对同一认识和反映对象,由于观察的角度、"钻探"的层面和认识的方法不同,用来描述和解释这一对象的模式往往也各不相同。有人依据表现方式的不同,将模式分为心智模式、言辞模式、图形模式和数学模式4种。心智模式是指一个对现实和原物所作的心理抽象的形式;言辞模式是指人们对活动现象所作的口语或文字的叙述说明;图形模式就是以图框、画线、流程图等方式来描述反映对象;数学模式则是以数学公式、符号等数学语言抽象地呈现复杂的沟通活动。也有人依据内容和形式的差异,把模式分为结构性模式和功能性模式两种。结构性模式侧重于描述对象或原物的结构,如有线电视传播图、电子邮件流程图、两台电脑互动图等;功能性模式则从沟通功能、能量、信息流向等角度,描述沟通系统及沟通要素间的关系及相互影响。对于各种各样的沟通模式,我们无法、也不能和不应该将它们整齐划一,但我们可以指出优秀模式的功能和提出识别优劣模式的标准。

(二)优秀模式的功能与标准

卡尔·多伊奇在《政府的神经》(1963)中曾论述过社会科学研究中运用模式的主要功能,对我们是颇有启发的。在沟通研究中,一个优秀的沟通模式常具有下列5种功能:

(1)构造功能 它能揭示沟通过程中各系统或要素之间的先后次序、排列方式、结构形态以及与外界的种种联系。可以使我们在观察、分析其中任何一个要素时能获得整体的形象,认识到这一要素和相关因素之间的复杂联系及互动图景。

(2)解释功能 沟通学者可用它来观察和分析信息沟通中出现的种种现象,用来回答和解决信息沟通中遇到的各种复杂的问题,并能够以一种简洁的方式和清晰的描述将结果或答案呈现在人们的面前。

(3)引导功能 引导研究者、决策者以及实际操作人员密切关注沟通过程中的各种要素及其关系,从而进行积极主动地干预、调控之,使自己的工作能始终沿着一条比较正确的轨道前进。

(4)简化功能 接受该研究模式的沟通学者的研究工作,不再需要从起码的原则和基础开始,他可以跳过一些要素,简化一些步骤,集中精力和时间深入到这门学科最微妙、最深奥的理论前沿去寻金觅宝。

(5) 预示功能 也就是说,它可以对某一项将要进行的沟通活动的进程或者结果进行预示和预测。至少,它能够为估算信息沟通的各种不同结果可能发生的概率提供依据。沟通研究者因而可以据此建立其假说,提出增强沟通效果的可行性建议。

一个优秀的沟通模式,固然可以显示出上述的功能优势,但具有怎样的条件或符合怎样的标准即可以被认为是一个好的模式呢?我们可以参考以下5条标准:

(1) 呈现性 就是用语言文字或符号、图形等方法对信息沟通的内在机制和外部联系的主要特征进行有意的、十分简明的呈现,让人一目了然。

(2) 整体性 就是所采用的观察、审视的角度,能够鸟瞰和反映出沟通活动的整体形貌和全部过程,有助于以最经济的方法揭示出沟通的内部机理和本质规律,达到预定的目的。

(3) 批判性 就是模式设计者的思维超越了陈旧思想、观念和构架的束缚,以富有批判的勇气和创造的精神,提出新的深刻的见解。

(4) 启发性 一个优秀的沟通模式,不仅可以解释或回答已有的沟通现象或沟通问题,而且还应该具有启发性,即可以充分地发挥沟通传播学者的智能和潜力,便于进一步扩大和展开研究范围和内容,便于分析和解答沟通活动中新出现的事实和难题,便于找出和发现认识过程中新的关系、数据和方法。

(5) 实用性 即它不仅能反映出沟通过程中信息互动的真实面貌和整体态势,而且还具有一定的实际效用,即好的模式可以应用于特定场合,防止某些事件发生,为预定的目的服务。

一般来说,只要基本符合上述5条标准中的3条以上,就可以被认为是优秀的沟通模式。

然而,优秀的沟通模式并不意味着就是完备的和永恒的沟通模式。因为,任何事物都是不断变化、发展着的,都是变动不定的。作为人的认识的反映——沟通模式——也必然要随着认识对象的变化而变化,要随着人的认识的不断深入而不断完善,甚至更换。人的认识必然有一个由表入里、由浅入深的过程,不可能一步到位、达到成熟。因此,任何优秀的沟通模式都不可避免地留有时代的印记,标明认识的间隔,同时存在着某种残缺性、暂时性、模糊性和简单化等缺点。可以说,适用于一切目的和一切层次的永恒不变的沟通模式是不存在的。

在一些人不十分重视构想和建立沟通模式的当代,我们一方面只能将建立沟通模式作为"解决问题"的一种方法,而不是惟一方法;另一方面又要围绕自己的研究目的针对研究对象的特质,以科学的方法精心选择和设计能够解释和回答已存的或未来将出现的种种沟通现象和问题的正确而有用的模式,这样才有助于将沟通学研究不断推向深入。

(三) 沟通模式的典范

在沟通学简短的历史上,沟通学者构想和提出了许许多多的沟通模式。从宏观的和过程的角度看,有3类典范沟通模式。

1. 单向传播模式 拉斯韦尔最先在《沟通的社会职能与结构》(1948)一文中提出了"5W模式",即"描述沟通行为的一个方便的方法,是回答下列5个问题——谁(Who)? 说什么(Says What)? 通过什么渠道(Through Which Channel)? 对谁(To Whom)? 取得什么效果(With What Effect)?"据此,引申出沟通研究的5个参数或5个内容:控制分析(谁)、内容分析(说什么)、媒介分析(通过什么渠道)、受众分析(对谁)、效果分析(取得什么效果),如图1-2所示。

米夏埃尔·比勒(1980)称赞拉斯韦尔"第一次准确描述了构成沟通事实的各个元素"。赖利夫妇(1959)认为,这个简单的模式有多种用途,其中特别有助于用来组织和规范关于沟通问

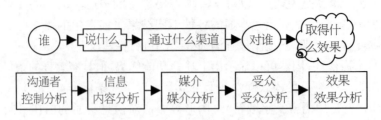

图 1-2　拉斯韦尔的 5W 模式及研究内容

题的讨论。针对有人批评这一模式太简单和武断(认定沟通必产生效果)的情况,赛弗林和坦卡德(1981)既看到了拉斯韦尔认识上的局限性,也看到了它的创新性,认为"和许多好的模式一样,它已抓住了沟通的主要方面。"在拉斯韦尔提出 5W 模式 10 周年时,布雷多克在《"拉斯韦尔公式"的扩展》(1958)一文中又增加了两个 W,即"在什么情况下? 为了什么目的?"构成 7W 模式。这的确又前进了一步,但再次忽略反馈要素应该说是其一大缺点。

就在拉斯韦尔提出"5W 模式"的第二年,申农和韦弗在《通讯的数学原理》(1949)一书中提出了沟通的"数学模式"。这个由公式化的定义形成的一种直线式的通讯模式由 4 个正功能单元和一个负功能单元组成:语源(要传递的信息)→发射器(有将信息转变为信号的能力)→接收器(有将信号解释为信息的能力)→信宿(信息要送达的目的地—人或物),再加上噪音来源(各种干扰)(图 3-2)。申农和韦弗的"数学模式"的贡献在于发现了沟通中的负功能——噪音——对信号的干扰所造成的不稳定和所传信息与所受信息之间的差别,而此沟通模式的缺点在于表达的缺失,即人际沟通的传输者不能认识到发出的信息与接受者所接受的信息并不总是相同的。由此,被认为是只适用于机械方面,而不适用于人类沟通。

2. 双向沟通模式　双向沟通模式的提出,一是受到维纳"滤波理论"的启发;二是对于申农"数学模式"的修正。与申农同时,维纳在《控制论》(1948)一书中,用自动控制的观点研究了信号被噪音干扰时的信号处理问题,形成了信息控制模式:施控者→控制信息→受控者→反馈信息→施控者。维纳第一次揭示了信息沟通的双向性特质,提出了"控制"与"反馈"的概念。但是,其缺点也是指机械沟通而非人类沟通。

奥斯古德(1954)在充分认识到申农和维纳模式的"非人类"的缺点后,采用了其中合理的内容,提出了沟通的双行为模式,如图 1-3 所示。

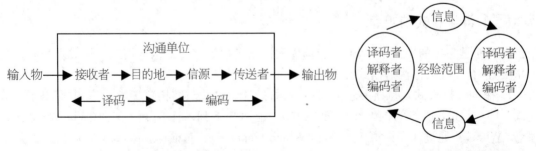

图 1-3　奥斯古德的双行为模式　　　　　图 1-4　施拉姆的循环模式

他解释道:"每一个合适的模式至少要包括两个沟通单位,一个是来源单位(说话的人),一个是目的地单位(听话的人)。"连接两个单位的是信息。在沟通活动中,每个人既是发送者又是接收者、既编码又译码,都具有双重行为。这种双向互动的情形"既可以是直接的,也可以是间接的。一般在面对面交谈中是直接的,在书写传播(音乐、录音、艺术等)中则是间接的"。

同一年,施拉姆在《沟通是如何进行的》(1954)一文中提出了第三个模式,即双向流通的、两个模式结合起来形成的循环模式,如图1-4所示。

首先,循环模式已与单向沟通模式划清界限;其次,它强调在信源与目的地(传者与受者)之间,只有在其共同的经验范围之内才真正有所谓沟通,因为只有这范围内的信号才能为传受两者所共享;第三,传受双方在编码、解释、译码、相互传递、接收信息时,是相互作用、相互影响的;最后,他们沟通信息、分享信息和反映信息的过程是往复循环、持续不断的。

然而,施拉姆同奥斯古德一样,犹如黑熊掰包米,在抓住了一些新的东西的同时也丢掉了一些好的东西。还有,他们的模式也只适用于人际沟通,而不太适合于大众传播。模式所暗示的传受两者平等的、等量的沟通观念,在大众传播中也是找不到的。

双向沟通模式是对单向沟通模式的一种超越,一种进步。但是,它们同样免不了具有一种理想化、简单化的倾向。

3. 互动沟通模式 人类已进入信息时代,以电脑网络为主体的新沟通系统的技术的发展步伐日益加速是我们时代的标志,并且"将成为大众传播未来模式的基石。所以,人们普遍同意,将来至少会有某些成功的大众传播技术建立在普通人(而不是专家)拥有和操作的个人电脑基础之上"。在许多国家"虽然个人电脑的拥有量还远未达到扩散曲线的最高点,但电脑互传实际上已经多多少少地成为现代社会所有成员日常生活的一部分"。正是在这种情况下,罗杰斯看到了一场"沟通研究的革命"已经到来,认为必须打破以往传统模式所引导的沟通效果研究的框框,"代之以由沟通辐合模式所引导的更广阔的研究"。罗杰斯和金凯德描述了他俩在1981年提出的"辐合沟通模式",如图1-5所示。

互动沟通是一种循环过程,通过这个过程,参与双方一起创造和分享信息、赋予信息意义,以便相互理解。图1-5中AB重叠部分是指两人相互理解的程度。"辐合"是二人或更多的人向同一点移动或一人向他人靠近,并在共同兴趣或焦点下结合的一种倾向。罗杰斯在1987年补充道:"这一模式促使我们去研究时间历程中,人类相互关系的异同与变化。沟通研究的最小分析单位是参与的双方,他们由信息交换而联结。研究者可以将分析单元扩展到参与者个人网络,也可以是一个小组,甚至整个网络。"

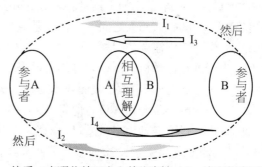

然后:表明此前已发生某些事情; I:表明信息不断被创造和分离;AB交汇:相互理解的程度;AB未交汇:各自理解的含义;

图1-5 罗杰斯和金凯德的辐合模式

辐合模式再现了以电脑为媒介的参与者双方创造和分享信息的动态过程和结构形态。它提出:"不仅可以引导沟通学者将审视、分析的目光转向一个前景广阔的领域——互动(网络)沟通——而且直接指引人们去追踪沟通系统中某一特殊信息的流动与演变,进而探寻人类在认识上靠近与离散的原因与背景。"

但是,这一模式较适合用来解释两人互动沟通和个人网络沟通,并不太适合用来分析具有较多参与者的"虚拟巨网沟通"现象。因为它没有将众多的庞大的信息库、巨型交换设备(相当于电话交换机)、进入网络的大众媒介等重要信息系统考虑进构建的沟通模式中。

五、人际沟通与人际关系

人际沟通的历史久远,自从人类社会出现以来,人际沟通活动就一直存在着。它是人类交往最初、最基本也是最重要的形式,是人们在共同活动中彼此沟通与交流各种观点、思想和情感的过程。个体借助语言以及各种表情或姿态,就可以进入人际沟通的领域,成为与他人互动的一方。人是群体动物,如果一个人生存在一个完全封闭的状态下,过着与世隔绝的生活,那该是何种情形?没有人语、没有信息的沟通与交流、绝对的孤独,人的神经是很难承受这种折磨的。《鲁滨孙漂流记》中的鲁滨孙最终还是找了个"礼拜五"来排遣他的寂寞。由此可见,人类对人际沟通的需要。

而人际沟通与人际关系之间的关系十分密切。人与人之间发生关系,具有社会历史的必然性。人类要生存、发展,就必须进行两种生产:物质的生产和人类自身的生产即种群的繁衍。人类不进行人口的再生产,种群的生命无法延续。更为重要的是,如果人类停止了物质生产,即使是最原始的生产形式,生存活动也无法继续下去。因此,人类在物质生产过程中必然要结成某种关系,即生产关系,只要人类存在一天,就必然有生产关系存在,必然有生产关系决定的其他关系的存在。

人们之间的交往,不仅是适应人类的物质资料生产的需要而产生的,而且它也是随着人类物质资料生产的发展而发展的。特别是现代社会,人类物质资料的生产的社会化程度越来越高,生产过程越来越复杂,分工协作越来越严密,这就要求人们的相互交往突破原有的范围和方式,在更大范围内,以更新的方式进行更为密切的交往。而现代科学技术为人们相互交往的这种发展提供了技术手段和工具,使人们之间的相互交往能够在更高的水平上适应物质资料生产的需要。同时,人与人之间的交往又是应人类的心理需要而产生的。人类的物质资料的生产活动,作为客观需要,它是人际交往产生的外在动力。但是人际交往的产生,不仅有外在的动力,也有内在的动机。这个内在动机就是人类自身的心理需要。如果人完全脱离了人际沟通,脱离了社会,人就不再是人而成为动物。美国心理学家沙赫特曾做过这样的实验:他以每小时15美元的酬金聘请5位志愿者进入一个与外界完全隔绝的小屋,屋里除提供必要的物质生活条件外,没有任何信息进入,以观察人在与世隔绝时的反应。结果,其中1个人在屋里只坚持了两小时就出来了,3个人坚持了两天,时间最长的一个人坚持了8天。这位坚持了8天的人出来说:"如果让我再在这里面呆1分钟,我就要疯了。"实验证明,没有任何人愿意与其他人隔绝。人们都不喜欢孤独,害怕与他人隔绝。在观察处于隔离中的人们以后,沙赫特提出报告:"隔离的后果似乎呈现一种心理状态,这一状态的极端形式很像是一种症状充分的忧虑侵袭。"国外有的学者估计,人们在日常生活中,除8小时的睡眠时间以外,其余16小时中约70%的时间都在进行着人际交往。

随着社会的发展,人们在相互交往中尽管不完全排斥物质性的内容,但精神性内容的交流与沟通应在交际中日益占据着主导地位。尤其是在医学和护理学中,医务人员与患者及其家属的沟通主要是知识、信息、心理、精神以及情感等方面的内容。当一些社会学家在社会调查中问道:"如果你要到一个荒无人烟的孤岛上去时,首先要带的是什么?"许多人选择了收音机。这说明无论从人的生存和发展的本质,还是从当今社会发展的特点来看,人都是离不开自己的同类的其他人,人需要沟通,需要关系。在人类共同的社会活动中,通过彼此间的接触、互通信息、交流情感、汲取对方的长处和积极因素,从而增进友情、和谐合作、促进事业成功或满足相互间的精神慰藉,实现自我价值,增加社会群体的聚合力。

第三节　人际关系概述

随着社会的飞速发展,个体在社会生活中的空间越来越大,人际间的交往和联系日益频繁。在这个新潮涌动的时代里,多元、多变、多层的社会环境组成了无数形形色色的人际关系网络,而上下、左右、四面八方的人际沟通,构成了人生的立交桥、关系网。一方面,这复杂、纵横交错的人际关系,让人应接不暇、无所适从,并常常给人们带来了诸多新的困惑与不适;另一方面,随着人际关系交往的扩大,人们生存和发展的空间又得到了不断的拓展,人们在各种各样的人际交往中,获得了很多成功的机会。

人际交往、沟通已成为现代人生活中不可缺少的重要组成部分。在市场经济条件下,人际交往与协调人际关系的能力,更是人们生活能力、工作能力、经营管理水平的重要标志及宝贵的心理素质。特别是人类已进入一个新的信息时代,以人为本的哲学、教育及经营管理思想已成为世界性潮流。重视人的作用,重视人力资源的开发利用与管理,正是现代管理发展的新趋势,改善和发展人际关系,可以吸引、团结社会群体、组织内部的每一个成员,同心同德、积极努力地工作。有研究表明,良好的人际关系能够提高人的社会价值感和使命感,增进人的社会适应能力,激发人的创造精神,并获得健全的人格和丰富的人生经验。人际关系的协调与冲突管理的技术,又可以帮助我们每一个社会成员发展起积极的心理态度,并成功地主宰自己的命运,走向成功。著名的人力资源管理专家卡耐基说过一句名言:"成功必须以良好的人际关系作为前提和条件。"

一、人际关系的定义及类别

(一)人际关系的定义

所谓人际关系(Interpersonal Relationship),是指人与人交往互动时存在于人与人之间的心理距离。人与人之间的关系是心理性的,是对两人(或多人)都发生影响的一种心理性连接。在现代社会里,人都生活在一定的经济关系、政治关系、文化和思想关系中,并且心理和行为都深受其各种关系的影响。虽然客观的社会关系对个体行为的影响不是很大,但是它可以通过微观的人际关系来实现社会对个体的影响和控制。人与周围世界的相互作用,亦是通过一系列的人际关系实现的,每一个人都通过自我和周围世界的关系而生活。

当人与人之间产生了某种关系后,他们的生活便会相互发生作用和影响,个人的情感、意识、行为必然会影响到对方及与之相关的其他人。为此,心理学家凯利(H. H. Kelley,1983)在他的一项研究中将人际关系又定义为"两个个体间彼此能相互影响对方,并且互相依赖"。虽然凯利的关于人际关系的定义相似于某一特定研究的狭义的操作性定义,但也充分说明了人际关系的外在现象。

作为社会管理及人力资源管理开发中的人际关系,是指社会生产劳动及社会生活中人与人之间的心理关系或心理距离,如师徒关系、同事关系、医患关系、护患关系、雇佣关系、上下级关系、朋友关系、卖方与买方关系等,它们是社会生活中人与人之间相互作用的结果,反映了个人或团体寻求满足其需要的心理状态,它的变化与发展取决于双方需要满足的程度。

如果交往双方在交往过程中都获得了各自需要的心理满足,那么相互之间就会产生并保持一种亲近的心理关系;如果交往的双方在交往过程中都感到难以满足其各自的需要,那么双方的关系就会疏远或中止;如果交往的一方在交往过程中对另一方不真诚或不友好、不尊重,那么就会使另一方产生不安或与其发生冲突,产生敌对情绪。因此,在人际交往中不论是亲近的心理关系,还是疏远、敌对、冲突的心理关系,都称为人际关系。

(二) 人际关系的特点

人际关系的重要特点是情绪性,不同的人际关系会引起不同的情绪体验。如果人与人之间心理上的距离越近,则会产生结合性情感,具体表现为人际关系中的肯定、接纳、积极的态度,如工作团体中的每个成员之间和睦相处、互相体贴、互相关心,就会发展成积极的团体人际关系。生活在这种情感十分融洽的团体里,每个人都能感受到集体的温暖并会心情舒畅。

反之,如果团体中人与人之间心理上的距离很大或经常发生矛盾与冲突,彼此都会产生分离性情感。表现为人际关系中的否定、排斥、消极的态度,如工作团体成员相互之间的关系紧张、冷淡、相互厌恶,团体中的每个人都会处在不愉快的情绪体验之中。工作、生活环境不安宁、不和谐,必然会削弱人际关系,使人离心离德,感到压抑、郁闷,导致个体心理失常而影响身心健康。

因此,结合性情感和分离性情感就成为评价团体气氛和团体人际关系好恶的主要标志。

(三) 人际关系的状态

人与人之间相互关联的状态从无关到关系密切,需要经过一系列的交往过程。心理学家对人际关系的研究,通常是从个体之间相互作用和团体内成员相互交往、相互影响这两个层次进行的。

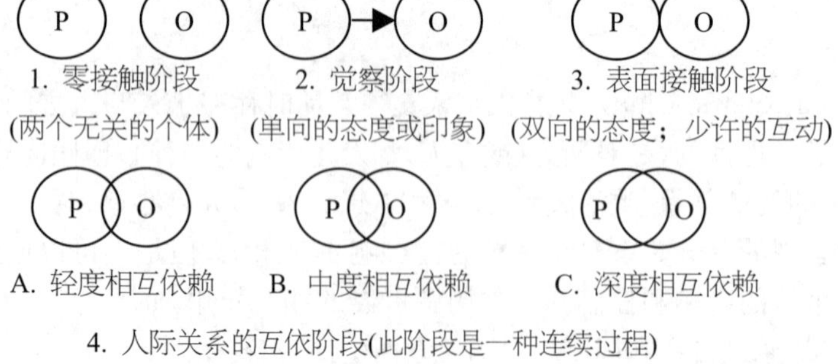

在个体间相互作用层次上,心理学家莱文杰和斯诺克于1972年通过研究,提出了一个相互依赖的人际关系模型,对人际关系的相互作用水平及其两个个体("P"和"O")的人际关系的递增状态作了直观的描述(图1-6)。

1. 零接触阶段 (两个无关的个体)
2. 觉察阶段 (单向的态度或印象)
3. 表面接触阶段 (双向的态度;少许的互动)
4. 人际关系的互依阶段(此阶段是一种连续过程)
   A. 轻度相互依赖
   B. 中度相互依赖
   C. 深度相互依赖

图1-6 人际关系依赖模型

1. 零接触的阶段 在这个阶段,两个个体之间彼此没有意识到对方的存在,此时双方无任何关系。

2. 觉察阶段 在这个阶段,一方开始注意到对方(或双方彼此相互注意),则人与人之间相互作用就已经开始。并开始形成一方对另一方(或彼此之间)初步的印象。如果一方对另一方有较好的印象,就会有可能进入下一阶段,进行表面接触,否则就会中止关系。在这一阶段里,个体间的觉察常伴随激情体验及某种冲动,但没有相互情感的卷入。这是因为个体间仍处在旁观、觉察者的立场。因此,对于发展人际关系来说,这一阶段十分重要。

3. 表面接触阶段 在这个阶段,两个个体之间可能通过言语(或其他信息传递)进行直接接触。由于互动(人际间相互作用)简短,最初的直接接触可能是表面化的,几乎没有情感卷入,但都是交往双方情感关系发展的起点,也是人际关系发展的开端。由于表面的接触常常为特殊的原因(如特殊的社会角色、特殊的环境等)所限制,许多人际关系的发展就停留在这一阶段。

4. 相互依赖阶段 随着双方交往的发展,两个个体共同的心理领域也逐渐被发现,人际间相互依赖的程度也逐渐增加,人际关系便进入到相互依赖阶段。这一阶段是双方从轻度互依到深度互依的连续过程(图 1-6 A,B,C)。双方发现的共同的心理领域越多,可能建立的情感联系就越深刻、越稳固。轻度互依,交往双方发现的共同心理领域较小,彼此的心理世界只有小部分重合,说明双方的情感仅仅在这一范围内融合;中度互依,交往双方发现的共同心理领域较大,彼此情感融合范围也相应增大;深度互依,交往双方发现的共同心理领域大于相异的心理领域,彼此的心理世界高度重合,彼此情感融合的范围已覆盖了大多数生活内容,在通常的情况下,除恋人及家庭成员外,只有极少数人能够达到这种人际关系程度。

需要特别强调的是,图 1-6 还表示了一个十分重要的人际关系概念,即在人际交往中,无论双方发现彼此共同的心理领域有多大,彼此的关系多么密切、情感多么融洽、主观上感受融为一体,但彼此的心理世界不会完全重合,人际关系的互依程度永远不会完全一致,人际交往中彼此情感融合的范围及程度永远都是相对的。

在团体内人际关系层次上,团体内部成员相互交往、相互影响时,通常表现出以两种联系为基础的相互关系:一种是以直接联系为基础的相互关系;另一种是以间接联系为基础的相互关系。前者是因团体内成员有高度一致的团体目标和共同需要的工作任务(如同事),因而相互交往的方式是直接的,并常常表现为心理上的相互影响和相互依赖(不排除个人态度及个性的倾向性,如厌恶、自我关闭、互不相容等);后者因团体内成员通常只有工作上的联系(如同行),因而相互交往的方式是通过共同的活动间接地表现出来的,相互影响和相互依赖的程度不大。

(四) 人际关系的类别

人际关系的存在形式多不胜数,在社会这个人际关系组成的立体网络结构中,每个人都是这"关系网络中的一个'结子'",并以无数关系"线"与其他"结"联成复杂的人际关系网络。小到一个家庭、班组,大到一个城市、民族,都是这样编织起来的。按照不同的分类标准,可以将人际关系划分成许多不同的类。

国内常见的分类有如下几种:

1. 按人际关系表现内容分类 可分为法律性人际关系和伦理性人际关系。前者必须以法律作为人际关系存在为前提,并规定双方权利和义务,如夫妻关系;后者又必须以社会公德作为人际交往的原则并且人际交往要符合道德伦理规范和考虑到他人幸福,如公共领域内发生的人际关系。

2. 按社会成员等级关系分类 可分为干群关系和上下级关系。前者一般指国家正式干部与群众的关系和非国家正式干部(班组长、学生干部)与群众的关系;后者一般指团体内工作职务等级与社会级别角色的关系。前者关系较泛,后者关系具体,他们的交往方式可能是直接进行,也可能是间接地进行。

3. 按血缘关系分类 可分为代际关系和婆媳关系。前者主要指父母子女关系、兄弟姐妹关系、祖孙关系;后者主要指联姻产生的非血缘家庭成员关系,其人际关系构成带有一种必然性。

4. 按社会职业关系分类 可分为师生关系、师徒关系、同事关系、医患关系、护患关系、同行关系、同学关系、战友关系等,他们都是以工作和行业为纽带而结成的人际关系。

5. 按地缘关系分类 可分为邻里关系和老乡关系。

二、人际关系的行为模式

在社会交往中,人际关系的状况是通过行为活动表现出来的。一定的人际关系表现出一定的人际行为模式。一方的行为对另一方来说,是一种外在刺激,会引起相应的行为反应。一般在人际交往中,一方表示的积极行为会引起另一方相应的积极反应;一方表示的消极行为也会引起另一方的消极行为反应,这是常见的人际关系中的行为模式。

(一) 李瑞概括的人际关系的行为模式

美国心理学家李瑞(T. E. Leary)从几千份人际关系的研究报告中,概括出人际关系的8种行为模式:

管理—服从 即由一方发出的管理、指挥、指导、劝告、教育等行为,导致另一方的尊敬、服从等反应。

帮助—接受 即由一方发出的帮助、支持、同情等行为,导致另一方的信任、接受等反应。

同意—温和 即由一方发出的同意、合作、友好等行为,导致另一方的协助、温和等反应。

求援—帮助 即由一方发出的求援、尊敬、信任、赞扬等行为,导致另一方的劝导、帮助等反应。

害羞—控制 即由一方发出的害羞、礼貌、服从等行为,导致另一方骄傲、控制等反应。

反抗—拒绝 即由一方发出的反抗、怀疑等行为,导致另一方的惩罚或拒绝等反应。

攻击—敌对 即由一方发出的攻击、惩罚、不友好等行为,导致另一方敌对、反抗等反应。

炫耀—自卑 即由一方发出的激烈、拒绝、夸大、炫耀等行为,导致另一方不信任或自卑等反应。

(二) 霍尼的团体人际关系行为模式

根据交往双方的相互关系状况。美国社会心理学家霍尼(L. P. Horney)将团体人际关系行为模式分为3类:

谦让型 其特征是"朝向他人",有顺从行为,讨人满意。无论遇到何人,首先是想到"他喜欢我吗",这类人际关系的行为模式,适合社会性工作、教学工作、医疗和护理工作。

进取型 其特征是"对抗他人"。无论遇到何人,总是想知道他人力量的大小或该人对自己有无用处,这类人际关系的行为模式适合商业、金融、法律工作。

分离型 其特征是"疏离他人",无论遇到何人,首先考虑别人是否干扰自己,并与他人保持一定距离,以避免他人对自己的干扰或影响,这类人际关系的行为模式适合艺术与科研工作。

(三) 修正的霍尼人际关系行为模式

我国的一些学者对霍尼的人际关系行为模式经过修正,将人际关系行为模式分为:

合作型 即相互交往以宽容、忍让、帮助、给予为特征;遇事为他人着想,考虑问题全面细致,具有团结、协作、支援、友谊的关系。

竞争型 即相互交往中表现为敌对、封锁、相互利用等特征;遇事只为自己打算,总想胜过或压倒对方,团体人际关系较为紧张。

分离型 即这种人在交往时,以疏远他人、与世无争为特征,团体人际关系较冷淡、离异。

根据团体目标的一致性程度,还可将其分为:目标完全一致的志同道合型、目标基本一致的友好共事型、目标不一致的貌合神离型行为模式。可以认为,以上的霍尼团体人际关系行为模式研究有助于了解个体的人格特征对人际关系结构的影响,不同的人际关系的结构适用于不同的职业。一般讲,有主动与他人交往、主动表示友爱、谦让、进取等行为特征表现的人,容易与他人建立起良好的人际关系。

应该指出的是,人际关系受许多社会因素的制约,单一的人际关系类型和单纯的人际关系行为模式很少发生。它总是渗透了许多其他因素,如行为发动者和行为反应者的个人心理特点、角色与地位、价值与权力,尤其是当时的情境对人际行为发生重要影响,这也许就是影响人际关系复杂性程度的因素。当然,人际关系的各种分类标准和行为模式也有共同性,这些共同性只能理解为形式上的共同,透过各种行为形式上的共同性,也许可以看到无数意义及性质截然不同的人际关系内容。

三、人际关系的结构及需求倾向

事实上,人际关系作为社会生活的网状结构形态,不可能是孤立、互不干扰的,也不是单线、平面地存在与发展的。一个人,只要进入现实的社会生活环境,各种社会关系网都会在同一时空条件下,同时向你展开,并施以影响。同时人为了生存、发展等原因,也有一种天然的人际关系需求的倾向和交往的动机。

(一) 人际关系的结构特征

人际关系的实质是反映人际社会关系,不同的社会团体会构成不同的社会关系网络。多样性的社会关系,必定会使人际关系产生各种不同的结构性特征。在团体社会内,人与人之间建立了不同形式和不同规模的联系,这种形式和规模的联系就是人际关系的结构特征。

社会心理学家纽加姆(T. M. Newcomb)研究了人际关系的结构,他用了15周的时间观察了一群由不同地方的人组织成的一个团体,他观察了这些人从开始一直到最后的人际关系结构,发现了以下几个特点:

1. 关系可变性 团体中的人际关系不是始终不变的,而是不断随着情境的变化而发生改变,从头至尾维持良好关系的人们只是极少数。

2. 优势取代性 在团体形成初期,富有吸引力的成员并不能一直保持其优势,到了后期,其吸引力可能将会减少,优势将会被其他人取而代之。

3. 人群团体性 这一群人在集合的初期,建立了不少于4人以上的小团体,待到大团体稳定后则以3人小团体的结合居多。

4. 关系复杂性 随着时间的消逝,由于人与人之间相互日益了解,因此人际结构变得越来越复杂。最初的结合群可容纳各种特征的人,结合群内人们的个性呈多样性,最后的结合群往往排除了多样性而变得单一化。

5. 孤立者存在 团体内有少数人是孤立者,他们既不主动参加其他结合群,结合群也不主动联系和接纳孤立者。

纽加姆的观察有可取之处。他把被研究者置于真实情境中,因而观察结果比较可信,符合生活实际情况。但是他的观察时间一共才15周,显然较短,随着时间的推移,这一团体中的人际关系结构可能还会发生某些重大变化。

国内的一些学者从社会关系的各种存在形式的综合形态中,归纳出人际关系的整体性存在特征、人际关系的互动性关系特征和人际关系不平衡发展特征,从而认为:人际关系是一个极其复杂结构体的社会关系网络,与社会关系一样复杂,并随之变化。

无论什么人在社会生活中,都得扮演多种不同的社会角色,并与多类相关或不相关的人发生多种相同与不相同的关系。而且,在社会结构中,人际关系的基本形式不能孤立存在,即使能够孤立存在,也必然受社会的影响。如没有好的社会化人际环境,再好的人际关系,也难以健康地存在发展。

人际关系是变化的,而且双方变化互动的水平不是同量同率的,情感介入的程度有先有后、有大有小、有快有慢、有顺有逆。

人际关系诸因素发展不是完全平衡的,有先后之差、强弱之别,即使是同一类型的人际关系,也可能因双方情感需要满足程度的差异而出现不同的人际结构特征及关系模式。

虽然,国内学者的研究属于思辨的范畴,但也基本概括了社会及人际关系结构的一般模式。

(二) 人际关系的需求倾向

需要是人们相互交往的根本原则,每个人都需要和他人交往,不同的人则人际关系有不同的心理需求,这就形成了人对人际关系需求的基本倾向可分为3类。

1. 包容的需求 包容需求是人们为了谋求稳定的社会的、物质的和精神的生活条件而建立起来的一种人际需求关系,即希望与别人来往、结交,想与他人建立并维持和谐关系的愿望。基于这种动机而产生的人际行为特征为:交往、沟通、参与、亲和等,以及与此相反的孤立、退缩、排斥、疏远等。一个社会的人,不管在什么历史及时代背景条件下,在他所生活的各个阶段和不同的工作岗位上,都有被自己称为朋友的人,只是交往密切的程度、时间长短不同而已。

2. 支配的需求 支配或控制的需求是人们为了满足支配欲与依赖心理而建立起来的一种人际需求关系。即在权力基础上建立并维持良好关系的欲望。其行为特征表现为,运用权力、权威,去超越、控制、支配与领导他人。与此相反的是,抗拒权威、忽视秩序、受人支配、追随他人等。支配欲与依赖心人人都有,只是因为环境和能力差异造成了个体的支配欲、依赖心理的强弱不同而已。支配欲较强的人往往支配那些依赖心较强的人,从而形成支配与被支配的人际关系。

3. 情感的需求 情感的需求是人们为了满足爱的需要而建立起来的人际需求关系,即在感情上希望与他人建立并维持良好关系的欲望。其行为特征表现为喜爱、亲密、同情、热情等;与此相反的是憎恨、厌恶、冷漠等。情感需求在人的心理发展过程中,始终存在,只是在不同的年龄阶段,需要不同内容的爱。所以爱具有动力和平衡的作用,可以使人保持愉快的心境和健全的人格。人若不能形成积极的情绪体验,将出现人格及交往的异常现象。

心理学家舒兹(W. C. Schutz)根据上述3种人际关系需求,又把人的行为反应划分为主动地表现和被动地期待两种,从而划分出6种基本人际关系倾向(表1-1)。

表1-1 6种基本人际关系倾向

人际需求类型	主动表现型关系倾向	被动期待型关系倾向
包 容	① 主动与人交往	② 期待别人接纳自己
支 配	③ 支配他人	④ 期待别人引导自己
感 情	⑤ 对人表示亲密	⑥ 期待别人对自己亲密

舒兹认为,一个包容动机很强的行为主动者,即①型一定是个性格外向、喜欢与人交往、积极参加社会活动的人;如果他的感情动机也很强,即⑤型,则不但喜欢与人相处,同时也关心爱护别人,必受人爱戴、赞美,适应良好。

(三) 人际交往的动机

交往活动无论是直接的还是间接的,都是人类必然会出现的一种社会活动。它的必然性来源于由人的需要所决定的合群倾向。合群倾向是人际交往的驱动力,是人际交往的心理基础。

人的合群倾向和行为蕴含着多种动机,这些动机又来自人的多种需要。

1. 求生动机 荀子曾论人:"力不若牛,走不若马,而牛马为用,何也?"曰:"人能群,彼不能群也。"人为了求得生存,得向大自然索衣求食,这只有依靠群体的合作才能实现。穿的衣服是他人制的,吃的食物是他人做的。为了生存,人需要合群,合群使人在自然面前更加强而有力。

2. 安全动机 人要生存,必须能够防御自然侵害及他人侵犯,这就得与人联合。对现代人而言,安全感涉及的范围更为广泛;希望考试顺利、职业称心稳定、危机时有人救助、希望自己受到社会保护、不为社会遗忘和抛弃。这些促使人们投身于群体,因为只有在群体中才能使人的安全感获得满足。

3. 归属动机 人有丰富的情感,并且不甘寂寞,希望与人沟通。做出了成绩渴望得到别人的赞誉,遇到烦心事,又想得到别人的理解和帮助,通过这种情感向一定的对象发泄又可从中得到补偿,获得心理归属与情感寄托。归属动机促使人们追求友谊、爱情。为此,人们与他人交往,并加入多种不同的团体。

4. 社会对比动机 每个社会团体内部的员工都有这种体会,每到月底或年底,得知自己的工作完成情况以后,也希望知道他人的工作完成情况,如果自己优于别人,会感到自豪,如果低于别人,则容易感到惭愧。这是通过与周围人比较即社会对比来评价自己。

5. 自我实现动机 每个人都有发挥自己长处、发挥自己潜能的愿望,并且希望受到他人的称赞、尊重,达到自我实现,而只有置身于团体中,才能吸引别人,发展和完善自己。

人的这些动机,蕴含在行为之中,激励人们与他人交往,以满足自身生理、心理和社会需要。无论你是否清楚地意识到,它们时刻都在对人们的行为产生影响。了解这一点很重要,因为很多人常常意识不到人际交往的必要性,在交往活动中不接受、不理会他人的信息,也不做出任何回报性反应,自己把自己封闭起来或与他人隔离,认为自己是独立的,不需要与他人来往和产生各种联系。这就忽视了人际交往的心理社会根源,与人的各种基本需要的天性相违背,其结果只能是人际交往障碍重重,导致孤寂等多种消极的情绪体验,经受痛苦的折磨,甚至有可能损害自身的人格健全和肌体健康。

四、人际沟通与人际关系在个人发展中的作用

(一)个人社会化的重要方式和途径

社会化是指个人通过学习和实践使自己适应社会生活、发展自己社会性的过程。社会化的方式、渠道很多,人际沟通是其中重要的一个方面,其作用表现在以下两点。

1. 传递社会化信息 人们在相互交往中,总是会互相介绍自己所知道的消息、新闻,相互传递信息。假如长久不与他人交往,难免会感到孤独和信息闭塞。人们只有在与他人交流中不断获得社会信息,才能了解、认识社会,进而适应和改造社会。

2. 接受和学习社会规范的重要渠道 社会规范是指人们行为的规矩、方式,如国家法律、道德、习俗、纪律等。美国社会心理学家克特认为:"社会化是人类之间的一种互动,而不是一种人类工程的操纵。"人们该做什么,不该做什么,要在人们的活动中,通过相互间的沟通,逐渐接受、履行。事实证明,在一般情况下,人际沟通面广的人获得的社会规范较多、较深,反之则较少、较浅。尤其是在法律没有明文规定的地方,你的行为是否适度,就取决于你与大多数人行为的合拍程度。

(二)有助于提高自我认识,获得完善自我的目标和方案

每个人无论做什么事,都想知道自己做得如何。人的自我评价有时是缺乏客观标准的,这只有通过与他人的交往来判断。在观察自己与他人的相互作用中了解自己,获得对自我评价有价值的参考,在此基础上,我们应该找到进一步发展、完善自我的目标和行动方案;通过上下左右的联系,广泛接收来自各方的信息,你应能准确把握自己的位置,明了自己与周围关系的远近亲疏,依据周围的人际动态,预测和应付各种变化。

(三)有助于事业成功和才能的发挥

美国卡内基工业大学曾对10 000个人的档案记录进行分析,结果"智慧"、"专业技术"、"经验"只占成功因素的15%,其余85%决定于良好的人际关系。据哈佛大学就业指导小组调查:数千名被解雇的男女中,人际关系不好的比不称职者高出两倍。还有报告证明,在每年调动工作的人员中,因人际关系不好而无法施展其所长者占90%以上。案例1-2中的护士首先应反省的就是自己在工作和平时的为人处事中,沟通的方式如何?人际关系的状态如何?

事实表明,人际状况不仅影响到人的心理是压抑还是舒畅,而且影响到他的整个工作环境是否能够得到他人的配合与支持。在现代社会,很多职业直接取决于人的沟通能力,如推销、保险、公关、医护、教师等。如果你和工作对象不能沟通,工作就难以进行。人的成功还取决于机遇,而机遇亦偏爱那些有良好心理素质,具备沟通、组织才能的人。

(四) 促进身心健康

为什么许多人从工作岗位离退之后会感到不安和孤寂?因为工作本身意味着与他人的沟通和联系,被他人和社会所需要。社会心理学家认为:人有感情的需要,通过沟通与交流,诉说各自的喜怒哀乐,会增进人们之间的感情沟通,从而减少痛苦和忧愁,有益于身心健康,通过人际沟通,我们还能获得许多乐趣,如知识的互补、心灵的碰撞,激发共同的情趣爱好,正如哲学家培根所言:"如果你把快乐告诉一个朋友,你将得到两个快乐;如果你把忧愁向一个朋友倾诉,你将被分掉一半忧愁。"

 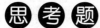

1. 学习和研究思维与沟通的意义是什么?怎样学习和研究思维与沟通?
2. 从护理学的角度怎样定义思维、人际沟通和人际关系?
3. 不同类型人际沟通模式对护理中的人际沟通有何启示?
4. 思维—人际沟通—人际关系三者之间是什么关系?

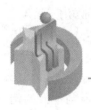

第二章
批判性思维

案例 2-1

李某,男,65岁,农民。1999年8月9日在户外烈日下劳动了4小时后昏倒在地,神志不清,被家属送医急诊。体格检查:T 40 ℃,HR 110次/分,R 32次/分,BP 12.0/8.0 kPa(90/60 mmHg)。深昏迷状,双侧瞳孔等大等圆,直径约为1.5 mm,对光反射消失。双下肢阵发性抽搐,大小便失禁。

问题

1. 作为急诊科护士,据现有病情资料,还需要进一步询问哪些情况或采取哪些检查?
2. 初步考虑是何疾病?有何依据?
3. 病人目前可能存在或潜在哪些护理问题?首要问题是什么?

案例 2-2

患者,男,35岁,客车驾驶员。确诊为心肌梗塞而住院。虽目前较为稳定,但仍有心肌梗塞发作的危险。病人希望医生不要把心肌梗塞的诊断结果及可能发作的预测告诉他们单位,希望医生就说是一般的心脏早搏或心肌炎,否则会被单位辞退。

问题

是否应该把实情告诉病人的单位?

本章目标

1. 归纳批判性思维的定义。
2. 分析批判性思维与其他思维之间的关系。
3. 举例说明用思维的标准来衡量推理的各个组成部分。
4. 归纳批判性思维特质各个方面。
5. 练习用批判性思维做决策。

本章关键词

Critical thinking（批判性思维）is the intellectually disciplined process of actively and skillfully conceptualizing, applying, analyzing, synthesizing, and/or evaluating information gathered from, or generated by, observation, experience, reflection, reasoning, or communication, as a guide to belief and action. In its exemplary form, it is based on universal intellectual values that transcend subject matter divisions: clarity, accuracy, precision, consistency, relevance, sound evidence, good reasons, depth, breadth, and fairness.

Disposition toward critical thinking（批判性思维特质）, seven elements or aspects of the overall, emerged when statistical factor analytic techniques were applied in the initial development of the California Critical Thinking Disposition Inventory (CCTDI). In heir positive manifestations, these seven characterological attributes were given the names truth-seeking, open-mindedness, analyticity, systematicity, critical thinking self-confidence, inquisitiveness, and maturity of judgment.

每个人的"头脑自成一体,在其中可以将地狱变为天堂,也可将天堂变为地狱。"(约翰·弥尔顿《失乐园》)。没有什么比健全合理的思维更有实效。不论环境如何,也不论我们身在何方,面临何种问题,如果你的思维富有技巧,那么你就胜人一筹。与此相反,差劲的思维将不可避免地产生问题,浪费时间和精力,并且引发沮丧和痛苦。批判性思维是一门周密的艺术,它旨在确保我们在任何环境下都能尽我们所能进行最佳思维。思考的总体目的是弄清楚自己身处何种情境下,如何根据最好的信息做出最佳的选择。批判性思维适用于我们思维的一切范畴,如图 2-1 所示。

绝大多数人在学习生涯中采用一种吃力的办法来提高思维能力——通过尝试和犯错误来学习。绝大多数人在学习如何成为自己思维能力的批判者时很少得到帮助。这是因为在我们

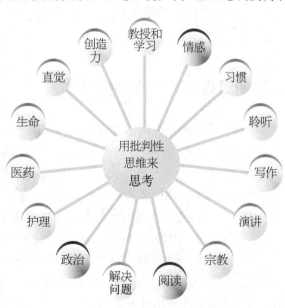

图 2-1 批判性思维适用于思维的一切范畴

能力结构中思维工具很少。结果就是,我们很大程度上是下意识地使用天生的能力来进行思考。我们培养了若干良好的思维习惯,但却养成了更多的糟糕的思维习惯。这些良好的和糟糕的思维习惯混杂在一起,难以区分。糟糕的思维习惯妨碍我们在为人处事和做学问时能够有序发展。每个人都有思想,都在思考,我们天性如此。但是,如果听其自然的话,我们绝大多数的思考在某种程度上都会是有偏向的、歪曲的、不公正的、证据不足的或者是彻底的偏见。而我们生活和学习的质量、工作和创造的质量都完全取决于我们思维的质量。以次充好的思

维会让我们付出沉重的代价。批判性思维就是自己把握方向的、自律的、自我监控的和自我改进的思维方式。所以批判性思维是在普通思维的基础上又加了第二层思考进行分析和评价，如图2-2所示。

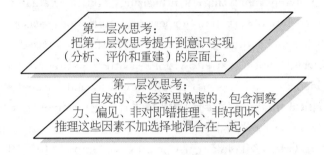

图 2-2　批判性思维是在普通思维的基础上又加了第二层思考，并对第一层思考进行分析和评价

这种思维方式预示着在进行有效沟通和解决问题时，认同严格的优秀标准以及对于应用这些标准的有意识控制。

第一节　批判性思维研究简史

一、早期对批判性思维的研究

"Critical"（批判的）一词源于希腊文"Kriticos"（提问、理解某物的意义和有能力分析，即"辨明或判断的能力"）和"Kriterion"（标准）。从词源上说，该词暗示发展"基于标准的有辨识能力的判断"。批判性思维（Critical Thinking）的知识根源与其词源同样古老，最远可以追溯到2 400年前的苏格拉底的教义和思想智慧——他发现了一种具有穿透力的质询方法，照他看来，尽管大多数人操持着流利而大都十分空洞的修辞，但仍不能自信地宣扬自己学富五车，不能理性地自圆其说。因为他们的表达意义含混不清，证据有欠充足，信念自相矛盾。

苏格拉底发现，一个人想拥有厚实的知识和深刻的思想，依赖那些权威是不可靠的，他通过展示加以说明，人们也许重权在握、身居高位，但是思想却极为混乱、毫无理性可言。他指出，在接纳一些观点成为我们的信念之前，思考一些探究思维的深刻问题是非常重要的。他提出需要寻求证据，仔细审视推理与假设，分析基本概念，搜寻出所说和所做的涵义。这种质疑模式现在被称为苏格拉底式质疑，是迄今为止所知道的最佳的教育战略，在他的质疑模式里，苏格拉底着重指出思维需要明晰和逻辑的一致性。

苏格拉底为批判性思维设置了基本要点：勤于思考；质疑通常的信念和解释；仔细辨析哪些是理性逻辑的信念，哪些缺乏证据或理性基础，不管他们对我们与生俱来的自我中心是多么具有吸引力，不管他们如何迎合我们既有的兴趣，也不管他们有多么顺眼或多么令人心旷神怡。

紧随苏格拉底其后的是柏拉图、亚里士多德和希腊怀疑论者。他们都强调,事物常常与其表象大相径庭,只有经过训练的思维才有能力透过表面看穿事物的本质,弄清其表象背后的真实面目(更深层的生活现实)。

中世纪时期,系统的批判性思维体现在像托马斯·阿奎那这样的思想家的著作和教科书里,他为了确保自己的思维能够经得起批判性思维的测验,就系统地回答了关于他思想的最重要的也是最潜在的批评来作为发展个人思维的必要步骤。阿奎那和其他中世纪的思想家一样,不仅强调推论需求的认识,而且强调系统的培养质询。分歧与辩论成为中世纪大学里习以为常的教学模式。费力克司·马克汉姆(1967)在他的《牛津》一书中这样评论道:"中世纪大学崛起之后,随之而起的是从对语法和修辞的兴趣移向对逻辑的兴趣,逻辑不仅被视为学识上的训练,而且也被当作一种推论方法,认为它必定能引导出可信有效的极为明显的关于现实本质的结论。"

文艺复兴时期(15世纪和16世纪),欧洲有一大批的学者开始批判地思考宗教、艺术、人之本质、法律、自由等方面,他们假设大多数的人类生活领域需要寻求分析与批评。这样的学者有考勒特、依万马司和英格兰的摩尔,他们都追随着古希腊思想者的智慧与学识。

费朗西斯·培根明确地剖析了人类心智。他认为在正常状态下,人会陷入无知、偏见、自欺和既得利益而不可自拔。他非常明确地承认,人类心智顺其自然的趋势是无法得到保障的。在《进学论》一书中,他坚持用实证手段研究世界的重要,还强调信息的搜集过程,从而为现代科学奠定基础。他也要求我们注意一个事实,即大多数人如果任其发展,就会养成思维恶习(称之为"幻影"),导致他们相信一些不值得作为信念的东西。他要求引起对"部落幻影"的注意(即我们的心智很自然地具有捉弄自己的倾向),注意"市场幻影"(即我们滥用词语的表现),注意"剧场幻影"(我们陷入传统思想系统的倾向),还有注意"洞穴幻影"(因个人经历不同而思维歪曲的情况)。总之,他的著作可以算得上是批判性思维的早期作品,因为他主张的思维过程与批判性思维十分相似。

50年后,法兰西的第思卡提司写了可谓有关批判性思维的第二部著作《思维方向规则》。在书中,第思卡提司阐述了系统的特殊的心智修炼的需要,他开发了以系统怀疑原则为基础的批判性思维方法;他强调了需要将思维建立在深思熟虑基础上的假设之上;他认为,思维的每一部分都应接受质疑、接受怀疑、接受检验。

在同一时期,托马斯·摩尔爵士发展了一个新的社会秩序模式,即《乌托邦》,提出现有的每个领域都应受到批判。它暗示的主题是,现有的社会体系需要接受大规模的剖析和批判。这些文艺复兴时期和后文艺复兴时期学者的批判性思维为科学的出现,为民主、人权和思想自由的发展打开了大门。

意大利文艺复兴时期,马石瓦里(《王子》)批判地评估了当时的政治,为现代政治批判性思想奠定了基础,他拒不承认那些当权者所说的政府所发挥的功能。相反,他批判地分析了政府如何发挥自己的功能,从而为披露两方面政治思维打下了基础。一方面,是政客们的真正计划;另一方面,揭露了当时充满艰险和残酷的政治世界中许许多多冲突和前后矛盾。

思想家霍布和劳克(16世纪和17世纪,英格兰)表现出他们具有与马石瓦里相同的批判性心智的信心,既不接受他们那个时代处于统治地位的事物的传统印象,也不接受他们那个时代文化认为正常的东西就必定是理性的东西。两人都转向批判性心智,以开发学识的新景象。霍布采取一个自然主义的世界观,认为万事都必须由证据和推论来解释;劳克为日常生活和思想的常识分析做了辩护,他为基本人权奠定了批判性思维理论基础,并认为所有政府有责任服从于颇有见地的市民的合理的批评。

二、17至20世纪初对批判性思维的研究

正是本着学术自由和批判性思想的精神,罗伯特·伯约(17世纪)和牛顿(17~18世纪)等开始了自己的工作。在《化学怀疑论》一书中,伯约猛烈抨击他之前时代的化学理论。接下来,牛顿发展了一个更为深远的思想体系,彻底批判了传统的世界观,他拓展延伸了诸如哥白尼、伽利略和开普勒的心智批判思想。伯约和牛顿之后,严肃思考自然世界的人们承认,自我主义为中心的世界观必须被抛弃,并让位于完全以仔细搜集的证据和可靠论证为基础的世界观。

法国启蒙思想家——伯约、南提斯求、伏尔泰和达地罗,为批判性思维做出了又一个重大的贡献,他们都认为从这一前提出发,既人类思维在理性修炼的时候,更能够弄清楚社会世界与政治世界的本质。而且,对这些思想家而言,理性应当转向自身,确定思想的弱点和强项。他们重视经过严格思考的学术交流,所有观点在其中都必须服从于严肃的分析和批评,他们相信一切权威必须以这种或那种方式接受理性的批判或质疑的审问。

18世纪的思想家们把批判性思想拓展得更加广阔,发展了批评性思维和批判性思维工具。由批判性思想创造出《独立宣言》;应用于推理本身,由批判性思想产生了肯特《纯推论批判》。

到19世纪时,批判性思维由考姆特和斯宾赛进一步拓宽,融入人类社会生活领域。应用于解决资本主义的难题,批判性思维产生了卡尔·马克思的社会和经济探索批判;应用于人类文化和生物生命的基础,批判性思维产生了达尔文的《人类的由来》;应用于潜意识心智,从弗洛伊德的作品可以得到反映;应用于各类文化上,批判性思维产生了人类学研究领域的建立;应用于语言,批判性思维产生了语言学领域和许多对符号功能的深刻探寻以及人类生活中的语言的深刻的探索。

到20世纪,对批判性思维力量与本质的认识日益上升到更明确的表述。1906年,威廉·格雷汉姆·萨姆纳出版了《乡民智慧》,这是对社会学和人类学研究的惊人的创新,其中他指出人类心智有以社会为中心的思考倾向,与之齐头并进的另一个倾向就是学校扩大了受教育者的不加鉴别的功能。他认为学校把所有人都塑造成一种模样,使其统统正统化。除非学校由最有知识和最有良知的人来监管,否则学校所造就的男男女女就像从车床上下来的产品,都是一个模式,一种由教育和生活中产生的所谓最伟大的教义所决定的正统化就产生了,包括最陈旧和最普通的观念。对此,人民群众早已习以为常了。而流传的观念总是包含了重大的谬误、欺人之谈和轻率的结论。

同时,萨姆纳认为生活与教育都十分深切地需要批判性思维。他指出批判是对任何一种论述的审视和检查,目的是为了弄清它们与现实到底吻合不吻合。这种批判性思维能力是教育和训练的产物,它是心智习惯和思维能力,它是人类追求幸福的头等条件,所以人们都应接受这方面的训练;它又是一种最为有效的保障,使我们远离幻觉、欺骗、迷信和对自己及周遭环境的误解。从发展良好的批判性思维能力的角度而言,教育是好事一桩。一位教师,不管他是教哪门学科的,只要他坚持做到准确而理性地控制一切过程和方法,认为一切事物都应受到验证和修正,他就是在给学生培养批判性思维。受到此教育的人不可能冲动行事,不容易轻信,

会觉得任何事物都有可能,不会煞费苦心和想当然。他们会等待证据并对其反复推敲,他们可以抵住任何诱惑使自己远离偏见。可以说,进行关于批判性思维的教育是塑造良好公民的惟一教育方式。

约翰·杜威赞同上述观点,学习他的著作,可以增强对人类思想实用性基础的感知,特别是"人类思维植根于实际的人类意图、目的、目标"。从维特根斯坦的著作中,我们可以增强对人类思想概念重要性的认识,而且可以增强"分析概念"和评估人类的力量和局限性的"需要"的认识。从皮尔盖的著作中,既可以增强对人类思想自我中心倾向和社会中心倾向的认识,又强化认识在纷繁复杂争论中具有推论能力的批判性思维的特别需求,从而人们能够被提升到一个"有意识实现"的水准。

从C·怀特·米尔之类学者的著作中,可以强化对于民主机构被破坏的情形的认识,了解大众社会中剥削的发生方式。从深度心理学和其他研究者奉献的作品里,可以了解到人类心智多么的容易上当受骗,多么容易无意识地建造各类迷思幻想,多么轻易地原则合理化、模式定型化、抛出思想又成替罪羊。

从许多社会学家的著作里,可以进一步认识到"正常"的社会化过程所起到的作用是使现存的社会永恒化——包括它的意识形态、角色地位、模式标准和价值观,尽管它们与社会显而易见的图景多么不协调。从像罗伯特·黑布劳那之类的经济学家的著作中,可以进一步认识到经济力量受到既定利益集团的影响多么肆无忌惮,从而毁坏或否定了道德价值和人权。

从所有自然科学的浩繁著作中,我们可以懂得"信息的力量和小心谨慎并精确无误地收集信息的重要性",并对潜在的偏离、歪曲或滥用具有敏感性。

总之,由于批判性思维的发展,批判性思维者的潜在工具和资源也大量增加,数百位思想家们为其发展贡献了力量,每一重大学科门类都对批判性思维做了潜在的贡献。但是,批判性思维在现实中还不是一个真正的学科门类,至今还没有谁把这些学识系统整合,形成一个整体学科框架。实际上,最典型的情况是,各门类学科的教学方式对该门类的批判性思想总是没有表述或者是默默无闻。大规模成功的整合需要大量学者跨越学科边界来完成。

三、教育界中批判性思维研究的现状

批判性思维作为一个技能的概念可追溯到杜威的"反省性思维",20世纪40年代,格拉泽提出教育改革的主题是培养学生的批判性思维。20世纪60年代对于批判性思维的研究风行欧美,尤其是加拿大、美国、澳大利亚及荷兰等一些国家和地区。有的设立全国性批判性思维组织,有的在大学设立批判性思维研究所。从20世纪70年代后期开始,美国几乎所有大学都开设批判性思维或与批判性思维相关的课程,批判性思维作为美国教育改革运动的焦点而出现。20世纪80年代批判性思维成为教育改革的核心。20世纪90年代初,美国政府为大学确定的总目标中就特别强调优先发展大学生的高级思维能力,要求到2000年使得"具有批判性思维、有效沟通和解决问题能力的大学生的比例有显著性增加"。

在医学教育中,1999年6月在美国医学基金会的支持下,成立了国际医药教育学会(IIME),该学会制定的本科"医药教育全球最低基本要求"的7个宏观的教育成果能力领域组成中,就涉及批判性思维和沟通技能。美国高等护理教育学会于1998年修订的"护理专业高等教育标准"中,将批判性思维、评估、沟通和技术能力界定为护理专业教育中的核心能力。

20世纪末以来,我国学术界和教育界也在逐步开展批判性思维方面的探究性工作。然而,同期有调查资料表明,被调查的20所中国护理院校的护理本科教育中与批判性思维相关课程的开课率仅为5%,可见医学院校对人文思维科学的研究显得多么不成气候。令人欣喜的是,我国大学逻辑学的教育研究者们正在思索北美逻辑学教学改革对我国大学教育的启示。有学者认为一般(而非哲学专业)逻辑学的教学应该从教学目标这个根本上来对改革的方向和教学内容进行再思考。他们提出可以从批判性思维和非形式逻辑或论证逻辑的互动关系出发,构建新的课程内容。这为大学的一般逻辑学教学研究找到了很好的出路,也为我国的批判性思维研究构建了基础平台。武宏志《批判性思维——以论证逻辑为工具》一书的正式出版已证实了这一点。

第二节 批判性思维概念的理论探讨

鉴于批判性思维的复杂性,加上其2 400年的知识积累及广泛应用,过分倚重任何一种定义都不是明智之举,任何对批判性思维的简明描述必定有重大的局限性,有些理论家提供了一系列有用的定义,也都有其局限性。但梳理这些定义对我们理解和研究批判性思维显然是有益的。

一、不同时期关于批判性思维的定义

批判性思维是验证和测试要接受的意见和建议是否符合事实,批判性思维能力是教育和培训的产物,批判性思维是一种智力习性和能力。 ——William Graham Sumner,1906

批判性思维是根据知识的支持背景,主动、持久、仔细地思考某种信仰或假设,进一步得出有倾向性的结论。 ——John Dewey,1909

批判性思维是一种态度,是倾向于在经验范围内,用某个思考方式考虑问题和主题;批判性思维是以逻辑的方法质询和推论;批判性思维是一种能力,是应用方法的某些技能;批判性思维提倡持续的努力,根据证据检测某种信仰或假设的知识,进一步得出倾向性的结论。批判性思维能力包括:① 识别问题;② 面对问题找出可使用的方法;③ 集中和整理有关信息;④ 认知未说明的假设和价值;⑤ 准确、清楚、区别领会和运用语言;⑥ 解释数据;⑦ 评价证据和评估陈述;⑧ 认识不同建议之间存在的逻辑上的关系;⑨ 逐步得出合理的概括和结论;⑩ 检测得出概括和结论;⑪ 根据广泛的经验重构信仰模式;⑫ 在每天生活的特别事件和品质中,实施准确的判断。 ——Glaser,1941

批判性思维是合理的反省性思维,着重于决定相信什么或做什么。除了12种批判性思维能力外,批判性思维也包括14种倾向:① 寻求论文或问题的清楚的陈述;② 寻求合理;③ 努力博学多识;④ 运用可信的原始资料并讨论这些原始资料;⑤ 说明总体情况;⑥ 努力关注重点;⑦ 注意力集中在原始或基本问题;⑧ 寻求二中择一;⑨ 开放思想;⑩ 站在证据和理由充足的立场上;⑪ 寻求更多的准确性;⑫ 以有序的方法处理复杂系统中的子系统;⑬ 运用多种批判性思维能力;⑭ 对别人的感知,知识层次和诡辩的程度是敏感的。

——Robert H. Ennis,1987

批判性思维伴随着两种形式。如果思维受过的训练是用来对付别人利益、排除别人的,这种批判性思维就是诡辩或劣的批判性思维;如果思维受过的训练,是用来考虑不同人的利益的,这种批判性思维就是公正思维或优的批判性思维。 ——Richard W. Paul,1988

批判性思维意味着用正确的思维去追求世界上相关、可信的知识。批判性思维能被描述为普通人用于普通世界的科学方法。批判性思维是特指的能力,能预料自己并且有把握、负责任地做出影响人的一生的一些决定。批判性思维也是批判性质询,批判性思维者调查问题,提出问题,形成新的问题以便挑战现状。批判性思维者发现正面或负面的新信息,对权威和传统观念提问,挑战被接受的教条或学说,但往往毁灭于社会上数量比他们多得多的统治力量。当今的社会文化大概只能容忍少数批判性思维者,从而批判性思维的学习、内化及实践或许也会受阻。 ——Steven D. Schafersman,1991

批判性思维意味着做出合理的判断。批判性思维是应用标准来判断某些事的质量,如一篇论文从写作到结论。本质上,批判性思维是经过训练的思维方法,用这种思维方法可以评估某些事情(综述、新闻事件、讨论、研究等)的正确性。 ——Beyer,1995

批判性思维运用认知技能或策略,从而增加得到理想结果的可能性。从长远的观点看,批判性思维者比非批判性思维者能得到更多的理想结果("理想"由个人所定义,例如选择好的事业或明智的投资)。 ——Diamme Halpern,1998

批判性思维是评估而争论和进步的一个过程。这个过程由三个相关行动推进:一是提出计划中的关键问题,为了确定和评估正在说的事;二是集中关注和影响所规定的推论,回答问题;三是表明要展开批判的问题。 ——Browne,Keeley,2000

我们可以尝试把这些批判性思维定义内涵概括为:第一,是获取和运用良好的知识、技能、态度或心理倾向的思维方法;第二,是客观公正而非利己排他的调查问题、提出问题;第三,挑战权威、传统观念、教条或学说不是轻而易举的;第四,通过理性认知、全面评估、合理判断做出决定,得到理想的结果。

二、某些社会团体组织对批判性思维的定义

批判性思维是智力训练的过程。主动、巧妙地对收集的信息进行概括、应用、分析、综合和评估,批判性思维是智力产生的过程。通过观察、经历、反省、推理或沟通形成智力,从而指导信仰和行动。 ——National Council for Excellence in Critical Thinking

批判性思维是一个思维过程,它强调的态度是暂缓判断、一体化的逻辑性质询和解决问题,直到做出有意义的决定和行动。 ——NCTE Committee on Critical Thinking and the Language Arts

批判性思维能力包括对具体做出反应。通过区别观点或个人感觉与事实,区别推论与判断,区别演绎与归纳的论点,区别主观与客观。它还包括对吸收的新信息提出问题,构造和认知论点,充分地支持论点;确定、分析、设计解决问题的办法;选择、组织、分类、关联、分析材料和数据,教练使信息整体化并知道其相关性;通过推论来评估信息、材料和数据,以此得出合理的、有学识的结论;把理解的知识应用于新的不同的问题;逐步显示出合理的解释,不忙于信任,开明地接受新的信息、方法、文化体系、价值观和信仰。 ——MCC General Education Initiatives

批判性思维是评估思维本身的思维，是思考某个思维的能力。一是认知思维的优与劣；二是以改良的形式重构思维。

——Center for Critical Thinking, 1996

这些批判性思维定义从认知策略、思维技能、心智倾向逐步过渡到从社会文化历史的角度来研究批判性思维的内涵。

我们认为批判性思维是有目的、自我调整的判断。是通过解释、分析、评估、推论形成判断。比如要解释证据、概念、方法、标准、背景关系的思考。批判性思维是重要的质询工具。批判性思维在一个人的生活中，是适应能力和人力资源的解放力，它与好思想并非同义。批判性思维是普遍深入和反省的人类现象；理想的批判性思维是习惯性质询，识多见广，符合事实的推理，思想开放、灵活，公平的评估，诚实面对个人偏见，愿意重新考虑，弄清问题，使复杂的事件有序化，下工夫寻求相关信息，合理的选择标准；重在调查，坚持求根问底，结果要像主概念一样准确，情况调查清楚才能通过。培养优秀的批判性思维意味着朝这个理想努力。要结合发展批判性思维技能，使教育倾向于始终如一地产生有用的洞察力，建立合理、民主的社会。

——Delphi Report of American Philophical Association expert statement

三、逻辑学大辞典中批判性思维的定义

批判性思维是一种主动地、富于技巧地对隐含于推理和论证中的结构要素（目的、争议、假定、概念、证据、推理、隐含和后果、从其他立场出发进行的反驳以及标准参照系等）给予审查的思维过程。这种思维推崇的是以清晰、准确、精确、一致、可靠的证据、好的理由、深度、广度和公允等为代表的普遍的理智价值。尽管通常都包含彼此关联的两个组成部分：其一指一组由解释、分析、推理、说明、评估、辩护等构成的认知技巧（Cognitive Skill），每种技巧又可进一步细分为若干次一级的技巧，这些技巧不仅具有普遍性，既适用于认识和思维所及的任何领域、阶段和成果，而且具有目的性，即总是为了解释某桩事情、证明某个观点、解决某个问题而被加以使用；其二则指如下一些性格倾向（Affective Disposition）：对世界充满好奇、见多识广、相信理性、思想开明、富于灵活性、公允评估、诚实对待个人成见、审慎判断、乐于重新思考、清楚问题所在、处理复杂事务时富于条理、勤于寻找相关信息、合理确定标准、专心致志于探究、坚持不懈寻求结论并使其达到探究之主题和条件所能允许的精确性等。

优的批判性思维（Critical Thinking in Strong Sense）是批判性思维的一种特殊形式。指能够深刻地审视自己的思维框架；能够对论敌的思维框架和观点的最有说服力的版本给予同情的和富于想像力的重建；能够在进行辩证的（多逻辑的）推理时，凡涉及自身立场，总是考虑自身最弱的论证；凡涉及论敌立场，则能考虑其最强的论证。具有优秀批判性思维能力的人，通常不会因其自身的立场而失去判断力，他们不仅能够意识到自身的立场，而且能够认识到自身的思考总是受到某种由假定和观念构成的思维框架的制约。同时，对于将这些假定和观念置于针对自身的最强的反驳之下进行检验的必要性也有清楚认识。培养强势的批判性思维，也就是学会阐明、理解和批判自身深层次的偏见、成见和误解，并由此发现自身的自我中心倾向和种族中心倾向，对它们加以辩解。只有对思维习惯中不可避免的自我中心倾向和种族中心倾向加以质疑，才有希望以一种真正理性的方式开始思考。惟有通过对话性思维来思考那些真正与个体紧密相关的根本性问题，才能获得对培养优秀批判性思维而言至关重要的实践

和技巧。为了养成真正的公正对待他人的思维习惯,有必要在对话性的情景中全面发展自己的批判性思维的技巧。如果把批判性思维仅仅视作脱离了对他人甚至是论敌之立场的同情理解而单独存在的琐碎技巧,那么后果就将是寻找别的手段来对自己的偏见和成见加以文饰或者确信自己就是正确的。

劣的批判性思维(Critical Thinking in Weak Sense)是批判性思维的一种特殊形式。指未能把运用于论敌的标准运用于自己或与自己身份相同的人;尚未掌握如何在自己不赞同的立场或参照系中进行同情的推理的能力;倾向于进行独白而非对话式的思考;尽管口头上声称接受了,但事实上并未真正接受批判性思维的价值;以牺牲真理为代价,有选择地、自我欺骗地运用批判性思维的技巧来为既得利益服务;对别人推理中的瑕疵过于挑剔并对其加以彻底否定;运用各种理由来支持自己的信念。

分析、归纳、整合以上各类关于批判性思维的定义,考虑到学习的方便,根据逻辑学定义的基本方法——种差加临近属概念,我们可以尝试得出集发生时态、应用学科知识、基本方法和目的性为一体的批判性思维定义,也即:批判性思维是发生在人们听、说、读、写、看、触、行等所有人际沟通及各类实践活动中;学习并运用哲学、心理学、逻辑学、系统科学、社会科学等人文社会知识和相关专业的自然科学知识;主动从多角色、多层面、多时间段进行反省性思考并提出问题,通过调查与论证,实事求是地进行合情、合理的评估和判断,从而决定相信什么并做出决策;最终形成促进事物有序的发生、发展,利于个人心智健康的成长、成熟,推动社会和谐的发展与进步的科学思维方法。

第三节 批判性思维与其他思维的关系

钱学森从20世纪80年代初起,就倡议建立思维科学,认为"思维科学的基础科学是研究人有意识的思维的规律的科学,可以称之为思维学……又因为这种有意识的思维,除抽象(逻辑)思维之外,还有形象(直感)思维和灵感(顿悟)思维,所以思维学又可以细分为抽象(逻辑)思维学、形象(直感)思维学和灵感(顿悟)思维学三个组成部分。"而我们研究的批判性思维与逻辑思维密切相关,所以从属于抽象思维的范畴似乎比较合适。逻辑思维学、形象思维学和灵感思维学,可以统称为个体思维学或一般思维学。随着近代社会大工业生产和科学技术的发展,人们对于知识重要性和思维集体性认识越来越清楚,因此社会思维学的建立,正是思维学自身发展的必然要求。从人类思维发展的历史来看,是先有集体思维,后有个体思维,它是集体思维—个体思维—集体思维的否定之否定的辩证过程。无论如何,人类的思维是多元化的,而各类思维之间的关系是微妙的,不妨尝试将其联系起来,具体如图2-3所示。

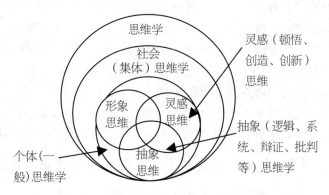

图2-3 思维的多元化与批判性思维关系

一、批判性思维与科学的理性思维

科学的产生和发展要求科学研究者必须具有理解（求知）的欲望、可理解（可知）的信念和理性精神。爱因斯坦曾指出："要是不相信我们的理论构造能掌握实在，要是不相信我们世界的内在和谐，那就不可能有科学。""相信那些对于现存世界有效的规律是合乎理性的，也就是说可以用理性来理解的。"

知性思维与理性思维（Thought of Understanding and Rational Thougnt）是德国黑格尔提出的用以区分思维阶段和思维方式不同的两种思维。知性思维，亦译"理智思维"，是思维处于知性阶段时的思维。知性思维是运用知性概念进行的思维，它所反映的只是对象的某些抽象的思维规定。因而知性思维只是一种片面的、抽象的、有限的思维，它无法把握无限的真理，亦即无法完整地把握乃是多种规定性之综合的具体对象及其具体真理。而理性思维是思维处于理性阶段时的思维，它一方面同样是有规定的，但另一方面即在规定和限制过程中就扬弃了知性思维的片面性、抽象性和有限性，是一种全面的、具体的、无限的思维，通过这样的思维就能够完整地把握作为多种规定之综合的具体对象及其具体真理。因为科学的本质是批判，所以科学的理性思维要求科学研究者必须具备批判性思维，而批判性思维又集中反映了科学的理性思维。

（一）批判性思维要求科学研究者理性地对待科学研究的对象

科学基于自然的合规律性，始于人们的好奇心，导于自然的可理解性的理性信念，成于人们的精神智力活动。当人们由此去探索，并试图把握世界、理解自然时，科学就开始了它的历程。科学要求人们必须具有透过客观世界现象，把握客观世界本质和规律的理性精神、理性思维。由好奇心到对客观世界本质和规律的揭示，批判性思维是这一过程的一个必然环节。离开了批判性思维，人们只能达到客观事物的"此岸"，无法达到客观世界的"彼岸"。换言之，如果缺乏批判性思维，人们只能为客观世界的现象蒙蔽双眼，无法达到对客观世界本质和规律的把握。只有人们具有了批判性思维，才使科学获得经常的、持续的发展。在护理科学研究中，研究者理性地对待科学研究的对象尤为重要。护理科学研究的对象归根结底是"人"。如敖新等护理学者的关于"聚氯乙烯输液器对 3 种药物吸附作用的研究"，从题目上看研究的是"物"，但从三种药的选择上看研究者就已考虑到"人"了。她们研究的目的是探讨常用的一次性聚氯乙烯输液器对硝酸甘油、酚妥拉明和利多卡因等三种抢救药物的吸附作用及其影响因素。人是高等动物，人与人的生物、心理、社会和环境状态是不可能完全一样的。将自然科学及社会人文科学中的理论应用于实践时，应具有全面的、具体的、无限的思维。

（二）批判性思维要求科学研究者理性地对待前人和他人的理论、学说

科学研究的复杂性决定了科学理论、学说具有可错性。一方面，客观世界是纷繁复杂的，事物的本质和规律常常被表面的、偶然的、次要的甚至是假象所掩盖，人们不能直接认识事物的本质和发展规律。因此，人们对客观世界的认识必然是真理与谬误、绝对真理和相对真理的辩证统一。另一方面，客观世界又是不断变化的，它的种种内在矛盾必然有一个逐步显露的过程。客观世界的矛盾性和错综复杂性，决定了人们对于客观世界的认识，也必然具有反复性、

无限性和上升性,也必然是充满矛盾的发展过程。即使已经达到对客观世界的真理性认识,也并不能意味着认识的终结。由于科学认识的阶段性和局限性,前人或他人理论学说等本身也可能存在着不足甚至错误,需要不断修正。即使是那些已被证明是比较成熟的理论或学说,也不应成为禁锢思想的教条,只能作为进一步探索和研究的起点。在科学理性面前从来都不存在终极真理,不存在绝对权威和教条,不存在迷信。伽利略指出:"老实说,我赞成看亚里士多德的著作,并精心研究;我只是责备那些使自己完全沦为亚氏奴隶的人,变成不管他讲什么都盲目地赞成,并把他的话一律当成丝毫不能违抗的神旨,而不探究其任何依据。"科学不盲目崇拜任何权威。罗素指出:一切科学知识,"是诉之于人类的理性而不是诉之于权威的,不管是传统的权威还是启示的权威"。

科学理论、学说的特性决定了科学活动的主体不应不加分析地盲目接受任何东西,也不应凭个人主观愿望而随意怀疑,而应运用逻辑推理和实践验证来检验科学理论,用批评的态度审视一切。对一切称之为科学的东西,都必须经过理性的审视,都必须放到理性的法庭上审判。科学的这种内在的批判精神正是促进科学不断发展的动力之一,也是使其区别于非科学、伪科学的本质特征。正是在这个意义上,科学哲学家波普尔提出并把批判态度、批判思维称之为科学的态度和思维,而把教条态度、教条思维称之为伪科学的态度和思维。即便是在阅读具有权威性的期刊论著或某权威人士的专著时,也应加以批判性思维和理性分析。例如,某学者在某权威杂志上发表的"乳腺癌患者的疾病不确定感及其社会支持的相关性研究"是一篇很有启发性的论文。从背景上看,在论文发表前就有相关综述"乳腺癌患者疾病不确定感的研究进展"的发表,论文的指导老师是国内护理界新生代高学历的知名学者;从论文自身来看也是方法正确、数据详实、文体规范。但我们在学习中使用批判性思维和理性思维可认识到:既然调查结果显示"疾病不确定感的4个维度中,乳腺癌患者得分由高至低依次为疾病的不明确性、疾病的不确定感、信息缺乏、预后的不可预测性和复杂性",并"证实乳腺癌患者的病症不确定感与社会支持之间存在负相关",那重要的就不仅是"护理人员应将患者的家庭成员等重要社会支持系统纳入到护理计划中,有系统地提供各种社会支持来帮助患者在最短的时间内适应疾病、接受治疗"。因为这里涉及逻辑一致性的问题。在更多情况下,解决患者疾病不确定感等问题的最佳社会支持系统是医护人员,最佳途径是我们医护工作中的治疗性沟通。

二、批判性思维与辩证性思维

批判性思维不仅存在于日常社会活动中,而且存在于高层次的辩证思维过程中。辩证思维是反映和符合客观事物辩证发展过程及其规律性的思维,是对客观辩证法和认识过程辩证法的一定程度的认识和运用。辩证思维的特点是从对象的内在矛盾的运动变化中,从其各个方面的相互联系中进行考察,以便从整体上、本质上完整认识对象。辩证思维运用逻辑范畴及其体系来把握具体真理。辩证思维既不同于那种将对象看作静止的、孤立的形而上学思维;也不同于那种把思维形式看作是既成的、确定的形式逻辑思维,它是辩证逻辑研究的对象。

(一) 批判性思维是辩证思维的前提条件

辩证思维的形成是有条件的,哲学、逻辑、科学都只有达到一定发展阶段时,在全面地批判总结前人的思维成果基础上,才能把本学科的理论提升到辩证思维阶段。辩证思维是循证护理的理论依据,而循证护理的临床决策模式中三个基本要素之一是系统评价(汇总分析),系统评价要求的就是全面地、批判地总结前人的研究成果。例如,袁浩斌等"对盆底肌锻炼治疗压力性尿失禁效果分析系统评价"最初收集了有关盆底肌锻炼的111篇文章。阅读标题和摘要,其中中文12篇、英文33篇因属重复或不属于临床研究被排除。对66篇以中文或英文发表的文章做进一步鉴定,根据其系统评价的纳入标准进行筛选。4篇随机对照RCT资料进入Meta分析,对判断指标进行评价。得出的结果是盆底肌锻炼以"治愈"、"有效"、"无效率"为等级的判断指标对自觉尿失禁症状和排尿紧迫感有显著意义;但对盆底肌快速收缩肌力和最大尿道闭合压力的作用无显著意义。通过以上全面、准确、精确、一致和符合逻辑性的评价,从而得出的结论是盆底肌锻炼对压力性尿失禁治疗有效。

认识是人对客观世界的反映,但人不能直接地、一下子完全地把握客观世界。人只能通过一个一个的概念、一个一个的范畴、一个一个的规定,有条件地、近似地把握客观世界,为临床的辨证施护提供了很好的证据。从认识的发展来看,概念、范畴、规定只是认识具体现实事物的一些小阶段、环节,客观具体事物在有限的时间内是不可穷尽的。"一般概念、规律等的无限总和才能提供完全的具体事物。"在一定的阶段上,人们只能认识客观事物的某个或某几个片面。随着实践的深入展开,人们在实践中不断获得新的认识,形成新的概念,又通过实践检验和发展概念。如上例子中,经过对自觉尿失禁症状及其治疗与护理的不同意见和观点的争论,人们的认识越来越全面、精确,越来越符合客观现实的具体事物及其变化发展法则。只有在此时,人们才能达到具有对客观事物的一定条件的辩证认识,或者说是达到一定条件下的辩证思维。

(二) 批判性思维使感性具体上升到思维具体

辩证思维是对客观事物整体本质在一定阶段上的全面认识,是一种思维具体,而思维具体作为一种辩证的理性,不是一下子形成的,人类认识是通过从感性具体到思维抽象,再到思维具体这样三个环节来完成一次理性认识过程的。思维抽象作为理性认识的初级阶段,把握事物某一方面的"真",即某一方面的本质。人们只有在把握了一定数量的思维抽象规定后,才有条件把这些规定综合起来,形成一定条件下的思维具体。例如,近代政治经济学经过从抽象到具体的发展,到马克思那里,才达到了批判总结阶段,形成思维具体。近代生物学的发展在达尔文那里达到了思维具体。近代化学的发展,人们对元素的认识在门捷列夫那里达到了思维具体阶段。近代护理学的发展,人们对护理意义的认识,也是在南丁格尔那里开始了思维具体,但至今还未形成成熟的护理理论体系。然而,不经过各种理论的碰撞,不对各种理论进行批判、分析和综合,就不能达到辩证思维的水平。因而,从这个意义上说,批判性思维是达到辩证思维的必经阶段。而且,由于人们的认识是一个不断从抽象到具体的过程,因此思维具体总是相对的。相对于更高阶段的思维具体而言,原先的思维具体又成了思维抽象。就生物学的发展来说,达尔文进化论可以说是达到了辩证思维阶段。但是,一旦深入到探讨进化的原因,深入到遗传学领域,又需要从不同方面考察,又提出了一系列新的范畴,例如,基因、遗传密码、分子生物学的领域,在事实上又经历了从具体到抽象的阶段,原先的思维具体又成了思维抽象。因此,批判性思维是贯穿于辩证思维的始终的。

(三) 批判性思维符合辩证思维的本性

作为辩证思维必经阶段的批判性思维集中表现为人们在认知过程特定阶段上的评估、判断、质疑、争论和决定选择。毛泽东曾指出:"各种不同意见辩论的结果,就能使真理发展。"人的认识受社会历史条件的限制,社会认识是无数个体认识的总和。每个人的认识不但受所处时代一般条件的限制,而且受个人特殊条件的限制。而各人的特殊条件是千差万别的,因而各人对同一问题做出不同判断,提出不同意见是经常发生,不足为奇的;在人们的认识过程中,不同意见总是纠缠着、矛盾着、难解难分的;人们通过批判性思维,在不同意见的争论中,经过逻辑论证、实践检验、互相补充、互相启发,才能明辨是非,找到解决问题的途径。应该说不同形式的"争论"是贯穿于人们认识发展过程中的批判性思维。从意见分歧到达成共识的思想理论,是人们认识深化的必然过程。有分歧的意见是未经过逻辑论证和实践检验的阶段性认识成果。柏拉图认为,意见"既不是知识,也不是无知","乃是比知识暧昧,但是比无知要明确的东西","是介于知识与无知二者之间的东西"。

从认识论特征分析,意见有如下特征:① 多层次性,在认识过程中,它可表现为感性经验、知性判断、初步的理性综合;② 多元性,对同一对象,由于认识主体的立场、观点、方法不同,反映的层次和侧面不同,可有多种意见并存,这些意见在实践中证实或根据需要取舍之前,都有理由③ 私见性,它属于特定认识主体的"主观见识",尚未取得普遍性,即使是某种真理性或有效性的意见,也还没有得到社会的普遍认同,尚未成为共识;④ 待验性,它作为阶段性认识成果,是对问题的探索性、尝试性解决,缺乏严密的逻辑论证,未经过实践检验。可见,对于意见这种认识的"半成品",必须进行批判性的考察、论证、检验,而对各种意见的考察、论证、检验,就是对各种意见的比较,其中难免有碰撞、质疑。这一整个过程,就是"意见争论"的过程。意见争论在认识过程中具有重要作用,它是达到真理的必经环节,也是形成辩证思维的必经环节。

在意见的矛盾争论中还包含着观点争论。观点是带一贯性的看法,是贯穿于意见之中,统摄着各种意见的。在人们的认知过程中,有两种不同的观点或态度:一是实事求是的态度;一是主观盲目的态度。批判性思维提倡实事求是的态度,主张虚心听取不同意见,不怀成见的开展自由讨论,像荀子所说的"以学心听,以公心辩",这样,真理就会越辩越明。从这个意义上说,批判性思维是纠正错误、探索真理的思想武器。主观盲目的态度是批判性思维所不容的。如果采取主观盲目的态度,总是坚持自己的意见,不肯虚心考察、分析,就有可能把自己的一点成见加以夸大,就会犯形而上学的错误。从这个意义上说,批判性思维符合辩证思维的本性。

三、批判性思维与自主性思维

爱因斯坦说,科学是自由创造的活动。他把科学自由分为"外在自由"和"内在自由"两种。爱因斯坦看重外在的自由,但更珍视内心的自由。他说:"科学的发展以及一般的创造性精神活动的发展,还需要另一种自由,这种精神上的自由,在于思想上不受权威和社会偏见的束缚,也不受一般违背哲理的常规和习惯的束缚。"爱因斯坦这里讲的"内心自由"具有两方面含义:一是指出了自主性是科学思维的基本特征;二是指出了批判性思维是保持科学思维自主性的基本方法。

(一)批判性思维要求思维主体能独立地提出问题

有人曾对诺贝尔奖金获得者以及现代杰出科学家进行调查和分析,认为"思路开阔、大胆思考"、"大胆地提出想法并大胆地捍卫它"等是优秀科学家和发明家的共同素质。这些共同素质的根本点就是他们能够独立地、敏锐地发现问题、提出问题和解决问题。没有问题就不会有创造,善于发现问题是科学创造的前提。在科学史上,很多重大的发明创造往往不是由解决者促成的,而是由问题的提出者促成的。波普尔说:"科学只能从问题开始,正是问题才激励我们去学习,去发展我们的知识,去实验,去观察。"爱因斯坦说:"提出一个问题,往往比解决一个问题更重要,因为解决一个问题,也许仅仅是一个数学或实验上的技能而已,而提出一个新问题、新的可能性,从新的角度去看旧的问题,却需要创造性的想像力,而且标志着科学的真正进步。"那么,怎样才能发现问题、提出问题呢?问题的来源主要靠主体的反思,靠主体的积极性思考、独立性思考、创造性思考,最根本的是靠主体的批判性思维。就此而言,科学的本质是批判,只有通过科学研究者的批判性思维,才能提出不同的问题,产生主体自己的新观点。由此可见,批判性思维是一个提问的过程,而提问则是批判性思维的一种表现形式。如果离开了批判性思维就不能提出任何问题。

(二)批判性思维要求思维主体能独立地思考问题

真正有创造力的主体绝不能被动地接受来自环境的刺激,对别人的观点不是不加批判地"悉数照收",看到什么,听到什么,就简单地相信什么,而是主动地运用自己的理智能力和知识去分析,做出自己的判断,有选择地接受外部刺激,使主体的感、知觉本身也成为独立思考的结果。然而,人们在思考问题的时候,常常会自觉不自觉地受到某些条件的制约或影响而束缚着自己的思考,使自己的思维丧失独立性。造成思考丧失独立性、自主性的原因主要有两个:一是来自思维主体自身的"习惯性思维"。人们在思考问题时,总是喜欢用一种习惯的固定的思路来考虑或处理同一类问题。这种"习惯性思维"严重限制着思维的创造性,因为独立思考的目的,就是要使思考具有创造性,而习惯性思维恰恰限制了它。二是来自他人思维对自己独立思维的干扰、限制或影响。这种情况,明显地表现在向他人学习的时候,包括听他人演讲或阅读他人教材、参考书、论文等。凯特林曾说过,阅读传统教科书会使人墨守成规,而摆脱陈规和解决这个问题本身一样费劲。

法国生理学家贝尔纳也说过同样的话,他说:"构成我学习最大障碍的是已知的东西,而不是未知的东西。"因为在阅读他人文章,学习已知的东西的时候,容易使读者也用同一方法去观察问题,从而使寻求新的有效方法更加困难。那么怎样才能既克服自己习惯性思维,防止固执性错误,又不受他人思想、方法的束缚,始终保持自己思维的独立性呢?最根本的是要弘扬科学批判精神,培养和提高批判性思维能力。科学批判精神的缺乏,常常是与迷信书本、迷信权威相联系的。古人说:"尽信书,不如无书。"一切学习都是有可能使思想受到某种限制的,即使是对真理的学习也是如此,更不要说是有谬误成分的东西了。只有具有批判性思维,才能始终保持思维独立性和自主性,防止前人和他人思维对自己思维的束缚,才能排除轻信和盲从,才能独立地判断和思考,才能始终保持思维的自主性。如果缺乏批判性思维,就会使自己成为他人思想、学说的奴隶,丧失思维的自主性。

四、批判性思维与对话性思维

所谓对话性思维是一种卷入了一场不同观点或框架之间的对话或广泛交流与沟通的思维。就批判性思维的培养而言,苏格拉底式的质问是对话性思维的典型形式。通过面对面和非面对面的,语言和文字等多种方式进行沟通。在对话的情境中,或者说,在能够反复向他人表达自己的观点并尝试使他人的观点适合自己的情境最有利于批判性思维的培养。

(一)批判性思维是对话性思维的核心

批判性思维存在于各种对话性思维的模式中。

1. 批判性讨论(Critical Discussion) 这是一种适合于主体间消除争议、谋求共识的理想的论辩模式。通过论辩性对话达到说服的目的。理想的论辩必须经历的 4 个阶段为:① 冲突阶段。对话双方因某个观点没有被对方接受而出现意见分歧。这种分歧可以是明确表达的,也可以是隐含的。② 开篇阶段。双方表明各自的观点和主张,确定彼此争议的问题所在,将意见分化为具体的问题形式。同时,寻找足以支持进行有效讨论的共同点(相同的背景、价值观等),议定论辩的方式、程序、规则等。③ 论辩阶段。双方提出论据对自己的观点进行证明和辩护,并对对方的论点或论据加以反驳。④ 结束阶段。理想的论辩以争议的消除和共识的获得作为结束的标志,即一方成功维护了自己的论点,使另一方撤回其主张或放弃各自原来的论点,共同接受一个在论辩过程中形成的新观点。在批判性讨论的全过程中,以及最终为消除争议、谋求共识需要争辩者具有优秀批判性思维的基本能力和素质。在临床护理管理的过程中,要解决各类人员之间的矛盾和冲突,采用批判性讨论不失为上策。由二人间的讨论过渡到群体间的讨论,由基层的讨论过渡到中、高层的批判性讨论是管理人员民主决策,统一思想和步骤的重要途径。

2. 批判性倾听(Critical Listening) 这是一种调控人们如何进行倾听以便能够最大限度地对他人的表达给予准确理解的模式。人们之间的言语交际总是涉及表达和理解两个环节,而理解的准确与否又以能否做到有效的倾听为前提。鉴于任何被言语说出来的东西总是表达了某种观点,运用了某些观念,具有某种后果等,批判性思维所提倡的倾听,就是要求对他人的立场给予同情的、分析性理解。这正是优秀批判性思维的核心内容。

3. 批判性阅读(Critical Reading) 这是一种在理智上主动参与和作者内在对话的阅读模式。大多数人在阅读时常常缺乏批判的态度,不仅对别人的所讲所写有所忽视,而且常常产生歪曲。具有批判性阅读能力的人则意识到,阅读就其本质而言是去理解一种与自己不同的立场即作者的立场。批判性阅读不仅要求积极地去发现所阅读文本中的假定、关键词、理由、辩明、支持性的例证、类似的经验、含义结论以及任何其他的结构性特征,更要对其加以准确而公允的解释和评估。

4. 批判性写作(Critical Writing) 这是一种注意思想所涉及的诸观念之间的内在联系和秩序的写作模式。在口头论辩特别是书面争鸣中,当争论的问题涉及准确性和真实性时,论辩双方就必须了解论题(或写作的主题)是什么、如何支持这一论题、如何对其加以详细阐述以便为他人所理解、从别人的角度看是否对其存在反对意见、自己所坚持的立场是否存在局限等。批判性写作的意义就在于:受过训练的写作要求受过训练的思维,而受过训练的思维只有通过受过训练的写作才能达到。从某种意义上看,循证护理中的系统综述比一般综述在理论上更符合批判性写作。

5. 批判性提问策略(Strategy of Critical Question) 这是一种评估论证的方法,最初由美国学者尼尔·布朗(M. Neil Browne)和斯图尔特·基利(Stuart M. Keeley)在《提出正确的问题:批判性思维指南》(Asking the Right Questions: A Guide to Critical Thinking,中译本名为《走出思维的误区》)中提出。就论辩与论证评估的关系来说,由于论辩是以消除争议、谋求共识为目的的言语交际行为,因此其中的证明、反驳与辩护往往是以提问和回答的相互交替为表现形式的。批判性提问策略的主要特点就在于向需要评估的论证提出14个批判性问题:"问题和结论是什么?""理由是什么?""哪些词句的意义模糊不清?""价值冲突和假设是什么?""描述性假设是什么?""证据是什么?""抽样选择是否典型、衡量标准是否有效?""是否存在竞争性假说?""统计推理是否错误?""类比是否贴切中肯?""推理中是否存在错误?""重要的信息资料是否有所疏漏?""哪些结论能与有力的论据相容不悖?""争论中你的价值偏好如何?"在这14个问题中,前6个问题更多地涉及文本的解释与语言表达的可理解性等方面的内容,后8个问题主要是对论证强度的评估。在国内的学术交流中,往往缺乏互动形式的交流。通常认为这是传统文化所至,现在看来这样的文化需要改进,因为这样的学术"交流"不是真正的交流与沟通,难有成效,而要改变这种现象就要学会批判性提问策略。

(二) 批判性思维以对话形式表现在现代教学活动中

目前,学生在课堂教学中学习的知识多是格式化的"惰性知识"(Inert Knowledge)。这种知识是我们拥有、逻辑相关但不能运用的知识。当学生通过对话情境,借助自我中心式思维拥有确定的活性化的知识时,有可能重建起新概念及可运用的自己的知识结构。"对话性"思维是活跃知识、重建概念的好方法。

保尔(Paul)指出,学校教育中的"对话性思维"具有两层意义:一是学生学习多重逻辑的课题,在对话性思维中并非一定是同他人的面对面的对话,在这里所要求的是,思考他人的观点是怎样的,或是分析他人的观点与信念并适当予以理论的补充;二是发现和重建自己无批判性地拥有的观念与信念,这相当于面对他人的观点,修正自己的思考过程。在学校教育中,或许从低年级开始就拥有自我中心思维,但没有使之得以修正的机会。因此,要求学生通过"对话性思维"能够各自分析支撑思维的信念。

在课堂教学的对话性思维中,通过运用教师对学生、学生对教师、学生对学生的"提问",认识与应答"问题"的涵义及真实意义才得以成立。"提问"的内容包括:追求表达的明确性;探寻证据与理由;考察解释的观点;协调不同的观点;验证思考的内容是否合乎实际等。通过对话性思维中的讨论,学生学会从四个角度展开思考,这也是教师"提问"的角度。第一,关于思考的契机,例如,"为什么你是这么思考的呢?""你能够想出构成这种信念的事情吗?",这类的"提问"就属于这个范畴。第二,关于思考的根据,例如,"你为什么相信这一点呢?""人们相信这一点的理由是什么?"之类的"提问",这是包含了有关信念的问题。第三,关于同其他思考的对立,例如,"你是如何看待这种对立的观点的?"之类的"提问"。第四,关于思考的影响与结果,例如,"相信这一点的结果将会怎样?""为什么付诸实践,我们该做什么?"之类的"提问"。以上一些对话性思维的教学过程其核心就是在教育者与受教育者之间,以对话的形式从多角色、多层面、多时间段进行反省性思考、调查与论证,实事求是地进行合情合理的评估、判断与决定,目的明确地提出问题和解决问题。因此,我们可以说批判性思维可以以对话形式表现在现代教学活动中。

五、批判性思维与创造性思维

批判性思维与创造性思维有着密切的联系。创造性思维是不囿于原有的认识,善于独立思考、怀疑、提出问题、开拓认识新领域的思维。其特征是积极的求异性,敏锐的洞察力,非常的新颖性和特别的主动性。发明技术、提出新的科学假设、构思艺术形象、形成新的观点、创建新理论,都是创造性思维的集中表现。批判性思维与创造性思维两者从某种意义上说是相辅相成的关系(图2-4),批判性思维也可以看成是广义的创造性或创新性思维。正因为如此,所以现代社会特别强调大学生应该具有批判性思维意识和技能。

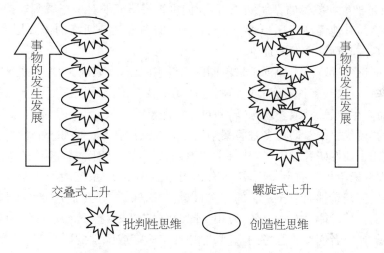

图2-4 批判性思维与创造性思维的相互关系

(一)批判性思维是创造性思维的前提

对于人类思维的活动方式,从不同的角度着眼可概括出不同的思维模式。英国剑桥大学认识基金会主席波诺(E. D. Bono)曾依据人类思考的出发点的变与不变,将思维活动划分为垂直思考法和水平思考法。前者从一固定的前提出发,遵照思考者惯常的推论定势,一直往下推演,直至获得结论。后者无固定的推论前提,当思考者从原有观点出发,推不出所期望的结论时,便尝试以其他观点为推论前提,探寻认识事物,解决问题的新途径、新角度。这种以变换观点、变换前提为特征的思维就是创新思维。创新思维的本质在于"新",而不是重复,不是墨守成规。创新思维体现出来的创造力,即是首创事物的能力。从这个角度看,批判性思维与科学研究是密切相关的。创新思维具有5个方面基本特征:

第一是独立性。即与众不同,独具卓识。在创新思维活动中,"怀疑因子"和"抗压因子"是构成独立性的关键。前者促使思维者敢于向旧的传统和习惯挑战。另外,主动否定自己,打破"自我框框"的"自变性因子"也是独创性的一个重要条件。例如,多年以来,我们临床护理中所有肌肉注射前都要进行皮肤消毒,所有外科手术前都要进行备皮,腹部外科手术前都要对患者进行清洁肠道准备,这些准备工作都是必需的吗?就这些问题国外循证医学的研究已初步得出一些否定的结论。我们难道不应该做随机对照实验来求得更符合我国国情的科学的方法吗?

　　第二是连动性。亦称联想性,即"由此及彼"的思维能力。通常表现为:纵向连动,即发现一种现象后立即深入一步,探究其产生原因;逆向连动,即看到一种现象后,立即联想其反面;横向连动,即发现一种现象后,随即联想到特点与之相似、相关的事物。例如,在护理文献中我们阅读到Sherry等对一组护生(一年级n=168,二年级n=124,三年级n=90)和一组糖尿病门诊患者(n=206)的精神需求进行调查,结果表明:每个年级护生平均得分分别为2.40、2.13、1.86,都低于糖尿病门诊患者均分3.65,经独立样本t检验,患者与护生之间差异有统计学意义($P<0.0001$)。这些简单的调查数据不仅提示护理学者们,对传统的护理理论中的需要层次理论应有重新认识,而且对目前照本宣科的教学过程和方式都要进行深入的反思。Sherry研究的对象是护生和门诊的糖尿病患者,我们可否将研究的对象拓展到非护理专业的或研究生层次的学生与其他慢性疾病患者;Sherry研究的内容是马斯洛的需要层次理论,我们可否研究爱瑞克森的心理社会发展理论?

　　第三是多向性(发散性)。即善于从不同的角度想问题,或表现为"发散机智",即在一个问题面前提出来多种设想、多种答案;或表现为"换元机智",即灵活地置换影响事物的质和量的若干因素,从而产生新思路;或表现为"转向机智",即思维在一个方向受阻时,立即转向另一个方向;或表现为"创优思维",即在多种答案中用心寻找最优答案。例如,对什么是护理定义,黄人健等主要应用了质性研究的方法,从科学知识、服务对象、工作内容和目的等要素给护理定义,与国外护理专家给护理的定义比较,具有相当好的科学性、系统性和实用性。而彭美慈等采用的是质性研究与量性研究相结合的方法,以情、礼、知、行等要素整合给护理下定义,主要突出的是护理的独特功能。二者比较,应用不同的研究方法给护理的定义有不同的特色,但仍然给护理定义的研究者们留有思考的空间,即护理与医疗或医学的联系与区别(种差)究竟是什么?无论应用什么研究方法,若能解决好这个问题,无疑可以使护理的定义更符合逻辑学的原理,更好地解决护理工作的定位问题,以及协调好医护关系等。

　　第四是跨越性。即思维超出常规。军事上的战略最讲究的是超常规、超常理、超常法的制定谋略。科学研究中的创新同样可以是非逻辑、非线性、非规范的思维方式,出奇制胜或跨越时间进度,省略思维步骤,加快思维的前进性;或跨越转换角度,省略一事物转化为他事物的思维步骤,加大思维的跳跃性、灵活性。例如,我们对现代护理理论的深一层认知应该包括系统科学中的系统论、信息论、控制论。从科学方法上看,信息论、控制论大体上属于线性理论的范畴。西方科学的主流是从希腊原子论到现代基本粒子论为代表的分析科学。原子论的基本思想是复杂事物可以分解为简单组元之和。假如简单组元运动规律相对简单,而组元之间的相互作用可以忽略,使它们的整体运动可以简单相加,则复杂事物的运动规律可以还原为较低层次组元的运动规律,所谓一加一等于二,是线性求和的简单例子。但是,假如你以此对活的生物进行分解,就可能改变生物活动的正常状态以致死亡。原因是生物体组元之间的相互作用和相互耦合比机械运动复杂得多,所谓一加一大于二,是复杂系统的典型特征。自20世纪70年代起,人们开始研究非线性理论范畴,即突变论、协同学和耗散结构论。从20世纪80年代开始,科学界对这些以非线性数学为基础,以现实问题从物理、化学、生物到经济、生活系统进行研究的新兴交叉领域有个总的称呼,叫做复杂系统科学(Science of Complexity)或称复杂系统(Complex Systems),在20世纪70年代还有一个名称,叫自组织理论(Self-Organization Theory),它是与西方传统从希腊原子论到现代基本粒子论为代表的分析科学相对立又互补的研究路线。如果我们具有思维的跨越性就不难看出,新生的复杂系统科学研究将为护理理论的成熟和发展奠定基础。

第五是思维的综合性。表现为创新思维中的思维统摄能力、智慧杂交能力和深刻洞察力。通过这些能力,创新思维能把大量概念、事实和观察材料综合在一起,加以概括整理,形成科学概念体系。能通过对前人智慧宝库中的精华的巧妙结合,形成新的认识成果。我们即可以将某些概念综合,在理论上形成科学概念体系,也可将某些研究结果综合形成新的课题和综合研究。例如,足浴疗法是利用有关天然矿物或药物泡入温水中,以供浸泡摩擦双脚用。尤其是糖尿病患者,能利用温热药液反复摩擦双足外侧、内侧、足背、足底,可达到刺激足部经络穴位,调整脏腑功能的目的,有助于改善病情。另外,足浴还可以单独或配合治疗足癣、高血压、失眠、便秘、遗精、关节炎等疾病,也能促进腹部手术后肠蠕动。这方面的资料还是很多的,但在具体足浴的时间、温度、用药方法等方面还缺少严格的随机对照实验和综合研究。由此看来,创新思维以"奇"、"异"制胜,而无论是"奇"还是"异",都是一种批判性思维能力的体现,如果没有对已有认识成果的质疑、批判,没有对新思想、新观点的分析、论证,就谈不上创新。正是从这个意义上说,批判性思维是创造性思维的前提。

(二)批判性思维贯穿于创造性思维的全过程中

创造性思维过程是一个不断发现问题和解决问题的过程。创新始于问题的提出,终于问题的解决。曾有不少人对创新发展进程的结构模式进行过有益的探索。其中最有代表性的是英国心理学家澳勒斯(Wallas G.)提出的观点。他在1926年就提出,科学创造一般都呈现出"准备—酝酿—明朗—验证"四阶段的结构模式。准备期是发现问题和提出创造性课题,并收集与课题有关的知识材料、对资料进行整理加工的阶段;酝酿期是对问题做试探性解决的阶段;明朗期是提出新认识成果,产生新观念、新思想的阶段;验证期则是对第三阶段得到的初具轮廓的新思想进行验证和证明,验证其理论上的合理性与严密性。这个四阶段结构模式符合创新思维活动的一般进程。其中,第三阶段为思维活动发生质变的阶段,在这一阶段,思维主体头脑中出现灵感,产生顿悟,新思想、新观点脱颖而出。这些新思想、新观念摆脱旧经验、旧观念的束缚,具有开拓性。正是这些新思想、新观念赋予思维活动以创新思维过程,因而,这一阶段在整个创造性思维过程中起关键作用。当然,仅有这一阶段还不是一个完整的创造性思维过程,它与其他阶段的思维活动是紧密相连的。广义的创造性思维是指在创造过程中发挥作用的一切形式的思维活动的总和。

创造性思维的四阶段说明:其一,创造性思维过程实际上是一个不断发现问题和解决问题的过程。作为创造性思维关键阶段的"酝酿期"和"明朗期"在总体上是对问题的解决,但这两个阶段是同其他阶段的思维活动紧密相连,不可分割的;在对问题的解决过程中,离不开对问题的不断发现;没有问题的提出,没有对问题的反复酝酿,就不会有新思想的产生;没有对新思想的验证,新观点也就失去了牢固基础。从这个意义上说,没有不断发现问题的批判性思维能力贯穿于整个创造性思维过程中,就没有成功的创新。其二,发现问题和解决问题是一个交互动作的过程。收集资料、观察实验,以及数学推导、逻辑证明等的作用主要是解决问题;摆脱旧观念的束缚、冲破旧知识的传统的作用是发现问题;而新观念、新思想的提出既需要突破旧观念和旧知识,又需要观察实验和逻辑论证,而且这两种思维过程是交融在一起,互相渗透的。其三,无论在创造性思维过程中发现问题还是解决问题都需要经过思维的决定性阶段的"验证期"。批判性思维有助于检验创造性思维正确与否。人们必须对自己提出的创造性的观点进行批判与反思,并通过对自己的不断的批判而使创造更有效率和精度。只有不断地对自己的观点提出质疑,才能使观点更正确,更经得起时间的考验。

无论是创造性思维的开始,还是创造性思维的结束,始终不能脱离批判性思维的帮助。一个完整的思维过程是这样的:在发现问题、理解问题、接受问题、确认问题这个阶段,批判性思维是主要思维方式,因为必须客观地考察问题以及问题背后的背景。此外,还必须考察自己的思想和环境,这是创造性思维的起点。在这个批判的过程中及批判之后又需要重建,就需要创造性思维,以期找到问题的根源所在,否则批判就没有结果,因为批判的目的毕竟是为了建构。发现问题之后就要利用发散性思维和横向思维多角度地寻求各种解决方案,与此同时,在寻找解决方案的过程中,又必须要利用批判性思维对所设想的各种解决方案加以批判性地考察,从中选择出最佳的方案。之后又是创造性思维主导,去创造性地修改方案,设计出行动计划,行动的结果又需要利用批判性思维去反思。如此循环往复,人类的文明不断地进步。所以说批判性思维和创造性思维是互相渗透、互相依赖,是有机的统一的整体;批判性思维是创造性思维的基础,没有批判性思维就不会有创造性思维。从这个意义上说,批判性思维也是内在于创造性思维的一种不可或缺的思维品格,批判性思维贯穿于创造性思维的全过程。

(三) 批判性思维是广义的创造性思维

批判性思维在创造性思维中的作用,还可从创造性思维的方法上得以体现。从思维形态分析,创造性思维大致可分为两类。

一是以逻辑思维为主的创造性思维,即直接基于逻辑思维方法的创造性思维。例如,作为纯粹逻辑方法的演绎和归纳本身就具有创新功能。演绎外推可以进入人类未考察过的未知领域,归纳明显地具有探索未知的性质。而创造法也往往以逻辑进程为基础。许多创造法好似遵循逻辑步骤,但又不是机械地重复一般的逻辑推导,而是巧妙地运用逻辑规则,在看来不相关的事物间大胆地比照类推,从而激发创见。这种创造法称作逻辑创造思维法。诸如,依据演绎逻辑的逆向思维法、置换思维法、移植思维法、离散思维法等或依据"思维倒转"的逻辑运用背逆常规的逻辑推导和技术以实现创新;或依据"改变结构以引起质变"的逻辑替换元素,变换组合,形成创新;或依据对象间的相通性、统一性实现科学概念、技术手段和功能的移植、渗透,实现创新;或依据整体与部分的辩证关系,通过复杂系统的分化,开辟解决复杂问题的新思路。依据类比推理的模拟思维法、联想创新法等,或仿照一定的原型设计出类似动作、结构、行为;或由对象间的相似性触发联想,举一反三,提出解决问题的新思路或设计出新产品。在此,逻辑思维法是创新思维得以展开的重要途径。以往,人们往往忽视逻辑方法在创新思维中的重要作用,甚至把它与创新思维完全对立起来,这其实是片面的。

二是以非逻辑为主的创新思维。在这种形态下,创新思维主要以直觉灵感和想像手段来触发新思想、新意向的产生,它们能起到逻辑思维所难以起到的作用。与这种创新思维形态相适应的创造法称非逻辑创造思维,主要有发散思维法——指始于同一个思维出发点,沿着不同方向进行思考以探求多种不同答案的思维过程和方法,流畅性、变通性和独创性是其主要特点;迂回思维法——指在思维受阻不畅通或预定目标不能达到的情况下避开正面,调换一个思考问题的角度,另选一个方向,从侧面迂回,从而提出解决难题的新思路的方法;集体智慧法——指在群体的思想碰撞、交汇、想像中促成创新的思维法;信息交合法——指把对象分解为若干信息要素,组成纵、横、斜几根信息标轴,然后根据需要,借助于信息标轴与信息反应场做交合思考,以打破传统思维定势,形成全新思路,创出独特构思的思维法。非逻辑创造思维法是一种探索性、发散性的越轨思维方法。它不拘泥于既成的逻辑步骤,不从已有的知识出发进行推导,而是大胆创新,突破常规,寻求新的答案。

无论是逻辑性的创造性思维还是非逻辑性的创造性思维方法都离不开质疑、分析、论证、推断等批判性思维能力,也无不需要敏捷、机智的思维品格和丰富的想像力。这是批判性思维能力在创造性思维的激发机制及具体实现进程中的表现。创造性思维是多种思维方式和方法"总体综合"的结果。在创造性思维中,既有逻辑思维的理智,又有形象思维的勾画,还有灵感思维的直觉;既有作为逻辑思维方法的类比、分析、综合和演绎等,又有非常规思维方法的发散、收敛、统摄等。离开贯穿于其中的批判性思维,人类的认识活动势必肤浅,人类的认识活动只能平淡无奇、无所创新。

创造性思维中的批判性思维具体表现为求异质疑能力、探求新知能力和综合推理能力,求异质疑能力的主要作用在于发现问题;探求新知能力的作用主要在于多角度探寻解决问题的途径;综合推断能力的作用则在于检验新观点,完成新理论、新设计、新产品等新成果。由此不难看出,批判性思维是创造性思维的催化剂、原动力,所以说,批判性思维是广义的创造性思维。

六、批判性思维与社会文化历史性思维

社会文化历史性思维是批判性思维的重要组成部分,其研究取向与批判性思维的技能理论、认知发展理论等有明显区别。它从另一个角度阐述了批判性思维的基本特征。在临床护理中,一个批判性思维者不仅要重视对患者疾病的治疗与护理,也应对患者的社会、文化、历史背景资料(年龄、性别、文化程度、工作性质、家庭收入、家庭及工作环境等)认真调查与分析。这不仅符合现代医学模式,也符合现代医学与护理的新理念。因为在缺乏医护人员和相应社会群体帮助的情况下,患者在医院的康复并不等于他能回归社会,即便他能回归社会,也不能保证在新的(与发病前不同的)生活和工作环境中保持健康。

(一) 批判性思维强调语言文化的作用

维果斯基认为:思维的发展应当从历史的观点、从人与社会环境的相互作用上加以理解。人类历史上形成和发展的物质文化和精神文化,对人的思维发展起着决定性作用。思维是在人与人的交往过程中形成的,在此过程中,语言是社会联系的核心系统,是社会联系和文化行为的核心机能,思维则是借助于社会文化的产物——语言符号形成的。在儿童发展早期,存在无语言的思维和无思维的语言,但是到达一定时期后,语言就被结合到思维的心理机能结构中,作为思维过程不可缺少的部分,成为指引思维操作、控制思维进行的工具。按照维果斯基的观点,人们不难看到思维的形成和发展是按"社会活动—文化—语言符号—思维"的顺序进行的,其中语言是思维的核心,思维的最一般的标志是一个人所说的东西。因此,思考某人的思维就是对一个人已经说的东西进行思维,批判性思维是对"说"的思维。

批判性思维包括对自己和他人所说内容的反省与分析。因为在对实际说了什么缺少文字记录的情况下，要保存人们所说的内容并把它变为反省和批判的对象存在极大的困难，所以，对一个人所说内容的批判，大多数是通过文字记录进行的。因此，批判性思维主要是对所写的文本的解释、分析和批评，批判性思维是话语（法国福科用语，其认为各学科有不同的话语，它们都由具体的陈述组成。话语构成学科的知识要素的总和，如医学话语、经济学话语、自然史话语）的话语。于是，话语理论认为发展批判性思维就是帮助个体获得解释、分析、批判文本的工具。一个人一旦学会了如何去批判文本，即一旦获得了批判现实语言文体的概念工具，这种概念工具就适合批判其他可以处理成文本的任何东西。从这个角度看，学习批判性思维就是学习一种讨论的语言并对其他人的言词进行思考，分析与反省自己或他人之所想说的工具就是表达语言行为和心理状态的概念，对这些术语的适当的语义分析（逻辑实证主义者进行逻辑分析的内容之一）乃是分析批判性思维的基础。

（二）批判性思维强调环境对思维发展的影响

布莱塔兹（Blatz C. V.）的背景化理论突出了环境对于批判性思维的发展作用。背景化理论认为批判性思维是审慎地追求信念、决策计划和行动，并充分得到支持的过程，批判性思维者是通过使用理性控制的标准调节和表达信念并行动的人。人们从事批判性思维活动，需要做出一定的努力并进行自我指导。批判性思维是审慎的、远离冲动的。但是，人们在批判性思维过程中所使用的推论程序、假设、调查的模式等并不决定对问题的回答，就是把思维者本人的背景信念一起考虑进去也是如此。相反，批判性思维是根据背景的不同，有选择地、适当强调地、以组合的方式运用推理和假设的模式。批判性思维能力和倾向并不是以抽象、概括和脱离背景的方式起作用，批判性思维是根据情节应用推理的。在不同的背景下，人会对同一问题产生不同的反应，无论是医护或护患之间批判性讨论、师生之间批判性思维的教育还是批判性思维的测评，都必须考虑背景变量的影响。

（三）批判性思维强调社会活动方法学的重要性

维果斯基认为在思维研究中，思维的过程不能还原成推理等活动，尽管推理等思维活动是不可缺少的。如果将思维分解成组成部分，那么"在分析的过程中，言语思维的原先特性已经消失"。在此基础上，他提倡将词义作为分析思维的单位，认为以词义作为单位的分析方法将使思维保留所有的基本特性。由于强调词义的作用，他的社会文化历史理论把思维过程看成是意义形成的过程。因此，从方法学的角度考虑，对思维的研究重点应放在根据语境和情境来对思维活动及其言行进行理解，而不是放在对思维的解释和描述方面。马丁（Martin J. R.）从另一个角度强调了方法学对研究的重要性。在继承杜威观点的同时，他认为批判性思维教育不能把心理与生理、思想与行动、推理与情绪或情感、自己与他人相分离。在发展学生批判性思维时，需要发展他们的思维技能与倾向，并使用好的标准和判断。但是，如果缺少相应的方法学支持，就只能培养出旁观者。在批判性思维中，只有将批判性思维与质询的对象融合起来，认同质询的对象并移位去考虑它们，批判性思维才能与行动有效地、和谐地结合起来。在学校教育当中，要使学生不是以旁观者的身份对知识、信念进行质询，而是进入批判性对象的角色中，最好的方法是参与社会活动。在教学中使批判性思维的培养与实际的学生生活相结合，是批判性思维教育成功的关键。

（四）批判性思维强调要与情感、态度、倾向、道德相联系

马丁（Martin J. R.）认为批判性思维是由特定的价值和道德驱动的,他强调情感、态度、整体的领悟、倾向与批判性思维相联系。马丁认为,已有的批判性思维理论的概念往往集中于理性与逻辑,要求人们用客观的方式对待被批判的知识、信念,而把综合性的领悟、个体的独特性和复杂性看成是进行批判性思维需要克服的障碍,把个人感觉、人际关系、移位思考、同情、综合性的领悟看成是批判性思维、科学方法和客观性的障碍,而不是将其看作是批判性思维不可分割的部分。在这种过于集中于逻辑、理性的批判性思维理论指导下,培养出来的将是旁观者。从旁观者的角度看待批判的对象,往往使批判者不能理解被批判者的痛苦、愤怒、内疚以及产生特定思想、信念的背景。这种做法与今天的教育目标不相一致,因为它不只把推理与爱、关心相分离,使自己与他人相分离,而且使心理与生理、思想与行动相分离。以纯逻辑体系、理性为主的批判性思维理论并不能完全反映人们实际的思维方式。在批判性思维理论中,若人为地把主观意识与客观对象相分割,将极大地限制批判性思维理论研究和它的实际应用价值。

社会科学、人类学、自然科学中的元科学（Metascience,亦称"元理论"）是以科学为研究对象,研究科学的性质、特征、形成和发展规律的学科。研究方法是在不断的变化的,马丁认为在批判性思维研究中必须考虑如何用系统的方法进入他人的"头脑"。进行批判性思维,就是要进入被批判者的思想当中,才能理解其想法、情感和态度,从被批判者所处的特定文化、历史和时代背景去看待问题,努力去理解和发现所批判的对象是如何看待自己和他人的。而发展批判性思维,必须让个体学会整体地看待事物的复杂性,学会与被批判的对象保持亲密关系,并将自己与批判的对象融为一体。对批判对象的关心、与批判对象的关系应成为批判性思维的一个不可或缺的部分,并需要以此来重建批判性思维的理论架构。与此同时,马丁提出了抽象的批判性思维的道德问题。他认为具有批判性思维技能的人并不能称为批判性思维者。批判性思维是选择性的,是对解决某种问题的其他替代答案的评价。发展学生批判性思维的愿望、能力、技能和敏感性以及去实行它们的勇气并不是批判性思维教育的主要目标。批判性思维教育更重要的目的是通过发展批判性思维使社会向更美好的世界发展。就此而言,批判性思维是由对人道世界的更公正的关心所驱动的,因而批判性思维需要有道德的固着点。同样,这些理论对临床心理护理和治疗性沟通也是非常具有指导意义的。

从以上讨论不难看出批判性思维与多种人类科学思维有着千丝万缕的联系,也说明真正的批判性思维是综合性思维,它不是一朝一夕、一人一事或仅仅通过课堂教学能铸就的。

什么是批判性思维教学的恰当方式的问题,在批判性思维研究的早期就已提出,20世纪初杜威在倡导反省思维时就明确提到这一问题。然而,经过约一百年的时间,批判性思维的适当教育方式问题并没有得到全面解决。运用何种教学方法来培养学生的批判性思维,是与研究者对心理学和哲学认识论的基本原理以及对批判性思维性质的不同认识相联系的。持社会文化历史观点的研究者通常认为:背景知识对于特定领域中的思维是至关重要;在不同的背景下构成信念正当理由的东西是不同的;一种领域与另一种领域中的批判性思维肯定不同;在一个领域中进行批判性思维需要能理解该领域中的问题;批判性思维倾向和技能从一种领域迁移到另一个领域的一般化迁移往往是不存在的,如果要产生迁移,必须在不同的领域进行大量的练习。因此,一般的批判性思维教学是不可能有效的,要发展社会成员的批判性思维,必须

从社会文化历史角度出发。因此，批判性思维倾向是在对文化的适应过程中学会的，而不是直接传授的，思维倾向在本质上是性格倾向，是在一定的文化环境中通过潜移默化发展起来的。所以发展批判性思维的最好方法就是创立一种适合其发展的社会文化环境，创立一种适合教授批判性思维的思维文化。由于文化环境和思维文化并不是一天就能建立起来的，因而，社会成员批判性思维的教育和培养就是一个长期的过程，它需要与社会文化历史的改造相结合。如果教育者和被教育者就此能达成共识，那么，摆在我们面前的紧迫任务就是要建立新型的大学教育和教学文化。

七、批判性思维和非形式逻辑的关系

在大学的课堂上，一些教师没有努力使年轻人思考，而仅仅是记忆事实讯息。在所有层次上，教师做的测验几乎毫无例外地要求给出"是"或"否"的短回答和对信息的回忆。今天的学生也不学习如何辨识未陈述的假设，他们很少知道假设对推论、建立论证、形成与辩护一个观点、理解含义的重要性。简言之，他们没有学会如何充分地进行批判性思考。许多教育者指出，培养推理能力在最近的几年的基础学科教学活动中一直被忽略，而对于向年轻人提供适当的工具以便其在日益复杂的社会中取得成功是必要的。批判性思维可被描述为评估其他思维的思维。批判性思维者展示了和非批判性思维者的差异。教条主义者仅仅能看出他所喜欢的产品的特点，但并不觉察那些产品中的弱点。使一个人成为批判性思维者的素质包括：信息/知识；性向/态度/性格特点和思维技能，特别是构建、解释和批判论辩的能力。我们的批判性思维者必须具备描述和评价推理的能力，澄清概念和理念等的能力。在批判性思维者的全部认知技能中，最卓越的是评价论证的能力。为了获得这种能力，需要使用到非形式逻辑。

（一）批判性思维和非形式逻辑都注重论证

批判性思维和非形式逻辑所注重的论证不是形式化的系统，而是经验的、实际的、由自然语言表述的论证。可以说，非形式逻辑研究的对象和中心内容是表述为自然语言的、日常思维中的论证。一般认为非形式逻辑涉及以下一些问题：一是论证本体的理论，它关注论证的本质、论证与推理的关系、论证的类型、论证应符合的标准、论证应遵从的原则以及通过自然语言辨认、抽出、重建论证等有关论证本体的基本问题；二是论证的评价与批评的理论，它关注对论证评价与批评的类型、目标、标准、具体内容、伦理原则和价值观念关系等有关论证评价与批评的问题；三是谬误理论，它关注论证中被视为谬误的现象的本质、对谬误与非谬误的区分、非形式逻辑与批判性思维中谬误的分类、谬误的成因或条件等涉及论证中谬误的问题；四是假设问题，它包括假设的涵义、识别、分类、假设在论证以及评价论证中的意义等问题；五是问题，它包括语境的涵义、语境的构成要素、语境与论证的意义及论证的解释之间的关系、语境与论证重建的关系、语境与论证评价的关系等问题。

（二）批判性思维通过非形式逻辑获得论证

批判性思维者如何获得评价论证的能力？这个工作曾被形式演绎逻辑的训练所关注。但把形式演绎逻辑当作论证评估的批评理论存在一些困难。形式演绎逻辑作为一种批评理论的主要缺陷有：其一，它要求学生学会的新技术性概念和程序，在原学科的认知范围以外生命短暂;其二,技术性术语的使用切断了与那些不了解该理论的人的人际沟通与交流的能力;其三,如果不持续地培养,它们的保持力将是短暂的。加拿大批判性思维和非形式逻辑研究代表人物之一的约翰逊(R. H. Johnson)认为,所有这些是在别处寻找培养工具的好理由。合适的选择似乎是,采用在自然语言中内在的批判性词汇,并赋予它新的生命,使我们的学生能够使用它。因为,在课程结束之后,自然语言将长期伴随学生。恰好在自然语言中有一些术语,受过教育的人们能利用它们开展对智力产品的批评,如:理由、证据、结论、论题、相关性、充分性、不一致、含意、预设、反对等。

沃德(Robin Wood)从非形式逻辑的角度界定批判性思维:批判性思维是使用推理洞悉何真何假的过程,包括熟悉逻辑和逻辑谬误;公正而开放的头脑;能区分事实与意见;不经过审查不放过任何东西,不考察不接受任何东西;包括向自己和他人提出质疑;自我校正。

也有人认为,批判性思维是理解、评估论证和发现论证缺陷的能动的和系统的努力。费舍尔和斯克里文(Michael Scriven)认为,批判性思维是"熟练地、能动地解释和评估观察、沟通、信息和论辩",强调教授技能和取自非形式逻辑的概念的重要性。格罗普尔(Kees De Glopper)对此评论时,主张以特定的能力补充该定义:批判性思维包括解释能力(批判地阅读、听和观察)、沟通能力(批判地写、说和表达)、批判的知识(非形式逻辑的特性和词汇表,即批判性思维的工具)及批判技能(语境的解释、意义的澄清、论证的分析及综合性地考虑全面评估结论)。技能是批判性思维的核心。

美国批判性思维运动的开拓者恩尼斯一直在精炼自己的观点,新近(1991)的表述为:批判性思维是"为决定相信什么或做什么而进行的合理的、反省的思维"。论证的分析和澄清以及其前提和推论的评价,在批判性思维中是必要和主要的成分,但它们并不是充分的。为了能教授和检验它们,他以可操作的细节描述了批判性思维者的构成能力和人格特质。其他学者提出的相似定义是:批判性思维包括决定相信什么和在小心评估交际中的证据和推理之后如何行动。

国际公认的批判性思维权威、美国"批判性思维国家高层理事会"主席、"批判性思维中心"研究主任保罗(Richard W. Paul)博士也给出了相似的定义。批判性思维简言之,就是通过一定的标准评价思维,进而改善思维。批判性思维是积极地、熟练地解析、应用、分析、综合、评估支配信念和行为的那些信息的过程。这些信息通过观察、实验、反省、推理或沟通收集或产生。在其典范的形式里,批判思维以超越主题内容的普遍智力价值为基础而表现出具有清晰性、准确性、精确性、一致性、相关性、可靠证据、好理由、深度、广度和公正的特性。

塞格尔(Harvey Siegel)论证,一个批判性思维者是一个"依据理由而恰当采取行动"的人。因此,"一个批判性思维者必须能够评价理由并具有证明信念、主张和行动之恰当性的能力"。其包括两个成分,"恰当地评估理由的能力"和"将一个人的行为和信念置于理由之上的意愿、渴求和意向"。支配理由评估的原则有两种类型:"主题—特殊(Subject-Specific)"原则和"主题—中立(Subject-Neu-Tral)"原则,后者构成逻辑的原则,既是形式的又是非形式的。

1990年,鉴于批判性思维界定的分歧,美国哲学学会运用德尔菲(Delphi)方法(反复询问调查+专家意见+直观结果的方法),得出关于"批判性思维和理想的批判性思维者的专家一致意见的综述",指出批判性思维包括认知技能(Cognitive Skills)和情感意向(Affective Dispositions)。核心批判性思维技能包括:解释(Interpretation)、分析(Analysis)、评估(Evaluation)、推论(Inference)、说明(Explanation)和自我校准(Self-Regulation)。总的来看,不管有多少种定义,批判性思维的主要构成是:能力(解释能力,批判地阅读、听和观察;沟通能力,批判地写、说和表达)、知识(批判的知识,特别是好思维的标准,批判性思维词汇)、批判技巧(语境的解释、意义的澄清、论证的分析、综合性地全面评估结论和策略)和思想习性。

从以上学者对批判性思维定义的讨论中不难发现,批判性思维是通过非形式逻辑获得论证的。

(三)批判性思维与非形式逻辑共同推进教育改革

20世纪70年代早期,美国、加拿大的标准的大学水平的导论逻辑课程引入了新颖的课程提纲。这些课程大多数有下列三个共性:一是目标明确的培养批判性思维;二是通过分析和批判论证来达到目标;三是教授论证分析和评估的方法。批判性思维的教育目标是通过使用作为手段的非形式逻辑方法和视角来实现的,这种结合一直持续到今天。尽管它们两个不能等同,但非形式逻辑的理论基本上是许多批判性思维的实践。批判性思维理论家普遍认为,分析和评估论证的能力对批判性思维至关重要。

从理想的层面上说,掌握非形式逻辑的理论有助于提高批判性思维的核心能力。非形式逻辑和批判性思维都起源于教育改革计划,虽有不同的重点,但重叠甚多;许多重要的理论家立足于两个阵营,其中一些人倾向于互换使用这两个概念:统一的组织形式("非形式逻辑与批判性思维学会")似乎也暗示它们有自然的毗邻关系。

非形式逻辑与批判性思维不仅对逻辑学的教学与研究的变革有实质性的推动作用,而且,由于它们能够融入现实生活,培养并提高人们的实际论证能力以及接受和回应外界信息的思维技巧,所以它们对信息获取、理性决策、言语沟通、有效交际、参与竞争等现代人生活的诸多方面都有实在的效用,对于培养和提高现代社会所需人才的素质也是大有裨益的。

第四节 批判性思维特质

一、批判性思维特质的定义

所谓特质,它不同于(或大于)能力和技艺,是思想、行动的趋势,是在所给条件下表现出的一定的倾向性。而批判性思维特质(Critical Thinking Dispositions),也被人称为批判性精神,是批判性思维的个体倾向性,是有意识进行批判的心理准备状态、意愿和倾向。它可激活个体的批判性思维意识,促进个体朝某个方向去思考,并用审视的眼光来看待问题。在Coaching Winner的研究中,他支持一种观点,即批判性思维既是一种思考的习惯也是一种"个体特质","包括开放性心灵、好奇性和鉴于新信息而重新考虑的意愿"。因此,批判性思维不只是思维的一项技巧,也是一种个人的个性品质。而在蒂什曼和珀金斯的研究中,也认为理想的批判性思维不但拥有认知能力、思维策略与思维技能,而且拥有探究、质询、智力冒险、批判性想像的倾向,他们将其称作批判性"思维倾向"(Thinking Dispositions)。

二、批判性思维特质的构成

只是明白批判性思维特质的定义并不够，只有明确了批判性思维特质包括哪些构成要素，我们才能更加清楚地理解批判性特质的定义，也才能为我们理解批判性思维特质的作用及如何培养打下坚实的基础。对于批判性思维特质的构成，各位专家有不同的理解。综合起来，我们认为，批判性思维特质的构成要素可以描述为以下几个。

（一）追求真理

柏林及其合作者将其解释为坚持已证明为正当的信念、价值和行为。但在加利福尼亚的批判性思维特质研究小组(Fascine et. al.,2001)所达成的一致意见中，称 Delphi 的报告中，认为真理追寻者即使他们的兴趣或所追寻的目标不能从发现物中受益，也仍然对继续调查保持公正和客观。当公正反映提示变革是必要的时候，他们乐意重新考虑和修订他们的观点，对寻找知识抱着真诚和客观的态度。若找出的答案与个人原有的观点不相符，甚至与个人信念背驰或影响自身利益，也在所不惜。

（二）开放性心灵

这一构成要素一方面表现为当存在的证据不充分或有争议时，就抑制判断并寻求新证据或新观点，积极自主地修正本来有证据证明的观点；另一方面表现为心灵开放的人们容忍分歧的意见，对不同的意见采取宽容的态度，防范产生个人偏见的可能，并对自己可能的偏见很敏感。心灵开放的人首先考虑的是认同他人保持自己意见的权利。研究批判性精神的人们也认为在批判性精神中，开放性心灵相当重要，心灵开放的人愿意用新的方法考虑问题、考虑新的选择，愿意推迟判断，搜集更多信息，澄清有争议的问题。在保尔的论述中，他将这一点归纳为"智慧谦虚"，即对关于我们所掌握的知识的局限性的意识，这是这一构成要素的另一种表现。

（三）好奇心

在美国加利福尼亚州立大学索诺谟分校"批判性思维与道德性批判中心"所长保尔看来，好奇心是对世界持有疑问的倾向。而在 Delphi 报告中，认为好奇心的表现是重视保持信息灵通，并知道事情是如何进行的，即使成果不能直接明显地表现出来。一个人只有对世界充满好奇心、对思考的对象充满兴趣，才具有进行批判性思维的重要因素和动力机制。对知识好奇和热衷，并尝试学习和理解，就算这些知识的实用价值并不是直接明显。

（四）独立思考和分析

独立思考即保尔所称的"心智自主"，独立地思考、自主性地思考。在柏林及其合作者的论述中，独立思考的习惯表现为具有对探求自己信念和行动所依赖的相关证据所必需的智力上的诚实和勇气，不管其受到的压力或诱惑，是一种对有坚实基础的信念进行坚持的个人力量。分析能力即有能力鉴定问题所在，以理由和证据去理解症结和预计后果。

（五）系统性

具有系统性的人们能对复杂的工作进行整体和分层的思考并保持秩序和规则。系统性的另一种表现是乐于计划，能以一种有序的方式处理复杂的问题，对每一步骤有所预期，即我们平常所说的，一个具有系统性的人能够对事物进行谨慎判断，乐于再三斟酌，头脑清醒，在复杂的事物中有条不紊，坚持不懈地查找相关信息，理性地选择判断标准，最终能寻求到学科和探究所允许的最精确结果。

（六）批判性思维的自信心

批判性思维自信的个体将自己对推理能力的信任放在一个很高的位置，对自己的理性分析能力有把握。他们信任自己能做出正确判断并相信其他人在看着自己解决问题。我们应该看到，思维是一项艰苦的活动，只有努力坚持并且具有强烈的自信心才会获得成功。

（七）认知成熟度

认知成熟的人能够审慎地做出判断或暂不下判断或修改已有判断，能警觉地去接受多种解决问题的方法，即使在欠缺全面知识的情况下，也能明白一个即使是权宜的决定有时也是需要的。

还有人认为批判性思维特质包括自我矫正的愿望。好的思维者能够从错误中学习，通过反馈了解什么地方出了错，发现并抛弃无效策略，改善思维过程。

三、批判性思维特质的作用

早在 1983 年，杜威就提出具有良好思考能力的保证不仅是拥有知识，更应是一个人有思考的愿望。开放性的心灵、一心一意、有责任心，这些特质才是发展思维习惯的重要品质特点，只有这些存在，才能使一个人解释分析说明和评价已做出的任何推理。

Fascine 认为，批判性地思考的人是用批判性思维的特质来做出判断。正如一个追求真理的人，在形成一个观点前，他会考虑关于这个问题的其他观点或理论。一个学生可能会批判性地思考一个新问题或新知识，但如果批判性思维特质不能一致发挥作用，那么这个学生就不可能批判性地去分析、评价和综合信息。

柏林等人，包括 Ennis 在内的许多主要的批判性思维理论家指出，批判性思维是对相信什么或如何行动的问题情景的透彻思考。在批判性思维中，要强调批判性思维出现的语境（问题情景），思维者经过深思熟虑而具有实现良性思维的特定标准的意图，并在某种程度上成功地满足这个标准。只有具备这些优秀品质，思维者才能形成理由充分地判断并获得某种程度的成功。

在 Bertrand Russell 的论述中，对批判性思维的观点包括所提到一个大范围内的技巧、特质和态度。Russell 对于判断的强调，指出批判技巧不能简化至例行的公式或机械的步骤。批判性判断意味着一个人必须斟酌证据和理由，必须评估大致的事实，从结果上讲批判性技巧需要智慧。仅仅拥有批判性技巧就想成为一个批判性思维者是不够的，Russell 特别提醒人们注意各种各样的特质，这些特质确保适宜的技巧得到实际运用。

因此,有研究认为,批判性思维的开展,个体必须具有批判性思维的个体倾向,对于批判性思维活动持有一种积极的态度和情感,在日常生活、学习、工作中,善于用批判的眼光来看待、分析所遇到的思想、观点、方法等的合理性。要发展人的批判性思维,就必须发展人的批判性思维特质。

四、如何培养批判性思维特质

(一) 把握推理的基本要素

保罗认为思维的组成部分也可称为思维的基本要素或者根本结构,这几个术语可以互换。所谓基本要素指的是推理中的一些不可或缺的方面,无论何时何地产生推理时它们都会存在,而与推理是否合理或严密无关。这些要素互相作用,最终形成推理并为思考提供非形式逻辑,如图2-3所示。

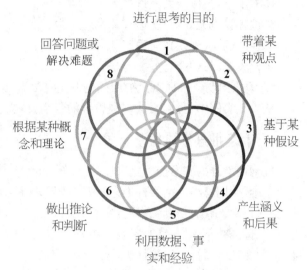

图 2-5　推理的基本过程和要素

现在我们以推理的基本过程和要素来分析案例2-1:

1. 目的　明确诊断和护理问题。

2. 观点　李某在盛夏的时候从事体力劳动,突然昏迷,具有以下病史特点:在高温环境中劳动的病史,起病非常急;有高热、昏迷、抽搐、血压下降等临床表现。

3. 假设　病人无其他身体器质性病变,出现入院临床表现。

4. 涵义和结果　从临床特点看,具有重度中暑的病史和临床表现特点,首先考虑病人是不是发生了重度中暑。但应注意:病人出现的昏迷、抽搐、高热等症状和体征并不具有特异性,脑血管意外、中毒性菌痢、流行性乙脑等疾病同样也可能会引起这些症状。因此,对这个病人我们在怀疑他中暑的同时,还需要进一步仔细了解相关的病史,同时进行更进一步的检查,包括询问病人是不是有高血压或其他心脑血管疾病的病史、有没有吃过不干净的东西;重点检查病人是不是还有其他的神经系统症状和体征;进行必要的可排除脑血管意外、中毒性菌痢等疾病的辅助检查。

5. 数据和事实　进一步收集资料得知病人平时身体健康,没有高血压和其他心脑血管疾病。体格检查未发现任何其他的神经系统异常。实验室检查:大便常规(-);血常规示 WBC $12.6×10^9/L$;电解质检查示 Na^+ 2.8 mmol/L、Cl^- 100 mmol/L、K^+ 3.2 mmol/L;头颅 CT(-)。

6. 推论和判断　根据病人平时身体健康,没有高血压和其他心脑血管疾病,体格检查也没有发现任何其他的神经系统异常以及头颅 CT 示见异常的情况,可基本排除脑血管意外的可能性。大便常规和脑脊液检查结果则可初步排除中毒性菌痢、流行性脑炎。病人血常规示白细胞增高,电解质检查示低钠、低氯、低钾的检查结果也与中暑病人辅助检查相一致,综合考虑和分析,可以初步判断病人是中暑。而病人血压下降、双下肢抽搐、中暑高热、昏迷等症状都存在,因此判断病人同时存在中暑衰竭、中暑痉挛、中暑高热,属于重度中暑,病情非常危急。

7. 根据概念和理论　根据护理学基本知识和理论,鉴于以上病情,首先问题是体温过高,考虑病人主要存在或潜在的护理问题:

体温过高(高热):与病人体温调节失调有关。

体液不足:与体液丢失过多有关。

清理呼吸道无效:与昏迷有关。

潜在的危险(外伤):与昏迷、肢体抽搐有关。

排便失禁:与昏迷有关。

8. 解决问题　根据以上护理问题制定计划并实施。

从以上实例中,我们要认识到思维的各个要素之间是呈非线性的相互关系。

(二) 应用思维的衡量标准

批判性思维的基本能力之一就是正确评价自己的推理。若要做到这一点就要坚持剖析自己的思维,并用思维的衡量标准来检验它们。衡量标准的依据是对自己的目的和信息等要论述明确、正确、精确、切题、有深度、有广度、有逻辑、有意义和公正。此外,我们还要认识到:首先,这些标准并不是惟一的,只是一些基本准则;其次,关于思维的衡量标准有很多,比如可信度、可预测性、可行性、完整性等,但这些并不常用。

批判性思维者往往会为了发展思维特性,用思维标准来衡量推理的各个组成部分,它们之间的联系如图 2-6 所示。

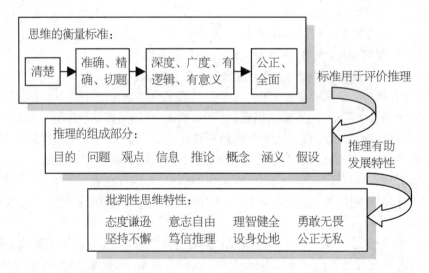

图 2-6　为发展批判性思维特性,用思维标准衡量推理的组成部分

(三) 培养提问的学习方式

我们常常发现一些大学生只会问一些呆板的问题,如"考试要考这个吗?",这样的问题反映出他们不愿意思考。而另一些大学生即使是静坐在教室里,外表看起来很安静,但内在的思维却很活跃,并提出有益于学习的问题。我们可以尝试在阅读某本教材的某个章节时,以提出

问题为基本目标。只有当你边读边提出问题时,你才是批判性地阅读。每读完一小节或几段教材内容之后,把自己的所有问题列出来,看是否能回答它们。你可以从书中找答案,也可以在课堂中提问。

初试者具体提问的方式可以有三种类型:

1. 事实性问题 可以理解为限制性问题。这种问题要求回答时有根据,并用一种方法进行推理,只有一个正确答案,他人可用知识去评估。例如:"正常体温是多少?""什么是发热?""糖尿病的诊断标准是什么?"

2. 见仁见智的问题 可以理解为非限制性问题。这类问题需要做出主观选择表达看法,纯粹是个人主观意见,他人往往无法评定。例如:"你喜欢锻炼身体吗?""一个医院里的护士应该统一发型吗?"

3. 判断性的问题 这类问题要求有根据,并用多种方法进行推理,得出较好或不太好的答案,答案可以用思维的一些通用的衡量标准(清楚、正确、精确、切题、有深度、有广度、有逻辑、有意义和公正等)来检验。例如:"哪些食物可以引起肥胖症?""堕胎合乎道德规范吗?"

如果把第三类问题当成第二类问题,就会产生伪劣批判性思维,因为很多人会不加鉴别地认为所有的主观意见都同等重要。当人们拒绝回答那些需要理性判断和深入思考的问题时,就无法区分提供合理依据来支持一种观点与仅仅是认定这个观点正确这两者的差别。一般来说,遇到这种问题的处理方法:一是表达主观偏好;二是提供客观事实(在一个明确的体系内);三是在多种可选答案中选出最佳方案(建立一种竞争体系)。

同样,当你研究一个问题时,一定要区分这三种类型。寻找有确定或正确答案的问题,它们可以通过定义或被广泛认可的标准来解决。确定哪些问题只是个人喜好。最重要的是,要确定哪些问题可以从多种角度去解决,特别是这门学科里存在有争论的学派或理论时,常常会产生这些问题。例如,心理学家、社会学家或教育学家等对批判性思维的定义有一定差别,但都需要把各家观点考虑进去,从而得出不同的论断。

为了产生有序思考还可以用如下四种方法提问:

1. 运用对思维结构和系统逻辑的认识 着重对思维要素提出问题:"我的根本目的是什么?""我要回答的关键问题是什么?""回答这一问题需要什么信息?""该问题中的根本概念是什么?""我在推理中使用了什么假设前提?""我对这一问题的观点是什么?""我的根本推论或结论是什么?""如果我的推理正确,所产生的涵义是什么?"

2. 运用对系统的认识 着重提出三类问题:有一个确定答案的问题;见仁见智的问题;需要推理判断的问题。

3. 运用对思维标准的认识 着重对思维标准提出问题:关于清楚——"你能清楚解释自己的观点吗?""你能举例说明自己的意思吗?""你能给出例子吗?"关于准确——"我们如何进行检验?""我们如何证明这是真的?""我们怎样才能证实或检验这一点?"关于精确——"你能更确切一些吗?""你能再给出一些细节吗?"关于深度——"哪些因素使这个问题变得复杂?""这个问题的复杂性是什么?""我们需要解决的难点是什么?"关于切题——"这一点跟问题有什么关系?""这一点如何牵到当前问题?""这一点怎样帮助我们解决问题?"关于逻辑性——"这些看法有意义吗?""你的首段和末段呼应吗?""你所说的跟证据一致吗?"关于意义——"这是需要考虑的最重要的问题吗?""这是需要关注的主要观点吗?""哪条事实是最重要的?"关于广度——"我们需要从另一角度去看待这个问题吗?""我们需要考虑另一种观点吗?""我们需

要以其他方式看待这个问题吗?"关于公正——"我的思想在该情境中合理吗?""我的假设前提有证据支持吗?""我对概念的使用和它们的定义一致吗?还是我为了达到自己的目的而歪曲使用它们?"

4. 运用对专业学科领域的认识 着重对某一学科提出问题:医学问题、护理学问题以及社会伦理问题等。

提问在批判性思维中扮演着重要角色。因为只有思考才能提出问题,正确提问又引发更出色的思维,而能提出高明的问题,这就是批判性思维者的主要特征。

(四)努力保持思维的公正

批判性思维涉及基本的思维技能,但这些技能却会导致两种截然不同的结果:以自我为中心的思考或公正的思考。学习批判性思维所必需的技能时,我们可以或自私或公正地使用它们。例如,有人在确认错误推论时(通常叫谬论),只看到他们所反对的推论中的错误,而对自己推理中的错误视而不见。我们把这种人称为低级(又称伪劣)批判性思维者,之所以称其"低级"是因为他们的思维方式虽然在某些方面行得通,但却缺乏批判性思维中一些重要的、更高层次的技巧和价值——公正。而高级(又称优秀)批判性思维者致力于做到公正无私,他们在以一种道德上负责任的方式进行思考,他们重视他人的观点、愿意聆听自己并不一定赞同的论点;当面对更为正确的推理时,他们会改变自己的观点。他们并非利用自己的推理来控制他人或逃避真相(以一种明智的态度),他们以一种道德的、明智的方式进行思考。案例 2-2 涉及医疗保密的问题。医疗保密的应用是有例外、也是有条件的。医务人员在履行保密承诺前,除了从病人利益角度考虑外,还应全面考虑他人利益尤其是社会利益。当保密与病人自身健康利益相冲突、保密与无辜第三者利益冲突或保密与社会利益发生冲突时,这种保密要求,应予以拒绝。所以,案例 2-2 中对刘某提出的保密要求医务人员不应给予满足。因为考虑到病人的职业,如果一旦心肌梗塞发作,会严重危及患者自己,更严重的是将危及他人的生命和公共安全。医务人员有义务直接把这一情况告诉他们的单位。

当然,除了具有公正性,高级批判性思维者还拥有高层次的思维方式,例如,思考的深度和质量等。

(五)用批判性思维做决策

在生活中,我们要注意两种重大决策:一是长期后果较明显的决策,如职业选择、伴侣选择、价值观的选择、人生观的选择等基本决策;二是长期后果往往不被真正认识的决策,如饮食习惯和锻炼习惯等。一般来说,最危险的是"未加思考"就做出决定,它们往往在我们没有留意或没有做出评价的情况下就悄悄溜进了我们的生活中。当然,我们不可能有意识地做出所有决定,因为那样的话,我们也就没有任何习惯的存在了。相反,我们应该对重大决定做出评价,无论是整体的还是单个的决定。

如果用思维的要素作为指导,我们至少可以确定决策的 9 个方面,它们体现了潜在的、需要思考的问题。我们没有必要遵守机械的步骤,而应以各方面的准确判断和合理思考为前提。要成为一个高效、合理的决策者,你必须:

① 制定出最根本的目标和需求,并反复说出来以提醒自己。你所做的决策应该有助于自己扫除障碍,为实现目标、满足需求而创造机会。

② 无论何时,都要逐个解决问题,做出决策,确定首要问题并尽可能清楚、准确地陈述当前情形和其他备选决策。

③ 仔细研究备选决策所处的环境、事实和经验,搞清楚自己要做的决策,并认清每种备选决策可能会产生的后果。要区分清楚:哪些决策你可以主动控制,而哪些决策是强加于你的。把精力集中在那些最重要的以及你可以施加最大影响的决策上。

④ 确认你需要哪些信息,并主动寻找它们。

⑤ 认真分析并解释你收集到的信息,得出合理推论和判断。

⑥ 确认自己可以有哪些行动。短期内你能做什么?长期呢?看到在金钱、时间和权力等条件上存在哪些问题或不足?

⑦ 评价你在某种情况下可以做出选择的数据、事实、经验和理论依据,充分考虑每种选择的优缺点。

⑧ 根据所做决策采取相应的策略,并按这种策略行事,包括立即行动解决难题或者谨慎的观望策略。

⑨ 行动时,一旦后果开始出现,就要对它进行监控。如果情况需要,要随时准备好修正自己的决策,随着你掌握的信息越来越多,要准备好改变自己的策略、分析或者对决策种类的描述。

以上决策的9个方面完全适用于临床护理程序的决策中。

五、对批判性思维特质的研究有待发展

批判性思维特质的研究在这20年来的发展,促使人们思考:批判性思维技巧不是一个人能进行批判性思维的充要条件,只有具备一定的批判性思维特质才能批判性地去分析、评价和综合信息。但研究较偏重于对批判性思维特质的特征构成的介绍,而对如何培养特质的研究尚处于定性阶段,定量研究还较少,还需要更为精确的测量与评定批判性思维特质。同时,如何建立一种系统的批判性思维特质训练体系以及如何促进特质训练的教学迁移还有待发展。

1. 学习批判性思维的意义是什么?
2. 怎样学习批判性思维?
3. 批判性思维对我们做人、学习、工作和生活有什么指导意义?
4. 什么是批判性讨论、倾听、阅读、写作和提问? 提问的方式有哪些? 怎样应用在学习和工作中?
5. 怎样将批判性思维应用于临床护理工作中?

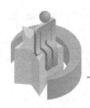

第三章
人际沟通的基础理论

案例 3-1

某护士长让护士小张给即将出院的肠癌术后患者刘老师做饮食指导。护士长说:"要刘老师注意早上多吃蔬菜水果羹。"具体做法可以是:"用一根西芹菜茎,清洗切条开水略烫;一个西红柿清洗后切块;一个胡萝卜去皮切条;一个苹果去皮切片;先将西红柿和胡萝卜加水煮开,与西芹菜茎一起放入料理机加工,再将苹果放入料理机一起加工;最后,在水果羹里加点橄榄油搅匀食用。"

小张在给刘老师和他的妻子做饮食指导时说:"刘老师注意早上多吃蔬菜水果羹。可以用芹菜,清洗切条开水略烫;一个西红柿清洗后切块;一个胡萝卜去皮切条;一个苹果去皮切片煮熟后放入料理机一起加工。在水果羹里加点橄榄油搅匀食用。"

刘老师的妻子回家后跟保姆说:"早上做蔬菜水果羹。将芹菜清洗切条开水略烫,一个西红柿清洗后切块,一个胡萝卜去皮切条,一个苹果去皮切片煮熟后放入料理机一起加工。"

二周后,护士长问刘老师是否在吃蔬菜水果羹?刘老师说:"蔬菜水果羹黑糊糊的,既不好看也不好吃,不吃了。"

问题

1. 为什么刘老师不能按饮食指导去做?有何依据?
2. 信息丢失和失真的原因是什么?怎样预防?

本章目标

1. 明确系统的概念。
2. 举例说明人际沟通模式的系统组成。
3. 能够用批判性思维分析人际沟通模式。
4. 举例说明沟通系统的特性。
5. 能够在人际沟通中应用系统论、控制论和信息论的基本理论。

本章关键词

Communication(沟通)can be defined as actions where by 'actors' impart information to one another.

System（系统） can be defined as a group of interacting, interrelated, or interdependent elements forming a complex whole and a functionally related group of elements, especially:

Control theory（控制理论） deals with the behavior of dynamical systems in engineering and mathematics. The desired output of a system is called the reference. When one or more output variables of a system need to follow a certain reference over time, a controller manipulates the inputs to a system to obtain the desired effect on the output of the system.

Information（信息） may be defined as the characteristics of the output of a process, these being informative about the process and the input. This discipline independent definition may be applied to all domains, from physics to epistemology. Hierarchies of processes, linked together, provide a communication channel between each of the corresponding functions and layers in the hierarchies. Models of communication, perception, observation, belief, and knowledge are suggested that are consistent with this conceptual framework of information as the value of the output of any process in a hierarchy of processes. Topics or definitions provided include information, value, function, argument, process, informative, reversibility, message, channel, inverse functions, representation, perception, belief, knowledge, information loss, perfect information, incomplete information, and misinformation.

申农(C. E. Shannon)认为,沟通的基本问题,是在沟通的一端精确地或近似地复制另一端所挑选的消息。这就必然涉及那些与传递和复制消息相关联的问题——系统,控制和信息。事实上,对沟通系统的研究,对沟通系统中控制和信息传输的研究,构成了过程学派三个最基本的研究领域。过程学派的全部理论,也主要是在系统、控制和信息这三个基本范畴及相关理论间展开的。

第一节 人际沟通系统与模式

一、从一般系统到沟通系统

系统论(Geoeral System Theory)是一门以系统观念为核心,运用逻辑和数学的方法研究一般系统运动规律的理论,它的主题是阐述和推导一般的适用于"系统"的各种原理。

正如其他学科中的每一种新观念一样,系统的概念也有一段漫长的历史。在中国,系统思想的萌芽,可以上溯到《易经》、《洪范》、《老子》、《荀子》等典籍。在西方,赫拉克利特的《论自然界》、德漠克利特的《世界大系统》、柏拉图和亚里士多德的著作,也都涉及了系统的概念、原则甚至是术语。17世纪以后,莱布尼茨的"单子论"、康德的《科学理性批判》,黑格尔的辩证法,都进一步提出和发展了一些重要的系统论观点。特别是在马克思主义哲学和历史科学中,系统思想成为一个重要的组成部分。19世纪在自然科学领域的三大科学发现:能量守恒定律、细胞学说、进化论,以及元素周期律的提出,更为系统论的诞生提供了科学的基础。

即使在一般系统论领域,20世纪20年代也出现了一些"初步的著作",如柯勒(W. Kohler)关于"物理格式塔"和系统论基本原理的著作;洛特卡(A. J. Lotka)关于一般系统概念的著作。但是,专注于系统理论研究,并使之成为影响广泛的现代学科的奠基人,则公推美籍奥地利生物学家贝塔朗菲(L. V. Bertalanffy)。

在20世纪20年代初的生物学界中,曾展开过一场"机械论"与"活力论"的激烈争论。机械论力图把生命有机体分解为各个部分和局部的过程;而活力论则用"灵魂之类的因素(似乎是徘徊在细胞和有机体中的淘气的小妖精)的作用"来解释生命现象。受这场争论的启发,并与这两种理论不同,贝塔朗菲提出"机体论"的观点,指出应当把"有机体"当作一个整体或系统来考察。

第二次世界大战后,贝塔朗菲在授课和专题讨论中,发展了他的系统论思想。重要的论著有《关于一般系统论》、《生命问题》、《一般系统论概观》等。1954年,"一般系统研究学会"成立,它标志着系统论已发展成为一个独立的新学科。

1968年,贝塔朗菲的另一本总结性专著《一般系统论:基础、发展和应用》问世后,系统论更在全世界范围内受到普遍重视,并迅速渗透到自然科学、社会科学和人文科学的许多领域中,成为当代最有影响的横向科学和思维范式之一。

在人际沟通与交流研究中,系统论尤其具有重要的意义。一方面,作为沟通学的一般理论,系统论的一些基本思想和方法,已经渗透到当代沟通学各学派的研究之中,而不论这些学派是否主要地采用系统理论或概念。另一方面,对于过程学派来说,系统论不仅仅是一种一般理论,而且也成为一种专题理论。它在理论和实践上,与过程学派的其他两种主要理论,控制论和信息论,都是相互支持,相互贯通的——"就像一条河的三条支流"。它和控制论、信息论一起,构成过程学派人际沟通与交流研究的理论基石。

(一)系统的定义和构成

系统论的核心概念是"系统"(System)概念。贝塔朗菲说:"系统可以定义为相互作用着的若干要素的复合体。"或更全面地说:"系统的定义可以确定为处于一定的相互关系中并与环境发生关系的各组成部分(要素)的总体。"这一定义,实际上也阐明了系统构成上的三个基本方面:要素,相互关系,环境。

1. 要素是系统的各组成部分 它们可以是具体的、物质的,如一般有机体;也可以是抽象的、精神性的,如语言。但无论要素的性质属于前者还是后者,离开了要素,系统就不可能构成、存在。小至细胞、分子、原子、电子、粒子、夸克,大至一个人、一个组织、一个社会乃至整个地球和宇宙,都可被视作系统。而这些系统的构成,都以相关的要素为"材料"和基础。

以人为例,正常健康的人,都具有头、躯干、四肢、五官和内脏等。正是这些相互关联的部分,构成了人这个有机整体。之所以称人为有机整体是因为头、躯干、四肢、五官和内脏这些器官单独存在是无生命的。沟通与交流过程作为一种系统,也离不开一些基本的要素,如沟通者、沟通信道与媒介、消息、符号、信息、反馈等。

要素与系统的另一个关系,是要素的变化可以引起系统的变化。以沟通者为例,其数目多少,往往引起沟通系统结构和性质的变化,如从"二人沟通系统"转化为"小组沟通系统"。

2. 相互关系 一个系统的存在,必须以对象要素间的某种相互关系的存在为前提。换句话说,正是各相关要素间的内部联系,构成了系统。

在人际沟通中，正是存在于沟通者之间的互动关系、信息传递关系，使沟通成为一个整体的行为系统：信息沟通系统。在大众传播中，正是沟通者与媒介特定的关系，构成了大众传播特定的结构系统。而该系统之所以得以构成，主要是由于其各成员间存在某种内部关系，如师生关系，护患关系，科学、知识见解以及生活习惯表现方面相近的"同型关系"。当然，这些关系必须达到一定的强度，才能维系一个系统的形成和存在。在护理工作中，有良好的护患信息传递治疗性关系，治疗性沟通这个系统才能得以生成。

3. 环境 它由系统所处在的外部因素所构成。

人们之所以把环境也作为构成系统的重要方面，主要是因为系统并不是一种孤立存在。所有的系统，都存在于一定的环境之中，并受到环境的影响。例如，治疗性沟通的效果就受到自然、人文和社会环境的影响。

另一方面，环境自身也是一种相关系统或更高层次上的系统。例如人作为一种"生物—心理—社会"个体系统，势必是生活在一定的自然环境、社会环境之中。而自然环境、社会环境自身，何尝不也是相应的系统？这样，系统与环境的关系，归根到底还会成为系统与系统的关系。

4. 系统结构和系统功能 系统结构是系统内各要素的关系和组织形式。或者说，系统结构是系统内各组成要素在空间或时间方面相互联系或作用的方式、秩序。系统结构为系统中各要素的关系所决定，同时，它又直接决定着系统的性质。也就是说，系统的性质、特征，不仅相关于其组成要素，而且，也取决于其结构方式和形态。在一些情境中，结构对系统的影响甚至更甚于要素。例如，某一学习小组，组成的人员、选择的时间、地点、方法和规定不同，其沟通的效果即学习效果会有明显差别。面对某一患者存在的问题由经验丰富的护士去沟通和一个低年资护士去沟通效果也会有明显差别。案例3-1中如果由护士长直接与刘老师和他的妻子沟通（沟通系统结构发生变化）会有不同的效果。

在系统的运作、发展中，要素一般比较活跃，而结构却相对稳定。因此，系统的稳定与否，虽然与要素及其特质相关，但更取决于要素间的关系和组织结构。在一般情况下，后者制约着前者的活动和变化，而前者的超过一定限度的改变，往往引起整个系统结构和状态的改变。

如果说，系统内各组成要素的关系构成系统的结构，那么，系统自身与环境的关系，则表现出系统的功能。也就是说，系统的功能，是指系统在环境中的活动和效果而言。

系统功能问题相关于下列问题：

① 系统的要素不同，系统的功能不同。如人际沟通与大众传播的系统要素不一样，因此两者在系统功能上区别很大。

② 系统要素相同但结构不同，功能也不一样。如在小组沟通中，所采取的沟通网络不一样，其功能明显不同。

③ 系统的要素、结构都不同，但可获得相同的功能。例如，以病区同类患者为单位的小组健康教育沟通系统和护患二人沟通系统在要素、结构上都不同，却可以在某些方面具有同样的沟通功能。

④ 结构相同环境不同，系统功能亦有不同。如某护士对某肿瘤术后化疗期间有抑郁情绪的患者做治疗性沟通，发生在不同的物态环境、精神环境中，其效果可以不同。

（二）系统的类型

根据系统与环境的关系，可以把系统划分为两大类型：封闭系统与开放系统。

1. 封闭系统　封闭系统是一种与其外在环境较少发生直接交换关系的系统。这种系统往往导致渐变性的内部混乱、解体和灭亡。

无生命的物质系统,都可被视作这样一类封闭系统。

机械设备、家用电器、供水、供电系统以及建筑物等,都是属于封闭系统。它们一经设计、制造出来,投入使用后,便与其环境较少发生直接的、系统间的交换关系。因此,在缺乏外在因素参与的情况(如设备更新和维修)下,它们势必逐步导向系统内部的混乱和解体。

2. 开放系统　开放系统是一种较多地从外界环境接受物质和能量,并同时释放物质和能量于外界环境的系统。

一切有生命的动植物,都可被视作开放性系统:"每一个生命有机体本质上是一个开放系统。它在连续不断的流入与流出之中,在其组分的不断的构成与破坏之中维持自己,只要它是有生命的,它就永远不会处于化学的和热力学的平衡状态,而是维持在与平衡状态不同的所谓稳态上。这是通常所说的新陈代谢这个基本生命现象的真正本质,是活的细胞内部化学过程的真正本质。"人类沟通与交流传播系统,也是一种开放系统。

开放系统的另一个特征,在于它"可以'主动地'趋向于更高级的组织状态"。换言之,开放系统可以相应于一定的条件,从较低的有序状态过渡到较高的有序状态。生物的生长、进化,社会的发展,莫不如此。这就是系统的所谓"自组织性"。人类沟通与交流、传播系统的形成、演化,也相关于开放系统的这一特质。

严格地说,系统的"封闭"与"开放",只是两个相对而言的概念。事实上,并不存在绝对封闭或绝对开放的系统。任何系统,都必然以一定的方式和在一定的"水平"上与环境发生某种交换关系。即使是"铁板一块"的重金属,当它们存在于一定的环境中时,就不可避免地会受到环境的作用甚至侵蚀,以至于变得愈来愈"陈旧"、结构松散,最终解体。所以,所谓的封闭系统,是指此种系统与环境存在着较低水平的、而且往往是"否定性"的交换关系;而所谓开放系统,则与环境维持着较高水平的,一般是"肯定性"、"积极性"的交换关系。反之,作为开放系统的、性格内向的人,也可能在某种程度上处于"自我封闭"的状态,是非常不利于身心健康的。

(三) 系统以及沟通系统的特性

人们曾从不同的视点、角度对系统(主要是开放系统)的特性进行过分析,归纳出一些相互关联,甚至交叉,但又有所区别的特性、特点。

沟通,作为一种开放系统,自然也具有一般系统所具有的这些特性。

这些特性可概括如下:

1. 整体性　一个系统,就是一个整体,一个各相关部分的综合。

贝塔朗菲曾多次明确指出,一般系统论是"一种关于'整体'的一般科学",是对"整体"和"完整性"的科学探索。

这里所说的"整体"或"整体性",实际上就是所谓"有机整体"或"有机完整性"。它们是任何系统所必有的共同性和存在前提。离开了"整体性",就不存在所谓系统。而以这种"整体性"的观点观察事物,分析对象,正是系统论最重要的一条原则。在护理理论中,系统的整体性已被充分应用在"人"、"环境"、"护理"和"健康"的概念中。

贝塔朗菲说:"这句话多少有点神秘,其实它的含义不过是'组合性特征不能用孤立部分的特征来解释'。因此,复合体的特征与其要素相比似乎是'新加的'或'突现的'。"

沟通,作为一种系统,自然也具有"整体性"特性。在比较简单的"二人沟通"中,舍弃一方或出现"严重障碍"(两人吵起来,拍案而起,不欢而散),便不能构成这种"二人沟通系统"。即使在只有一个人的所谓"内向沟通"中,该系统的正常进行,也依赖于各组成要素或次系统的正常运作和有机结合。其中任何一种要素和次系统出了"毛病"和故障,如一个人的"感知次系统"或"推理次系统"或"动机次系统"出了故障,那么,此人的内向沟通过程便会出故障,甚至使这种"内向沟通"系统错乱。例如,一些学习有障碍的人,实际上就是学习系统中的某个要素或次系统出现了故障。简言之,沟通作为一种系统,毫无疑义地具有整体性。沟通过程本身,也是一个整体性的过程,其间的每一个单元,每一因子、每一环节、每一步骤,都是互相关联而不能被切割、分离的。任何这种分离,都会歪曲被分离部分,乃至整体的性质。

2. 相互依存性 与系统的整体性密切相关的,是系统内部各构成要素的"相互依存性"。所谓"相互依存性",是指一个系统内的各组成部分总是相互依存、相互影响、彼此相关的。这也正是为什么把系统视作一个整体的原因。

这种相互依存性,一方面是系统赖以构成的前提;另一方面,它又在实际上构成一种限制。系统内各组成部分,实际上都受到这种相关性的限制。中医所谓的"一脉不合,周身不遂",成语所谓的"牵一发而动全身",讲的都是这种"相互依存性"对系统各因子乃至系统自身的影响和制约。就沟通现象而言,任何一种沟通系统的构成,都有赖于该系统内各构成要素的相互依存,而其中每一要素及其状态的变化,也都会影响其他要素乃至系统的整体状态。

纸质版或网络版的科学、文学、艺术作品的第二重沟通学意义,在于作品本身作为一种文本、一种消息,成为作者与读者间的中介,成为作者与读者这个沟通系统中不可缺少的组成部分和环节。在以"文化"为环境的"作者—文本—读者"的沟通系统中,我们再次看到了系统各要素的相互依存性:"作者—文本—读者"三者,缺一不可,缺一不能完成一个完整的沟通过程。不仅如此,该系统三要素中任何一项的变化,都会引起其他各要素乃至整个沟通系统状态的变化。

3. 层次性 层次性取决于系统的内部结构。任何系统,都是由一系列具有不同层次的"次系统"组成的。任何系统整体都是按照一定的秩序和等级组织起来的。例如,在生物系统中,从活的分子到多细胞个体,再到超个体的聚合体,这中间是等级森严,层次分明的。这一模式还说明,系统的结构层次可以是无限的。一个对象整体,对于更高一级的系统来说,只是一个次系统即更高系统的构成要素;而对于更低一级的次系统来说,它自身又是一个系统。例如,从生物学眼光观之,人既是一个有机的整体,又归居于人类这个大的生物系统,而人类这个大的生物系统,又可成为更大的动物系统中的次系统。从社会学眼光观之,人既是一个单独的社会个体,同时又是整个社会系统中的一个"细胞",而整个社会系统,相对于整个世界来说,又不过是一个次系统。

系统的这种层次性特性,说明任何研究对象都具有二重性:既是系统,又是要素。这种层次性观点,是一般系统论的一个基本出发点,也是一般系统论的一个重要原则。

沟通作为一种系统,自然也具有一定的层级性。例如,我们对沟通情境的划分,就部分地基于沟通系统的层次性。一般说来,个人的"内向沟通"或个人间的"二人沟通",较之于"组织沟通"、"大众传播"就具有较低的层次性。就"组织沟通"而言,大的、级别高的组织,自然是由一系列小的、级别低的组织构成的,如图 3-1 所示。

4. 目的性 每种系统,都指向某种目的,一个系统内的各种因素,都因某一目的而相互依存维系。

至于沟通系统,更是一种具有确定"目的性"的系统。从简单的"二人沟通系统",到复杂的"大众媒介传播系统",目的性不仅存在,而且极大地影响着沟通的过程和整体状态。例如,在"谈判"或"调解"这种沟通形式中,正是对一定目的的寻求,将要求"谈判"、"调解"的各方带到谈判桌前,带到调解的对话过程中。但是,假如参加协商对话的各方,在各自的具体目的上相差太大,矛盾太大,难以调和,那么,它势必影响整个沟通系统,甚至使协商谈判陷于破裂。从这个意义上讲,我们可以把生活中友情、恋爱、婚姻关系的破裂,护理工作中医护、护际或护患矛盾与冲突,视作因"目的性"的不一致,所导致的系统或次系统自身的分离运动。

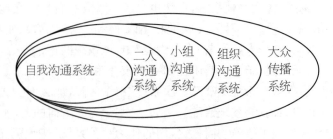

图 3-1 沟通系统的层次

5. 针对性 作为系统,必须满足的条件之一是作为整体具有共同的目的或机能。也就是说,系统是为了达到某种预定的目标或实现某种机能才形成建立起来的。信息沟通系统之所以存在,就是为了迅速有效地沟通信息。由于信息沟通是在信息发出者和接受者之间进行的,作为信息沟通系统的主体——人,必然受到心理、行为、知识范围、社会、文化和历史等因素的影响。要实现信息的有效沟通,有两个必须满足的条件:一是信源与目的地(信息发出者与接受者)在经验范围之内有共同点;二是编码和译码在经验范围内有共同点。因此,对于信息的个体沟通来说,可以比较容易揣摩出与对方具有的共同经验范围。对于信息的团体及社会传播来说,就比较困难,信息发出者只有充分考虑到接受者的"经验范围",才能达到有效沟通的目的。例如,在大学的课堂教学中,要求教师的教学准备,不仅要准备教学内容,还要了解不同专业学生课前的知识结构及学习状态等才有可能达成教学中师生的有效沟通。在护理工作的治疗性沟通中,即使对患同一种疾病的不同患者,在同一沟通模式中,也应采用不同的沟通内容和方法。因为人与人是不可能具有完全相同的生物、心理、社会状态的。

6. 模糊性 由于信息沟通系统是个比较复杂的系统,其边界条件复杂多变,外部环境的影响不可忽视,系统内部也存在许多意想不到的或很难确定的其他影响因素,所以在信息沟通过程中系统表现出一定的模糊性。具体来说,造成这一现象的原因主要有三个方面。

一是系统内部存在干扰性。申农认为信息在沟通过程中有"噪音"存在,认为信息是由"有效信息"和"多余信息"组合而成,噪音越大其无用信息越多。而噪音又自始至终存在于信息沟通的整个过程中,这是系统本身无法克服的因素。

二是信息沟通系统主体是人。在信息沟通过程中都有人的参与,人的行为不同于机器的运作,人具有意向性、模糊性,这就使系统难免受到人的主观意愿的影响。因此系统本身的非精确性和人的行为的模糊性,造成了整个系统行为的模糊性。这一点在设计、分析、管理信息沟通系统时尤其值得重视。

三是信息不对称性。面对某个事件,在信息沟通过程中,信息的发出者与信息的接受者之间存在信息的不对称。例如,商品卖方总是卖给出最高价的人,但银行并不敢将贷款借给出利息最高的人,因为贷款人可能根本不想还。这些贷款人知道自己会不会还钱,而银行不知道,所以有一个信息不对称问题。医院在一般情况下,要求患者先交住院费再予以安排治疗和护理,这是因为医护人员不知道某些患者是否有经济条件维持治疗和护理,客观上病愈欠费的患者"逃跑"现象在医院里也是时有发生的。另外,患者在求医时,对医院、医师和护师的技术、道德水平同样也存在信息不对称问题。这些信息往往很难在沟通时得到明确解答,所以存在着信息沟通系统的模糊性。

7. 非线性 由于信息沟通系统的模糊性,从而沟通系统输出也呈现出非线性特征。我们知道牛顿力学方程是线性决定论的常微分方程组,只要给定初始条件,系统的轨道完全能够被精确预言。生物学中也存在此现象,例如,酶促反应动力学,当底物浓度大大超过酶浓度时,反应速度与酶浓度成线性(正比)关系。但麻省理工学院的洛伦兹在研究气象预报方程的数值时发现了混沌现象(Edward Lorena,1963)。他发现在非线性系统中,初始条件即使只变动十亿分之一,但这种以往可以忽略的扰动,会被不断放大,使得在一定时间尺度之外的系统轨道完全不可预测,这说明系统非常的不稳定。这种对初始条件高度敏感的决定性的不稳定现象,后来在生物学、化学中也相继被发现,被数学物理学家命名为决定性的混沌(Deterministic Chaos)。应当指出,混沌这一说法很容易引起误解。最先取名的数学物理学家过分强调混沌现象中无规则的一面而忽视其中有新规则的一面。应当强调的是,混沌不是无序而是更高的秩序。人们一说混沌就以为是灾难临头,就是动乱暴发,其实更确切的说法应当是非线性振荡(Nonlinear Oscillator)。例如,心跳便不是钟摆规则,心跳可视为一个非线性的周期的振荡,频率有一个很窄的摆动,这种运动和钟摆相比具有更高级的秩序。信息沟通系统中的非线性对沟通者要取得好的沟通效果提出了更高的素质要求。

另外,混沌现象产生的必要条件是系统的要素必须大于三。社会心理学家注意到,组织形态和组织大小有关,二元组和三元组的行为有质的不同。例如,让学生们在教室里自由讨论,两个人会讨论得很亲密,三个人就可能产生权力斗争,增加到五个以上就可能分成两个子系统,再加人会产生更复杂的系统结构。研究沟通和组织理论的社会学家观察到,一个复杂系统大到一定程度以后,便会分解成几个相对简单的子系统。

8. 多向性 信息沟通系统是比较复杂的系统,各要素之间存在着相互作用,作用的形式、过程是随时间的变化而不断变化的,因此信息在传播过程中表现出多向性。主要表现为:其一,传播者可以同时向多个受传者传播信息;其二,受传者与传播者的角度可以互相变换;其三,信息传播的方向有时并不由传播者所控制;其四,传播者并未因传播信息而丧失对信息的拥有,还可以再次进行传播。

9. 阶段性 任何系统都有一个产生、发展、成熟、消亡的过程。同样,信息沟通系统从建立到发展,也具有明显的阶段性。一般来说,可分为以下几个阶段:

一是初期阶段,该阶段信息的数量较少,质量较差,存在着明显的无序性,信息沟通体系不健全,无固定的信息发出者和接受者,也无固定的沟通渠道。

二是中期阶段,此时信息数量日益增多,质量日益提高,并由无序转向有序,沟通体系逐步建立健全,沟通手段也逐渐现代化。

三是后期阶段,此时信息数量大,质量高,沟通体系健全完备,沟通手段也达到现代化水平。当然,这种划分并不表示信息沟通系统在发展过程中就是如此这般单纯线性发展,在一定条件下,完全有可能出现交叉发展的现象,即在初期阶段的同时,也可能出现中期阶段提前到来与初期阶段交叉发展的态势。

10. 自我调节和控制 与系统的目的性相关联的是系统的"自我调节和控制",即"自律性"。

由于系统实际上是指向某种既定目标的"有机"组织,所以,一个系统实际上被其目的所驾驭支配。为了达到这一目的,系统便对自身的要素及运作予以调节和控制。

在商谈的例子中,假若谈判各方都认为某一目的的寻求,对各方都是至关重要的,那么协商各方在沟通中就会不断地进行自我调节和控制:在激烈的、艰苦的、有时是漫长的"讨价还价"过程中,各自都有所克制让步,最后在一个各方都认为可以接受的条件或条约方面,达成协议。由此可见,这种艰苦或漫长的协商谈判过程,实际上是该沟通系统为某一目的而进行的不断的自我调节和控制过程。离开了这种自我调节和控制,这样一种对话系统想要维持下去是不可能的。恋爱,家庭,作为一种沟通系统也是如此。一对青年男女,经过短期的或长期的"恋爱",也就是一种"协商"过程,达成了协议,同意登记结婚,建立家庭。但是,一纸婚书,虽从法律的角度,保证了男女双方作为一个新的家庭系统的合法性存在,却不能保证该沟通系统的和谐和稳定。为此,在短暂的所谓"蜜月"之后,随之而来的便是一个不可避免的,有时是漫长的该系统的"自律和调节"过程。在日常的、平凡琐碎的家庭生活中,恋爱时期那种迷人的"罗曼蒂克"色彩开始消退,取而代之的是男女双方以"真面目"、"真性格"朝夕相处,其间自然避免不了"摩擦"、"龃龉",甚至出现大的"分歧"和"矛盾"。如果双方珍惜这种情感和婚姻关系,就需要不断地进行"自我调节和控制",以使这种沟通系统维持和发展下去。倘若一方或双方拒绝这种"自我调节和控制",那么该家庭系统的前景就可想而知了。在一切沟通系统中,这种系统内的"自律行为"有时是自觉的、主动的,有时则是非自觉的、被动的。但系统要维系下去,就离不开这种自觉或非自觉的调节和控制。这种调节和控制的方式之一,就是"反馈"。关于自我调节和控制的理论对解决医院中各类人际沟通的矛盾与冲突具有重要意义。

11. 输入与输出 对于开放系统来说,所有的系统都接受输入,产生输出。

所有的开放性系统,例如,动、植物都要"吐故纳新",我们把这"纳入"的东西称之为"输入","吐出"的东西,称之为"输出"。这种输入和输出,可以是物质的,可以是能量的,也可以是信息的。

在沟通系统中,输入是一种被本系统所接受的外界刺激。它们可以是热、光、气味、能量等,也可以是语言的或非语言的消息。同样,沟通系统自身也可以产生输出,即产生出这些物态的、能量的或精神的信息、消息。

明白了"输入"、"输出"的基本概念,我们可以把所谓的"开放系统"界定为具有较大量"输入"、"输出"的系统,而所谓"封闭系统",则是只有较少量"输入"、"输出"的系统。沟通之所以被视为一种"开放系统",原因就在于它是一种能产生较大量"输入"、"输出"的系统。

12. 与环境交换 一个开放的系统,以输入和输出的形式,与环境发生较大量的交换。这种相互作用往往是动力性的:即环境中的某些因素作为输入,影响了系统内的某种因素,其结果又使系统产生某种输出,影响了环境。反之亦然,因为系统是存在于环境之中,因此环境的变化也要求系统产生相应变化。也就是说,系统有着对于环境的适应能力。在现实的人际沟通中,因人、因地、因时而制宜利用的就是"与环境交换"的沟通系统的特性。

13. 改变和适应 系统的改变和适应不仅表现在系统与环境的关系上,而且也体现在系统内部变化过程中。这是因为,系统自身也具有同质性和异质性两类不同的因素,而这两种不同的因素,无时无刻不处于矛盾、对立的运动之中。一般说来,同质性因素倾向于维持原系统的平衡性,而异质性因素,常导致系统结构性的改变。

以人为例,正是人体系统的同质性因素,维持着人的生命系统的平衡性;一旦异质因素的增长超过一定的极限,那么便会打破这种平衡性,引起人体疾病,甚至导致死亡。但是,在实际中,一旦人体系统的平衡性遭到破坏,一些同质因素便会被更积极地激发、调动起来,在改变和适应中使人的机体系统达到新的平衡。人在受到冷的刺激时起"鸡皮疙瘩",或在受到病毒、病菌侵犯时"发高烧",都可被视作人体系统为寻求新的平衡而产生的改变和适应的"反应"。在信息沟通系统中同样存在着改变与适应问题。

14. 平衡和稳态 上面的例子中,实际上已接触到了系统的"平衡"和"稳态"特性,而这种平衡和稳态特性,是与系统的"自我调节"、"自我控制"及"改变"、"适应"功能密切相关的。

系统论者,一般把封闭系统中的"平衡",称之为真平衡,如封闭容器中,液体或气流的"热平衡",就是一种不依赖于时间的"真平衡态",它不需要吸收能量来维持,也不能从它那里得到能量——"一个封闭的水库含有大量的(位)能;但它不能驱动一台发动机。"

与此相反,一个开放系统中的"平衡",实际上是一种"假平衡"。它往往是通过系统内的各次系统间的互动达成的。以生命系统为例,这种假平衡表现在两个方面:一是,其"在某一层次看起来持久不变的结构,实际上是靠低一层次的组分的不断交换来维持的";二是,其"稳态可以由于外部条件的变化,即所谓刺激而被扰动"。系统论者称开放系统的假平衡为"动稳态"。正是这种动稳态使系统免遭封闭系统的"厄运"——衰亡。

15. 等同终点 等同终点,是指每个系统都有一个既定或"命定"的目的或终点。但具有较强适应性的系统,可以"从不同的初始条件出发,和沿着不同的路线进行"而"到达同一个终态,同一个目标"。根据不同的情境,"例如一个完整的卵细胞,或一个卵细胞被分割为几部分,或两个卵细胞融合在一起,或如水螅体或蜗虫身上的任一小片都能发育成正常的机体,或者说,从不同的初始起点出发经过不同的生长路线达到确定的最终形态。"

在组织和社会等领域中,同样可以看到这种等同终点即异因同果性,如,同样是为了取得好的疗效,我们可以以不同的方式、手段来实现这一目的。一般来说,比较开放的、具有较强适应性的治疗性沟通系统,在达到这一终极目的上,具有更多的选择性,而且,也应该是更快一些的。毫无疑问,这些选择中,包括一些"异质性"的因素,也就是非生理性的因素。但由于系统所具有的"等同终点"特性,这种选择的因素,是可以合理存在的。从这个意义上讲,"不管白猫黑猫,抓住老鼠就是好猫",至少符合系统论的"异因同果"或"等同终点"思想。

二、沟通模式与沟通系统

比尔(Bill)和哈德雷夫(Hardrave)把模式定义为"现实世界理论性的、简化的描述"。他们解释说,一个模式,不在于它自身是一种解释性的东西,而在于它有助于直接地表述或构成理论。

多伊奇(Deutsch)则指出,一个模式,是一个由符号和规则构成的结构,它被期望能够切合结构或过程中一组相关联的要素。模式对于理解更复杂的现象和过程至关重要,这是因为它在研究中具有"组织"、"预示"、"启发"和"测量"这四种功能。

有的研究者还根据模式的性质、特点,把模式划分为"结构性"与"功能性"两大类。结构性模式侧重于描述对象或现象的结构,如房屋建筑图、交通图、电路图等。功能性模式则从功能、能量、信息及流向等角度,描述对象系统及对象各要素间的关系、相互影响等。沟通模式大多是功能性模式。

模式化作为人类诸多的抽象方法之一,与系统思想,特别是系统分析方法关系密切。一方面,模式化方法本身就相关于系统分析。模式化,就是把对象各要素及其相互关系,以符号和图示、图解的方式,组织为一种系统结构,以描述、揭示对象系统的组成要素、结构、功能和运作过程。另一方面,系统分析及对系统的表述,也常常采用模式化的方法。也就是说,我们在对事物进行系统地分析、归纳、抽象时,总是自觉或不自觉地涉及模式的意念,采用模式化的方法。数学家以数学语言建立关于某种过程的模式;化学家、生物学家以模式(型)体现某种化合物或细胞的分子结构;就连心理学家、语言学家甚至文学艺术研究家,也常常以简明扼要的模式表述他们的思想观点、理论体系。

在沟通研究中,特别是在"过程学派"的理论中,模式化方法得到了普遍运用。当然,我们不可能一一介绍沟通研究中的各种模式。在第一章中介绍的三种典范的沟通模式基础上,在这里谈及的只是过程学派发展进程中最早提出且影响较大的几种基本沟通模式。而且,这种讨论将侧重于这些沟通模式对于沟通系统及其要素的共同理解和不同理解,以利研究者开拓思路。

三、申农—韦弗模式及沟通系统的基本要素

在《通信的数学理论》一书的导言和第二部分,申农和韦弗明确提出了"沟通系统"的概念和术语,指出"一个沟通交流系统由五个基本部分所组成","它可被符号性地表述如下"(图3-2)。

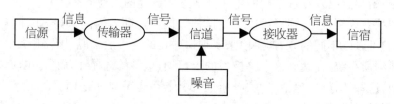

图3-2 申农—韦弗模式

这就是在沟通学上具有广泛影响的"申农—韦弗模式"(下简称"申农模式")。这一模式的本质,在于把沟通视作一个线型的信息传输—接收过程;视作一个多极要素构成的系统。

该模式沟通系统的一些最基本的要素及相关概念如下。

(一) 信源

信源是整个沟通系统的源端。申农说:"信源产生一个或一组可被交流至接收终端的消息。"可见在沟通系统中,信源的第一个重要功能,是产生、提供用以沟通的消息。

与此同时,信源还具有选择消息的功能。申农说:"信源从一组可能的消息中选择一个所欲发送的消息。"这样,在整个沟通系统中,信源不仅提供消息,而且还决定何种消息可被提供。

（二）信息

至于被选择、发送的信息，则是被感知、被沟通内容的具体存在形态。广义的信息，泛指一切可被感知的讯息，它们可以是被人类"加工"过的，也可以是自然状态的；可以是符号化的，也可以是非符号化的。前者如语言信息，后者如客观物质世界所发出的各种"本原信息"——声、光、色、味等。以感知途径和沟通方式划分，信息可分为视觉信息（文字、符号、图像、表情、服饰等）、听觉信息（口语、音乐、声音符号等）、触觉信息（盲文、"捏"的手语、对物体的触感、抚摸等）、嗅觉信息（气味）、味觉信息，甚至"意念信息"（如各种特异功能）等。当然，由于沟通系统的性质以及信道的关系，有些种类的信息可被甲系统沟通，而很可能不能被乙系统沟通。有些系统则具有更大的兼容能力，即能同时沟通多种信息。

（三）传输器与信号

传输器是将信息变为信号，并加以发送的转换器、发送器。申农说："传输器以某种方式对信息加以运作，以产生适合于一定信道传输的信号。"

信号，作为传输器的输出，是传输器对信源信息进行加工的结果。它既载有来自信源的信息，又不等同于信息。列尔涅尔说："如果一个物理过程是一个信息的物质体现，那么这个过程就叫做信号。"

在不同的沟通系统中，传输器和信号可以以不同的形式出现。在普通的口语沟通系统中，信源是人的大脑，传输器是人的发声器官，它所产生的不同的声波、声频、声压，便是信号。在电话这一沟通系统中，如果认为说话人是信源的话，那么，传输器便是电话的受话器及相应部件，它将普通的话音，转换为音频电信号，传输出去。在无线电广播、电视这类沟通与交流系统中，信源便是各种信息源，传输器是电台、电视台的发送设备，由它们将声音、图像信息转换为调幅或调频的电波发送出去。这些声波、电波载有信息，又不等于信息——它们是传输器发送的信号。

（四）信道与信道容量

信道就是一种"将信号从发出者传送至接收者的媒介"，如空间、空气、电缆、光导纤维、神经系统等。在很多情况下，信道的概念与媒介的概念交叉或互换。

信道容量，是指信道传输信息的能力。申农说："在一般情况下，信道容量不是以每秒钟所传输的符号数目计量的，而是以每秒钟所传输的信息量来计量的。"也就是说，任何信道在单位时间内只能传输有限的信号：由于每个信号所携带的信息量是有限的，因此，信道在单位时间内所传输的信息量也是有限的，这个限度就是信道容量。

从这个意义上讲，一种沟通系统传输信息的能力，是受其信道的制约的。一个理想的沟通系统，应该具有多种信道和尽可能大的信道容量。

（五）接收器与信宿

接收器接收来自传输器的信号，并将其还原为信息。因此，它有着与发出者恰恰相反的功能：传输器是将信息转换为信号，接收器则将信号转换为信息。

信宿处于接收器的下一级，它是来自信源的消息所欲传送的终点对象。

在口语沟通中,听话者的听觉器官便是接收器,他的大脑便是消息传递的终点——信宿。在电话通信系统中,受话人使用的电话和耳机,可被视为接收器;在无线电广播和电视传播系统中,收音机、电视机可被视为接收器——它们都具有将音频电流、无线电波信号转换还原为可听可视的音像信息的功能,而电话的受话人,收音机、电视机前的听众、观众,则构成了这几种沟通系统的信宿。

(六) 噪声源

噪声源也就是一种干扰源,它产生干扰即噪音。在申农模式中,噪声被理解为任何加入信号的传输和接收过程,但并不为信源所欲发送的东西。

电话中的杂音、"蜂音",收音机的失真,电视机荧光屏上的"雪花"噪扰都是噪声。这些噪声,有的是外界信号的窜入,有的则产生于沟通信道、沟通环节本身,有的是被有意识地加入到沟通过程中的,有的则是无意识地成为一种干扰源。

当然,"噪声"的概念,目前已被扩大为任何被接收而又并非信源所欲传送的信号、信息,或者是任何所欲传输的不易被精确编码、解码的信息。口头交流中的错误的发音、停顿;书面交流中的错字、不适当的标点,都可以成为读解口头消息或书面文本的"噪声"。从接收者的角度讲,身体上的某种不适甚至一个旁骛的念头,也可以成为他接收和解码过程中的"噪声"。

总之,噪声作为一种干扰源,不论产生于沟通过程中的哪一层次、哪一环节,不论有意或无意为之,本身也是一种信息。不过这种信息往往增加信息编码、解码中的不确定性,导致信号发送和接收时的失真,从而模糊、干扰了消息发送者的意图,限制了既定情形、既定时间内所欲发送的信息量。

(七) 编码与解码

在申农模式中,有两个已被涉及,但未标志出的概念:编码和解码。

编码是将所欲沟通的信息,依照一定的码规,编制为信号。在申农模式中,传输器就具有这一功能。实际上,传输器将消息转换为信号的过程,就是一个"编码"过程。

一般来说,信道的物理性质,决定了所能被采用的码规的性质以及编码的方式。例如,电话的信道即电缆的物理特性,决定了电话主要是将声波消息转换为音频电流加以传输。这样,电话的编码过程,实际上是将以空气为信道的口头语言、类语言(音调、重音、音量等)信息,编制为以电缆为信道的电流信号的过程。

当然,当我们将一种已经编码的消息,沿某种信道传输时,我们实际上已发展出了一种"二度编码"。也就是说,如果我们把口头语言视作按"一度码规"编制起来的消息(即按一定语法组织起的口头语言),那么,在沟通中,人们还对这些信息进行形形色色的"二度编码"。摩尔电码(电报电码)、旗语、哑语、书写、盲文、印刷文字,都可被视作"二度编码"。所有这些二度编码,都由它们自身信道的物理特性或沟通媒介的特性所规定。

解码是将所接收的信号,依照一定的码规,解译、还原为消息。在申农模式中,解码过程,即为接收器将信号转换为信息的过程。例如,电视机将无线电信号转换为图像;电影放映机将"透视"拷贝所产生的光、电信号还原为画面、声音,都是一种解码的过程。在信息论美学、符号美学乃至接收美学中,人对科学、文学作品的阅读、理解过程,也被视为一种"解码过程"。

换言之,沟通的过程,也就是一个不断编码和解码的过程。

四、奥斯古德模式

奥斯古德(Charles Osgood)不满意申农、韦弗基于通信技术工程而发展的沟通模式,他从他的"意义理论"和"心理语言学理论"出发,提出了他认为尤其适用于人类沟通问题的"人作为一个完整的沟通系统"的模式。

奥斯古德模式不同于申农模式的第一点,在于他针对人类交流的特点,提出了"沟通单位"的概念。

从技术性沟通系统的特点出发,申农模式中的源端和终端、发送和接收是相互分离的。但在人的沟通中,人作为个体,实际上将上述各沟通系统要素集为一体:人,既是信源,也是信宿;既是传输器,也是接收器;既编码,同时也解码。因此,奥斯古德将申农模式重新安排入他谓之的"沟通单位"(图1-3),以体现他"人作为一个完整的沟通系统"的基本思想。

奥斯古德模式不同于申农模式的第二点,在于他把沟通视作沟通单位之间的互动行为。也就是说,奥斯古德偏于从沟通行为,即"刺激—反应"的角度,建构他的基本沟通系统模式。

他解释说:任何适当的模式必须包括至少两个沟通单位,即一个源单位(讲话者)和一个终端(听讲者)。处于这两个单位之间,并将它们连为一个系统的,是我们所说的信息。据此,我们将信息定义为一个源端全部输出(反应)的一部分,而该部分又也许同时是一个终端全部输入(刺激)的一部分。例如,当A对B讲话时,他的姿势、手势、面部表情,甚至对物体的控制(如铺开一副牌、推开一碗食物)或许都是消息的一部分,正像事件在声波通道中传输的一样。但是,A的全部行为的另一些部分(如对B姿势和环境的感知),并不是起源于A自己的行为——像我们用的术语,这些事件并不是消息的一部分。这种反应—刺激消息事件(一个个体的反应对另一个个体产生刺激)也许是直接的或间接的——通常面对面的交谈属于前者,而书面沟通(包括音乐、录音、艺术等)属于后者。

显而易见,奥斯古德模式一方面吸取了申农模式的一些思想,另一方面,又对人类沟通问题,特别是人际沟通系统的构成问题,做了更有针对性的描述。

五、格伯纳模式

格伯纳(G. Gerbner)模式强调了沟通系统和过程中的选择。一方面是对申农模式和奥斯古德模式的继承和整合,另一方面将"选择"的概念及相关要素引入了沟通系统和沟通过程的分析。

感知与选择是格伯纳模式的基本部分,由两个互相垂直的区段组成(图3-3)。

水平区段,属于所谓"感知区段"。在这一区段中,E是被感知的对象,它可以是客观事件,或某一现实事物。M则是感知主体,它可以是人,或是某种技术装置,如录音话

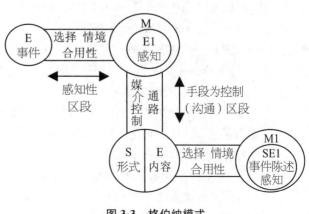

图3-3 格伯纳模式

筒、照相机、摄影机等。M对E的感知,便产生感象E1。无论M是人还是物,由于他或它在对事件E进行感知时,都存在一个选择和消息的合用性问题,因此,被感知的E1,并不能完全相等于感知对象E。例如,当M是机器时,由于机器自身工程性、物理性因素的限制,它不可能不折不扣地感知到E的全部信息。如果M是人,那么,这种选择将更为复杂,所得到的E1更不相同。因为人类的感知并不单纯是一个外在刺激的接受过程,而是一个各种因素相互作用和协调的过程。在这个过程中,我们试图将外部的刺激与我们内部的观念、概念和思维模式相契合匹配。当这种契合匹配得以完成,我们便感知了对象的某些方面,并赋予它们以一定的意义。就此而言,意义产生于外在刺激与内在概念、范式的匹配。

不仅如此,这种匹配还是为我们的文化所控制的。也就是说,我们的内部概念和思维模式,是一定文化经验的产物,并受到文化经验的制约。文化已成为我们对事件或信息进行感知的参照框架,予以编码解码的"码规"。这就意味着处于不同文化中的人们,将以不同的方式感知现实。这样,感知就不仅仅是一种个人心理过程,而且也同时是一个文化问题。格伯纳模式将感知与选择问题联系起来,就是看到了人类沟通中主体性和文化性对信息,特别是对意义问题的重要影响。这也正反映了沟通过程学派在这类问题的看法上具有不可避免地向符号学派接近的趋势。

通路与选择是格伯纳模式的垂直区段,是"沟通区段"。在这一区段,被感知的E1,经由一定的通路和媒介,被转换为关于感知对象E的信号SE——消息。

在格伯纳看来,消息是S与E合二为一的统一体。S是信号,即消息的形式;E则相关于消息的内容。又由于同一个消息内容E,能以不同的方式被沟通,这样便有了一系列Ss可供选择,而且,这种选择将明显地影响E的表现。由此可见,SE既是一个统一体,同时,它的形式和内容又是相互区别和相互作用的。

在垂直区段内,选择仍然像它在水平区段中一样重要。这里存在着两种选择。一是消息内容的选择,即SE作为消息,是对感象E1进行选择的结果。因此,正如E1不完全相等于E一样,SE也不完全相等于E1——这就是沟通传播过程中的信息"丢失"与"失真"。

另一种,也是最重要的选择,是沟通传播手段和信道的选择,它具体地表现为通路问题。通路是格伯纳模式中一个重要的概念和要素,它是指将被感知的事件、信息,传递到信道和媒介的途径。通路的状况,直接相关着信息的选择和媒介的控制的问题。

以护患沟通系统为例,根据格伯纳模式,护士头脑中的E1,必然是对E的选择。但是,谁做出这一选择,以及谁的选择——谁的E1——能被作为SE传输,显然影响着信息的内容和倾向,从而最终影响着整个沟通媒介的倾向。除其他因素外,通路自身的特性和选择性是一个重要的因素。即,媒介总是归属于护士具有的知识、技能和态度的掌握之下。在案例3-1中,关于蔬菜水果羹等营养与膳食的科学知识是"事件E",包括:"肠癌术后患者应该吃什么?""怎样吃?""为什么这样吃?""什么时间吃?"等;护士长M对其感知形成"E1",即患者刘老师在康复期应该"吃什么?""怎样吃?""什么时间吃?"(E1比E缺少为什么这样吃?),她构思以"形式S"表述"E1";最后护士长M1以说的"形式S"表述"E1",即SE1。我们假设护士长加入图、文或视频等媒介控制沟通通路,就有了Ss1,Ss2,Ss3等。

由于沟通系统中通路问题至关重要,因此,无论在大众传播中,还是在人际沟通中,无论是集体还是个人,都十分注重通路的控制问题。菲斯基说:"媒介的通路,是一个发挥力量和控制的手段。"在大众媒介中,这是被广泛接受的认识。

在个人间的沟通中,这也是真实的,在某个社会环境中占据优势地位的人物或医护人员,总是寻求去控制对他人沟通信道的通路。这就涉及沟通系统的控制问题。

第二节 人际沟通系统与控制

一、控制理论与控制系统

(一) 控制论的产生背景

控制论(Control Theory)是关于系统控制过程的科学,它和系统论、信息论是密切相关、互相渗透的,但着重研究系统的控制和沟通问题。

作为一门具有更大概括力的、影响广泛的横向科学,控制论诞生于第二次世界大战期间,其主要创始人是罗伯特·维纳(Rorbert Wiener)。第二次世界大战中,由于对自动报警、自动火炮瞄准以及其他各种"自动寻的"、"自动控制"系统的需求日益增加,许多研究者纷纷转向已有近二十年发展历史的反馈理论方面。起先是研究数学、计算机和神经病学的维纳,他和他的同事们,企图找到在自动化机器和人的神经系统中都发挥着作用的那种共同性要素,并试图发展出这样一种理论:它能够包括机械和生命中有关控制和沟通的全部领域。

1943年,维纳与毕格罗(J. Biglow)、罗森勃吕特(A. Rosenbleuth)合作,发表了《行为、目的和目的论》一文,正式提出了有关控制论的基本思想。此后不久,维纳等人又提出了"控制论"这个名称。

1948年,维纳出版了《控制论》一书,详细阐述了控制论的基本理论。它的问世,正式宣告了控制论的诞生。

控制论以及下面将要谈到的信息论,虽然与系统论一起,同属于现代三大横向科学,其思维成果对于其他学科都具有普遍的意义。但是,从产生背景、研究领域来看,控制论、信息论都是"地地道道"的通信沟通理论,它们都起源于对机器和人类通信沟通现象的研究,其思维成果,首先是沟通理论的一个基本组成部分。例如,在《控制论》一书中,维纳曾以很大的篇幅讨论了信息和计量问题,并强调"控制工程的问题和通信工程的问题是不能区分开来的,而且,这些问题的关键并不是环绕着电工技术,而是环绕着更为基本的消息概念,不论这消息是由电的、机械的或是神经的方式传递的。"《控制论》之后,维纳还写了《人当作人来使用》(1954)、《上帝和高兰合股公司》(1962)两本书,其主要兴趣也是将控制论推广到人类沟通和传播的一般领域研究方面。所有这些,都说明控制论虽可以广泛应用于其他学科,但是,它首先是一种从控制和信息角度研究机器和人类沟通现象的科学。正是在这种意义上,维纳说:"工程中的控制理论,不论是关于人、动物还是机器,都不过是消息理论中的一部分。控制论的目的在于创造一种语言和技术,使我们能有效地研究一般的控制和沟通问题。"也正是在这种意义上,维纳把他的控制论,称之为"关于在动物和机器中控制和交流的科学"。

(二) 控制与反馈

维纳等人是从行为和目的入手,来建立其全部控制理论的。他们关于控制论的最早论文,就是以"行为,目的和目的论"为题发表的。可见行为和目的的概念,密切联系着他们的控制论思想。

行为作为一个术语和概念,是从行为主义理论中借用过来的。但维纳等人对"行为"的理解,较之于一般行为主义心理学家更为宽泛。他们说:"行为就是一个实体相对于它的环境做出的任何变化……一个客体可以从外部探知的任何改变就可以称作为行为。"这种认识,既说明了控制论思想与行为主义的联系,又反映出控制论对行为概念的推广——即由心理学分析领域推广到包括生物在内的一切系统的分析领域。

正是以此为前提,维纳等人根据行为与目的关系,对行为进行了一系列的分析、分类。首先,行为可分为"主动的"和"被动的"两类。在主动行为中,系统自身能作为能源,提供刺激即输出。在被动行为中,系统只接受输入或刺激。其次,主动行为可划分为"有目的"和"无目的"的。有目的的行为是一种目标指向性行为;无目的的行为是一种任意行为。有目的的行为又可进一步被区分为"复杂"和"简单"两类。前者具有复杂的反馈机制,可在行动过程中不断调节系统自身;后者仅具有很有限的控制机制——它甚至不能在行动过程中对系统状态予以修正调节。对于有目的复杂行为,还可以两分为"预测性的"和"非预测性的"。前者能对对象做出预期反响;后者仅能对对象做出相对机械的直接反应。最后,预测行为还可以具有不同的等级水平。维纳说:"猫捉老鼠是第一级预测的一例,猫只是预测老鼠活动的途径而已。向活靶投掷石头就需要第二级预测了,因为目标活动的途径和石头运动的途径二者都应该有预见。较高级的预测的例子就是用投石器或弓箭进行射击。"

明白了维纳等人对关于行为和目的的关系以及行为类别的划分,那么对控制论中的核心概念——控制与反馈的理解就迎刃而解了。

控制,即"Cybernetics"一词,是维纳等人从希腊文借用变化而来,其原意与"掌舵人"、"掌舵术"有关。因为掌舵本身就蕴含着"有目的行为"和"反馈"的控制论思想。在掌舵过程中,整个系统的行为,就是为一定的目的所支配的——即驶向某个预定的目标。在前进的过程中,为了不偏离预定的目标,舵手必须随时观察船头指向目标的偏离度,并相应对舵做出调节——这是一种有目的的主动行为。不仅如此,在大多数情况下,操舵行为还是一种需要反馈的复杂行为:它要求舵手随时注意船体对他操舵初始行为的反响,并通过这种反馈信息的获得,进一步采取行动,操纵船只驶向预定的目标。维纳把这种从机器的实际操作情况出发,而不是从所期望的操作情况出发的控制方式,称为"反馈"。

由此可见,所谓控制,就是系统为趋向某一目的、状态,根据内部和外部的各种条件,特别是相关信息,做出相应调整的手段的过程,而反馈则是一种复杂的控制方式和过程,在这个方式和过程中,系统中"给定的式样和实际完成的运动之间的差异,被用作新的输入来调节这个运动,使之更接近于给定的式样"。换言之,反馈是系统输出端的部分信息向输入端的回授。这种回授,作为系统"赖以继续动作的信息的一部分",对系统构成一种控制。

(三) 控制系统

一个最简单的控制系统,由两个基本部分组成:施控体与受控体。施控体是控制行为的主体,控制过程的主动作用者,它根据一定的参照信息产生控制信息;受控体是控制行为的受体,控制过程中的被作用者,它一方面受到环境和内部"噪音"的干扰,另一方面通过一定量控制信息的导入,抵抗这种干扰。

在那个掌舵控制的例子中,舵手及相应的构件、装置是施控体,船则是受控体。舵手根据一定的参照信息,如风向、风速、船向、船速以及操作规范和经验等,对船的行驶状态和方向,予以控制。

施控体作为一个次系统,还可被进一步划分为三种基本要素:一是感受器,它感受有关外在参照信息(如果该控制系统具有反馈机制,被感受的参照信息还包括受控体的输出信息),并将其转换传输至下一级比较器,在上例中,感受器是舵手的感觉系统,如眼睛等;二是比较器,它以相关存储信息和程序为基础,对来自感受器的信息进行处理,并将处理结果作为指导信号送至效应器,在上例中,它是舵手的思维中心——大脑;三是效应器,它在接收到来自比较器的指导信号后,做出相应的反应,并产生输出——控制信息,影响受控体乃至环境,在上例中,它是舵手的操舵动作和相关的操纵装置。

根据施控体在控制过程中,是否引入受控体的输出信号,特别是被控状态和结果的信息,可以将控制系统划分为两大类型:开环控制系统与闭环控制系统。开环控制系统是不具有反馈回路的控制系统,换言之:"如果在一个控制系统中,不把关于被控量的值的信息用在控制过程中构成控制作用,那么这个控制系统就叫做开环系统。"一个最基本的开环控制系统,可见图 3-4。

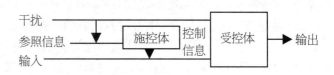

图 3-4 开环控制系统

模式中,施控体用以构成控制作用的参照信息并不包括来自受控体的输出信息。即在受控体的输出与施控体的输入间,不构成闭环回路。这样,施控体不是以反馈信息而是仅按照外来参照信息、内部存储信息或预定控制程序、控制量对受控体进行控制。例如,在掌舵的过程中,假若水面上雾很大,舵手无法直接观察到目标而只能接收环境信息——包括环境中的扰动因素时,舵手对船向的控制就只能根据事先确定的航向,以往的处理经验等,进行实施,这样便构成了开环控制系统。

开环控制系统的优点是结构简单,无须反馈回路,并能在扰动未能影响被控系统之前,便直接相应于环境和扰动的变化而有所变化。其缺点也是显而易见的:它的控制范围和效率都比较差,尤其不能根据受控系统的实际状态进行随时伺服调整。

二、沟通系统的控制

沟通系统的控制问题可分为两大方面:一是沟通系统的自我控制——它主要指沟通系统自身的内部控制;二是沟通系统的社会控制——它主要相涉于沟通系统环境的外部控制。

此外,由于沟通系统在本体上,或在与环境的关系上,都可被视作是组合沟通系统,因此,无论沟通系统的自我控制还是社会控制,都相关于闭环控制和开环控制这两种方式。

不仅如此,在不同的沟通环境、情境和沟通系统中,或在同一沟通系统的不同运作实施中,沟通的实际状态会主要地倾向于某种控制方式,而且,其开环、闭环控制的程度也存在差异。

这样，按沟通控制的主要类别、方式、倾向，可以区分出四种主要的控制形态：自我—闭环控制、自我—开环控制、社会—闭环控制、社会—开环控制。在本节中，我们着重讨论沟通系统的"自我—闭环控制"和"社会—开环控制"两种形态。

1. 沟通作为自我—闭环控制系统　沟通系统的自我—闭环控制，是指沟通系统的施控者（体），主要从受控者（体）的输出中获取反馈消息，并以此构成系统自身的随动性自我调节和控制。不少研究者都倾向于把沟通理解为一种自我—闭环控制系统。

施拉姆（Wilbur Schramn）模式着重描述了人际沟通的闭环控制系统（图 1-4）。

施拉姆模式不同于申农—韦弗模式、奥斯古德模式以及格伯纳模式的根本点，在于它引进了反馈的概念，将反馈过程与沟通者的互动过程联系起来，把沟通理解成为一种互动的、循环往复的过程，而不是一种从一点开始，到某一点终止的直线单向过程。因此，施拉姆模式正是对闭环控制沟通系统的一个形象描述。

在人际沟通中，施拉姆模式尤其具有概括性和适应性。例如，在"A—B 二人沟通"中，A 的输出，如口头语言、身体语言等，对 B 来说，是一种输入。而 B 的输出，即对于 A 的话语、体语的反应，实际上就是一个对于 A 的反馈。如果站在 B 的立场上，A 对 B 的话语、体语反应，也可被视作是对 B 的输出的反馈。从这个意义上讲，沟通过程，就是一个闭环的、不断反馈的过程。

此外，在这样一种闭环系统中，反馈还对沟通系统和过程，构成一种自我调节和控制。例如，二人沟通中 AB 双方的输出，作为对方接收的反馈和控制信息，势必对双方在沟通中的态度、情绪、行为产生影响；而双方要想使沟通维持、发展下去，达到一定的目的，就必须根据相关反馈调节自身的行为和输出。这样，实际沟通中的各方轮流充当着"施控者"与"受控者"，从而使整个沟通系统基本上始终处于闭环控制状态。

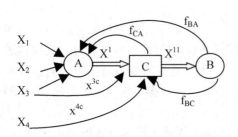

图 3-5　韦斯特利—麦克莱恩大众传播模式

与施拉姆模式不同，韦斯特利（B. H. Westley）和麦克莱恩（M. Maclean）的模式是关于大众传播的模式（图 3-5）。

模式中 $X_1 \sim X_\infty$ 是环境中的事件。A 充当"发布者"。它可以是一切意欲传送关于 X 的信息的组织或人，如新闻发布单位、宣传部门、广告客户或医疗卫生机构等。在传播实施中，A 一方面选择、发送消息（X^1），另一方面也接收来自 C，B 的反馈信息（f_{CA}，f_{BA}）。

B 是"行为系统角色"，即通常所说的受众。它可以是那些需要得到关于 X 的消息的任何个人、集团或社会系统。

C 则是所谓"信道角色"。它具有如下几种功能：

① 选择 B 所需要的消息，尤其是那些并不专为 B 合用的消息。这些消息可来自 A（X^1）；也可直接由 C 自己感受选择，抽象于 X（x^{3c}，x^4）。

② C 将选择得来的消息，转换为某种符号形式（X^{11}），这种形式包含有 C 与 B 所共享的意义。

③ 将这种符号形式以某种信道或媒介传送至 B。

④ 从 B 到 C 接收反馈消息 f_{BC}，并向 A 反馈 f_{CA}。

这样,韦斯特利—麦克莱恩模式描述了一个由多级反馈所构成的大众传播闭环控制系统。在这个系统中,"传播—施控者"的角色相对固定;同时,其闭环的程度也明显弱于一般人际沟通系统。以案例3-1为例,根据韦斯特利—麦克莱恩模式,假设护士长为A,护士为C,刘老师(其妻或其保姆)为B。护士长收集很多的关于营养与膳食的知识信息$X_1 \sim X_\infty$,选择其中适合于刘老师的信息X^1传送给护士;而护士自己也收集了很多的关于营养与膳食的知识信息X(x^{3c},x^4),并根据刘老师的情况选择其中的知识信息X^{11}传送给具体做蔬菜水果羹的人B;护士长A接收来自护士C和行为者B的反馈信息f_{CA},f_{BA},护士C也接收来自行为者B的反馈信息f_{BC},并向护士长反馈信息f_{CA}。这样一来,即便是多级传递信息的过程,也可以减少信息量的丢失或信息失真,控制整个沟通系统沟通的有效性。

综合以上两类模式的分析,我们可以得出如下结论:沟通作为自我—闭环控制系统,其闭环控制的程度与沟通系统的规模成反比。也就是说,随着沟通单位(因子)的增多,沟通结构的复杂化以及开放性的增大,反馈的可能性、层级性、流量以及反馈的控制力和影响等,会相应减少;反馈的方式、性质也会发生变化,即由并时性、直接性反馈趋向于延时性、间接性反馈,由事实性反馈趋向推测性反馈。另一方面,不论反馈的方式如何,强弱如何,沟通系统的自我—闭环控制,须是以反馈的存在为前提。也就是说,一定量的反馈,不仅始终存在于沟通过程中,而且始终对沟通过程发生影响。沟通系统的"自律性"、"平衡和稳态",沟通系统"与环境的交换和适应",都经由反馈控制而得以实现。从这个意义上讲,反馈是使任何沟通系统得以自我控制的基本条件和保证。

2. 负反馈与正反馈 根据反馈对系统的作用,或系统对反馈的"反应",可以把反馈划分为两大类:负反馈与正反馈。

负反馈是"倾向于反抗系统正在进行的动作"的反馈。当经由施控体回授给受控系统的信息,对受控系统的输出产生抑制和否定作用时,这时的反馈就是负反馈。由于在负反馈中,"反馈到控制中心的信息,具有反抗被控制的量偏离控制指标的趋势",因此,在显示偏离、错误或失真,维持系统的平衡和稳态方面,负反馈具有最重要的功能。

正反馈是"倾向于加强系统正在进行的动作"的反馈。当回授信息对受控系统的输出产生强化和肯定作用时,该回授信息就是一种正反馈。正反馈是一种对输出信号——包括偏离、失真信号——的放大和保持。在系统的发生和增强方面,正反馈具有重要的功能。当然,像世界上任何事物一样,正反馈在一定的情形下,也有很大的害处。

无论从理论上,还是实践上,对一个本身比较强大、稳定的系统来说,维持足够的负反馈,比保持一定量的正反馈更重要。因为从根本上讲,负反馈的结果并不是"负"的;而正反馈的结果,倒往往有违初衷而成为"负"的。正是从这种意义上,即系统的自我控制的意义上,维纳说了这样一句话:"一切有目的的行为,都可以看作是需要负反馈的行为。"

值得强调的是,在一个复杂的系统中,如在社会、政治、文化、医疗和护理沟通与交流的巨大系统中,反馈的形式和性质是十分复杂的。有时从这一角度看,反馈的性质是否定性的,但换一种视点,又会认为它的效果是肯定性的。反馈的形式也是这样:多级的、混合的,甚至构成相互制约作用的"网络反馈"方式也十分常见。中国有一种古老的哲学观、世界观,认为世界一切事物都是"相生"、"相克"的。这里,我们不妨把它看作是对世界这个大系统中各种反馈形式、反馈网络及其性质、相互关系的一个极概括的描述。

3. 并时反馈与延时反馈 从反馈的发生和响应时间考虑,在交流中,存在着两种不同的反馈方式：并时反馈与延时反馈。

并时反馈，是一种与沟通行为同时发生的并被沟通者同时接收的反馈。因此，并时反馈就是与沟通过程同步的反馈。一切自我内向沟通和"面对面"的沟通情境，都涉及并时反馈。

人作为最复杂的沟通系统，同时具有最完善的并时反馈功能。在一般人际沟通中，沟通中的各方，都可在互动过程中根据对方的反响，做出及时的调整。在大众沟通与交流中，尽管不存在受众与传播者交替对话的机会，但是，受众对于演讲的反应，仍无时无刻不以各种非语言消息甚至语言消息表现出来。因此，好的大众传播者，通常是对反馈很敏感的；而自负的、飞扬跋扈的演讲者，才会设法过滤掉全部反馈。

在沟通实施中，这种并时反馈可以是正的，也可以是负的。沟通中的负反馈，正如我们谈一般负反馈时已指出的，具有显示"偏离"和"错误"，以"维持"整个沟通系统稳态的功能。当然，这里有一个前提：即沟通者须对负反馈信息做出适当的"反应"和"调整"。此外，这种负反馈的强度，还须限制在一定的程度之内。否则，纵有负反馈，仍不能达到维持沟通系统稳态的效果。

至于沟通中并时性正反馈，也同样有益于沟通的进行。尤其在表演艺术、体育竞赛中，一定强度的正反馈，往往使沟通者信心百倍，发挥最佳的"临场竞技状态"，从而使整个沟通系统因这种适量的正反馈，产生既有利于消息的发送，又有利于消息的接收的"共鸣状态"。但是，这种正反馈的强度一旦过量，也会像过强的负反馈一样，不利于沟通的正常进行。

延时反馈，又称滞后反馈。这是一种滞后于沟通行为或为沟通者延时接收的反馈。一切以大众媒介，如报纸、杂志、图书、广播、电视、电影等为手段的沟通、交流、传播，一般只能接收延时反馈。例如，教材编者只能在其教材完成并经出版发行之后，才能得到来自读者和批评界的反馈消息。这种反馈消息，可以是批评、评论文章，也可以包括一些"非学术性信息"，大至官方的反应，小至"来信更正"之类。为了弥补这种缺陷，一些利用大众传播媒介的人，往往有意无意地采取各种补救措施，以减缩延时，甚至"创造出"部分并时反馈。

这里要强调的是，延时反馈虽然因一个较长的滞后期，而对此时、此地发生的沟通行为影响较少，但是它却对尔后的沟通行为产生极重要的影响。例如，尽管得到的是延时反馈，教材的编者仍可以在再版教材时做出很好的调整。

4. 反馈与通道 所谓通道，是指信号、消息赖以传输的信道和通路。它们可以是物理性的、工程性的，也可以是社会性的、结构性的、组织性的，或者是两者的结合和统一体。

在沟通中，通道状态密切相关着系统的自我控制特别是反馈的实施和效率。面对面沟通之所以具有并时反馈，而大众沟通与交流之所以难以获取这种反馈，原因就在于前者是一种多向的、多通道的沟通，而后者主要是一种单向的、较少通道的沟通与交流。

当教师在教室给学生讲课时，学生在利用声音通道表达反馈信息方面，会受到一定的限制，但是这并不妨碍学生以表情、手势，甚至"噪声"回授有关信息。由于这种面对面沟通是一种双向的或多向的沟通，因此，学生的回授通路是畅通的。

但是，当教师在电视台给"电大"学员讲课时，此时沟通的通道就成了一种单向的通道。作为学生，他们所能利用的反馈渠道，只有书信或电话等。因此，这种媒介的反馈，势必只能是"延时的"。因为反馈的延时性，会在一定程度上影响师生的及时沟通，从而影响教学效果，所以大多数青年学生很难适应这种教学方式。

由此可见，沟通通道，特别是反馈通道的形式、状态，对于反馈的实施和效率极为重要。好的、理想的沟通系统,不仅应该是有利于信息发送的系统,而且也应是便利于信息反馈的系统。对医疗与护理工作来说,创造多向、多通路的反馈渠道,并使这种渠道保持良好的导通状态尤为重要。

第三节　人际沟通系统的信息

一、基本理论

信息论主要指经典信息论,它是关于信息的性质及其测量、传输的理论。其创始人是申农和韦弗。

早在1872年,波尔兹曼就提出了信息与不定量度间可测关系的概念。1918年费希尔以古典统计理论方法,探讨了信息的量度问题。1928年,哈特莱(Hartley)等提出:可以用消息可能数目的对数来测量消息中所含的信息量。但是,所有这些关于信息及其量度问题的思想,当时并未得到深入、系统的阐发,也未引起普遍的注意。

第二次世界大战期间,由于通信技术、电子计算机、控制理论等科学技术的发展,人们开始重视信息研究问题。申农和韦弗的研究重点,就旨在寻求能够更有效地使用通信信道的途径和方法。

1949年,申农和韦弗合作的《通信的数学理论》出版,它被公认为是经典信息论的发端之作。他们在该书中所提出的有关理论、概念和模式,对通信工程乃至人类沟通研究产生了广泛的影响,成为过程学派把沟通视作信息的转换、传输的一个样板。

差不多就在同时,维纳在其《控制论》一书中,也独立地推导出了关于信息量的数学公式。在信息理论的许多方面,维纳的思想与申农等人的观点有着惊人的相似之处。

从20世纪50年代到现在,信息理论得到了很大的发展,相继形成了"技术信息理论"、"语义信息理论"、"信息效用理论"等,后来还出现了形形色色的"信息处理理论"。研究的领域也由以消息为中心的测量、发送、转换、接收等信息传输"外过程"研究,发展到以人为中心的感知、认识、记忆、译解、经验、思维、审美等信息处理"内过程"的研究——即从工程技术领域,延伸、扩展到心理学(信息论心理学)、生理学(信息论生理学)、哲学(信息论哲学)以及美学(信息论美学)等领域。目前,人们把信息科学与生命科学、材料科学并称为世界"三大前沿科学"。

以下从经典信息论及相关理论出发,简述几个最重要的概念和观点。

(一) 信　息

信息是一个众说纷纭的术语,像"沟通"一词一样,人们对"信息"这一术语的理解和定义也是五花八门、众说纷纭。

部分人偏重于关于信息的哲学性思考。有人认为信息是物质或认为信息是物质普遍存在的属性或强调"信息是物质间接存在性的哲学范畴","是物质存在方式和状态的自身显示";有的则把信息看作是观念的,认为它只是人类所特有的一种观念现象;还有的则认为信息是物质与观念的统一体。此外,把信息看作是"独立于物质和精神之外的第三者"的也大有人在,如资产阶级哲学家贡泰尔就明确宣称:"信息是与物质无关,与精神也无关的第三者。"

更多的人,则是着眼于日常生活中的一般表达需要,将信息等同于"消息"、"情报"、"知识"、"通告"、"报道"甚至"广告"等。电视、广播上所谓"经济信息"专栏,大街上挂着的所谓"信息开发中心"招牌,或人们常说的"我现在透露一个重要的信息"云云,都是在"各取所需"的,同时也是不够严密地使用着"信息"一词。

(二) 经典信息论中的"信息"

在申农和韦弗的经典信息论中,"信息"一词有其特定的含义。申农说:"本理论中的信息一词,具有特殊的含义,而绝不能与其普遍的用法相混淆。尤其值得强调的是,信息不能同意义(Meaning)混为一谈。"也就是说,在经典信息论中,信息既不是我们通常所说的"消息"、"讯息"、"信号",也不是哲学意义上的所谓"物质的普遍属性"、"精神产物的外化或内储",更不是语言学意义上的"语义"、"意义"等。

那么到底什么是经典信息论所理解的信息呢?这个问题,可从两方面来回答。

一方面,从信源看,信息是对信源在挑选发送何种消息时的选择自由度即选择可能性的计量。

申农说:"信息是对某人在选择一个消息时所具有的选择自由度的计量。"假如一个人面对这样一种基本情形:"他必须从两个并行的消息中选择出一个",那么就可以这样说:"相关于该情形的信息是一种单位"。注意,说这个或另一个消息载有信息易导致误解(尽管它是方便的)。因为信息的概念与其说适用于具体个别的消息(像意义的概念所做的那样),不如说它是就整个情形而言。也就是说在该情形中,信息意味着某人在选择一个消息时具有一定量的选择自由,只是出于方便,才将信息看作一种标准或数量单位。

另一方面,从信宿看,信息还可理解为信宿对于信源发送何种消息估计状态上的不确定性或不可预见性。也就是说,由于信源在挑选、发送何种消息上,具有一定量的自由度,存在多种可能性,因此,它们便形成对于信宿而言的一定量的不确定性,即信宿不能预先知道信源到底选择发送何种消息。正是在这种意义上,申农、维纳等人的"信息"术语和概念常常与"选择"、"不确定性"乃至"熵"通用互换。同时,信息也成为信宿对信源到底选择发送何种符号或消息的不确定性和无预见性程度的计量。

综上所述,申农、韦弗乃至维纳的信息概念,实际上回避了信息本身的定义问题,而侧重于信息的计量问题。因此,他们的信息概念,都不涉及对于信息自身内容及其性质的规定,而只是对信源挑选、发送何种消息的选择可能性(自由度)、不确定性(不定性)的一种统计性测量。这样,他们的"信息"概念,在很大程度上是"信息量"的概念。

(三) 广义的信息概念及类别

申农、维纳等人这种关于"信息"或"信息量"就是"对某情形或状态中可能性或不确定性的计量"的观点,现在一般被认为是"狭义的信息概念"。这种狭义的信息概念,把消息视作信息的载体、符号或符码,而信息则是包含于消息之中的一种抽象物。与此相对而言的,是所谓"广义的信息概念"。前面所谈到过的人们关于信息的各种理解和定义,都属于广义的信息概念。从广义的信息概念出发,可以把信息的形态大致划分为两大类:"物质信息"与"观念信息"。前者指一般物质的属性,一般物质之间相互联系的形式;后者是物质载体和语义、观念构成的统一体,是人类特有的相互联系交流的形式。我们在日常生活中,之所以将"消息"、"报道"、"知识"等同于"信息",就是因为前者都是观念信息存在的各种形式。

还有人把信息划分为"三态",即"自在信息"、"自为信息"和"再生信息"。自在信息是"物质客观间接存在性";自为信息和再生信息同属于精神范畴,其本质是"物质主观间接存在性"。所不同处在于前者是人对于信息的主体直观把握,它可细分为信息的直观辨识和信息的记忆储存两个方面;后者,即再生信息,是人对于信息的主体创造,它包括拟像信息、符号信息两大方面。在整体的社会系统中,这"三态信息的统一就是社会信息"。

此外,还有人把信息归纳为:"直接信息/间接信息"、"内储信息/外化信息"、"动态信息/静态信息"、"有记录信息/无记录信息"、"语言信息/非语言信息"、"有害信息/无害信息"等。

总之,出于不同的视角、层次、分类标准,对于广义的信息还可以做各种不同的界定和划分,这里就不再一一介绍了。

二、沟通中的熵与冗余

(一)熵与沟通

1. 熵的概念 信息论中的"熵"与热力学中的同名术语和概念相关。1850年,德国物理学家、现代热力学奠基人克劳修斯提出了"熵"的概念,并以前人的研究为基础,正确阐述了热力学上两个重要的定律:热力学第一定律和第二定律。

热力学的第一定律论述系统的一种特性——能量的存在。它把能量定义为物质的一种属性,并隐含了"能量守恒"的思想:"宇宙中的物质与能量是守恒的,既不能被创造也不能被消灭。它们只有形式的变化,而没有本质的变化。"

热力学的第二定律,研究热作为不同于功的另一种能量传递方式的本性,其最有影响的表述之一是"熵"。"熵"作为物质系统的热力学态函数,是对不能再被转化做功的能量总和的计量。因此,热力学第二定律也被有人称之为"熵定律"。

如果说,热力学第一定律指出了一个令人乐观的事实:物质和能量是守恒的、不灭的,总是从一种形式转变到另一种形式,那么,热力学第二定律即熵定律则描述了一个非常可悲的前景:"能量纵然不灭,但却有'有功'和'无功'之别。而且,能量从'有功'到'无功'状态,即从'可利用'到'不可利用','有效'到'无效'状态的转化,是一个不可逆的过程。"

例如,当我们用完一支粉笔之后,这些粉笔所包含的能量尽管未消灭,却无可挽回地再也不能被利用了。这种被消耗的物质和有功能量愈多,那么宇宙间总的无功能量便积累得愈多。所以 R. 克劳修斯在总结热力学第二定律时说:"世界的熵(即无效能量的总和)总是趋向最大量的。"

科学家们把有效能量全部转换为无效能量的状态,称之为"热寂";把有效物质全部"用尽"后的境况,称之为"物质混乱"。两者导致的都是熵,都是物质与能量的耗散。从这个意义上讲,"熵"的本质,也可以说是"混乱和无序",也正是从"混乱、无序和不定性"这个意义上,经典信息论引进了熵的术语。

如前所述,"在物理科学中,熵是对某情形、状态混乱无序程度的计量"。而经典信息论中的信息,也是对某情形、状态不确定性和无序程度的计量。因此,在经典信息论中,熵与信息的概念和表述都是可以互换的。事实上,申农等人对于信息(量)的表述,就是一个"熵一样的表述"。

值得指出的是,申农和维纳都把信息看作是与熵等同的东西,但是,其理解却有"正、负"之别。在申农那里,熵是对信源状态不确定性的计量,因此,它是"正"的。维纳那里,信息则被理解为"负熵",即,他先把信宿对信源发送何种消息上的预见、估计上的不定性,视为信宿对信源"认识"或"知识"上的熵;然后,把信源发出消息,而导致信宿"知识"状态中不确定性或混乱度的减少,视为信宿一端熵值的减少。这样,他便把这种能使信宿一端在估计、知晓状态上,由混乱不定,转向有序和确定的信息,称之为"负熵"。例如,在案例3-1中,关于蔬菜水果羹制作的方法这一信息,以"第一步、第二步、第三步、第四步……"或其他方式,使信息的"编码"更有序些,其正熵就小些,负熵就大些。

其实,申农也好,维纳也好,他们的基本立场和观点是一致的:他们都把熵看作沟通整体状态中的某种不确定性和无序性。

2. 熵与概率及信息量　　无论在理论上还是在实践上,熵的大小,密切相关着概率问题,进而影响着沟通文本(消息)的信息量及沟通效果。

所谓概率,通俗地讲,就是可能性或不定性的程度。一般来说,一个事件或消息发生的概率愈小,即可能性愈小,其熵值便愈大,反之亦然。又由于熵是对于沟通符号或文本发生的可能性乃至整个沟通状态中不确定性的描述,因此,我们可以"直观地"这样说:某消息或状态中所包含的不确定性愈大,那么它所含有的信息量就愈大,反之亦然。

一种语言消息文本,也可有熵值的高低之分。一般来说,一些完全使我们不易预见的消息或是那些违背"情理"、"逻辑"和"习俗"、"惯例"的语言组合和文本,往往具有较高的熵值。因为"情理"、"逻辑"、"习俗"、"惯例"作为一种思维模式和参照系统,本身制约、规定着我们对语言组合或文本构成的预见和估计,而对这种思维模式和参照系统的"违背"、"破坏",势必造成我们在预见和估计时的"混乱"。

例如,在案例3-1中关于蔬菜水果羹的吃法,就不符合一般人的饮食习惯。相对而言,其信息或状态中所包含的不确定性比较大,其熵值便较大,那么它所含有的信息量就较大。

3. 熵与选择性注意　　熵在沟通中不仅与消息的信息量有关,而且与消息的接收和读解有关。一个具有合适熵值的消息,往往能引起人们对消息本身的选择性注意。

在人际沟通、公众交流和大众传播中,一个好的演说者,一个好的文章家,一个好的教师,常在消息的熵值上做文章,即以高熵值的消息,造成"耸人视听"的效果,以唤起人们的兴趣,强化人们的注意力。例如,在课堂教学中,教师用某患者因青霉素过敏而至死亡的真实例子,作为"速发型免疫反应"相关教学内容的开场白,以相对学生而言是高熵值的语言及图片,克服同类教学中的"噪音",就能抓住学生选择性注意力,完成其沟通功能。

4. 熵与接收效果　　高熵值消息在传播中不仅产生了一定的心理学效应,强化所传信息的渗透力、迫人感,而且还使接收者在对消息文本的读解中,产生一些戏剧性的,甚至是幽默愉悦的效应。

中国民间,流传着一个"唐伯虎祝寿"的故事。说是几个有钱的儿子——都是财主、乡绅——给80岁的母亲隆重做寿。登门祝寿者济济一堂,都以礼品、寿联、寿诗贺之。当然,绝大多数的寿联、寿诗不外乎"福如东海长流水,寿比南山不老松"之类的俗套子,没有什么新意,因此,也都是低熵值,甚至无熵值消息。正当大家闹哄哄,祝贺歌颂的时候,唐伯虎跨入中堂,掏出一副"寿图",面对满脸喜色的老太太大声诵读:"八旬老娘不是人……"一语既出,四座皆惊,主人、宾客皆都愣住了,老太太脸上也现出怒色。但是,就在众人由惊转怒时,唐伯虎接着念道:"九天玄女下凡尘!"该句一出,众人马上由怒转喜。但未等众人定下心来,唐又高诵道:"养的儿子都是贼……"于是,老太太以及身边的四个儿子,又都悻然变色。唐伯虎停顿一下,又不慌不忙地念完了最后一联:"偷得蟠桃献母亲!"结果当然是皆大欢喜。

总而言之,一个好的沟通者,无论在日常生活的沟通中,还是在大众媒介、学术研究、文学艺术这些高层次沟通中,应善于把握利用消息中的熵值信息及其功能,使自己的沟通行为和文本既能产生、载荷一定强度的信息量,又新颖、独特,具有尽可能好的沟通效果。

当然,在沟通中,并非熵值越高越好。实践证明,信源和消息的熵太高,也会产生沟通障碍,甚至使传播、接收和读解无法进行。关于这一问题,涉及冗余概念及其沟通功能。

(二) 冗余及其功用

1. 冗余的基本概念 冗余是与熵密切相关的一个概念。如前所述,在经典信息论中,信源被看作是一个能发出多种符号的消息源,即一组符号的集合。当每个符号出现的概率相同时,该信源的平均信息量才是最大的。当每个符号出现的概率不同时,该信源的平均信息量总是低于其最大熵。而且,这通常是许多信源的实际情形,所以它被称为信源的"实际熵"。"一个信源的实际熵与其最大熵之比,被称为该信源的相对熵。"相对熵实际上以信源最大熵为参照量,反映着符号传送、负载信息的效率,其值介于0与1之间,而"1减去相对熵,就是信源的冗余"。

换言之,一个信源的最大熵减去实际熵,再比上其最大熵,即为该信源的冗余。

一个信源的实际熵愈大,其冗余的值愈小;实际熵愈小,则冗余的值愈大。由于实际熵是对该信源不确定性、无序性、无预见性的计量,因此,我们可以这样说:冗余正好与之相反,它是对该信源或消息符码确定性、有序性和可预见程度的计量,而且,它的值与信源的实际熵成反比例关系,即某信源或消息中的不确定性、无序性和无预见性愈高,其冗余度就愈低,反之亦然。

例如,有这样4组字符:

① ASBHYXGFDLNR……
② AC,BY,CF,DL,EW,FH…
③ AB,AC,AD,AE,AF,AG…
④ ABB,ACC,ADD,AEE,AFF,AGG…

在这4组字符中,由于第1组字符的排列处于高度的无序和混乱状态,因此其冗余度最低,而熵值最高。第2组字符中,由于它每一节字符的第一个字母,都是前一个字母的顺延,这样便具有了一定程度的组织性、有序性,而使第2组字符较之于第1组字符具有更多的冗余度和更低的熵值。同样的道理,第3组、第4组的熵值愈低而冗余度愈高。

又由于信源或消息的实际熵,等于该信源或消息的实际平均信息量,所以,可以推出这样一个"定律":信源或消息(符号)的信息量,与其实际熵成正比,与其冗余度成反比。

值得强调的是,不要认为"冗余"意味着低信息量,就轻视它在信息传输中的作用。事实上,冗余在沟通中并不像它的字面含义那样纯属"多余"。从理论上讲,沟通可以在没有冗余的情况下发生,但在实践中,这基本上是不大可能的。消息中有一定程度的冗余,或者说,具有一定冗余度的消息(后简称冗余消息),对于实际的沟通是十分重要的。它可以作为一种技术性手段,辅助沟通的进行——这是冗余(消息)的技术性功用。同时,它本身亦具有一定的社会作用和价值——这是冗余(消息)的社会性功用。

  2. 冗余与编码及解码 在技术性方面,冗余的第一个功用,在于它有助于提高编码的精确度,并能为我们识别编码错误或在解码时排除障碍,提供一种尺度。

  在上面谈到的那4组字符中,很明显,当第1组,即低冗余度的符码,在被编制或发送、接收中出现某种错误时,是很难被识别、排除的——因为它无组织性、有序性可言,每一个在编码、解码时被用错的字母,都可被当作是所欲选择、传输的符码。例如,"ASBH"后,应该是"Y",但当编码时漏掉这个"Y",或误以"W"代之时,是很难察觉其错误的——因为无组织规则和标准可寻。第2组字母较第1组具有较多一点冗余度,但该组符码中的每第二位字母,仍具有一定的无序性。与此相比,第3组字母,在编码和解码时就可达到基本有序状态。但是,当以每组符码表示一个确定的语义单位,而将其自由组合使用时,如以"AB"代表"我","AC"代表"要","AD"代表"来","AE"、"AF"分别代表"买"、"卖","AG"代表"房子"时,那么在"AB,AC,AD,AE,AG"这组符码中,"AE"与"AF"中的第二个字母的错换,甚至在"E"大写时写成"F"都将使整个消息文本及意义完全不同。那么,以第4组符码所组成的同样的消息文本,就可在很大程度上避免这种编码、解码时的错误。因为在"ABB,ACC,ADD,AEE,AGG"中,将两个"E"都写错的"我要来买房"概率毕竟小得多。这种以"AEE"取代"AE"的情形,颇类似于汉语中以"购买"取代"买",它们都是以加大符码冗余度的办法,来使编码更精确或使解码时更易排除错误。

  我们总是依照"可能性"的逻辑,来读解所接收的消息,核定其准确度。而且,这什么是"可能",什么是"不可能",也是被我们的文化背景,被我们关于编码的经验以及对消息的种类和内容的了解所决定的。而文化背景以及次文化背景,以及关于用法和惯例的经验,决定了在解码时,对于各种"可能性"的思考。因此,无论在语言、文学或其他类型的沟通中,除消息本身之外,文化知识和惯例等,也都是一种主要冗余源,它们有助于编码,并能减少解码时的错误。

  3. 冗余与噪声 从技术角度看,冗余也有助于克服沟通中的噪声。例如,我们在使用一个有毛病的电话机,或对一个听觉通道有障碍的人讲话时,电话系统的杂音或对方交流者的"耳闭"、"耳鸣"等,就成为交流中的"噪音"、"干扰"。为了克服这种干扰,我们只得重复我们的话语或采用其他可以增加消息的冗余度的方法;如"木子李"、"耳东陈"、"圈吉周"等,在上面这些"自报姓氏"例子中,同音字、词也成为一种"噪声",它"干扰"对方正确接收。

  4. 冗余与消息、环境和受众 冗余与消息的性质、环境和受众的状态,也都密切相关。首先,可以看到,提高冗余度,有助于传递高熵值消息。一种完全出乎意料之外的或与期望相反的消息通常将需要以不同的方式多重复几遍或需要某种特别的准备。

  国家在公布某个极为重大的,特别是"突发性"、"爆炸性"新闻时,常常以事先"预告"、"透露",先内部,后外部,或逐层逐级披露的方式,来提高该消息的冗余度,减缓其社会的、政治的"震动力"或"反作用力"。临床医学中,面对一位刚刚诊断为晚期癌症的患者,一般不是一次性、直接告诉患者诊断结果。而是先告诉患者家属,如"我有个不好的消息,你听了要冷静一点,想开一点……"等,再依据患者家属的要求和患者的心理承受能力,分次告诉其全部确切的诊断结果。

  其次,冗余还可以帮助解决那些与环境和受众状态相关连的问题。在人多嘈杂的场合,在人们没有预想到的情况下,有人要演讲或宣布某事,通常采用一些与之相关的"套语",如:"大家注意了,我现在……"这些套语,实际上是高冗余度,低信息量的,其功能无非是克服环境噪声,引起大家注意。

此外,注意消息自身的冗余度,以适应不同的沟通情境和受众对象,将有助于"有的放矢",提高沟通效率。

对一个演讲者来说,要使人数众多、水平参差不齐的受众都能理解他演讲的内容,就需要准备一个高冗余度消息(讲稿),即以大量直观问题、甚至重复的例子,来从不同层次、视角反复阐述几个较有限的观点。反之,当他面对人数较少、水平较一致、专业性较强的受众时,就需要提高消息的熵值,即减少一定的冗余量,以满足这类专业受众的要求。因此,同样是讲授某一门课程,教师为全校学生所开的"通选课",与他为本专业学生开的"专业课",在所需要的消息冗余度上,是应有所区别的。一般情况下,前一类"通选课"的讲授应该比后一类"专业课"的讲授需要更高的冗余量。

5. 冗余与"创新" 至于现代教学活动,则在相反的方面,即提高熵值上做文章,它们力求突破旧的思维模式、观念、形式乃至手法,以高熵值的信息输出,表现反传统的姿态。他们所下工夫的地方,也是在冗余信息"起作用"的地方,例如,以器官为中心的教学、以病例为中心的教学、以问题为中心的教学等就是打乱原有的叙述顺序、情节的因果关系、时空关系,甚至打破语言自身的有序性,使教学内容中的情节、形象、形式乃至语言,呈现出低冗余度、高熵值——即混乱无序状态。

6. 冗余与熵的相对性 当我们将熵和冗余问题与教育、教学联系起来考虑时,我们必须记住,我们不是处理什么一成不变的东西。有位哲人曾说过这样一句话:"本世纪的一个傻瓜也会比上一个世纪的天才更聪明。"这句话反映了这样一个真理,即许多在过去曾经是高熵值的消息,例如,那些当时是在研究院或最高学术会议上讨论的东西,在今天只不过成了常识,变成一种高冗余度的消息。

总之,对教师、教育者而言,总是离不开两种选择:为了使自己的教育教学内容为社会和听众所接受,即顾虑到沟通效果,就必须将适度的冗余引入其教育教学消息,无论是内容的,还是形式的。另一方面,为了使自己的教育教学同时又能有所突破,而不总是"老生常谈",又必须在内容和形式上,尽量提供一些新颖的东西,即更多一点的熵值信息。

那么,对于一种信源和消息来说,熵与冗余最佳组合比例是多少呢?在不同的沟通形式、沟通媒介中,这种比例是否也要加以调整呢?这些问题,正是信息论美学所研究的"最优组合"问题。

三、信息的认知与再生

(一)沟通者对信息的认知过程

沟通者对信息的认识是一个复杂的过程,它不仅有结构,而且还表现为活动和功能,表现为运动着的持续不断的发展过程,是客观实在的事物在沟通者头脑中的反应。

1. 认知与信息传播

(1)人脑对信息的加工 人脑内部存贮有复杂的信息,并且在长期的认识实践中形成了一定的认知图像或心理结构。因此,外部信息经感觉进入人脑后,所进行的就不只是这些信息在人脑器官中的简单传递过程,而是这些信息与人脑内部的原有信息相互影响,人脑中的认知图像与心理结构对信息进行一定处理加工的过程。

认知心理学认为,人是一个信息加工系统,人的认知可以对感觉输入进行变换、简约、加工、存贮、提取和使用,而每一过程都是由人的一定认知单元或认知形式对输入信息进行特定的操作。信息在个人内部传播时,它必须借助于感觉器官和神经系统的一系列运动,因而表现为一个复杂的生理过程。同时信息的传播也是一个心理过程,是人们的不同心理因素导致了对同一刺激的不同反应。

信息加工理论往往用模型来表示人类心理过程和结构的主要方面。模型主要有四个成分,即感知系统、记忆系统、控制系统和反应系统。各系统间相互联系,配套工作。感知系统接受环境输入后,进行变换和整合,首先抽取外界刺激的基本特征,然后经过组合、编码的物理刺激进入记忆系统,与记忆系统中的信息和模式进行比较和匹配;控制系统决定系统的操作过程;反应系统则控制系统的全部输出,包括运动动作、语言和表情等。认知心理学家对这四个分系统也分别进行了深入的研究,提出了各分系统的模型。

(2) 情绪、情感与认知　情绪和情感与有机体的生理唤醒状态是密切联系着的,但是情绪和情感的产生绝不是单纯由生理唤醒状态决定的,而是人对客观现实是否符合人的需要的态度的反映。美国心理学家沙切尔和辛格通过实验证明:尽管人的情绪的产生与生理的唤醒状态紧密联系在一起,并且也受外界环境的极大影响,但是人的认知过程是影响情绪的主要原因,它可以对情绪进行控制调节。

美国心理学家林德西和诺尔曼通过研究,将情绪、情感同认知过程的关系用情绪唤醒的模型来表示,见图3-6。

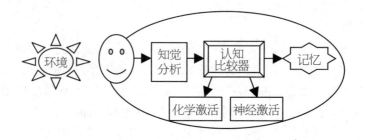

图3-6　情绪唤醒模型

该模型包括对环境情景的输入信息的知觉分析,长期生活经验中建立的对外部印象的内部模式(即期望、需要或意向的整个认知);现实情景的知觉分析与过去经验的认知;它们之间进行比较的认知比较器,以及其附带着的庞大的神经激活和化学激活机构。在某种情况下认知比较器会发出信息,动员一系列神经过程,释放适当化学物质,改变脑的神经激活状态,以适应当前情景的需要,这时情绪就被唤醒。

林德西和诺尔曼的研究强调情绪和情感发生是在认知基础上产生的,是受认知的"折射"而出现的,它比单纯的认识活动更为生动、深刻,并触动整个有机体。

2. 认知过程

(1) 信息研究程序　在讨论认知过程以前,有必要说明信息研究的程序。在信息研究过程中,为了使研究工作顺利进行,必须有组织有计划地安排其工作进程,以期取得应有的成效。信息研究的程序一般包括以下基本步骤。

第一步:确定研究目的,制定研究计划。在信息研究过程中,首先必须确定研究目的,制定研究计划。确定研究目的,就是从实际需要出发,确定研究要解决的问题。研究计划是根据研究目的而制定的研究方案,包括研究的内容、研究所需要的数据、准备选用的预测方法、研究的进程和完成时间、组织实施等。只有目的明确,并且科学地安排研究内容、方法和工作进程,才能为信息研究提供一个好的条件。

第二步:资料的收集和整理。在信息研究中,准确的调查统计资料是研究的基础。进行信息研究需要掌握大量的数据,掌握与研究目的、内容有关的各种资料。

准确的资料是提高信息研究准确性的前提条件之一。为了保证资料的可靠性,应对信息资料的准确度进行比较评价,可以从下面两个角度进行。

第一种角度包括下面三种方法:一是从多种信息源中获得同一性质的情报进行比较;二是定期地、系统地收集信息,调查过去同种信息是否出现并与新获取的信息进行比较评价;三是从广泛的信息源中收集、分析同种信息和相关信息与切题的信息进行比较评价。

第二种角度是从信息所含的8个要素出发,评价信息的准确度。任何信息都包含8个要素:内容、原因、时间、地点、人、方法、状况、途径,对信息进行比较评价时,要把信息分解成上述三个方面,其步骤大致是:首先,把各个信息分解成8个要素,按要素分成不同的组;其次,分析各组中有无共同点,把具有共同点的信息抽出来,只用被抽出来的、具有共同点的信息要素构成信息形态;最后,把组成信息形态的要素分别同原信息报道进行比较,根据比较结果,对于被认为最有共同点的原情报做进一步调查检验,分析它与其他信息的相关程度。

第三步:选择研究方法和建立研究模型进行检验,并进行分析和预测。

19世纪末,循证医学的产生为医学资料的收集和整理提供了更为科学的方法和手段。我们可以通过Cochrane协作网,进行最佳证据检索,从而为医疗和护理工作中的内容沟通提供更为科学和准确的依据。

(2) 认知过程　认知论是以人的认识本身为研究对象,以认识过程为其理论建立的模式。要构成认知过程,就必须以认知的主体和认知的对象同时存在为前提。根据情报研究的一般程序,认知过程可以分为信息的输入、存贮、加工和输出四个阶段。

① 信息输入阶段。信息输入的惟一通道是通过人的感官。信息输入人脑可分为主动输入和被动输入两种方式。

主动输入是指在信息输入过程中,人脑具有主动性。它首先利用模式辨认和注意从众多的输入信息中挑选出有用的信息。人脑首先调用记忆系统中存贮的经验记录,将这些记录激活,使之处于工作状态。然后,当感官对各种信息进行扫描时,与记忆中记录吻合的信息就会突显出来,并通过感官进入人脑,其他不吻合的信息一般不会受到注意。可见主动输入既是一个信息传递过程,又是一个信息处理过程。

被动输入比主动输入简单,即外界的刺激被人的感官感知,通过神经系统传递到人的大脑。这种情况下,人脑接受信息是被动的,往往处于毫无准备状态中。事先既不知道会有这样一个信息发生,也没有选择接收或不接收的权利,信息是意外地或突然强制性地进入大脑的。

② 信息存贮阶段。认知过程的信息存贮是通过人脑的记忆来完成的。人脑中的记忆系统可以说是一个内容丰富的数据库,人脑中的信息加工都是在记忆系统的基础上完成的。从

感觉到思维的认知过程不是一下子就能够完成的,必须经历一个量的积累过程。高一级的认知必须建立在低一级认知所识辨或产生的信息积累上,思维的连续和深化也要依赖于长期的经验与信息的积累。因此人脑中的信息存贮成为人的认知与思维迈向更高一级的台阶。

从信息来源来看,记忆所存贮的信息,一部分是被识辨的信息,即世间一切可被感知的事物在人们头脑中的反映;另一部分来源于思维所产生的再生信息,即思维将自己的某些过程与结论存贮起来,以便回忆,作为思维进一步连续性深化的基础。所有存贮的信息,都是以数据和程序两种形式表现出来的。

存贮是经验的保持,但这种保持并不是一成不变地在头脑中保留着,保持在记忆中的经验在质和量上都会发生变化。

经验在记忆中发生的质的变化是多种多样的。例如,根据回忆画出的图形和再认时误认的图形,与识记的图形相比较,有很大的差异。一般来讲时间越长,变化越大。产生变化的原因,一是记忆中的映象受新的经验的影响,又形成了新的联系,使记忆中的经验的某些部分占了优势;二是由于在记忆中发生了演化,使记忆的内容概括、简略或与其他旧经验相混淆;三是由于不同的人对材料的不同方面产生的兴趣与激起的情绪不同,因而在人脑中留下痕迹的深度也不一样。

经验在记忆中发生量的变化主要是遗忘。遗忘是指人脑中存贮信息的消失。一般长时记忆中的信息不容易遗忘。工作记忆中的信息在处理完毕后,若重复率不高,大多没有多久就会被遗忘,只有很小一部分会经过信息再加工,进入到长时记忆。遗忘有两种类型:一种是永久性的遗忘,即对某一信息彻头彻尾地剔除;一种是暂时的遗忘,即对信息外在表像的遗忘,而信息实质的成分又经过了高度的抽象、转换,进入潜意识,这样人以为自己遗忘了,其实这条信息仍在人的潜意识里发挥作用。心理学的研究表明,遗忘过程是有规律的,并且受到许多条件的制约。

③ 信息加工阶段。信息的加工系统一般有三个重要的组成部分:记忆系统、能执行特定操作的加工器和信息的输入—输出装置。如果外部的信息传入大脑后,只是被原封不动地存贮和输出,还不能构成人的认知。认知应是信息的加工,对于人脑来说信息加工就是思维。

当人的认知系统接收到一条信息后,不会只是单纯地转录和输出,而是会调动记忆系统中的相关信息,结合一定的认知模式以及不同心理结构,对该信息进行综合分析、转换、抽象以及重新组合,创造出新的信息。因此思维是一个通过对感知记忆的信息进行加工改造,并在此基础上创造出新的信息的过程。

人的思维,不仅能够产生再生信息,而且能够把初级形象的再生信息上升到高级抽象的再生信息,并能借助对各种再生信息进行的逻辑推演进一步得出更高一级的再生信息。因此,人的思维具有无限性,可以触及人的感官根本无从感受到的宏观世界及微观世界的众多领域。

④ 信息输出阶段。信息的输出,首先要从记忆系统众多的信息中选择出有用的信息,这个选择的过程实质上是一个信息处理过程。有关当前环境的信息经过感官进入人脑,与记忆系统中的信息相对照,人脑经过选择和判断,当前环境所需要的信息就会从记忆系统中显示出来、其他的信息就会被抑制。最后被选择出来的信息还要经过综合、转换,变为符号、动作、表情等,传输到人体的相应器官,并向外界输出。

人脑输出信息都具有目的性和针对性,并不是盲目的,人脑信息的输出是人具有能动性的重要体现,图3-7说明了认知过程四个阶段的关系。

（二）认知与大脑

我们知道，认知过程就是信息处理过程。人的认知装置是大脑，大脑本身必须是一个信息体，才能与外部世界的信息处理过程同步。

1. 大脑神经系统的信息处理　大脑内部信息流的传输是通过由神经元网络组成的复杂线路完成的，信息是在特殊化的接触点即轴突上由一个细胞传递到另外一个细胞。神经元的树突和细胞体接受输入信号，经过联络与整合后，由神经元的轴突传输细胞体发出的传出信息到轴突末梢，轴突末梢再把信号分发给下一组新的神经

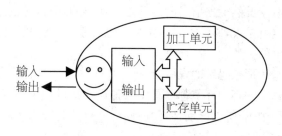

图 3-7　认知过程四个阶段

元。通常一个神经元接受从另外几百甚至几千个神经元传来的信息，同时又把信息传输给另外几百或几千个神经元。但是整个神经系统的信息传递并不是杂乱无章的，而是沿着一个结构复杂的线路运行。外界信息经过这些神经线路传递，首先到达丘脑，再传到大脑皮层各个专门区域进行分析，然后传到联合区进行全面综合，形成整体印象和判断，并通过神经通道发出指令信息，引起肌肉收缩，控制人的行动。可见，在人的整个认知过程中，大脑灵敏的信息传输系统成为认知的前提与物质保障。

2. 认知的信息基础　物质的世界到处充满着信息。人的大脑无时不在感觉着外界的刺激。由于大脑内具有作为数据的消息和作为程序的消息，因此，要去理解任何信息，就必须先有一种信息告诉你如何去理解它。

人脑中存在着固有信息，这是在人类世代的演变、进化中，逐渐沉淀于人体内的，是人类用以生存、战胜大自然的工具，并且代代相传下来。虽然固有信息只是人脑中存贮信息的极小一部分，但意义却非同小可。固有信息是人类生存的基础，并且通过复杂的组织与转换，可以成为人们思维模式的基础。

仅依靠作为认知基础的大自然赋予人类的物质的大脑和大脑中存在的固有信息，是远远不够的，还必须具有人脑中的认知模式。作为物质的大脑，在人的一生中为认知提供了所必需的物质环境，而人脑在先天认知模式的指导下可以不断接收新信息，逐渐扩充人脑中固有信息的内容；同时认知模式在这些新信息的基础上不断扩充，二者相辅相成，互相促进，是一个不断累加的过程。

（三）再生信息

思维是人类独有的能力，其本质在于信息的主观创造。但是思维的任何创造都必须以信息为其加工改造的原料，并且必须有自己的承担者。我们把思维创造出的新的信息看成是一种信息加工后的主观再生现象，称为再生信息。

1. 概象信息　人的思维从低级到高级，从具体到抽象，大致可分为形象思维、抽象思维和潜在思维。其中，形象思维是通过对感性记忆中的表象信息进行加工改造，并创造出新的形象，这个过程也就是想象的过程。形象思维是人类创造性思维的第一阶段，是思维过程中产生的第一种再生信息，称为概象信息。

概象信息和记忆信息不同，不是对过去感知映象的简单再现，而是将记忆信息经过加工、重新组合，创造"新信息"的形象。形象思维是一种特殊形式的思维，带有生动形象和间接概括认识事物的特点，它是人们在认识过程中对表象进行取舍和重构，以具体直观方式反映客观事物基本特征为主要任务的一种思维方法。概象信息是人脑通过内部机能的相互作用的一种创造。虽然概象信息的内容是超现实的，但这种创造是人脑对感知贮存的信息要素的重新组合。也就是说，感性材料是概象信息的基础，概象信息是在感性材料所形成的感性经验的基础上产生的。

形象思维的发展，首先经历了一个用具体表象信息进行思维的阶段。在这一思维阶段中，思维的各个环节都以具体的曾经感知过的个体事物的表象的形式再现出来。在这样的思维过程中，思维的能动性、创造性程度自然是极为有限的，而实践活动应是推动形象思维的原因和动力。

追根求源，形象思维应是人类在劳动过程中发生和发展起来的。人们为了满足生活需要，就必须改造周围的环境。在改造世界的劳动中，人们劳动之前，在头脑中设想出劳动的结果。马克思曾经在谈到人的劳动过程的特点时指出，蜘蛛的操作和织工的操作类似；在蜂房的建筑上，蜜蜂的本事使许多以建筑师为业的人惭愧。但是，即使最拙劣的建筑师和最巧妙的蜜蜂相比也显得是优越的，也许就是因为这个事实：建筑师在以蜂蜡构成蜂房以前，已经在他的头脑中把它构成。劳动过程结束时得到的结果，已经在劳动过程开始时，存在于劳动者的观念中，所以已经客观地存在着。马克思通过蜂房的建筑说明，蜂房的表象从劳动过程一开始就存在于建筑师的头脑中。可见，世界上没有原因和现实基础的形象思维是不存在的，都应是社会实践推动的结果。

现代脑科学研究成果表明，人脑的左半球主管抽象思维，右半球主管形象思维，两者互相配合，相辅相成，共同完成人类的思维活动。在科学认识中，抽象思维的发展常常需要形象思维的参与和支持，形象思维在科学研究上的作用越来越重要。例如，思想实验是在人脑中进行的一种具有实验性质的思维过程。交叉应用形象思维和抽象思维来开展实验，最后通过抽象思维来整理和验证实验结果，就可以揭示出客观现象和过程之间的逻辑联系，并由此得出科学的结论。

2. 符号信息及其逻辑推演

（1）**符号信息及抽象思维** 抽象思维是人类智力和神经系统发展到高级阶段的产物，它是基于人类特有的语言性感觉和综合中枢活动之上的一种对符号信息进行逻辑推演、加工改造的高级分析综合的过程。

抽象的规定则是主要借助思维的分析活动，把整体分解成各个部分，从中舍弃那些偶然的、非本质的东西，抽出那些必然的、本质的东西，对具体事物各方面的本质属性加以规定。这些抽象的规定反映了客观事物的各个部分的本质和规律。因此，在进行抽象思维过程时，应对研究对象的部分和方面进行取舍，深入事物的内部，运用概念、判断、推理等方式，透过现象揭示事物的本质和规律。正如爱因斯坦曾经说过："科学家的目的是要得到关于自然界的一个逻辑上前后一贯的摹写。"逻辑之对于他，"有如比例和透视规律对于画家一样。"可见抽象思维在科学研究中的作用。

抽象思维是揭示表象或概象的特定符号的活动，而这些特定符号称之为符号信息。只在人们企图用明确的方式交流信息的时候，符号信息才有可能产生。符号信息的产生和语言的产生是相互联系的。首先,语言代表事物成为进行思维活动的刺激物,是抽象的逻辑思维的最合适的工具,可以使人摆脱事物的形象,而运用符号信息所表示的概念来进行思维。其次,思维是靠语言、符号信息来表现的,用语言表达思想是其他方式所无法比拟的。而语言、符号信息是靠思维不断充实的。语言虽然以声音或文字书写形式存在着,但它要完成其交际功能,就必须有一定意义,而符号信息、语言的意义正是概括的思想或概念。

符号信息在原始初态中只是一种偶然的、个别的东西,不能形成思维。只有当符号信息在量上达到一定程度,在质上显示出它们之间的多方面关系时,人们才有可能产生抽象思维。因此,符号信息是抽象思维的必要前提,当符号信息在思维过程的终端被抽象、概括出来,大量地参与思维过程本身的时候,思维才真正进入了它自身抽象化、形式化的过程。

(2) 抽象思维的逻辑推演　抽象思维是人类独具的思维形式,对符号信息进行逻辑推演的基本形式是判断和推理。

判断是通过对符号信息之间所含内容的内在关系的具体了解,进一步认识符号信息的过程。它可以使符号信息在展开的过程中获得更为明晰、具体的规定,还可以在不同符号信息之间指示它们所代表的感性信息之间的必然的、内在的联系。任何判断都表达着人们对客观现实的认识,不仅人们的认识过程本身要以判断的形式表现出来,而且认识过程的结果也要以判断的形式来表达。

判断是对客观事物有所断定的思想,而思想总是要用语言来表达的,判断的语言形式是语句。判断通常由主词、宾词、联系词三部分组成,通过主词和宾词的联系与区别来表现感性信息之间的内在联系以及客观世界中的同一与差异、个别与一般、现象与本质等关系。

推理是一个创造认识的过程,它是符号信息和判断的统一。推理法是在掌握一定的事实、数据和事物相关性的基础上,通过某种特定的相关关系顺次地、逐步地推论,最终获得对符号信息的未知方面的规定。

推理过程是由前提、结论和推理形式三大部分构成的。推理中所根据的已知判断叫做前提,它是推理的出发点,从前提推出的新判断又叫结论,它是推理所要达到的目的。前提和结论之间的逻辑关系则为推理形式。

推理法在科学研究中也具有重要作用。它可以形成科学假说,做出科学预见,寻找因果关系,探索事物本质,概括各种模型,解释实验结果等。

思考题

1. 人际沟通系统包括哪些要素?它们之间有何关系?
2. 人际沟通系统有哪些特性?它们之间是如何联系的?
3. 人际沟通的模式有哪些种类?怎样用批判性思维来分析这些沟通模式?
4. 什么是沟通中的熵与冗余?它们对人际沟通的效果有何影响?
5. 在人际沟通中,沟通者是如何对信息进行认知和再生的?

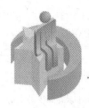

第四章
人际关系的基础理论

案例 4-1

李先生因车祸致颅脑外伤,入院即实行颅内血肿清除术。现已是术后第五天,仍昏迷不醒。由于病情危重,他的儿子小李一直陪伴在身边。值班护士小张正在办公室写护理记录。这时李先生的儿子来到办公室,说液体快输完了。

值班护士立即停下记录,准备换液体。因为李先生接下来的液体中要加入先锋霉素,所以她没有马上去病房,而是先到治疗室去配制药液。这时李先生的儿子又来到办公室,很不耐烦地提高嗓门说:"怎么搞的,等那么长时间还不来换液体?搞什么搞?"

双方因此而发生口角。

问题

1. 双方为什么会发生口角?
2. 如果是你,你会怎样做?为什么?

本章目标

1. 运用批判性思维学习本章涉及的人际关系理论。
2. 描述人际激励理论、印象形成理论、对人归因理论和人际吸引理论。
3. 运用人际关系理论分析自己的为人处事风格。
4. 运用人际关系理论分析如何建立良好的人际关系。

本章关键词

Maslow's Hierarchy of Needs(马斯洛需要层次论)is a theory in psychology that Abraham Maslow proposed in his 1943 paper A Theory of Human Motivation, which he subsequently extended to include his observations of humans' innate curiosity.

Self-perception(自我概念)may be an awareness of the characteristics that constitute one's self; self-knowledge.

Interpersonal attraction(人际吸引)may be another person is attractive we have in the case. One form of attractivity, not necessarily sexual, is appeal of facial features. If interpersonal attraction is mutual it may lead to friendship or a romantic relationship that may or may not include sexual relations.

古希腊哲学家亚里士多德曾说：一个生活在社会之中、同人不发生关系的人，不是动物就是神。在现实社会里，我们每一个人都生活在各种关系之中，人与人之间相互联系、相互影响、相互作用。以血缘为纽带，我们会结成密切的亲属关系，父母子女、兄弟姐妹；在社会生产活动基础之上，我们又会建构起同事、师生、医患、护患等关系；因为情感的介入，恋爱关系、朋友关系又得以形成。总而言之，人与人之间的各种关系相互交织、纷繁复杂。在这些社会联系及社会关系的范围内，只有良好的交往，才能够把个人与他人很好地联系起来，按照一定的方式结合为集体；只有良好的交往，才能够在建立的集体活动中分工与合作；只有良好的交往，才能够实现共同活动和相互交换等活动。一句话，只有良好的交往，才能够有效实现人类的物质生产和满足精神需求。为此，要学习和研究人际关系的基础理论，并以理论指导实践，处理好工作、学习和生活中的人际关系，以利我们自己与他人的身心健康、工作生活。

第一节 人际激励理论

从 20 世纪 20、30 年代以来，心理学家、社会学家、管理学家们就从不同角度探讨了应怎样激励人，即调动人们积极性、处理改善人际关系的问题，并形成了许多关于激励的理论，如需要理论、归因理论、挫折理论、期望理论、公平理论等。这些理论均是对人际关系理论的贡献，亦或称为人际激励理论。

一、需要理论

需要理论着重研究激励的原因以及起激励作用的因素等具体内容，这一理论受人本主义思想影响比较大，其中最著名的是马斯洛的需要层次论、奥德弗的 E.R.G 理论和麦克利兰德的成就需要论等。

美国心理学家马斯洛将整体论、动力论和对文化因素的强调三者结合起来，通过对杰出人物的研究，形成一种比较全面的人格理论。马斯洛在 1945 年出版的《调动人的积极性理论》一书中，提出了他的需要层次理论。把人的需要分为生理需要、安全需要、友爱归属需要、尊重需要和自我实现需要这 5 个层次。在 1950 年出版的《激励与个性》一书中，他又把人的需要分为 7 个层次：生理需要、安全需要、友爱归属需要、尊重需要、认知需要、审美需要和自我实现需要（图4-1）。

马斯洛的主要观点如下：

① 人最迫切的需要就是激励人的行为的直接原因和动力，而某一时期内最重要的需要的强烈程度，取决于这种需要在需要层次中的位置以及这种需要是否得到满足。

② 需要的激励处于一种动态水平中，它依次逐渐发展变化。当前最迫切的需要决定着人的行为。当低层次的需要得到满足后，就上升到较高层次的需要。只有高级需要的满足，才能产生令人满意的主观效果。

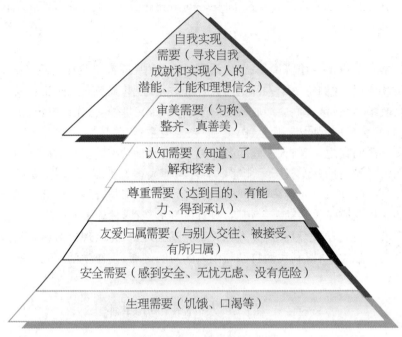

图 4-1 马斯洛需要层次图

③ 需要的满足次序是从低级到高级,如有颠倒或超越的情况,也是正常的。这是因为人的个性和教育在发挥作用。

④ 每个人都具有 7 种需要,只不过在不同时期,不同年龄阶段,所表现出来的各种需要的强烈程度不同而已。

在需要层次论中,把人类的生理需要作为需要层次的根本,这是正确的;把社交、尊敬和自我实现的需要作为较高层次的需要也是科学的。同时,需要层次论中把低层次的需要与高层次的需要区分开来,并且指出,低层次的需要是人和动物所共有的,而高层次的需要为人所特有,高级需要的实现与人格形成有关联,这与传统心理学中的人兽不分形成了鲜明的对照,是难能可贵的。同时,马斯洛把需要看作是一个多层次多水平的系统,而提出了逐步实现的观点,这对我们的护理实际工作有一定参考价值。他把人的需要看成是一种由低级到高级的发展,有辩证的因素。但是,我们必须指出,需要层次仅仅是一个典型的模式而已,只是一种预测行为的手段,绝不能把它看成绝对的模式或人人都有的同一结构,而忽视了个别差异。而且,马斯洛的需要层次理论忽视了人的需要的社会实质。

我们应该认识到,人际关系的建立和发展确实需要考虑个体需要满足的情况。最迫切的需要的满足,如人际关系中情绪的愉悦,可以激励人际关系向良好的方向发展。

二、归因理论

归因理论是关于知觉者推断他人与自己行为的一组理论。奥地利心理学家海德在其 1958 年出版的《人际关系心理学》中首先提出了归因理论,以后一些学者在此基础上提出了一些新的理论,20 世纪 70 年代后成为研究的热点。归因理论主要涉及社会认知和人际关系的有关内容。归因是通过观察外部行为来推断产生这些行为内部原因的过程。它侧重于对人的活动的因果关系进行分析。人们用这种理论来解释、预测和控制他们的环境,以及随这些环境而出现的行动,从而达到有效地控制人际关系的目的。

归因理论研究的基本问题有下列三个方面:

第一,关于人心理活动发生的因果关系,包括内部和外部的原因。

第二,社会推断问题,即根据行为及其结果,对行为者的稳定心理特征和素质或个性差异做出合理的推论。

第三,期望与预测,即从过去特定的行为和结果预测在某种情境下会产生的行为。

上面三个方面归结为一点,就是要研究个体所处的社会环境和人际关系环境的协调性。

海德认为人们有两种强烈的需要:一是形成对周围环境的一致性理解的需要;二是控制环境的需要。为了满足这两种需要,其中一个要素是培养自己预见别人将会怎样行动的能力,因此他认为每一个正常人都是心理学家,都有一些关于人类行为因果解释的基本理论,这些理论是由生活经验积累形成的,就叫做通俗心理学。

通俗心理学的关键是要确定个体与他人稳定的基本的配置能力。所谓配置就是指人的持久的心理特征,带有定势的性质。为了判断人的行动和控制周围的环境,需要对他人的内在配置(动机、个性、情绪、态度等)做出判断。

海德认为因果归因遵循一条"不变原则"。假定任何一种行为都是由许多原因造成的,我们就需要一个特定的原因和一个特定的结果之间的关系。如果一个特定的原因和一个特定的结果在许多不同的情景下都互相连接在一起,如果在那个原因不存在的情况下,相类似的结果没有产生,那么,我们就会把这个结果归因于那个原因,这就是"不变原则"。

在对因果关系的大部分认识中,核心的问题在于某一特定的行为或时间是归因于内部状态还是归因于外在环境。对此,海德认为行动是由人的力量和环境的力量相作用而产生的,即:$B=f(P+E)$。这里 B 指行为,P 指个人的力量,E 指环境的力量,f 为函数。如果 $P>E$,我们就会将原因归于人;如果 $E>P$,我们会做出对环境的归因。

三、期望理论

期望理论是美国心理学家弗罗姆于 1964 年在《工作与激励》一书中提出来的。这是通过考察人们的努力程度及其所获得的最终奖酬之间的因果关系,来说明激励过程中人们会通过选择合适的行为,从而达到最终的奖酬目标的理论。这个理论要点如下。

① 这种理论认为,当人们内心有某种需要时,又有达到这个需要的明确途径,实现这个需要目标的可能性时,其积极性最高,往往表现出个体的主动性和创造性。

② 激励水平取决于行为的期望与行为的效价的乘积。用公式表示如下:

$$激励水平(M) = 期望值(E) \times 效价(V)$$

激励水平主要是指个体动机的强烈程度,期望值是指人们对自己的行为导致所想得到的工作目标的主观概率,即对实现目标的可能性估计,而效价是指对某一目标的重视程度与评级高低,即人的主观上认为实现这个目标的价值所在。

③ 这个理论认为影响激励的因素除期望值与效价外,还有关联性(指工作绩效和所得报酬之间的关系)、报酬、能力和个人选择的特定行为方式等因素。

这个理论在人际关系上具有较大的应用价值。在人际关系中，人们只有自觉地评价自己努力的结果，预测别人的行为对自己的影响，对需要实现的目标做出主观估价，才能提高激励水平，主动与别人建立良好的人际关系。但是这个理论也存在着明显的不足，它把人们的激励行为简单化，过分夸大了主观因素对人的影响，而忽视了外界环境、物质奖励对人的作用；强调了个体，而忽视了群体、社会对个人的作用。

四、公平理论

公平理论是美国心理学家亚当斯于1965年提出来的。这种理论旨在社会比较中探讨个人所做的贡献与他所得到的报酬之间如何平衡的一种理论。它侧重于研究公平性对人际关系的影响。因此，这个理论也称作社会比较理论，是前述的社会交换理论的一个组成部分。

亚当斯把人的社会活动看作是以自己的潜能同社会交换的过程，这一过程以个人期待公平结果为前提。期待公平是个人内部愿望，他人的情况是个人确定公平标准的依据之一。当个体发现自己付出多获得少，或者获得多付出少时，就会体验到心理上的紧张感，并会出现以下几种行为：① 改变自己的付出量；② 在活动过程中给他人施加影响，以改变他人的获得与付出；③ 选择不同的人进行比较；④ 歪曲对自己或他人付出和获得的认识；⑤ 离开当前的情境。亚当斯认为，当一个人察觉出他工作的努力与由此工作而得到的报酬之比，同其他人的投入与结果之比相等时，就显得公平，否则就不公平。总之，这种公平与不公平是在社会比较中得来的。惟其如此，公平才能激励人，不公平就会使人消沉、颓唐。人们能否得到激励，不仅取决于他们得到的报酬，更重要的是取决于他们看到了别人或以为别人所得到的报酬与自己所得到的报酬是否公平。人们通过与周围其他人比较，采取多种措施（图4-2）减少和消除不公平，以维持个体的激励状态。这样就可以在人与人之间或工作与绩效之间维持一种平衡关系。

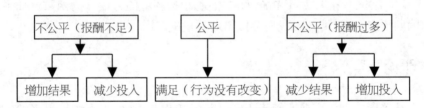

图4-2 公平理论中的平衡调节

公平理论揭示了个体是在与其他人的比较中评价自己、发现自己，也就是把他人的行为及其结果作为自己的参照系。个体在群体中是以竞争的面目出现，这往往会造成人际关系紧张。然而，如果个体在与他人的比较中，觉得自己的行为及其结果是公平的，他在群体中就以团结、合作的面目出现。这样有利于造成一种激励的心理气氛，个体对他周围的人际关系持积极进取的态度，容易形成良好的人际关系。因此，在人际关系中应该增加公平性而减少不公平性。

第二节　印象形成理论

在人际交往时，我们会彼此形成有关对方的印象。这种印象的好坏会影响到我们对他人的个性特征的推论,影响到喜欢还是厌恶,是否愿意继续交往,以及交往的深度。当然还会影响到对方行为的评价。如果是患者及家属,那么就会影响到他们对护士的信任程度及护理中治疗性沟通的效果。

一、印象形成的定义

当初次碰到某人时,我们便接触到许多信息。我们马上注意到他的外表,衣服式样和颜色,举止方式等,这些非言语线索很快为我们提供了有关这个人的初步概念,开始形成他人的主要特质和行为原因的推测。随着进一步交往,有关对方的知识在迅速增加,慢慢地深入了解他的爱好、对事物的态度、个性、情绪特点、行为方式等。于是我们会把所有这些分散的信息综合起来,形成关于对方的一个整体印象。

所谓印象是指在人们记忆中所保留的有关认知客体的形象。人际印象就是在人们记忆中所保留的有关他人的形象。这种印象并非像印章在蜡上留下的印记那样由认知的客体或由他人在记忆中留存的忠实拷贝,而是经过知觉者主动构思的。这样,所谓人际印象形成也就是指:认知的主体把有关他人的各种信息综合在一起,从而形成对他人的整体印象的过程。

对印象形成的研究不仅限于第一印象形成的问题,它涉及的范围是相当广泛的。例如,除了在知觉过程中的线索选择和对线索分配权重之外,还有从选择的线索进行特质推论以及形成总体评价等。有时还包括了对观察对象当时形成的观念与新近形成的观念如何整合和如何改变对他人的评价等问题。然而,任何一个印象形成的过程都包含三个成分。

二、印象形成过程中的三个成分

印象形成过程中包含着三个成分,它们是认知的对象,即行动者,例如,护士、教师或发言人等;认知的主体,即知觉者,例如,患者、学生或听众等;交往的情景,例如,病区、教室或会场等现场实况。当然,行动者与知觉者的角色是可以互换的。

(一)行动者

行动者是被形成印象的人。在人际交往中,行动者的非言语线索、谈吐、举止方式、表现出来的兴趣、爱好、态度、反映着个性特征的行为等,都为知觉者提供了形成印象的一定信息。由于知觉者是根据这些信息来综合和概括的,它们自然对形成什么样的印象有着重要影响。例如,对最初印象形成起着关键作用的非言语线索就有行动者的性别、种族、外貌、衣着、头发颜色、体态、行走姿势等。

又如,行动者的行为也是影响总体印象形成的因素。在一项研究中,让被试阅读一些个体的行为描述。这些个体的行为描述在社会希望性的程度上是不同的。一组描述表明,行动者做了利他行为——为一个早先对行动者不友好的人做一件好事;第二组描述了行动者做了一件回报他人善意的好事;第三组描述了行动者拒绝帮助另一个行为自私的人;第四组描述了行动者拒绝做一件好事来回报早先对行动者友好的他人。然后要求被试从总体的好—坏维度上提供有关行动者的整体印象。研究表明,知觉者的印象随着行动者的行为而系统地变化。受到最积极评价的是做了回报他人善意的好事的行动者,其次是为早先对行动者不友好的人做好事的行动者。受到不大积极评价的和受到最差评价的分别是不去帮助自私的他人和不去回报他人善意的行动者。

(二) 知觉者

由于人际印象是在知觉者头脑中形成的,因此不可避免地会受到知觉者的心理状态和信息加工过程的影响。知觉者对人的本性的看法、定势,过去与他人交往的实践经验,对行动者所具有的知识,自己的兴趣、态度、动机和个性,交往时的心境等都会在印象形成过程中发挥种种不同的作用。此外,不同知觉者之间存在的个别差异也会影响印象形成。在印象形成过程中,行动者线索的选择就是这种情况。有些人一贯表现出善于利用有关行动者的大量线索,而有些人表现出只利用行动者的少量信息。在关注某些线索和对线索进行权衡时也表现出个别差异。

总之,知觉者有诸多因素会影响印象形成。例如,思维定势就是其中的一个。思维定势是指观察者以连续一贯、相同的方式知觉不同人或事物的心理倾向。从印象形成的角度上说,思维定势是指在形成印象时知觉者连续一贯地注意某些特定线索的倾向。思维定势是由信念、认知方式、动机等因素影响的结果。

(三) 交往情景

交往的情景自然会对印象形成产生影响。由于行动者的行为线索发生在不同的情景中,因而它们会被赋予不同的权重。一个人在观看足球赛时,大声地吼叫,并不会令人产生什么深刻的印象,因为足球爱好者在看球时大声吼叫是极为普遍的和正常的。但是,在人们都安静地看电影时,一个人大声地吼叫,就非常引人注目,给人留下一个很深的印象。可见,同一种行为,在不同的交往情景中对印象形成有不同的作用。

交往行为发生的前后关系也会影响到形成的印象。例如,在一则研究中,主试要被试阅读有关一些人的描述。在一些条件下,被试阅读的是有关具有消极品质的人的描述;而在另一些条件下,被试阅读的是有关他人的积极描述。在读了这些信息之后,主试要求被试说出对最后一个人的印象,这个人是以中性的词语来描述的。研究结果发现,被试对以中性词语描述的行动者的印象受到他们所读的有关其他行动者的描述的影响。如果其他人是以消极的方式来描述的,那么被试会对以中性词语描述的行动者推论出其具有更为积极的特质。相反,当以中性词语描述的行动者被放置于完全由积极特质的描述构成的行动者之中或之后,被试会推论出行动者具有一些消极特质,尽管在这种条件下,有关这位行动者所提供的线索前后完全一样。

交往情景中其他因素也会影响到印象形成中线索的选择,例如,行动者与观察者在交往情景中的空间位置——一个物理环境变量——会影响到知觉者对行动者的外表和行为的知觉。同样,其他的物理环境特征,如背景的照明水平对行动者行为线索的显著性有着影响,这种影响与知觉者的线索选择有密切关系。

三、印象形成的特点和模式

(一) 印象形成的特点

1. 一致性 对人形成印象的过程,同对客观物体形成印象的过程有一个明显的区别,这就是我们会形成有关他人的协调一致的印象。我们会把零散的信息资料汇总起来,形成一个一致的互不矛盾的印象,而在知觉客观物体时却不是这样。例如,当我们想要购买一套住房并在事先看房子时,会觉得这所房子面积比较大,天花板与地面的距离较高,卧室与客厅比较宽敞,很吸引人,但是厨房与卫生间太小,墙壁地面粉刷很糟糕,需要花大力气装修。我们知觉到这套住房的优点和缺点,并不强迫自己把这些优点和缺点统一起来。但在判断对象是一个人的时候就不同了,我们总是把他作为一个一致性对象来观察,特别是在做出评价的时候。例如说,我们不会把一个人既看作是心肠好的又看成是心肠坏的,既看成是热情的又看成是冷酷的,既看成是诚实的又看成是虚伪的,既看成是富有同情心的又看成是虐待人的。因此我们总是形成一个协调一致的印象。即使我们获得了有关某个人的互相矛盾的信息或资料,通常也把他看成具有一致的心理特征的对象。在遇到这类情况时,我们会重新整理这些信息,有时会歪曲这些信息,以消除或减少这种不一致性。但有时也存在这种情况,即关于某个人的两方面信息很矛盾,很难协调起来,其结果形成了有关这个人的很不一致的印象。尽管这样,我们仍然有着一种潜在的、力图形成有关他的一致印象的强烈倾向。

2. 评估性 在人际印象形成过程中,我们常常根据有限的信息对他人做出判断,例如,对方年龄、智力、种族、文化程度、职业、社会地位、人品等。在最初印象形成时,这些判断往往都是些猜测。随着进一步的接触,我们会从多角度、多方面地对对方的许多个性心理特征做出判断,并且在这个过程中或之后,对这个对象做出一定的评估,即这个人令我们喜欢还是令我们讨厌。这种评估性是印象形成中最重要的、最有影响力的方面,因为评估会影响对有关知觉对象的其他判断。如前所述,印象形成是认知的主体把有关他人的各种信息综合在一起从而形成对他人的整体印象的过程,是一个评价、综合、概括的过程,因此总带有一定的评估性。

3. 中心特质的作用 我们可以用许多不同的术语来描述人。例如,我们说某人是大方的和心肠好的或者某个人是聪明的和慈善的或者心地坏的和报复性强的。但如果说一个人报复性强和爱整洁,人们往往对"报复性强"会留下深刻的印象,而"爱整洁"这个特征留下的印象相对比较淡薄。这不是因为前一个特征是消极的,后一个特征是积极的,而是因为前面一个特征对形成一个人的印象更为重要,更为中心,而后面那个特征不那么中心,不那么重要。

4. 隐含的个性理论 普通人都有着关于个性中哪些特质互相联系在一起,哪些特质互相没有关系的假设,这些假设称为隐含的个性理论。之所以冠以"隐含"两个字,是因为普通人并没有对这种个性的假设进行明确的、系统的考察,甚至没有觉察到这些理论的内容。但是,在日常生活中,人们用它们来做出超越所获信息的推论。人们不是等到对于他人的个性特质有了充分的知识再做出较全面的判断,而是利用隐含的个性理论,在不知不觉中,根据少量信息,随即做出结论,得到有关他人的印象。例如,我们知道了某人是热心的,就会认为他是活跃的、交友广泛的、好心肠的等;如果我们听说某人是悲观的,我们就会认为他是缺乏幽默感、易激怒和不爱交往的,即使我们并没有关于这些个性特质的证据。

因此,普通人往往有一种较为稳定的认为个性特质互相相关的观念,这就意味着一个人拥有一种特质也会拥有其他一些特质,而我们认为那些不类似的特质,它们不会聚在一起,也就不会发生在同一个人身上。

在讨论隐含的个性理论时,应该注意到个别差异的存在。虽然在同一文化和同一语言环境中,个体都有许多相同的社会化经历和使用相同含义的语言,他们的隐含的个性理论往往有类似的和共同的核心,但是,由于我们每个人都有独特的自身经验和发展历程,所以每个人的隐含的个性理论其组成成分又是不同的,因而隐含的个性理论有着个别差异。

(二) 印象形成的信息整合模式

在日常生活中,我们常常在短时间内获得许多有关某个人的信息,与其交往的新经验也在已形成的印象上增加了很多信息。知觉者会加工这些信息,把这些信息放在一起,形成一个整体的印象。这个过程就是印象形成的信息整合过程。对人们如何进行信息整合,心理学家提出了三种不同的模式。

1. 累加模式 对知觉者如何整合信息的大多数研究都认为,知觉者对他人印象形成中的一个重要维度就是对那个人某些特质和总体的积极或消极的评估。例如,知觉者认为某个陌生人是"正直的、友好的、有忍耐力的"。如果按对特质评估的积极程度来打分,"正直的"为+3分,"友好的"为+2分,"有忍耐力的"为+1分,那么如何形成一个对他的总的印象呢?累加模式认为,知觉者形成一个对他人的整体印象是把所有单个特质的评估的值相加而得到的。如前例,整体印象的得分应该是3+2+1=6分。如果知觉者认为这个人还有一种特质"谨慎的",如果"谨慎的"特质被评为+1分,那么,整体印象应该是+7分。显然,增加了一个积极的特质,使知觉者对那个人有了一个更好的印象。如果知觉者认为某个陌生人是"严肃的、不负责任的、不诚实的",分别评估为+1,-3,-3。那么,整体印象应为-5。如果知觉者认为他还有一种消极特质"缺乏想像力的",被评估为-1,那么,整体印象应为-6。所以,增加了一种消极特质,使知觉者对此人有一个更为消极的印象。

2. 平均模式 安德森(1965)通过一系列的实验认为用累加模式说明印象形成尚不够准确,因而提出了平均模式。该模式认为,知觉者是通过把所有单个特质评估的值平均起来形成一个总的印象的。在平均模式中,所追加的新信息其效用要取决于它比已有的印象更好一些还是更坏一些。例如,知觉者认为其他人是"正直的、友好的、有忍耐力的"的,那么总的评估值是(3+2+1)÷3=+2。在增加了"谨慎的"(+1)这一特质后,总的评估值是(3+2+1+1)÷4=1.75,平均值下降了,这是因为"谨慎的"在评估等级表上比"正直的"、"友好的"要差。但是,按照我们前面提到的累加模式,增加了一个积极的特质,应该提高整个印象。又如,知觉者认为某个陌生人是"严肃的、不负责任的、不诚实的",按平均模式,总的评估值是(+1-3-3)÷3=-1.67,如果那个陌生人还有一个消极特质"缺乏想像力的"(-1),那么总的评估值是(+1-3-3-1)÷4=-1.50,这是由于所增加的"缺乏想像力"这一特质的消极程度较低,总的评估值还是提高了,这样,对后者的印象要比对前者的要好。由此可见,所增加的新特质是稍为积极的话,综合进已是强烈积极的印象,会减少印象的积极程度;而所增加的新特质是稍为消极的话,综合进已是强烈消极的印象,则会减少印象的消极程度。安德森所做的实验结果证实了平均模式。

3. 加权平均模式 安德森对自己的平均模式做了进一步研究和修改,于1981年提出了加权平均模式。按照这个模式,知觉者在形成印象时,平均了单个特质的评估值,但是他们给予某些特质更多的权重,而给予另一些特质较少的权重。对每一个特质乘上它的权重,再加以平均。例如,某个陌生人是"英俊的、爱说话的、熟练的、报复性强的、凶恶的",我们对他所形成的印象中,后两个特质影响更大,我们会赋予它们更大的权重。

有几个因素影响了知觉者对特质信息所赋予的权重。第一,与可信程度低的信息源相比,我们对于可信程度高的信息源所传递的信息会赋予更大的权重。第二,与积极的特质相比,我们会对消极的特质赋予更大的权重。这是因为在形成整体印象时对消极信息比对积极信息给予更多的注意。第三,我们会特别注意那些与目前的目的和判断有关的信息。第四,我们往往会削弱与先前的印象和定型不一致的信息以及已知的和多余的信息的作用。第五,同以后形成的印象相比,我们会对早先形成的印象赋予更大的权重。

四、印象形成中的效应和偏见

(一) 对他人知觉的顺序效应

进行录取面试,开始着手一份新的工作,进入一个新的单位,会见一位重要的人物……人们总是竭尽努力,让他人留下一个良好的第一印象。这一现象反映了人们的一种普遍的认识,即第一印象是极为重要的。这种认识有没有根据呢?让我们来看看心理学家所做的研究。

1. 优先效应　优先效应,也称首因效应,指的是在信息呈现顺序中,首先呈现的信息比后来呈现的信息在印象形成中有更大的权重。

首先对这个领域进行研究的是阿希(S. Asch,1946)。这个迄今为止仍然被认为是印象形成的经典实验是这样的:他用了一个简单的程序,让被试看有 6 个形容词的表。这 6 个形容词描写了一个假想的人,每个形容词都描写了这个人的稳定的内在特质,给一半被试的形容词按这样一个顺序读词:① 聪明的;② 勤奋的;③ 冲动的;④ 爱批评的;⑤ 顽固的;⑥ 嫉妒的。给另一半被试的形容词顺序恰恰与前面相反:① 嫉妒的;② 顽固的;③ 爱批评的;④ 冲动的;⑤ 勤奋的;⑥ 聪明的。我们可以看到这些形容词排列顺序是从积极的描述到消极的描述或相反,这种排列顺序对形成印象有差别吗?实验结果表明确实是有差别的。阅读从"聪明的"到"嫉妒的"顺序的被试,与阅读从"嫉妒的"到"聪明的"顺序的被试相比,前者对这个假想的人评价显示出更善交际更幽默和心情更愉快。

有许多研究证实了阿希的实验结果。例如,琼斯等人在 1968 年所做的实验中,让被试观察两个人完成类似于大学能力测验的任务。在一个条件下,主试故意使得行动者在开头几个项目上完成得很成功,然后作业成绩持续下降。在另一个条件下,使得行动者在开头几个项目上完成得很糟糕,但后来作业成绩稳定上升。在这两个条件下,行动者都答对了 30 个测试项目中的 15 个。在观察了行动者的作业成绩后,主试要求被试评定行动者的智力并且预测他们将在以后的 30 个测试项目的作业成绩。尽管在这两个条件下,行动者的作业成绩是相同的,但是,被试评价开头完成得很好后来成绩下降的行动者更为聪明。他们也预测前者在下一阶段会做得比后者更好。显然,被试对于行动者开头良好的作业成绩赋予了更大的权重。

这些实验证明,印象形成中的优先效应是存在的。所以,在对人的知觉中,留给人们的第一个印象是十分重要的,它会影响人们以后对这个人行为的解释和对人稳定内在特质的归因。

2. 新近效应　有时,在印象形成中不会产生优先效应或优先效应不起作用,相反会产生新近效应,也称近因效应,即我们所获得的最新的信息会对已形成的印象有强烈的影响。经研究,在印象形成的下述条件下,可能发生新近效应。

第一,当最后的信息逐渐不引起人们的注意的时候,如果要求被试在形成最后印象之前回忆有关对一个人的所描述的特征,就会减少第一印象的作用。在这种情况下,人们发现,在形成最后印象时新近提到的特征便会起到重要的作用。例如,安德森等人于 1963 年做的与阿希类似的研究中,使被试相信,对他们记忆所列出的形容词表要进行测试。在这种条件下,安德森等人发现,越是新近出现的特质在形成最后印象中越重要。

第二,在上述阿希的实验程序中,如果要求被试每当呈现一个形容词之后就进行一次对某个人的判断,那么开头的信息作用就会减弱。

第三,有些研究也发现,如果对被试进行预先警告,提醒被试注意优先效应或第一印象的危险性,也会削弱优先效应的作用。

第四,在开头的信息与最后的信息之间有较长时间的间隔,或者在中间插入其他的与形成印象无关的工作任务,也会削弱优先效应,并显示出新近效应。

此外,对他人知觉的顺序效应也与人际交往的时间和熟悉程度有关。在两个陌生人之间的初次接触,优先效应起的作用大一些,随着交往次数的增加,彼此比较熟悉或已成为朋友,新近效应可能有更大的影响。所以,如果认为后来的信息对印象形成没有作用,显然不正确,也不全面。但研究总的表明,开头的信息与后来的信息相比,对印象形成中的整个判断来说,开头的信息影响较大。

认识到他人知觉中的优先效应和新近效应,在实践上是有意义的。例如,在对学生的教育上也可能存在着优先效应的影响。在新生进校时,或在新学期开始时,那些学习较差的同学,尽管在学期结束时成绩有了进步,但仍然会被教师评价不如进校时或在新学期开始时成绩就显得好的同学。而且实践表明,要使这位因在开头学习不大好的同学纠正教师已形成的不好印象是十分困难的。所以我们要注意第一印象(也包括新近效应)的副作用,全面地、历史地看待一个人。

(二) 晕轮效应

通常,我们对一个人形成了某种印象后,这种印象有可能影响我们对他的其他特质的判断。这就是说,一旦我们对另一个人形成了一个大体上的印象后,我们往往会以与这种印象相一致的方式去估价他所有的特征或特点,这就叫做晕轮效应,也称为光环效应。

尼斯贝德和威尔逊做的研究清楚的说明了这一效应的影响。在这个研究中,主试让大学生被试看有关一个教师的录像。录像分两类,在一个录像里,教师以一种非常热情和友好的方式行动,另一种则相反。让学生分别看其中一个录像。看了录像后,要求学生指出对教师的喜欢程度,以及对他的外貌、举止和语言的评价。正如我们可料到的那样,"热情"和"冷淡"两个变量的不同对反应产生了重要的影响。对比两个实验组的反应后表明,看了教师以"热情"方式行动的录像的学生比后者更喜欢这位教师。更有意思的是,这种变量的不同还扩展到了对个别特征的反应。前者对教师的举止、外表和语言都做出了积极的评价,后者对这些却做出了消极的评价。

进一步,这个研究中主试还要问学生,是不是教师的令人喜欢的程度影响了对他的举止、外貌、语言的评价,被试全部否认这一点。接着,主试又问了一个相反的问题:是否教师的举止、外貌、语言影响了对教师的喜欢程度。虽然并不是全体被试都认为这样,但至少有一部分被试认为这些特征影响了对教师的喜欢程度。所以,主试惊异地发现,被试认为的过程与实际发生的过程全然相反。事实上,他们对于该教师的喜欢程度,已经由主试通过对"热情"与"冷淡"的变量的操作使之影响了对个别特征的评价,但是,被试认为,教师的个别特征影响他们对他的整个印象。很清楚,被试并不知道通过实验操作而产生了"晕轮效应"。

尼斯贝德和威尔逊得出的结果表明，晕轮效应可能常常对社会知觉施加着影响。一旦我们形成了对一个人的初步印象，那么我们会按照这个印象去解释他的所有其他的特征。

在实际生活中，"晕轮效应"常常使得人们对其他人产生偏见。例如，在招聘中，如果有两个应聘者，而招聘人对其中一个人有着良好的第一印象，对另一个人的印象是中性的话，人们往往会把自己喜欢的人知觉得比印象中性的人有更多的技能和发展的可能性，更适合招聘的这项工作。"晕轮效应"还可以解释为什么我们对朋友或亲戚予以特别对待的原因：我们对这些人形成的积极印象使得我们对他们的个别特征或能力也给予积极的评价，而且这种情况在我们自己认为是公道的、不偏不倚的情景中也常会产生，因为我们很难认识到它的存在。所以，"晕轮效应"值得我们警觉。

（三）定型

定型亦称为定势。定型是认为某个特定社会群体的所有成员拥有同样的某些特质或特点的信念。它是能强烈影响个体加工输入的社会信息的认知架构。

定型对我们加工社会信息是有用的，因为它有助于我们简化所面临的过分复杂的外界信息。由于简单方便地把人划分为群体，定型使得我们在获得少量信息时就能对他人做出迅速判断，并凭借知道他人所属何种群体，形成对他的印象，从而预测他的行为。

定型发生在各个不同的种族、民族、性别、职业、年龄、地域、心理疾病、癖好、毕业的学校等方面。例如，我们通常认为，北方人身材魁梧，豪爽率直；南方人身材矮小，灵活精明。商人奸诈狡猾，教师文质彬彬，学生书呆子气。男子有独立性、支配性、有能力、理性、有决断力、善于处理危机；女子则更情绪化、敏感、温柔、富有表达力、乐于助人、有耐心。德国人一丝不苟，有科学头脑；美国人积极进取，讲究物质享受；日本人工作勤奋，彬彬有礼；英国人绅士风度，因循守旧等。

虽然有些定型是积极的，例如，"东方人在数学方面较为优越"，但大部分定型是消极的。由于绝大多数人不知道定型对判断他人的影响，并且由于过分泛化，定型常常是很不准确的，它导致对他人的知觉和判断方面的错误，不能准确地形成印象。首先，定型使得我们假设，一个群体中的所有成员都拥有某些相同的特征。但是，很显然，群体中的成员之间在任何一种特征上都有极大的区别。其次，定型使我们假定，一个群体的所有成员同另一个群体的所有成员是完全不相同的。例如，足球运动员和芭蕾舞演员毫无共同之处。但实际上，足球运动员和芭蕾舞演员，都是工作努力、聪明、神经质、有耐心的人。第三，由于人们错误地假定，用来区分群体的少数几个显著特征，也常常是群体区别的原因，所以定型促进了不准确的人际知觉。例如，皮肤的颜色是区分种族的显著特征，一旦人们用肤色来区分群体，就往往会假定，这些群体的所有其他差异，也是由于种族的不同引起的。因此，在标准的智力测验中白人学生获得比黑人学生更高的分数，就认为其原因就在于种族的不同。由于注重于肤色这个显著特征，便忽略了其他原因，如像这种智力测验本身所存在的社会经济、教育和文化等方面的偏见。第四，如果说定型在简单的情景中会产生不准确的知觉和判断，那么在复杂的情景中则更容易发生错误。这是因为知觉者把这种定型作为一个主题来组织现有的与定型相一致的信息，而忽略与定型不一致的信息。这样，在复杂的判断情景中，定型会使知觉者忽略大量的不适合定型的信息，所以更容易产生拙劣的判断。

因此，当我们形成有关某个人的印象时，常常从该个体属于的那个群体的定型出发，于是有时会形成不准确的印象。

（四）印象形成的结果——自我实现预言

当我们对其他人形成了一个印象之后，我们常常依据这个印象行动，在上述尼斯贝德和威尔逊的实验中，当被试对他们认为是冷淡的那个教师保持着距离，互相作用减少时，学生们保持距离的行动促成了教师的行为，教师对学生的接触也减少了，从而肯定了学生的印象——教师是个冷淡的人。

这个现象就叫做"自我实现预言"。所谓"自我实现预言"（Self-Fulfilling Prophecy）是指，人们能够使得其他人按照人们对这些人的期望来行动。关于这个现象有好几个实验。首先是著名的罗森塔尔和雅各布森所做的实验。他们告诉小学教师们说，这一学年中，他们班级中的某些学生在学习成绩上会突飞猛进。并说，这些是根据"哈佛反射探测测验"所提供的可靠信息判断出来的，实际上没有这么一个测验。主试随机地选择三分之一学生指定为"跃进者"。学年结束时，测定了学生的智商。结果表明，一年级和二年级儿童中被指定为"跃进者"的儿童实际上在一年之后智商显著地增强，即使他们被指定为"跃进者"与所谓的测验没有丝毫关系。显然，在这里，教师创造了一种他们期望找到的人。教师的期望以某种方式传递给了学生，而学生则照着做了。老师的期待成了现实，预言出现了自动实现，这就是人们所说的"皮格马利翁"效应。

传说皮格马利翁是古塞浦路斯的一位国王，他擅长雕塑。一次，他用象牙雕出了一位栩栩如生的少女，以至于他自己爱上了这尊雕像。他热切真挚的爱感动了爱神阿芙洛狄特，爱神赋予了雕像以生命，皮格马利翁与雕像少女终成眷属。罗森塔尔的实验所揭示的现象与皮格马利翁神话中期望变成现实的道理相同，所以将预言自动实现效应称为"皮格马利翁"效应。

罗森塔尔和雅各布森的实验经受过别人的检验，有人在中学里，在智力迟钝的儿童中所进行的实验都发现了这种现象。

期望产生行为的改变这一问题不仅在理论上而且在实践中都是一个重要的问题。理论上的基本研究问题包括寻找我们的知觉和期望传递给这些期望的对象的过程。实践上的或应用上的问题包括研究教室和其他情景该怎样构造，以致能最大限度地传递积极的、建设性的期望；与此同时，减少消极的知觉和期望的传递。

第三节 对人的归因理论

关于其他人当前的心境或情感的知识，对于人际交往是十分有用的。但是，我们还想知道，那个人是好心肠的还是具有坏心眼的，是热情的还是冷淡的，是大方的还是小气的等，也就是说，我们还需要有关其他人持久的特质和行为背后原因的知识。但是，我们很难直接获得人们内心状态的信息，于是往往凭借外在的线索所获得的间接信息推知人们的内部状态，这个推论过程就叫归因。

所谓归因指的是：一个观察者根据外在的行为做出有关行动者或他本人的内部状态的推论过程，归因理论近年来成为人际关系心理学的中心论题，之所以如此，有两个重要的原因：第一，人们现在认识到，在社会知觉中，归因起重要的作用，实际上，人们已把它看作社会知觉中的主要过程;第二,人们越来越清楚地认识到,归因对许多社会行为的形式,从侵犯性和暴力一直到吸引和爱,有着重要的影响。在本节我们将讨论各种归因理论。

一、海德的通俗心理学

归因的理论化是从海德开始的。海德的兴趣在于,人们在日常生活中是怎样发现什么是原因,什么是结果的。他认为,人们有两种强烈的需要:一种是形成对周围环境一贯性理解的需要,另一种是控制环境的需要。为了满足这两种需要,就要预测人们将怎样行动,就一般的人而言,都或多或少能够做到这一点。所以海德认为每一个常人都是心理学家,都有一些自有的关于人类行为因果解释的基本理论。这个理论就叫通俗心理学。

通俗心理学的关键是:确定其他人的稳定的、基本的心理倾向的能力。为了判断人们会怎样行动,我们需要形成对他们个性、动机、情绪、态度等的判断。同样,为了预见和控制我们的环境,我们也需要对其他人这些心理倾向做出判断。我们怎样做出因果关系的归因呢?海德认为我们使用一条叫"不变原则"(Principle of In-Variance)假定,任何一种行为都是由许多原因结合造成的,于是,我们寻找在不同的条件下,一个特定的原因和一个特定的结果之间的关系。如果一个特定的原因和一个特定的结果在许多不同的情景下都互相联系在一起,如果那个原因不存在,结果也不会产生,我们就会把这个结果归因于这个原因,这就叫"不变原则"。用这种方法,我们可以找到关键原因。

对因果关系的大部分认知中,核心问题在于某一特定的行为或事件归因于内在状态还是归因于外在力量。归因于内在状态,称为内在归因。内在状态指行动者的人格、品质、动机、情绪、心境、态度、能力等。归因于外在力量的,称为外在归因。外在力量指对于行动者来说是外在的东西,例如周围环境、其他人的行为、提供的奖励或惩罚、运气、任务难度等。例如,一个工人的作品不符合要求,他想知道,这是由于自己没有集中注意力或者自己不努力,还是由于工作的设备太差或工作环境中某些其他因素(原料、照明等)的影响。对此,海德认为,行动是由人的力和环境的力互相作用而成,如果个人的因素强于环境的因素,会做出内在归因,如果环境因素强于个人的因素,会作出外在归因。

二、相应推论理论

该理论由琼斯和戴维斯于1956年提出。一般来说,我们根据行为等特殊信息来推论出相应的个人的内在心理倾向性。相应推论指的是,推论出的行动者的内在心理倾向性同这个人的外在行为相符合相一致的程度。很明显,为了有把握地把一些稳定的心理倾向归于其他人,一个观察者总是力图做出相应的推论。两者相一致、相适应的程度越大,我们做出归因的信心就越大。所以相应的程度和我们做出归因的信心密切相关。也许有人以为从一个人的外在行为推知他的内在动机、特性等是一个简单的事,不幸的是,由于下述两个因素,事情就变得复杂起来了:第一,生活在社会上的人是复杂的,其他人常常使我们产生误解,有时甚至故意隐瞒我们,在这种情况下,我们根本不知道他们的真正特征和真实动机,如果我们不谨慎仔细的话,仅根据外在行为,我们会得出错误的结论;第二,更为重要的是,其他人的行为常常受到不受他们自己控制的外在因素所制约,而不只受到他们的内在状态或心理倾向性所制约,这样,用他们的外在行为来推论自然会使我们误入歧途。

尽管这是件困难的工作，但是，在许多场合下，我们还是能成功地归因的。我们是怎样完成这一过程的呢？

（一）非共同效果

按照相应推论理论，根据人们的外在行为进行精确的归因之所以成功，部分是因为我们注重的某些行动能为我们提供丰富的信息。特别是那些独特的、非共同的效果（Noncommon Effect）——这种效果不能由其他因素产生，这样做的优点是我们能对这些独特行为后面的动机形成一个明确的思想。例如，听课的时候，大家都不作声，人们不能把一个人的缄默归因于他的个性。但如果在讨论的时候，大家都踊跃发言，甚至争论起来，某人却缄默地不说话，或者在进行集体活动时，他参加了，但是常常一个人坐在那儿只看着人家活动，于是人们把这种独特的、非共同的行为归因于他的个性，说他"沉默寡言"。因此，人们常常根据非共同性的效果，来进行相应的推论。

（二）社会赞许性

决定相应推论的另外一个重要因素是社会赞许性（Social Desirability），或称为符合社会要求的程度。我们常常注意那些与通常行为方式相反的、尤其那种不是社会所希望的行为。譬如，我们了解一个人，他早餐吃得很少；骑着自行车去上课；周末有时看看电影。这些信息能使我们相应地推论出他的个性和特征吗？显然不能。再如，我们期望学生按时交作业，学生甲也交了作业，他与其他学生没有区别。我们也不能根据这一行动的信息来推知他的独有的特性。人们常常期望一定的人会有一定的行为。这种符合社会希望的行为并没有告诉我们这个人的内在倾向性。因此，根据这种行为来推论时，我们的信心是很低的。与此有关的是"范畴期望"。因为那个人是和其他人属于一定的团体或社会范畴，所以人们期望那个人做出一定的行动，如学生应交作业、工人应按时上班等，这是一些习惯的、可接受的、社会希望性行为。证据表明，与"范畴期望"相一致的行为，不会使人们导致有把握的相应推论。

琼斯等人在1961年比较了与一个人的角色相一致的行为和不一致的行为的效果。他们说，一般来讲，与一个角色相反的行为同与角色一致的行为相比，前者可以为我们提供更多的有关内在心理倾向性的信息。在他们的研究中，让被试听有关申请工作者的录音。让一半被试相信，申请者是申请宇航员工作的；让另一半被试相信，申请者是申请潜水员工作的。在前者条件下，被试听主管人员说，理想的宇航人选应该是内向的，在后一种条件下，听主管人员说，理想的潜水员人选应该是开放的、友好的和合作的，即外向的。当选拔时，被试听到申请人或者以符合他们申请角色的要求的方式交谈，或以不符合他们申请角色的要求的方式交谈。一半的宇航员申请者和一半潜水员申请者以一种友好外向方式交谈，两种申请者的另一半以内向的方式交谈。内向的宇航员和外向的潜水员与他们的角色要求相吻合。要求被试听完录音之后判断申请者到底是怎样一个人，也就是要求被试推断他们真正的心理特征。结果表明，对于两种符合角色的申请者的判断在所有个性维度上都接近中性。但是被试对于判断的信心是十分低的，也就是说被试觉得非常没有把握。另一方面，外向的宇航员申请者被看作确实是开放的、友好的等，而内向的潜水员申请者被看作确定是宁静的、沉默寡言的。进一步证据还表明，对于不符合角色的判断，被试更为有把握、有信心。这样，角色要求外向，如果行为内向，则判断确是内向;角色要求内向,如果行为外向,则判断确是外向,所以不符合角色的行为,容易用来进行相应的推论。

社会希望性和非共同效果这两个概念可综合为一个一般的归因原则,称为"折扣原则"(Discounting Principle)。该原则是说,"特定的原因产生特定的结果的作用将会由于其他可能的原因而削弱"。不仅是社会希望性,如角色期望,而且由于非共同效果的数目增多,使一个特定原因在解释内在心理倾向的作用上打了折扣。

三、控制源理论

控制源理论是由罗特(J. B. Rotter,1966)对心理控制源进行研究并发展起来的归因理论,心理控制源被认为是有关个人性格或行为与事件结局之间关系的泛化性期待。罗特的理论观点与前面所讲的种种归因理论很不相同。其他归因理论详细说明了进行归因的条件,以及进行因果推论的方法。这些方法都被认为是大多数人们所采用的。相反,控制源理论认为知觉者之间存在着一些稳定的个别差异,这些个别差异影响了因果推论。因此,控制源理论既是一个归因理论,也是一个个性理论。

罗特认为,对于行为的积极的和消极的强化来源,人们所抱的期望是不同的。某些人把他们自己看成是有能力控制强化的事件是否产生,这些人被称为"内控者"(Internal);还有一些人认为强化的事件不是自己能控制的,而是由运气、机遇以及其他人等外在因素所控制,这些人被称为"外控者"(External)。在日常生活中确实有些人属于内控—外控这个维度的两个极端。例如,有些人自己以为只要发挥能动作用就能达到自己的目的而无视客观事物的发展规律,而有些人则抱着宿命论的观点,自己的一切由命运安排。

虽然,罗特并不主张一个人的控制源在所有情境下都同等强烈地发挥作用,但是,他把它看作是人们以一种特定的方式看待客观世界的普遍的、相对稳定的倾向性。控制源可以用包含29个项目的量表加以测定,称为"内在—外在心理控制源量表"。

对控制源概念,人们已进行了大量的研究。研究表明,控制源既影响了人们对发生在他们周围的事件是如何知觉的,又影响了人们对其他人的经验如何做出解释。举例来说,在一次研究中,让被试完成智力任务,有的是在"注意力分散"条件下进行,有的是在"注意力不分散"条件下进行,并且主试使得被试在完成智力任务上失败了。在"注意力分散"条件下,外控者和内控者都把失败归因于"注意力分散",然而,在"注意力不分散"条件下,也就是说,不存在着明显的外界的因素可用于归因,"内控者"因成绩差而谴责自己,而"外控者"更倾向于谴责外在的因素。所以,当环境条件没有提供非常明显的解释时,控制源就成为解释人们成功、失败以及其他体验的决定性因素。在另一个研究中,让大学生被试阅读有关一则汽车交通事故的记录,然后要求他们就交通事故的责任进行归因。一般来说,与"外控者"相比,"内控者"更多地把责任归因于驾驶员本人。这些结果表明,控制源是一种使人们到底将自己看成是自己命运的主人还是由其他人控制的一种一般倾向。

研究指出,控制源影响了对经验的知觉,如政治信仰、成就行为、对疾病和住院的反应、学习以及侵犯行为等。社会心理学家认为,内控性—外控性是因果归因的一个基本维度。

四、对人的归因偏见

我们可以看到上述归因的模型把每一个人都看作是寻求产生行为的充分理由的科学家。这些模型认为人们是理性地,可以毫无偏见地权衡各个因素,并用合乎逻辑的过程来推论出行为的原因的。一般来说,这是正确的。然而,我们也应该注意到,人们在复杂的环境中不一定总是理性的,常常会歪曲信息,从而产生偏见。

(一)行为中心偏见——"行为"吞没"场"

海德曾指出,对他人的知觉常常太多地根据行为而不太根据行为发生的环境的前后关系来做出判断。他把这种现象称作"行为"吞没"场",也有人把这种偏见称作"基本的归因错误"。例如,案例 4-1 中的情形,双方会怎么想呢? 一般来说,护士小张会认为小李是个脾气暴躁的人,而小李会认为护士是个对病人缺少关爱、性格迟钝的人。这种归因是不是准确呢? 也许小李不知道要先配药再换液,或许护士在配药时,还有其他一些意想不到的事情;而小李也许因为担心父亲的病情得不到有效控制,家里和工作单位还有许多事情等着要处理。但是人们常常不注意这些因素。我们有一种强烈的倾向,用行动者的内在心理特征来解释行为的原因,而忽视影响行为的环境因素。也就是说,我们知觉他人之所以这样行动是因为"他就是这样的人",而不是认为许多情景因素在影响他的行为。产生这种归因偏见的原因有两个:一个是社会规范对我们归因的影响,这种社会规范是人们应该对自己的行为负责,其他的社会规范还有像考察一个人是个什么样的人,应该"听其言,观其行",因而就专注于对方本身的行为,忽略了情景因素的作用;第二个原因是,当我们观察另一个人的行为时,他的行为成了注意的中心,而行动发生时的情景成了背景,因此行为与背景相比,变得更为突出。

(二)显著性偏见

对于认知心理学的研究发现了另一种归因时可能产生的偏见,有人指出,人们常常利用他们最容易获得的刺激来解决纷繁复杂的问题或任务。一个刺激(一个事件或关于另一个人的信息)越容易被某个人获得,这个刺激越有可能被他用来影响答案,即被他加工而影响反应。同样,在知觉他人的过程中,一个人或情景的易利用性会成为因果归因的关键。例如,在案例 4-1 中护士小张的注意力集中在小李的嗓门和语言,而小李的注意力是没见护士及时来换液。

(三)一致性反应信息利用不足偏见

凯利认为,实体的特异性、一致性、一贯性的信息在归因时应该受到同等的重视。也就是说,这三种信息在做归因时没有一种比另一种更有价值。然而研究表明,人们往往忽视一致性反应的信息,即对一致性反应信息利用不足,当某个人做出一种反应时,人们在对此做归因的过程中,不大注意其他人的反应如何。与这个现象相一致的是,人们不重视基础概率的信息。卡内曼和特沃斯基于 1973 年曾做过一个研究:让被试阅读一个人的简介,例如,杰克 45 岁,是 4 个孩子的父亲,有抱负但行事保守、谨慎。他的大部分业余时间是做木工、学数学,对政治不感兴趣。然后要被试说出杰克是一个工程师还是律师。在某个条件下,对被试提示,杰克是 70 个律师和 30 个工程师中的一个;在另一条件下,对被试讲,杰克是 30 个律师和 70 个工程师中的一个。按概率的规律,在前一种条件下,杰克是律师的可能性较大;在后一种条件下,杰克是工程师的可能性较大。然而,实验结果却是,不管杰克是来自于哪一个群体,被试肯定他是一名工程师,因为他个人的特点看起来像一名工程师。

导致一致性反应信息利用不足偏见产生的原因有两个:一是基础概率信息的抽象性,人们喜欢相当具体的、生动的、比较独特的事情,而往往忽视非常抽象的、空洞的、统计类型的信息,事情的直接信息比较生动,对人富有刺激,因此可以引起更多的注意;二是人们认为直接信息要比抽象信息更可信,因此过分使用了独特的、具体的和生动的经验,把它赋予了普遍的意义,而对一致性反应信息利用不足。

了解人们在他人行动的归因中所产生的偏见,有益于纠正这类偏见。例如,就行为中心偏见而言,我们对其他人的行为进行分析时不仅要重视行为本身的意义,而且要注意什么样的环境因素促使行动者产生了这种行为,不能脱离环境来评论行为和对行为做出归因。就显著性偏见讲,我们除了要注意经常出现的事物、现象、议论以及行动,也要对不常见的事物、现象等予以关注。也就是说,并不常见的事物、现象等也可能有着重要的含义,因此需要我们透过现象看本质。一致性反应信息利用不足偏见告诫我们,考察一个人的行为时要放在特定的情境下,并要结合大家的反应,多听取大家的意见。总之,要辩证地、全面地看待人的表现,切忌犯主观主义的错误。

七、归因理论的应用

(一) 心理健康

人们具有的许多问题明显地取决于他们对消极事件的解释,而不在于消极事件本身。因此如何解释消极事件与心理健康有密切的关系。例如,同样被辞退,一个人可能会愉快地去寻找新工作;而另一个人可能会感到极端地丧失了自尊而觉得痛苦,导致不再去寻找工作,不能有效地了解可供选择的工作岗位。在这个例子中,愉快地寻找新工作的人,可能把辞退归因于公司有问题,做出了外在归因,为有机会尝试新职业、找到一条发展的新路子而感到高兴。而那个心烦意乱的人可能做出结论,他是无能的,大家都不想要他,从而做出了内在的归因。在问题出于归因的情况下,归因训练对心理健康是有帮助的。归因训练的一个办法是引导个体改变对失败因果的知觉,把稳定的、内在的原因改变到外在的、不稳定的原因。对消极事件的内在归因会降低自尊,但是外在归因,即把原因置于个人之外,不会消极地影响自尊。对于那个因被辞退工作而感到痛苦的人,可以引导他把原因归于外部,指出辞退工作是市场经济发展,公司绩效不佳的结果,况且,像他那样被辞退工作的人还有很多,社会上存在着适合于他的能力或他的某种特殊能力的许多工作岗位,可以充分发挥他的才能等。

归因训练的另一个方法是引导个体把原因归于可控的、不稳定的、内在的因素,如努力。有一个研究是对担心学业成绩的一年级的大学生做归因治疗。这些学生由于刚进大学,不大适应大学的学习环境和学习方法,因此在一年级的成绩不理想。实验人员告诉学生说,在大学的分数实际上是相当不稳定的。在四年学习期间明显的可以获得很大的改进。接着让学生看录像,录像上老生证明了他们自己的成绩有了很大提高。结果表明,与没有接受这类信息的学生相比,接受这类信息的被试很少退学,在二年级时,平均成绩实际上提高了,在以后研究生考试项目中也出现了类似的情况。同时,实验组较对照组的学生更可能坚持不懈。可见,使学生知道成绩是不稳定的,第一年的成绩差对他们将来不是一锤定音,那么提高成绩是完全可能的。上述研究强调的是稳定性维度,我们也可以利用可控制性维度进行研究。

(二)绩效评价

绩效评价是评定员工过去成绩的过程,这是极大多数组织中经常遇到的问题。绩效评价是复杂的,它与增加工资、奖金、晋升以及其他奖励的分配有关,涉及人际认知和社会知觉的很多方面,例如,对过去绩效的记忆,综合过去绩效的信息的框架,对绩效背后原因的归因等。在这里归因所起的作用,一是它影响了管理人员对下属的评定;二是影响了他们对下属提供的反馈;三是影响了管理人员对下属不良绩效原因判断的结论;四是影响了管理人员对纠正这些不良绩效所采取的措施。

在绩效评价中,由于归因而会出现偏见。例如,管理人员对于他们所喜欢的下属(称为群体内成员),会比不喜欢的下属(称为群体外成员),做出更偏爱的归因。在一则研究中,研究人员要求一些管理人员说出哪些下属是他们最喜欢的,哪些下属是他们最不喜欢的。接着,要他们思考每个下属超过或低于绩效标准的行为事件,以及评定对于这些有效的绩效和低下的绩效的行为例子来自于能力、努力、运气、任务难度的程度。研究人员预测,管理人员会在有效的绩效和低下的绩效两方面归因上,偏爱群体内成员。于是,管理人员更可能把有效的绩效归于内在原因,如努力,能力。但是,与群体外成员相比,对于群体内成员不大可能把低下的绩效作内在归因。结果支持了预测。与评价群体外成员相比,对于群体内成员,管理人员确实把有效的绩效在更大程度上归因于内在原因,而对于低下的绩效,其评价方式恰恰相反。

所以,许多研究表明了归因在员工绩效评价上起着关键性的作用。归因的研究对于如何改进绩效评价,消除评价中的偏见,增进人际关系具有现实意义。

(三)冲突

在组织中,对稀有资源的竞争,为权力或影响力进行斗争,长期的不满,对岗位的刻板偏见等都可能引起个体间或群体间的冲突。许多研究证明了在影响冲突的多种因素中,归因起着重要作用,例如,在组织情景下,冲突的形成和发展在很大程度上取决于当事人的归因。举一个最近研究的例子,有一个影响冲突的因素称为"身不由己"。"身不由己"指的是,从事某种引起双方不满、具有冲突性质的行动的个体把这种行动归因于自己不可控的原因,研究人员认为,如果对方相信行动是身不由己的,那么引起对方的愤怒和报复倾向就会减弱。相反,如果对方认为不是这回事,那么"身不由己"策略就会增加冲突。例如,在案例 4-1 中,如果护士听到小李的要求后,主动谢谢他支持工作,并能耐心地告诉小李,必须先仔细配好药,然后就去给患者老李换液,或许护士与小李二人之间就不会产生口角了。

第四节 人际吸引理论

人际关系的核心成分是情感因素,即对人的喜欢与厌恶,由此可以推知,人际间的吸引与排斥是人际关系的主要特征。心理学研究人际关系吸引问题,乃是以一种评价、衡量的方式,就人际间由快至缓这两极端间的吸引关系做科学化探讨。在这里,我们将讨论人际吸引问题,究竟有什么样特征的人才能被人喜欢?在人际吸引方面外部环境因素起着哪些作用?个体的哪些特征有利于增加人际吸引与喜欢?而哪些则会阻碍和影响人际关系吸引与喜欢?怎样才能赢得别人的喜欢与吸引?国内外心理学界在人际吸引这一领域的理论和研究成果将给我们提供一个新的视野。

一、人际吸引基本理论

究竟什么是人际吸引呢?人际吸引,又称人际魅力,是指个人间在感情方面相互喜欢和亲和的现象,即一个人对其他人所抱的积极态度。在心理学中,人际吸引属于人际知觉的一个新领域,它对于满足个体的人际需要,建立良好的人际关系具有很大的指导作用。对此国内外心理学家进行了一系列实验,并提出了许多人际吸引的理论,这些理论可以归为两类:一类是强化的,这类理论强调我们对周围世界评价时的情绪反应,把个体视为非理性的、非逻辑的,常常依据感情来行事;另一类是认知的,强调我们对周围世界评价时所经历的思维过程,把个体视为理性、按逻辑办事的。

(一) 强化理论

强化是心理学的一个专门术语,它是指行为与影响行为的环境(包括行为产生之前的前因和行为产生之后的后果)之间的关系,也就是通过不断地改变环境的刺激来达到增强、减弱或消失某种行为产生频率的过程。这个过程借助于奖励、惩罚等强化方式来实现。强化理论以强化概念为核心,提示情感强化和人际吸引之间的关系。这个关系可以用拜恩和克洛拉的强化感情理论来说明。

拜恩和克洛拉认为,评价任何事物(包括交往对象)乃是基于其所引起的肯定或否定、满意或不满意的情感评价,以及由此激发的对交往者喜欢或厌恶的程度,产生好感或恶感的情绪,这是进行第二次交往的基础。如果处于肯定评价阶段,一般就会产生对对方的好感或喜欢;如果处于否定评价阶段,就会产生对对方的反感或厌恶,而且这种印象一旦形成定势后,构成一种心理准备状态,就很难一下子改变。因此,人际关系中会发生首因效应,即第一印象的作用影响很大,持续的时间也较长,比以后得到的信息对于事物整个印象产生的作用更强。这是因为人对事物的整个印象,一般是以第一印象为中心而形成的,对人的评价也往往是以第一印象开始的。这个理论还认为,人际吸引的大小和奖罚有相应的关系。如果交往对象的接触背后紧跟着奖励,如表扬、称赞、报答等,就会引起对方喜爱,产生愉悦的情绪体验,与对方形成良好的人际关系,而他的这个行为在一定程度上得到了强化,就会形成稳固的心理特征而积淀下来,从而在人际关系中处处表现得得心应手,游刃有余。相反,如果和交往对象的接触背后紧跟着惩罚,如批评、讽刺、嘲笑、谩骂等,则会产生对对方的厌恶与反感,减弱或失去与对方交往的热情。这种情感上的挫折,会丧失对下一次交往的欲望和积极性,因此,也就无所谓"人际吸引"了。

总之,人们喜欢给予我们奖励的人,而不喜欢导致我们情感不愉快的人。

（二）相互作用论

相互作用论着重探讨交往双方间的相互影响、相互制约（如朋友、夫妻、交谈双方）对人际吸引的影响，这是西方社会心理学互动理论的一种，是一种"真相倚"情形。当两个个体在相互交往时经常感到情感上的满足和安定，感到心情愉悦，并且非常乐意与对方交往时，他们之间就建立了良好的人际关系。双方对对方来说都是一种难以言喻的吸引，这是一种互酬行为或者说是一种报答行为。我注意听你讲话，你也重视我的意见；我有事找你商量，你有事找我帮忙；相互尊敬、相互喜爱、相互称赞、互相报答。并且这种行为大多在对方没有准备的条件下表现出来，显得自然、贴切、毫不做作，因此富有说服力。但是，一旦交往双方中的任何一方对交往不满意时，这种关系就会受到损害，影响两人之间的继续交往，这样，双方要建立良好的人际关系就比较困难了。

（三）得失理论

人际吸引中的得失理论是美国心理学家阿伦森提出来的。他经过研究后认为，在人际关系中，一成不变地讲好话并没有像先讲坏话然后再慢慢地改变成讲好话的情形来得更吸引人、讨人喜欢。我们对这样的人的喜欢程度会比我们喜欢那些一直说我们好话的人来得高些。这种先贬后扬的吸引效应就是人际关系中存在的"得"与"失"现象。和谐的人际关系就是要使这种"得"与"失"达到平衡。他认为在交往中一个人的外貌特征与个性心理特点对交往影响很大。有时这些特点使对方决定了是否进行交往，以及交往所进行的融合程度。但不可否定，人的主观意识，如对一个人的评价，对交往动机、目的的预测，对交往行为的估计，个人的偏好等，在人际关系建立过程中起着更为重要的作用。这里最重要的是一个人主观体验和主观评价的过程，得与失就是在评价过程中产生的。如果评价得高，就促使双方继续进行交往，否则，就会中止这种交往关系。

人们之间相互接触、交往的结果，交往者的自尊心和自我意识往往直接与他人的反应以及他人如何对待这种反应有关。这个理论认为，当交往中别人对自己的评价有所改变时，更能影响自己是否喜欢那个人的态度。因此，交往中的评价、判断等主观意识过程显得非常重要，在交往中我们每个人都在对对方进行评头品足的工作。这是进一步交往的准备工作，是建立良好人际关系所不可缺少的。因此，在交往者主观判断为"得"的情况下，我们对于赞扬我们的人、尊重我们的人、喜欢我们的人，会产生更多的好感，乐意和他建立和保持良好的人际关系。而在主观评价为"失"的情况下，对于经常看不起我们的人，批评、指责我们的人，和我们过意不去的人，我们也采取同样的行为，越来越失去交往的动机和欲望，导致人际吸引的反面——人际排斥，使人际关系显得紧张、复杂化。

梅特在 1973 年认为这种得失论是否得当，必须考虑两个因素：一是得失的评价应该是谈论到同样的人格特质或事物，明白地显示出批评者在基本态度上有了改变；二是态度的改变必须是逐渐的，而不是突然的，突然的改变容易引起疑心和困扰，而影响人际吸引的增加。

（四）相等理论

相等理论属于社会交换理论的变式。这个理论认为，以最小的代价来换取最大的报酬是天经地义的事，是一般人孜孜以求的行为目标。人人都希望做一本万利的事。然而，在现实生活中,人们往往是以代价和报酬能否相当来衡量自己周围的人际关系的。人们希望在交往中自己的代价和报酬自始至终保持平衡,投入与支出相匹配,以此作为衡量人际吸引大小的尺度。如果在交往中代价和报酬是相等的,或者得到的利润是正的,那么交往的另一方对他来说就具有吸引力,就愿意继续交往下去。反之,对他而言,就会失去交往的欲望和动机,也就失去了这种交往中的人际引力。

这个理论认为,两个人之间关系的建立、维持和发展,要看当事人是否觉得这种关系的维持对双方都有益处来决定。即建立人际关系要看能否获利、是否需要,从而决定自己的交往行为。如果双方感到友谊的存在,并且彼此可以从中获得好处,如情感能得到依靠,能享受物质财富,有利于自我发展等,那么,这种友谊的存在就会使得双方都得到一种心理上的满足,双方的关系可以继续维持下去,都愿意与对方交往,愿意彼此建立良好的人际关系,在对方看来,交往者具有某种吸引力。这显然是一种功利主义的态度。

二、影响人际吸引的因素

决定人际吸引的因素是错综复杂的。自心理学诞生以来,许多心理学家对人际吸引进行了卓有成效的研究,并提出了影响人际吸引的因素群。1961年美国社会心理学家奥尔波特首先对一群素不相识的陌生人的首次集会进行了人际吸引的研究,发现人际吸引受多种因素的影响,并在这种影响之下形成了一种动力系统。诸如,具有类似的信念、价值观和个性心理特征,能满足我们的需要,具有身体方面的吸引力,有能力和才干,令人愉快或能为人接受,能报答我们对他的喜欢,在空间位置上接近,职业、地位、收入、年龄、性别和生活目标的相似等因素都影响人际关系的形成和发展。如果对此进行概括,我们认为影响人际吸引的主要因素有三类:情境因素,个人特质因素和类似与互补因素。

(一) 情境因素

人与人之间的关系是在一定的情境因素下展开的,这种情境因素作为人际关系的有效载体,反映了人际关系的结构与性质。

这些情境因素包括人际间的交往距离、交往频率、交往中的集群性和个体的体验性等。

1. 时空距离 时空距离是影响人际吸引的一个因素。如果其他一切条件不变,个体与个体之间、群体与群体之间,距离越接近,交往的频率可能就越高,越容易建立良好的人际关系,这是被我们的生活常识所验证了的事实。一般说来,与自己的同学、同事、朋友、同乡、近邻等接近的机会多,交往的机会多,较易产生好感和建立友谊,这种现象在日常生活中是屡见不鲜的。

(1)距离 人与人之间在交往中,凡是地理位置相对接近者,自然容易激发人际交互关系。距离的远近对人际关系的影响,尤其在一些被自然地理区域隔开的居住区里,表现得更加明显。距离较远的人,其形成或继续保持友谊就显得比较困难。

美国心理学家费斯汀格等人在1950年曾对住在西威斯特哥特同一楼层里的彼此成为亲密朋友的情况进行了研究,结果如图4-3所示。

这一实验表明,人们交往的次数与距离的远近成反比关系,两人住得越近,越容易成为朋友,不住在同一层、同一楼的减少了成为朋友的可能性。费斯汀格指出,两家相距不超过6.71

米者容易成为朋友,而那些距离在6.71米以上者,很少能成为朋友。这是因为物理距离的加大,相互作用的距离被加大了。这个结论与沙赫特和贝克的研究结果接近。住公寓的人更喜欢和自己住同一楼或同一层的人交往,而不愿与住另一座楼或另一层的人打交道。

为什么邻近性会产生好感?其部分原因可能是由于熟悉,同时简单的人际互动也会提高我们对人们的好感。西方心理学家最简单的解释认为:"离得近的人比离得远的人更有用。"因为离得近,接触交往的机会多,刺激频率高,选择朋友就比较容易,一个人和我们住得越近,我们就越能了解他,也就越容易成为朋友。我们认为,人们对连续相互作用的期望

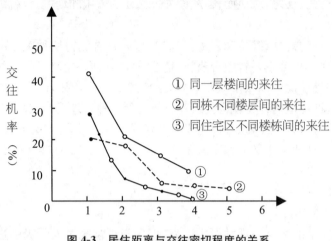

图4-3 居住距离与交往密切程度的关系

也是一个因素,如果有人住在隔壁,我们会估计到经常接触他、碰到他,并努力想让接触愉快一些,于是总是试图说服自己,这个环境是令人愉快的,这个人是令人喜爱的,至少不特别让人难受。如果人们期望和邻居保持友好关系,就会对邻居做出积极性评价,夸大邻居的积极品质。这样对邻居来说,交往者是富有魅力的。同时,由于经常接触,互相了解,容易预测他人的行为,从而能常常发生适宜的反应,促进相互关系的发展。另外,根据我们的经验,在交往时距离接近可以节约时间和精力,使双方不会感到个人负担过重。随着交往机会的增多,相互熟悉程度的提高,彼此互有好感,人际吸引就会增加。

最后,我们应当注意到,距离因素并不是形成人际关系的主要因素。西方心理学家在研究人际吸引时,夸大距离的影响,这是不符合实际情况的。我们认为,它只是影响人际关系的众多因素之一。

(2)交往频率　交往频率是指人们互相接触次数的多少。一般来说,人们彼此之间交往频率越高,刺激对方的机会越多,"重复呈现"的次数越多,越容易形成较密切的关系。交往的频率增多,容易形成共同的经验,有共同的话题和共同的兴趣,共同的感觉。对素不相识的人来说,交往的频率在人际关系形成的初期起着重要的作用。

美国心理学家扎琼克在1968年曾经进行了交往频率与人际吸引的实验研究。他将被试不认识的12张照片,按概率分为6组,每组2张,按以下的方式展示给被试:第一组2张只看1次,第二组2张看2次,第三组2张看5次,第四组2张看10次,第五组2张看25次,第六组2张被试从未看过。在被试看完全部照片后,实验者再出示全部照片,另加从未看过的第六组照片。要求所有被试按自己喜欢的程度将照片排成顺序,结果发现一种极明显的现象,照片被看的次数愈多,被选择排在最前面的机会也愈多。由此可见,简单的呈现确实会导致吸引,彼此接近、常常见面,的确是建立良好人际关系的必要条件。日常生活中我们也可以经常观察到医生和护士,教师和学生,领导和秘书等人由于工作需要,接触机会多,空间距离近,容易建立良好的人际关系。有些心理学家对此问题也进行了实验研究。他们以尝试某种饮料的适度为借

口,要求互不相识的女孩子走动于不同的房间,使她们有不同次数的见面机会。实验要求她们在见面时不许谈话,然后实验者要求她们评定对不同对象的喜欢程度。结果表明,相互见面次数的多少与相互吸引的程度有正相关。见面的机会多,相互喜欢的程度就大。

然而,我们应该认识到上述心理学家的研究过于夸大了交往的频率对吸引的作用,他们把研究重点放在交往的次数上,重视交往的形式,而忽略了人们之间交往的内容、交往的性质,这是不恰当的。实际上,人们彼此之间交往的内容常常比次数更为重要。对于具有一定知识、修养的个体来说尤其是这样。

2. 结群　人是一种群居性动物,从人类社会诞生时起,人们就开始结成群体进行活动,共同努力奋斗来获得满足生存、安全和归属的需要。因此,西方社会心理学的创始人之一麦独孤认为人有群居的本能,并把它解释为是由生物遗传特性所决定的。当然,这种观点是错误的。然而,我们不得不承认,结群的需求确实是一种很普遍的现象,不仅人类如此,还有很多其他动物也是如此,不过人类的这种需求有相当大的个体差异。有些人喜欢社交,有些人喜欢孤独,有些人喜欢活动,有些人喜欢静坐。这样,对于不同的人来说,在不同的时候和场合所表现出来的结群需求也就有所变化。这种变化体现出来的人的结群性远比动物的结群性来得高级、复杂。

我们已经指出,人的需要是使人产生某种行为的内在动机,是行为的先兆。因此,在交往过程中如果两人的物理距离比较接近,而且交往者又有这种结群的需要时,交往的机会便可大大增加,双方都表现出对交往的渴望、主动性和积极性,并且在交往过程中热情地应答对方,使对方也沉浸在交往的热烈气氛中,这就容易使人际关系显得轻松、愉快、和谐、融洽。反之,如果双方无意进行接触,虽然距离很近,也会擦肩而过视同陌路,这种情况是经常发生的。

3. 体验　在人际关系中,人与人之间的交往体验也是导致人际吸引的一个重要因素,这种体验着重表现在交往者对待交往对象的态度上,如印象的好坏、个人的喜恶、情绪的状态等。总之,我们喜欢那些喜欢我们以及能给我们愉快或惬意体验的人。

个体的体验确实影响着我们对一个人的评价,虽然这种评价有时带有浓厚的主观色彩,受个人的知识、经验、个性等因素的影响。但是,我们的确在有意或无意地进行评价,对交际者进行选择,问题在于我们应该进行适当的自我控制和调节,尽量能客观地评价交往对方。例如,一般我们都喜欢整天嘻嘻哈哈、欢欢乐乐的乐天派,从他们那里我们得到情绪的感染,感到轻松、愉快,喜欢和他待在一起,这样的过程经过不断强化,从而增加他们的吸引力。一旦碰到一个悲伤、忧愁和焦虑的人,整天垂头丧气、无精打采、"阴云密布",我们也会受到感染,从而退避三舍,丧失与他交往的动机。因为对于激不起我们情绪共鸣的人,对我们也产生不了吸引力。因此,我们可以说,交往动机决定交往行为,交往体验决定交往效果。

(二) 个人特质因素

个人的特质是导致人际吸引的重要因素。个人特质包括个体的外表和容貌,才华和能力以及个性心理品质等成分。这些因素对人际关系的影响是通过个体的心理内化来实现的。

1. 外表和容貌　亚里士多德曾写道:"美丽是比任何介绍信更为巨大的推荐书。"这在今天并无多大改变。外表和容貌对初次交往的人来说,是一个重要的吸引因素,特别是在与异性交往时表现尤为显著。外表美给人们以心理的愉悦,人们都相信肤色、面貌、高矮、胖瘦、胡须、发型、服饰、风度等对人的吸引作用。两个人在进行交谈以前,往往是根据交往者的外貌特征来估价他,形成肯定或否定的印象,从而影响或左右了以后相互之间关系的发展。

沃尔斯特等人让男女大学生各332名(每两个成一对)进行了两个半小时的舞会,舞会结束时,询问学生是否希望再次同对方进行约会,结果表明,希望再次约会的回答只与对方的容貌因素有关。表4-1显示了回答希望与对方再次相会的学生所占的百分比。

表4-1 希望再次同对方相会的百分比

对方的容貌	丑的	一般的	美的
丑的男性	41	53	80
一般的男性	30	50	78
美的男性	4	37	58
丑的女性	53	56	92
一般的女性	35	69	71
美的女性	27	27	68

布里斯林和刘易斯的研究报告认为,个人所感觉到的伴侣外表以及希望下次能再与之相遇的相关系数为0.89。特塞尔和布罗代的实验研究发现两者相关系数为0.69。这两个实验支持了上面的结论,表明外表越吸引人,就越为人喜爱。特别是初次交往时这种现象表现得更加明显。

另一个研究中,卡雷·戴恩和她的同事给大学生看三个大学生的照片:一个外貌漂亮,姿色超群;一个相貌平平;第三个则相貌丑陋。然后,请被试根据27种人格特质做出评价,并要求被试估计他们三人未来是否幸福,结果无论评价的对象如何,最美满的预言都在外貌富有吸引力的人身上。他们还对儿童进行了类似的研究,结果表明甚至在幼儿园时期,儿童对外貌的吸引力就有反应。

2. 才华和能力 在其他条件都相同的情况下,比较聪明的人容易受到人们的喜欢,一个人越有能力,人们就越喜欢他。尽管外貌吸引力是一个显著而稳定的信息,但才华和能力最终很可能更重要。可能的解释是因为人们与有能力、有才干的人在一起,可以少犯错误,觉得更安全些。然而,才华和能力的吸引力是相当复杂的。有些研究指出,在一个解决问题的小组中,那些被认为最有能力而又能出最佳主意的人,并不是最讨人喜欢的人。

心理学家阿伦森对此进行了实验研究,他让被试聆听四种不同的录音,四种录音的内容不同,但都是一个人的讲话录音。告诉被试:两个录音候选人十分聪明,而且学习成绩与体育等课外活动成绩也都很好;另外两个录音中的候选人中等智力水平,成绩平平;录音中有两个人(一个高智力水平,一个中等智力水平)因不小心打翻了咖啡,并溅了一身,而其他两人无意外事故。当被试听过四种录音后,让他们评价更喜欢录音中的哪一个人,结果发现最受人喜欢的是那个打翻了咖啡而又聪明的人,最不受人喜欢的是那个打翻了咖啡而智力中等的人。这表明,人们喜欢有能力、有才干的人,意外事故并不影响人们对一个人的评价态度,有时反而可以增加吸引力。这是否定后的肯定效应!

3. 个性品质 一般地,个性品质具有无与伦比的吸引力。而且这种吸引力持久、稳定、深刻。在其他方面一样的情况下,如果有人诚实、正直、乐于助人、友好和善而没有奸诈狡猾、损人利己、敌对冷酷等性格,那么我们就会产生喜欢他的倾向。说得具体些:男子汉吸引人的个性品质是勇敢、冒险、创造、坚忍不拔、不屈不挠、宽宏大量、襟怀坦白、不拘小节、理智、正直、忠诚、有思想、思维灵活、事业心强、期望水平高等,而女子吸引人的个性品质是温柔、体贴、善解人意、富有同情心、为人随和、情操高尚、有正义感、待人真诚、值得信赖、开朗活泼、可靠等。无论男性或女性,作为个性品质,最有吸引力的是真诚,最富排斥力的是虚伪。

诺尔曼·安德森(1968年)曾进行了一次研究,他共列出555个描写人性的形容词,让被试指出他们在多大程度上喜欢一个有这些特点的人,研究结果如表4-2所示:被试评价最高的品质是真诚和真实,而评价最低的是说谎和虚伪。

表4-2 个人品质受到喜欢的程度

值得高度喜欢的	介于积极作用与消极作用之间的喜欢	最不值得喜欢的
真诚	固执	作风不正
诚实	循规蹈矩	不友好
理解	大胆	敌意
忠诚	谨慎	多嘴多舌
真实	追求至善	自私
信得过	易激动	目光短浅
理智	文静	粗鲁
可靠	好冲动	自高自大
有思想	好斗	贪婪
体贴	腼腆	不真诚
……	……	……

个性品质的吸引,实际上是个体人格美的具体表现,我们经常说外表美是一时的,而心灵美是经久不衰的,实际上这里的心灵美有一部分内容乃是指人们的个性品质。生活经验告诉我们,一个人只有具有美的心灵,才会真正受人欢迎和喜欢。

(三) 类似和互补

导致人际吸引除上面所述因素外,交往对象的熟悉,态度的类似,兴趣爱好、价值观的一致,需要和个性的互补,相互尊重,相互愉悦等因素都影响人际吸引的深度和强度。

1. 类似性 类似性吸引包括许多方面。态度、信念、兴趣、爱好、价值观等的相似是一个方面,另外,同年龄、同性别、同学历和同经历的人容易相处;行为动机、立场观点、处事态度、追求目标、个人嗜好一致的人容易相互支持;具有共同信念、情投意合的人容易建立起人际关系;同阶级、民族、宗教、行业、国籍的人容易产生好感等。所有这种相似都能够导致吸引。总之,人们喜欢和自己类似的人,人们总是以自己的模式去要求别人。

现场研究为这种关系提供了较明确的解释。美国心理学家纽科姆让互不相识的17名大学生住在同一间宿舍里,对他们的亲密化过程进行了近4个月的追踪研究,实验前调查了他们的态度,然后调查哪个同哪个结成朋友,并陆续让这些学生自由选择同室的对象。结果发现在见面的初期,多是住附近的人成为好伙伴,后来,态度的类似逐渐成为吸引的主要因素,而且学生对与自己各方面相似的朋友的评价远远超出了实际的情况。由此可见,相互间的一致性增加时,认识深度和吸引力也在逐步增加和深化。拜恩进行了更为详尽的研究。他先对大学生进行态度调查,几天后,让学生看到别人回答的有关态度的问卷表,要求被试回答对此人的好感。实际上让他看的态度问卷是实验者看过他的态度之后制成的。这样,态度的类似性就由实验者进行操纵控制。研究结果表明,态度越类似就越容易导致喜欢(图4-4)。

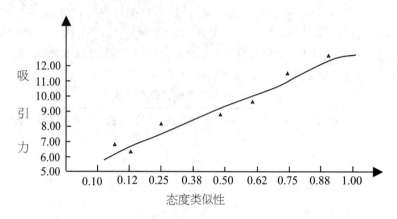

图4-4 类似态度的比率

有的研究者指出:类似的价值体系和社会背景是决定喜爱或选择他人的因素。许多实验显示:价值体系、对象身分、社会背景和文化程度的类似性均能影响到个人选择他人的条件。社会心理学家柯尔等人在1955年研究"最好的朋友"时指出,个人所指出的最好朋友都是同等地位的人,一般来说他们的教育水平、经济条件、社会价值等方面都很相似。日常生活中我们也经常可以看到政治主张、宗教信仰、对社会上发生的重大事件的看法比较一致的人比较谈得来,在感情上较为融洽,容易成为好朋友。

2. **互补性** 人们需求(个性)的互补性是指双方在交往过程中获得互相满足的心理状态,它是构成人际关系的重要因素之一。当双方的需求或个性能互补时,就能形成强烈的吸引力。这里涉及交往者的动机和目的问题。例如,一个有支配性格的人易和被动型的人相处,易相互喜欢、建立和维持密切的友谊关系。独断专横的人和优柔寡断的人会成为好朋友,活泼健谈的人和沉默寡言的人会结成亲密的伙伴,这是因为彼此之间可以取长补短,互相满足对方的要求。

一般而言,人际吸引中的互补因素,其作用多发生在交情较深的朋友、恋人、夫妻间。心理学家克切霍夫和戴维斯等访问了大学生,研究从朋友到夫妻关系的演变过程。结果发现,在初交时,距离因素、外貌因素及社会资源(如经济地位、职业、学历、文化背景等)都是构成人际吸引的重要因素。在结交后两人的态度、信仰、价值观、人生观、世界观等方面的类似显得更为重要。在前期的友谊和婚姻阶段,双方在人格特质上的互补,在要求上的互补,具有举足轻重的作用。如双方均有互补的需要,而又各自从对方获得需要的满足,如此形成彼此相依的情形,增加了人际间的引力。显然,互补建立在互动理论的补偿概念基础上。台湾学者张春兴于1989年基于这种观点认为,对于男女双方来说,友谊是爱情的基础,友谊未必成为爱情,但爱情的发展必须始于友谊。而精神分析学派的荣格认为,人际间人格特质的互补是吸引双方相爱的主要原因,进而有人提出了"匹配选择的筛选因素理论",认为在发展恋爱关系中,存在着许多筛选器,主要有:一是社会学和人口统计学方面的一些变量,如社会地位、经济地位、宗教信仰、年龄等;二是恋爱期间相对的价值观的一致性;三是恋爱期间需要的互补性。在恋爱婚姻关系中互补性的作用,争议较多,有待于学者进行更深入的研究。我们认为,个性的互补,无疑是导致人际吸引的一个原因,但不是一个根本原因。因为只有人们的世界观、价值观和人生观的一致性,才会导致真正的吸引。同志首先应该是"志同道合",然后才会去追求其他方面的和谐、协调。

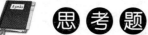

1. 如何应用批判性思维理解人际关系的理论?
2. 什么是人际特质理论?如何将其应用于护理工作中?
3. 什么是认知失调理论?如何将其应用于护理工作中?
4. 人际印象形成过程中有哪三个成分?分别举例说明这三个成分对人际印象形成过程的影响。
5. 什么样的个人特质才具有吸引力?
6. 为什么类似和互补会导致人际吸引?

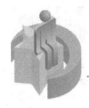

第五章
护理工作中的角色关系

 案例 5-1

神经内科病房,患者蒋先生晚上睡不着觉,按了床头呼叫器,值班护士小黄来到病房。
蒋先生:"护士小姐,我睡不着觉,请你给我拿两颗安定好吗?"
小黄:"好的,我去拿给你。"(拿来一颗安定交给蒋先生)
蒋先生:"我要两颗,你怎么只给一颗?"
小黄:"这是舒乐安定,作用比较强,一颗足够了。"
蒋先生:"我知道这是舒乐安定,我的失眠比较严重,一颗不够的。"
小黄:"我们一般都只给一颗的。"
蒋先生:"我又不是第一次用舒乐安定,在家里我一向是吃两颗的。要是我把家里的药带来,我吃几颗还用你管吗?你去把医生喊来!"

 问题

1. 分别站在护士和患者的立场上,你怎样看待这位护士的做法?
2. 对于患者的要求,护士小黄应该怎么办?

 案例 5-2

护士小汪在心血管病房工作,5号床患者是一位心肌梗死患者。晚上小汪值小夜班,接班后,她想看一看5号床患者的病历,这时却找不到病历了,她很着急,来到医生办公室,发现有一名实习医生正在看一个病历,还一边往本子上抄写东西。护士小汪走过去一看,正是她要找的病历本,就很生气地对实习生说:"原来5号床的病历本在你这里,快给我,我找了好久,你知不知道你耽误了我多少时间!"实习生却说:"你等我一会儿,我马上就给你,这个病例比较典型,我想抄点资料作为学习参考。"

 问题

1. 这个案例反映了存在于医护人员之间的什么问题?
2. 怎样建立良好的医护关系?

本章目标

1. 明确角色理论在护理工作中的应用。
2. 阐释现代专业护士的角色及循证护理对护士角色的影响。
3. 举例说明护士角色的多元化发展类型及意义。
4. 描述患者角色特征及角色适应。
5. 归纳护理工作中的人际关系类型及沟通技巧。

本章关键词

Role（角色） is defined as a set of expected behavioral standards established by the society or community to which a person belongs (Creasia, 1991).

Role Relationship（角色关系） refers to one's different relationships with different people, it influences the communication content and process.

第一节 角色理论

一、角色概述

（一）角色概念

角色（Role）源于戏剧、电影，原指剧本中的人物，后被广泛应用于分析个体行为、行为与社会规范之间的相互关系中，成为社会心理学中的一个专门术语，其含义为：处于一定社会地位的个体或群体，在实现与这种地位相联系的权利与义务中，所表现出的符合社会期望的模式化的行为。这种行为模式一方面取决于个体所处的社会地位，另一方面又受到个体的主观能力等心理特征的影响，是人们在现实生活中的社会位置及相应的权利、义务和行为规范。

（二）角色特征

1. 角色的实现必须通过互动才能得以完成 任何角色在社会中都不是孤立存在的，而是在与之相关的角色伙伴发生互动关系的过程中表现出来的。如要完成护士的角色，必须与患者、患者家属、医生、其他医务人员等角色发生互动关系。

2. 角色行为由个体完成 社会对每一个角色均有角色期待，这种角色期待形成价值体系，经由社会化过程，融入每个人的认知系统中，使个体行为符合要求。如护士有护士的行为准则、护士的形象。个体根据自身对角色期待的认识与理解而表现出相应的角色行为，带有一定的主观性。

3. 角色可以互相转变 每个人在社会中的一切行为都与各自特定的角色相联系,社会要求每个人必须履行自己的角色行为。每个人的一生中会扮演多种角色,在不同的时间、空间里会扮演多种不同的角色。如一名护士,在家是父母的女儿、丈夫的妻子、孩子的妈妈,在单位可能是领导的助手。不同的角色,担负不同的责任,表现不同的功能。当个体承担并发展一种新角色时,就出现角色转换的过程。在这个过程中,个体必须通过学习、实践,逐步了解社会对于新角色的期望,并改变自己的情感、行为,以符合社会对于角色行为的期待。

(三) 角色行为发展过程

当一个人担任某种角色时,社会文化往往已对该角色规定了一定的模式,个人对该模式行为接受的程度受到他的人格、气质、能力、态度等的影响,然后他履行自己所能接受的角色行为。

$$角色 \longrightarrow 角色模式 \longrightarrow 个人接受的模式行为 \longrightarrow 角色行为$$

一个人的社会角色,不是与生俱来的,它是在对自我认识的基础上通过训练和实践主动习得的。因此,角色担当的好坏与角色学习分不开。根据角色理论,角色学习包括两方面:一是学习角色的权利、义务和责任;二是学习角色的态度、情感和技能。其中,角色技能非常关键,所谓角色技能,实际上是指个体所具备的那些可以有效地扮演角色的特质。角色技能包括认识技能和运动技能,认识技能包括在与别人的交往中根据得到的线索正确推断他人和自我的社会地位以及推断有关地位的适当的角色期待的能力,运动技能是角色扮演者身体各部位的姿态、动作、面部表情和声调等运动能力。大多数的角色技能都是通过训练和实践获得的。

(四) 角色认知

角色认知是指角色扮演者对某一角色行为规范的认识和了解,知道哪些行为是合适的,哪些行为是不合适的,即一个人寻求有意义的自我定位,寻求和了解自己是谁,自己到底是什么,以及将要往何处去等问题。影响个体角色认知的要素有很多,包括教育、经历、社会角色期望、团队其他成员的角色期望等。

对护士职业角色的认知,就是对护理事业的深刻理解过程,包括护理工作是怎样的职业,它所承担的社会职责是什么,它在历史、现实中处于怎样的地位等。只有对护理工作有了较高的认识,才能理解其神圣和伟大之所在,进而产生使命感、责任感。

(五) 角色相关问题

1. 角色期待 角色是人们在现实生活中的社会位置及相应的权利和行为规范。不同的角色,担负不同的责任,表现不同的功能。所以个体必须了解社会对角色的期待,并通过学习、实践,使自己的行为逐渐符合社会对角色行为的期待。

2. 角色冲突 当一个人面临自己达不到的期望时,内心会感到有冲突,这种冲突的来源可能是由于本人或他人或环境对角色的期望改变。角色冲突是个人紧张的一个源泉,因为角色冲突常常会导致"角色超负荷"。研究证明,体验到角色超负荷的人会心率加速,胆固醇增高。美国社会心理学家米德把这种现象称之为"角色紧张"。角色紧张对社会和谐及个体的身心健康都非常有害。要消除角色冲突对人的心理造成的不利影响,就要加强个体扮演各种"角色"的协调能力。协调能力强的人,由于他们处理和协调各种不和谐的角色要求的本领很强,因而产生角色冲突的可能性就很少。

3. 角色力竭 当一个人身兼数种角色,并且这些角色对他的要求已经超过了其能力的限度而无法胜任时,这种情形称之为角色力竭。

4. 角色修正 即调整发生矛盾的双方面,使双方在相互同意的情况下达到角色互补;其方法是将矛盾的解决和转交给第三者,让第三者来探讨问题的症结,协助双方发现解决冲突的方法,使双方领悟到需要改变并认清改变的目的,达到妥协,然后向目标努力。此时由于角色经过了调整修改,所以最后能做到团结和谐。

二、角色理论与护患人际关系

角色理论是用角色的概念来研究人的社会行为的一种理论,即有关角色行为规律的理论,包括角色学习、角色理解、角色认知、角色期待、角色冲突等。角色理论的创始人 G. H. 米德指出,儿童在游戏或竞技中担任各种角色(在捉迷藏游戏中或在棒球比赛中交替担当进攻和防守)的体验,可以领悟到概括化了的成人的社会,对于形成儿童的自我有重要意义。自 G. H. 米德以后,角色的概念受到了社会学、人类学、心理学等领域的学者们的普遍关注,进行了很多研究,提出了诸多理论。从大的方面看,主要有以林顿和帕森斯等人构造的机会主义的社会学理论、塔纳和希布塔尼等人的象征相互作用理论以及萨宾和纽卡姆等人的社会心理学观点。帕森斯等人的角色理论,由于主要是关于群体的维持或均衡的理论,因此特别强调作为社会性角色承担者的个人而忽视作为具有独特人格或态度的个人。米德认为,个人不仅是把社会价值加以内化的通路,而且也是把个人对社会的作用加以外化的通路,据此,塔纳认为,个人不是被动地接受社会规定的角色,而是主动地去形成角色。希布塔尼把社会角色区分为惯例角色和待人角色,认为惯例角色只不过是作为人的角色行为即外显模式而发生作用的。纽卡姆从社会心理学立场出发,认为群体是一个角色体系,于是在群体方面展开了自己独特的角色理论。

护理实践是护士与患者为了医疗护理的共同目标而发生的互动过程。在此互动过程中,护士可以通过护患间有效的沟通来帮助患者促进、维持和恢复健康。护患双方不同的文化背景、人格特征和社会地位,会在很大程度上影响双方的沟通。护士这一职能的实现依赖于护患之间对各自角色的正确理解。只有在了解护士与患者角色的基础上,同时掌握必要的沟通技巧,才能建立良好的护患关系,给患者提供帮助,以利于其全面恢复。

第二节 护士角色

在护理学发展的历史进程中,护士的角色曾被认为类似于母亲、修女、保姆、医生的助手等。如今,随着社会文明和护理学的不断进步和护理教育水平的提高,护士的角色已不断扩展并发生了根本的变化,从以往单纯的提供照顾拓展到了更加广阔的领域。随着现代生物—心理—社会医学模式以及护理专业的演变和发展,护理人员也被赋予多元化的角色要求。

一、现代护士的专业角色

现代护士被赋予了多元化的角色,一般护理人员所扮演的多重角色如图 5-1 所示。

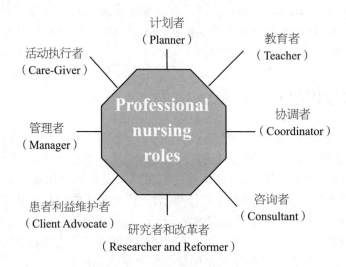

图 5-1 专业护士角色

护士的角色并不是一成不变的。一方面,由于护理工作的复杂性,在不同的时代对护士有不同的要求,在不同的医院对护士有不同的要求,在不同的科室对护士的要求也不尽相同,即使在同一个科室,又因为工作任务分工的不同,对护理工作的性质和要求也有所不同。另一方面,护理对象的千变万化也要求护士的角色要相应地进行改变,而不是千篇一律地重复劳动,护士要根据患者实际情况的需要,因时因地因人制宜,以最佳的角色功能适应护理工作的需要,为患者提供最优质的护理服务。

例如儿科护士角色,由于儿科护理对象的特殊性,儿科护士的角色不仅包括直接护理者,还担任患儿及家长的代言人、患儿及家长的教育者等角色;手术室护士角色应重点突出协作者的角色,因为成功的手术不仅需要手术医师精湛的技术,麻醉师高超的麻醉术,更需要手术室护士的密切配合,如术前完整准确的用物准备,术中迅速灵活的器械传递,严密观察患者的病情变化,与麻醉师一起做好抢救工作等。在医院感染预防中,W. H. O. 提出有效控制医院感染的关键措施为:消毒,灭菌,无菌技术,隔离,合理使用抗生素以及检测,效果评价。这些预防和控制医院感染的手段就是护理工作的基础,因此,护理人员应该成为预防和控制医院感染的主力。在医院感染控制中,护士应扮演好监控者和执行者的角色,其职责包括:病房保洁制度的执行和检测,空气、物品表面、医务人员的手等细菌检测,无菌物品的灭菌效果检测,使用中的消毒液和紫外线强度检测等。护士要严格执行探视制度、消毒隔离制度及无菌操作规程,对环境及医疗器械进行有效消毒灭菌,将预防医院感染的措施贯穿到临床护理的各个环节,从而降低医院感染发生率。

二、护士角色的期望特征

护士角色意味着特殊的护理疾病的技术、护理能力及人际沟通的能力。在患者眼中,理想的护士角色能够积极工作,满足患者的身心整体需求,建立良好的护患关系,是带给患者身心健康的"白衣天使"。患者所期望的护理人员的最理想的特征是:

① 在执行护理工作时,技术正确熟练。
② 有足够的能力执行护理和治疗工作。
③ 能有效地将患者的问题传达给医生使之了解。
④ 经常以开朗的态度对待患者及其家属。
⑤ 对自己的工作十分熟悉,在执行工作时小心谨慎。
⑥ 能不断学习新知识,以最好的方法护理患者。
⑦ 当患者需要时,会立即给予关心和支持。
⑧ 能注意患者的身心安全,避免任何意外伤害。
⑨ 能正确判断患者问题的轻重缓急,并做适当的处理。
⑩ 具有判断力,当患者的要求合理,而医院尚未能满足时,可反映患者的要求给院方。

作为一名护士,了解患者对护士的角色行为的期望,可以激励自己积极工作,满足患者的身心整体护理的要求。比如:

① 经常面带笑容。
② 当患者心情不好或身体不适时,能主动观察出来,并设法减轻患者的痛苦。
③ 能随时诚实、正确地将患者的治疗情况报告给相关人员。
④ 对患者的问题能耐心倾听,并给予适当的答复。
⑤ 尊重患者的人格尊严和为人处事原则,不损伤患者的自尊心。

表 5-1　护士人际关系的重要个性品质

积极品质	中间品质	消极品质
真诚	固执	古怪
诚实	刻板	不友好
理解	大胆	敌意
忠诚	谨慎	饶舌
真实	追求完美	自私
可信	易激动	狭隘
智慧	文静	粗鲁
可信赖	好冲动	自负
有思想	好斗	贪婪
体贴	腼腆	不真诚
可靠	不明朗	不善良
热情	易动情	不可信
善良	羞怯	恶毒
友好	天真	虚假
快乐	好动	令人讨厌
不自私	空想	不老实
幽默	追求物欲	冷酷
负责	反叛	邪恶
开朗	孤独	装假
信任别人	依赖别人	说谎

三、护士专业素质

(一)素质要求

1. 要有强烈的责任感　护理工作具有一定的复杂性,护士必须具有强烈的责任感,有同情心,了解患者的心理需求,关心患者的疾苦,尊重患者的权利,以自己的谦虚、谨慎、诚恳,在患者的心目中树起良好的形象和取得高度信赖。

2. 丰富的知识 随着医学科学的发展,护士必须不断提高专业理论水平,掌握新知识、新技术。护士的知识面要广,不但要有医疗、护理、营养、预防保健等方面的知识,而且要具有心理学、教育学,以及一些自然科学、社会科学、文学、艺术等方面的知识。

3. 良好的沟通能力 在护理工作中,沟通与护理工作息息相关,护士除了与同事、医生和其他人之间进行信息沟通外,主要是与患者进行沟通。良好的沟通,才能彼此互通信息,交流思想,传递感情。

4. 良好的自我调节能力 护理工作的特殊性容易使人产生身心疲惫感,这就要求护士必须具有良好的身心素质,任何时候都不要将自己的不良情绪带到工作中,加强自身修养,培养坚强开朗、不畏艰难的性格,以积极乐观的态度对待护理工作。

5. 具有创新能力 现代社会所需求的护理创新人才,不仅要有创新的兴趣、情感和人格,还要有创新的观察力、想像力、心智模式,具有提出新问题、分析新问题和解决新问题的能力。

6. 具有批判性思维的能力 批判性思维的概念包括两个部分:认知技能(智力技能)和情感倾向(批判精神),认知技能包括分析、评价、逻辑推理、解释或说明、归纳、演绎等能力;情感倾向包括习惯性质疑、思想开明、善于反思、具有创造性、勤奋努力、谨慎判断、深思熟虑、客观公正、持之以恒等思维习惯。

(二) 素质标准

1. **护理质量** 护士系统地对护理实践的质量和效率进行评价。
2. **表现评价** 护士对照专业操作标准以及有关法令法规方面评价自己的护理实践。
3. **教育** 护士在护理实践中获得和提供现有的知识。
4. **同事关系** 护士帮助同伴、同事和其他人的专业进步。
5. **道德准则** 护士要根据患者利益,以符合道德规范的方式代表患者做出决定和行动。
6. **合作** 护士在护理时应与患者、其他重要人员以及卫生保健人员合作。
7. **研究** 护士在实践中应用有关学科的研究结果。
8. **资源利用** 护士在计划和护理方面要考虑与安全、效率和费用相关的因素。

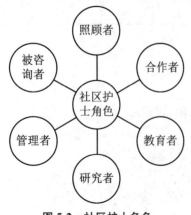

图 5-2 社区护士角色

四、社区护士角色

随着现代科学技术的进步和发展,生物医学模式转变为"生物—心理—社会医学模式",护理工作的重点也转移到健康保护和健康促进上来。社区护理是以人的健康为中心,以需求为导向,服务对象为个人、家庭和整个社区,以妇女、儿童、老年人、慢性病患者、残疾人等为重点,融预防、保健、医疗护理、康复、健康教育、计划生育技术指导等为一体的,有效、经济、方便、综合的基层护理服务。

社区护士角色体现在以下几点。

(一)照顾者

照顾者是社区护士最熟悉的角色。护士在社区健康中,不仅要为个人和家庭,而且要为团体和人群提供护理服务,以及相应采取的评估、计划、评价的形式、内容、技巧也不同。

(二)教育者

社区护士经健康评估,发现社区中的高危人群,利用科学的原理和方法,通过讲授课程,做系列讲座或特殊专题的讲解,或扮演对个人或团体的咨询者,正式或非正式地为服务对象提供学习资料,帮助和促进服务对象的自我教育、自我学习、自我照顾,与服务对象共同改变其危险行为,以预防疾病和促进健康。

(三)被咨询者

以各种适合的方式予以护理指导。

(四)管理者

社区护士经评估发现社区资源,为协助服务对象选择与决定最合适的健康照顾,并为服务对象制定计划,提供持续性的服务。社区护士为完成一个特定目标,连续的管理过程与护理程序一样,包括一系列的解决问题的活动或功能。

① 计划:评估需要确立的目标,指导一个组织或项目,决定达到目标的意义。
② 组织:为达到预期的目标设计一个如何工作的框架。
③ 领导:指导、影响、劝说、激励工作人员和服务对象,与他们共同合作,努力达到目标。
④ 控制:监测、调整、修改计划,并确保计划的进行。
④ 评价:根据预期目标和标准,对完成情况和结果做比较和判断。

(五)合作者

社区护士很少孤立地工作,她们必须协调不同专业间的要求,还有社会工作者、营养师、心理医生、健康教育者、流行病学家、教师、生物学家、律师、城建计划者、行政部门领导等。团队中的每一个人既要做好本职工作,又要与其他成员很好地合作。社区护士想要成为一个很好的合作伙伴,必须要有良好的沟通技能。

(六)研究者

社区护士进行系统的调查、收集和分析资料,解决问题,将以实证为基础的研究结果应用于实践中,提升社区护理质量。

五、循证护理对护士角色的影响

循证医学(Evidence-Based Medicine,EBM)是近年来临床医学实践中发展起来的一种提高临床实践科学性和有效性的方法,其核心思想就是运用最新最可靠的科学证据为服务对象提供最佳服务。循证护理的真实含义可进一步理解为慎重、准确、明智地应用当前所获得的最好的研究依据,并根据护理人员的个人技能和临床经验,考虑患者的实际情况、价值观、愿望,综合分析,制定出完整的护理方案(图5-3)。循证护理倡导一种科学证据支持的、客观的护理思维、护理模式,引导护理工作者以科学、客观的工具评价、查阅护理科研文献,得出可靠的结论,建立规范的临床护理工作流程,提高护理质量,拓展科学的护理领域。可见,循证护理包含的要素有:可利用的最适宜的护理研究依据,护理人员的个人技能和临床经验,患者的实际情况、价值观和愿望。

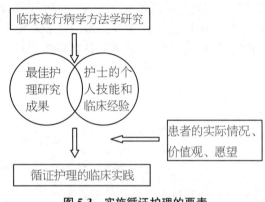

图5-3　实施循证护理的要素

循证护理对护士角色的影响包括两个方面。

一方面,运用研究结果。护理学科的发展有赖于护理研究的开展和研究成果的应用,大多数护理研究结果对护理实践具有指导作用,可作为采用相应的护理措施的依据和基础资料。循证护理帮助临床护理人员学会和掌握自我更新医学护理知识和技能的方法和技能,针对临床实际护理问题,护士们常常翻阅大量的信息资料,运用循证护理的观点和方法进行护理技术创新,将护理研究和护理实践有机地结合起来,使护理人员在临床决策中将最好的临床研究证据用于实践中,提高整体护理质量,使护理因此而进入良性循环。许多护理研究和疾病预防、生命方式的改变、特殊人群的健康需求等有关,这些研究结果有助于护理质量的提高,能改进护理工作,提高护理水平和护理学科的地位和影响。

另一方面,开展护理研究。在临床工作中,护理人员很少在进行护理之前进行"循证",许多护理措施缺乏科学依据,有许多护理问题没有现成答案,有许多理论和技术有待探索与创新。例如:预防尿潴留的护理措施有多种,如热敷下腹部、热熏会阴、听流水声、肌注新斯的明、针灸穴位等。这些措施效果怎么样,针对不同的患者应采取哪项措施,是否需要几项联合等。这就要通过护理研究来寻找出各种情况下预防尿潴留的最佳护理措施,预防尿潴留的发生。例如,在临床护理中提高患者的舒适度是值得考虑的问题,如长期留置导尿管的患者,导尿管多长时间更换一次?留置导尿管的患者是否需要每日用抗生素液体冲洗膀胱?拔管前怎样训练膀胱功能?这些临床问题的解决将突出护士作为护理研究者的角色。

六、护士角色的多元化发展

随着医学模式的改变,护理工作内容也在发生变化,由原来单一的疾病护理转向以患者为中心的整体护理,即生物、心理、社会全方位的护理。由于护理工作的职责与功能远远超过传统领域,护士由单一的床边护士角色转向多种角色。护士的发展方向已不局限于从事护理管理或护理教育,护士还可以向专科护士、护理专家、健康促进护士、家庭保健护士、护士医助等方向发展。

第三节 患者角色

一、患者角色特征

患者(Patient)是指患有疾病、忍受疾病痛苦的人。患者角色又称为患者身分,是社会对一个人患病时的权利、义务和行为所做的规范,是一种社会角色。社会角色是社会规定的用于表现社会地位的行为模式。社会中的一切行为都与各自特定的角色相联系;反之,由其所处角色又可期望其发生与角色相适应的行为。当一个人被确诊患有疾病时,就具有了患者身分,在心理和行为上也就产生了变化。

(一)患者角色

英国学者帕森斯从社会学的角度,观察患者与周围人的互动,将患者角色的要素概括为四个方面:

1. 患者可酌情免除正常的社会角色所承担的责任 如不能期望患者做平常所做的工作,或履行他们做父母、丈夫或妻子的职责。免除的程度取决于疾病的性质和严重程度。医生的诊断是患者合法免除角色责任的证明。

2. 患者对其陷入疾病状态是没有责任的,他们有权利获得帮助 一般认为,患病是不以患者的意志为转移的事情,不是患者的过错,并且患者对生病状态是无能为力的。他们需要受到照顾,也有权利获得帮助。

3. 患者有治好病的义务,有恢复健康的责任 社会要求每一个患者都要主动恢复健康并承担应尽的责任。疾病常给患者带来痛苦、不适甚至死亡,所以大多数患者都期望早日恢复健康,并为之努力,如配合治疗,进行适当的锻炼等。

4. 患者应主动寻求专门技术的帮助 通常是寻求医护人员的帮助,并在试图恢复健康的过程中与医护人员合作,争取亲友感情上的支持。

(二)患者常见的心理变化

1. 被动倚赖、行为退化 患者的行为表现与年龄、社会角色不相称,显得幼稚。如躯体不适时发出呻吟、哭泣,甚至喊叫,以引起周围人的注意,获得关心与同情。自己能料理的日常生活也要倚赖他人去做,希望得到家人、朋友、护理人员无微不至的照顾与关怀。

2. 情感脆弱、易激动、发怒 患者心烦意乱,常为小事而发火,情绪易波动、易哭泣,莫名的愤怒,怨恨命运,自责、作践自己。

3. 敏感性增强、主观异常感觉增多 患者对自然环境的变化,如声、光、温度等特别敏感,稍有声响就紧张不安。躯体对不适的耐受力下降、主观体验增强。对别人说话的声调、动作等也会挑剔,易反感。

4. 猜疑 久病不愈的患者易盲目猜疑,对他人的表情、神态、行为等特别敏感、多疑,甚至对诊断、治疗、护理也会怀疑、不信任,对检查、治疗均要追根寻底详细问询;若亲人探视不及时或次数减少也会怀疑对他冷淡。

5. 自尊心增强　患者希望得到他人尊重、关心、重视其病情。愿听安慰与疏导的话,自认为应受到特殊照顾、特别尊重,特别注意医护人员的态度,稍有不妥即视为对其不尊重而生气,对治疗不合作。

6. 焦虑、恐惧　焦虑是一个人感受到威胁而产生的恐惧和忧郁。这类威胁主要有两大类:一是躯体的完整性受到威胁,二是个性受到威胁。对患者而言,疾病对其生理及心理上的威胁往往是统一的,而且会一直持续下去,直到患者在生理及心理上再度达到安全稳定为止。患者对自身健康或客观事物做出过于严重的估计,常为疾病不见好转或病情恶化、康复无望时的复杂情绪的反映,其主要特征是恐惧和担心。也可因担心家庭、工作、经济、学习、婚姻问题等社会因素而焦虑、烦恼、坐立不安。患者焦虑的表现为肌肉紧张、出汗、搓手顿足、紧握拳头、面色苍白、脉搏加快、血压上升等,也会出现头痛、失眠。

7. 孤独感　患者来到医院新环境,与陌生人相处感到孤独,且住院生活单调。从早到晚,进餐、查房、服药、治疗、睡眠,日复一日,尤其是长期住院的患者,更是度日如年。孤独可使人烦恼、焦虑、恐慌,使人感到凄凉、被遗弃而消极、悲观。

8. 抑郁、悲观　患者因患病丧失了劳动能力,或疾病导致了形象变化,患者情绪变得异常悲观,抑郁是一种闷闷不乐、忧愁压抑的消极心情,主要由现实丧失或预期丧失引起。因为疾病对于任何人来说都是一件不愉快的事,多少都伴随着丧失,所以多数患者都会产生轻重不同的抑郁情绪。不过,患者抑郁情绪的表现方式是多种多样的。有的故作姿态、极力掩饰;有的少言寡语,对外界任何事物都不感兴趣;有的饮泣不语或哭叫连天;还有的自暴自弃,放弃治疗,甚至产生轻生的念头。

9. 失助感　当一个人认为自己对所处环境没有控制力并无力改变时,就会产生失助感,多发生在患有预后不良或面临生命危险的患者身上。这是一种无能为力、无所适从、听之任之的情绪反应。这种失助感还可以泛化而导致失望和抑郁等临床表现。患者呈现出淡漠、缄默不语,或自卑自怜、怨恨或在回首往事中留恋人生,或默默告别人世。这种情绪状态多数是不稳定的,只要病情略见好转,或外界环境稍加改善就能烟消云散。在少数人身上也可能持续存在,直接影响对疾病的治疗,甚至诱发其他疾病。

10. 期待　是指患者对未来的美好想像的追求。一个人患病后,不但生理条件转坏,心理上也备受折磨。因此,不论急性或慢性病患者都希望获得同情和支持,得到认真的诊治和护理,急盼早日康复。那些期望水准较高的患者,往往把家属的安慰、医护人员的鼓励视为病情好转,甚至即将痊愈的征兆。期待心理是一个人渴望生存的精神支柱,是一种积极的心理状态,客观上对治疗是有益的。但要预防一旦期待落空,患者会陷入迷惘之中,情绪消沉,甚至精神崩溃。

11. 同病相怜　患者一旦住在一起,很快就能相互认识并相互理解。他们很容易团结,而且这种团结大都不讲究职位高低、年龄大小,只要是患者就一律平等,推心置腹地进行交谈。病友之间这种相互怜悯和亲和,可以免除大家的孤独感,增强安全感,还有助于活跃病室气氛,调节患者心境,对治疗疾病是有益的。但病友之间也往往会产生消极影响,如有的患者互相介绍治病的偏方或所谓经验,干扰医生的正常治疗。

12. 侥幸　患者大多在不同程度上存有侥幸心理。疾病初期迟迟不愿进入患者角色,尤其是对于那些对病痛不敏感者,这种贻误病情导致不良后果的情况经常发生。因此,护士要针对患者的具体心理,仔细解释、耐心说服,尽量使患者树立起对疾病的科学态度,克服侥幸心理。

13. 习惯性 习惯性是一种心理定势,患者患病之初,总幻想自己并没有患病,可能是医生搞错了,这是习惯性思维造成的。而当疾病好转后,又认为自己没有完全恢复,要求继续住院观察和治疗,不愿出院,这是习惯了患者身分的惰性表现。

二、患者角色适应

患者角色并不是与生俱来的,大量的实践表明:当人们从其他角色转变为患者角色时,或从患者角色转变为社会角色时,常常在角色适应上出现许多心理和行为上的改变。

(一)常见的患者角色适应问题

1. 角色行为缺如 指患者没有进入患者角色,不承认自己是患者,不能很好地配合医疗和护理。常发生于由健康角色转向患者角色及疾病突然加重或恶化时。患者自我感觉良好,或认为医生的诊断错误,不但不休息,反而增加活动量,或采取等待观望的态度,认为症状并未严重到需治疗的程度。这也是患者的一种心理防御表现。

2. 角色行为冲突 指患者在适应患者角色过程中,与其患病前的各种角色发生心理冲突而引起行为的不协调。常发生于由健康角色转向患者角色时。患者常表现为烦躁不安、茫然或悲伤,是一种视疾病为挫折的心理表现。

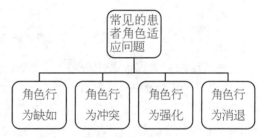

图 5-4 常见的患者角色适应问题

如正在怀孕的女性,因担心患病影响胎儿及自身的健康而出现紧张、焦虑,不能安静休息,造成患者角色与孕妇角色的冲突。

3. 角色行为强化 指患者安于患者角色,对自我能力表示怀疑,产生退缩和倚赖心理;另外,患病也使患者免除了其原来的社会责任。常发生于由患者角色转向社会角色时。患者常表现为倚赖性增强,对承担其他角色感到恐惧不安,或借生病而逃避某些责任、获得某些权利等。

4. 角色行为消退 指患者适应患者角色后,由于某种原因,又重新承担起本应免除的社会角色的责任而放弃患者角色。如一位尚需继续治疗的母亲由于孩子需要照顾而毅然出院,担负起照顾孩子的责任。

(二)影响患者角色适应的因素

1. 疾病的性质和严重程度 一个人所患疾病的类型对患者来说极为重要,预后、严重性和预期的病程是患者关注的附加因素,因而影响患者角色的适应。

2. 症状的可见性 症状可见是否影响着患者的就医与角色适应。对于明显的症状如外出血等,人们比较容易去就医并很快承担患者角色;相反,对于不显著的症状如食欲不振等,人们则不去关心和重视,不易进入患者角色。

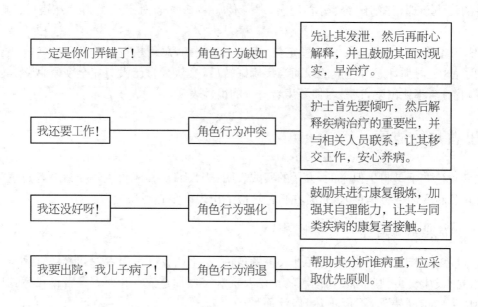

图 5-5　常见患者角色适应问题表现及解决

3. 医院规则　为保证医疗护理工作的顺利进行,患者能有良好的休息与睡眠,每个医院都会根据自己的实际情况,制定自己的院规。由于院规对患者是一种约束,患者常不能按照自己的意愿行事,凡事听命于医务人员,不能广泛与外界接触,这些都会影响患者角色的适应。

4. 患者的社会特征　患者的年龄、性别、性格、文化程度、生活习惯、工作环境、家庭经济状况等影响着患者角色的适应。患者与家属、亲友、同室病友、医护人员之间的关系同样影响着患者的角色适应。

(三) 促进患者角色适应的护理措施

① 评估影响患者角色适应的因素,预测可能会出现的角色适应问题。

② 通过沟通和观察患者的角色行为,了解患者对所承担的角色的认识,明确在角色适应中存在的问题并引导患者树立正确的角色意识,享受应有的权利,履行应尽的义务。

③ 只有扮演好患者的角色,才能更好地恢复健康,护士应帮助患者寻求家属、亲友等的支持,分担患者其他角色所承担的职责,从而帮助患者缓解角色冲突。

三、患者的权利和义务

权利是法学上的一个基本概念,指人们在法规和道德允许的范围内应该享受的利益;义务指法律上或道德上应尽的责任,作为伦理道德范畴的义务,是指人们按内心信念自觉履行社会责任。两者都属于伦理学的范围。

(一) 权利

患者的权利主要有以下几个方面。

1. 享受医疗的权利

① 享受平等医疗权,凡患者不分性别、国籍、民族、信仰、社会地位和病情轻重,都有权利受到礼貌周到、耐心细致、合理连续的治疗。

② 享受安全有效的诊治,凡病情需要,有助于改善健康状况的诊断方法、治疗措施、护理条件,都有权获得。

③ 有权要求清洁、安静的医疗环境,并有权知道经管医生及护士的姓名。

④ 有权了解有关诊断、治疗、处置及病情预后等确切的内容和结果,并有权要求医务人员对此做出通俗易懂的解释。从医疗角度不宜相告的或当时尚未明确诊断的,应向其家属解释。

⑤ 有权决定自己的手术及各种特殊诊治手段,未经患者及家属的理解和同意,医务人员不得擅自进行。同时,有权了解各种诊治手段的有关情况,如何不良反应,对健康的影响,可能发生的意外及并发症、预后等。

案例 5-1 中护士小黄和患者都认为决定服用安定的数量是自己的权力,于是发生冲突。其实,护士和患者的目的是一致的:都是为了解决患者的失眠问题。护士小黄首先应耐心而和善地向患者说明理由,在不违背安全用药的前提下,尊重并充分考虑患者的意见,酌情地给以确认性反应。因为服用安定片的数量,可以根据患者失眠的程度和用药习惯而有所变通,不应千篇一律地对待。

2. 拒绝治疗的权利 患者在法律允许的范围内(精神病、传染病患者的某些情况属不允许范围)可拒绝治疗,也有权利拒绝某些实验性治疗。但医务人员应向其说明拒绝治疗的危害。在不违反法律规定的范围内,患者有权出院,但必须由医院和医生做出对其出院及后果不负任何责任的签字。

3. 要求保密的权利 患者在医疗过程中,对由于医疗需要而提供的个人的各种秘密或隐私,有要求保密的权利;患者有权对接受检查的环境要求具有合理的声像方面的隐蔽性。由异性医务人员进行某些部位的体检或治疗时,有权要求第三者在场;在进行涉及其病案的讨论或会诊时,可要求不让不涉及其医疗的人参加;有权要求其病案只能由直接涉及其治疗或监督病案质量的人阅读。

4. 参与评估的权利 患者在接受治疗的过程中,对施治单位或个人各个环节的工作有权做出客观、恰如其分的评价,无论由谁支付医疗费用,患者都有权审查他的账单,并有权要求解释各项支出的用途。

5. 监督维护自己医疗权利实现的权利 患者在享有平等的医疗权的同时,也享有维护这种权利实现的权利,在患者的医疗权力受到侵犯,生命受到威胁而又被拒绝治疗时,患者有权直接提出疑问,寻求解决或通过社会舆论提出批评,要求有关医疗单位或人员改正错误,求得解决。

6. 选择死亡方式的权利 进入临终阶段的大多数患者意识清醒,尚存在思维力、想像力和情感活动,仍有维护自己利益的权利,可以决定是否放弃治疗。

(二) 义务

患者应该承担的义务和责任主要有以下几个方面。

1. 尽可能及时就医的义务 有病就应该求医,不要讳疾忌医,贻误病情。

2. 准确提供医疗资料的义务 患者有义务尽自己所知提供现病史、过去史、住院史、用药史及其他有关情况的准确而完整的资料,并有义务向负责其医疗的医务人员报告意外的病情变化。

3. 遵从医嘱的义务 患者有义务遵照医护人员为自己安排的计划,接受检查和实施医疗护理计划;还有义务遵守约定,如果不能遵约,则要报告给主管医生或有关人员。

4. 遵守医院各项规章制度与规定的义务 患者要协助医院控制和减少噪声,保持清洁、安静,不吸烟,减少探亲来访人员等;有义务遵守医院的规章制度。

案例 5-3

产妇,小张,29岁,在住院期间顺利分娩一个男婴,现产后第二天。其亲属特地从外地赶来看望,并希望能看一看产妇及新生儿。产科值班门卫小江按医院的陪护管理要求,未同意亲属进入产科病房。为此,产妇的亲属很不理解,对产科的陪护管理制度提出了质疑,认为自己看望住院的产妇并当面道喜,是天经地义的事,不会对整个病房造成多大的影响。于是,产妇亲属与值班门卫发生了口角争执,护士长前来向其解释,也遭到了他们的恶言恶语,直到医院保安来到后才阻止了事态的进一步恶化,将产妇亲属带出了病房。

分析

在这个案例中,由于产妇亲属没有认识到遵守医院规章制度是每位患者应尽的义务,只考虑自身的利益,对值班门卫和护士长的做法不但不能够很好地理解,反而引起不必要的误会,造成护患纠纷。

5. 尊重医务人员及其他患者的义务 医患之间、护患之间、患者之间都应互相尊重。不应轻视医务人员和其他患者,要尊重他们的人格,更不能打骂、侮辱医务人员。

6. 按时、按数支付医疗费用的义务 患者不论以何种方式支付医疗费用,都有责任按时按数交付,或督促他人前往医院交付,不能把经济负担转嫁给医院。

7. 病愈后有及时出院的义务 医院的床位和医疗资源有限,只有及时周转才能保证广大患者对医疗的需求,因而患者病愈后应及时出院。

8. 协助医院进行随访工作的义务 有些患者出院后,还要继续随访治疗效果,这是医院对患者负责的表现,患者有义务配合随访。

第四节 护理工作中的关系沟通

在医疗护理活动过程中,存在着两种系统的人际关系,即医护系统(医生、护士、医院其他工作人员)和患者系统(患者及患者家属)。护士在工作中要与各方面人员进行沟通,协调好关系,特别是要处理好与患者的关系,是保证护理工作顺利开展的重要条件。护理工作中的关系沟通主要是指在医疗护理工作中同护理有直接联系的人与人之间的沟通,主要包括护患沟通、护际沟通、医护沟通、护士与医院内其他工作人员之间的沟通。其中,护患沟通内容见第八章。

一、护际关系沟通

(一)建立民主和谐的护际关系

护际关系即护士与护士之间的交往关系。护际沟通是指护理人员之间的交往与沟通。在护理人际交往中,由于年龄、学历、知识水平、工作经历、职责分工及心理特征不同,护士常常会产生不同的心理,而护理工作的协作性很强,护士之间的沟通状况不仅影响相互的理解和感情,而且对各项护理工作的顺利进行有直接影响。不同级别、不同年龄的护士之间保持良好的关系沟通,团结协作,密切配合,使护理工作形成一个有机的整体,才能保证护理工作井然有序地进行。

护理集体内部的沟通以相互的理解、尊重、友爱、帮助、协作为基本前提。在护士长与护士的沟通中,应注意相互交流和信息传递。作为护士长,首先要严以律己、以身作则、平等待人、一视同仁、平易近人、耐心热情,对待下级护士要多用情、少用权、关心体贴、以理服人。而作为普通护士,也要体谅护士长的难处、尊重领导、服从管理,要明确自己工作的目的是帮助患者摆脱疾病的困扰,而不是为某一个人工作,这样就可以增强工作的主动性和创造性,做自己工作的主人。同时要注意互帮互助,教学相长。年轻护士要虚心向年长护士多请教、多学习;年长护士要帮助年轻护士掌握正确的护理方法、操作的技巧,在实践中耐心传、帮、带,以形成民主和谐的人际关系,体现出护理集体内部和谐、美好的人际关系。此外,还可以通过不同形式的集体活动,如外出游玩、联谊会、家庭聚会等非正式沟通的交往方式,加强沟通的深度和理解的程度,使整个护理集体更具有凝聚力和向心力,并可消除紧张心理、增进友谊、相知相帮、互相弥补,提高工作效率和质量。另外,由于护理集体内部大多为女性,故应注意在思考问题和言语沟通中以大局为重,从大处着眼,遇人遇事不要只考虑个人利益而置护理集体的团结与荣辱于不顾,为一些小事产生不必要的隔阂与冲突。

(二)建立团结协作的护际关系

护理工作面临着广泛而繁重的任务,这一系列任务的完成,不仅有赖于护士个人良好的思想业务素质,而且需要护士之间团结和整体机制的协调运转。

护士之间团结协作与整体机制的运转主要表现在以下三个方面。

1. 加强分工协作,互相配合 对一些危重患者高难而复杂的护理,要求护士之间工作协调,互相配合,例如对一个严重颅脑损伤患者的护理,涉及神志和生命体征的观察、体位的安置、大小便的排泄、褥疮防治、饮食安全、液体出入量的管理、手术前准备等一系列护理工作,绝不是一个人所能完成的,需要若干护士之间的协作(通常由一个护理小组完成)。更重要的是护士之间还要有主动协同精神,例如抢救危重患者时,有些护理分工事先未曾预料,在抢救中出现了漏洞和空白,只要发现,不管是份内份外的事,每个护士都应主动去做;另外,有些护理事项虽非自己分工所为,但其他同事出现了困难也应主动帮助,而不能只做一名旁观者,听之任之给患者造成损失;在协同工作中有时也可能分工不尽恰当,己之所长未能发挥,或应承担主要任务而未能承担时,都不应计较。总之,协同关系能否处理好,关键是护士是否把注意力放在患者健康利益这一基点上。

2. 正确认真执行交接班制度　护理交接班制度是护理工作最基本、最重要的制度,也是维持护理工作正常运转和处理好护际关系的重要环节。护理工作是连续的,但每个人工作一般都是八小时,不可能无休息的运转。护理工作的连续性和协调性,就是通过交接班制度体现的。护士必须科学、严肃地对待交接班,一丝不苟,在值班中已完成或未完成的护理工作,病情的新变化等都必须毫无遗漏地交代清楚,绝不能因为重复琐碎、周而复始就简单草率;不能因为护士之间关系的亲疏而影响交接班工作。个别护士之间因为关系不和,双方在交接班时不认真,险情隐患不详细交代,病情变化不认真介绍,甚至不直接讲话而相互递纸条,这都是对患者不负责的表现。

护士之间的交接班必须做到及时准确、严肃认真、记录清晰,不凭印象交代病情,不放过任何疑点。对病情治疗、情绪观察、药品器械,双方当面交清,不得托他人交班。对特级、一级护理患者,必须坚持床头现场交班,二级、三级护理患者应有记录。凡应由本班处置执行的医嘱,应在本班完成,不应交给下班代办。如确因特殊情况未完成的事情,应如实向下班交代,并在交班日志上记录。

3. 正确对待和处理护理工作中的差错　与任何其他工作一样,护理工作中出现一些差错是难免的,如应停服的药未停服,药物剂量和用法发生了错误,注射时少注、多注、漏注、注错,热水袋烫伤患者等,问题的关键在于如何对待这些差错,而正是在处理这些差错的问题上,反映了护士之间的关系,通常也是护士之间关系的一个缩影。

就护理差错的责任来说,大多应该由个人来承担,因为这些差错本来就是由于个人方面的原因造成的,但也有由于集体原因所致。无论属于哪种原因所致,都从一定角度反映了护士之间的关系,例如有的护士不坦率地承认错误,把过错推给别人;有的护士强调交接班不清楚,埋怨上一班护士没有处理好;有的护士不注意为别人的工作创造条件,甚至故意制造困难;个别意识不好的人甚至嫁祸于人,这些都反映了护士之间的不协调情况。

护士之间团结友爱精神,体现在对待困难和差错问题上最显著,每人都应该严于律己,首先自己承担责任,把方便留给别人,为其他同事的工作创造条件。

损害护士之间关系的重要行为之一是在患者面前谈论其他护士工作中的差错,有的护士自觉或不自觉地在患者面前谈论某护士工作中的缺点,自觉不自觉地抬高自己,贬低别人;有的护士随意议论另一个护士生活中的私事,把医生、护士中不应该向患者介绍的情况暴露给患者,这对护士队伍的团结十分不利。一个有修养、识大局、顾整体的护士,绝不会在患者面前议论医生与护士的长短;绝不会在患者面前吹嘘自己,诽谤同事,因为这是处理同事之间关系的大忌。实际上,即使有人这样做了,也不能达到目的,反而起到相反作用,她会受到患者和同事的谴责,使自己的人格和形象受到严重的损伤。

二、医护之间的关系沟通

医护关系是指医生和护士这两种不同职业的人们在医疗护理活动中形成的相互关系,是护理人际关系中的一个重要组成部分。在医护人员的交往和沟通中,医护沟通的地位十分显著。医疗和护理犹如一台机器上的两个相互咬合的齿轮,都以促进患者康复为最终目的,二者相辅相成,不可偏废。医疗与护理既有分工又紧密合作,各自发挥自己的专业功能,不能相互代替。医疗与护理的关系是既独立又需要合作的关系,两者是相互依存、互相影响、互相促进的。

(一) 医护关系模式

医护关系的模式也从历史的主导—从属型向着现代的并列—互补型转变。

1. 主导—从属型 由于受传统医学模式影响,医疗护理活动都是以疾病为中心,护理工作只是医疗工作的附属,护士从属于医生,护士的工作就是机械地执行医嘱,而不是直接对患者负责。这样就制约了护士主观能动性的发挥,使医护关系成为支配与被支配的关系,形成主导—从属型医护关系模式。

2. 并列—互补型 随着生物医学模式向生物—心理—社会医学模式的转变,护理学也经历了不断发展的历程,逐渐形成了自己独立的理论和实践体系,成为一门独立的学科。护理工作模式从以疾病为中心的功能制护理向以患者为中心的整体护理转变,护士运用护理程序的工作方法主动为患者提供全面而有计划的身心整体护理,护士角色从单一的照顾者角色向多功能角色转变。医生与护士的关系不再是支配与被支配的关系,而是既相对独立、不可替代,又紧密联系、缺一不可的并列合作关系,两者相互依存,相互促进,互相补充,共同协作,由此形成了并列—互补型医护关系模式。

(二) 影响医护关系的因素

1. 角色心理差位 心理方位包括心理差位和心理等位两种情况。心理差位是指人际交往时,双方在心理上分别处于不平等的上位和下位关系中,如主雇关系、父子关系、师徒关系等;心理等位是指人际交往时彼此之间没有心理上的主从之分,而处于同等位置,如朋友关系、同学关系、同事关系等。医护双方各有自己的专业技术领域和业务优势,在为患者提供健康服务的过程中,医护之间只是职责分工不同,没有高低贵贱之分,更没有孰轻孰重之别,双方只是一种合作伙伴关系。因此,医护关系应是一种平等的同事间的关系,即心理等位关系。

长期以来,医护关系处于主导—从属关系,在这种关系模式下,护士容易形成对医生的依赖、服从心理,在医生面前感到自卑,觉得自己比医生低一等,不折不扣地执行医嘱就是一个好护士,结果表现为护士只会机械、被动地执行医嘱,而不能独立地、主动地为患者解决问题。

随着护理学科和高等护理教育的进一步发展,一批批高学历的护士走向临床护理岗位,有些新护士过分强调护理专业的独立性和自主性,不能很好地配合医生的工作。另外,有些年资较高、临床经验丰富的护士,自认为在患者的病情观察及抢救治疗方面比低年资医生有经验,因此表现出不尊重、甚至挑剔指责医生。上述这些情况都不是医护之间的正常互动关系。

2. 角色压力过重 在为患者提供健康服务的过程中,护士与医生均有自己独立的角色功能,并在各自的工作范围内承担责任。如果分工合理,各自的角色负担比较适当均衡,则相互关系比较容易协调,矛盾冲突也较少发生。但实际上,很多医院医护比例严重失调,医生满员或超编,护士却严重缺编,或者是岗位设置不合理,忙闲不均,或者护理岗位多数为"临时工",而医疗岗位均为"正式工"。这些现象都会造成某些护士心理失衡和角色压力过重。

随着社会不断进步和医疗体制改革,患者对于医疗护理质量的要求越来越高,他们的经济意识、法律意识及自我保护意识也在不断加强,这些变化均使护理人员感觉到了更大的压力和挑战。由于过重的角色压力,护士常常变得脆弱、易怒和紧张不安,即使为一些小事,也可能产生争执和矛盾,导致医护关系紧张。

护士的工作十分琐碎繁杂,与患者的接触也最频繁、最密切,稍有不慎,就可能引起患者及家属的不满,因此护士在工作中更是不能有丝毫马虎,而与医生的沟通时间减少,缺乏必要的医护沟通,使得医护关系得不到健康的发展。

在案例 5-2,护士小汪与实习生发生了关系冲突。作为护士,因危重患者多,护理任务重,已经承受了过重的压力。5 号床的患者心肌梗死,病情较重,必须及时观察病情、执行医嘱、及时记录,这时却找不到该患者的病历本,无法完成对病情的了解、观察,无法执行医嘱,加重了护士小汪的角色压力,所以她很生气。而实习医生,由于对护士的工作不了解,只从自己的专业学习出发,急于抄写该病历的病情资料,这是由于他对护士的专业不够理解造成的。

3. 角色理解欠佳 随着专业的发展和迅速变革,医疗和护理方面的工作人员互相缺乏对彼此专业的理解。在医院的日常工作中,医护之间常常相互埋怨或指责,例如,护士埋怨医生开医嘱无计划,或物品用后不清理;医生则埋怨护士未能按时为患者完成治疗,或治疗不到位,或观察病情不仔细等。这些现象虽然有其客观因素,但主要原因是双方缺乏沟通而造成误解,这种情况若持续存在,也会破坏医护之间的平等合作关系。

案例 5-4

护士小范:(埋头书写护理记录)。

金医生:"小范,8 床患者上午刚做完手术,我有几条口头医嘱,请你帮我记一下!"

护士小范:"哦,对不起,我真的没空。我写好护理记录之后还要找 21 床患者谈话,去评估他的健康状况,再制定新的护理计划,这是我必须做的事。医嘱您自己写吧!"

金医生:(有些不高兴)"记录医嘱这么简单的事你也不愿意?我上午给两个病人做手术,人都快累死了,你怎么这么没人情味!"

护士小范:"现在我们实施整体护理,我们更多地面向患者,要花很多时间和精力在这上面,你们医生只是做手术,但是手术前的准备、手术后的护理不都是我们做的,今天上午我也是忙到现在,又不是在这里闲坐着!"

分析

在这个案例中,医生与护士的争议,是因为医生不理解护理的工作性质而造成的。这位医生自然也不可能主动利用整体护理的优势来帮助自己的工作。这种情况对健康服务群体的工作效率会产生不利的影响。

4. 角色权利争议 医生和护士按照分工,各自在自己的职责范围内承担责任,同时也享有相应的自主权。但在某些情况下,他们常常会觉得自己的自主权受到侵犯,而引发医护之间的矛盾冲突。例如当护士对医生所下医嘱有不同看法时,便可能产生自主权争议。

案例 5-5

患者小陈,男,30 岁,因酒精中毒来院急诊治疗。当时患者呈躁狂状态。值班医生诊断后开出医嘱:立即给以静脉注射安定 10 mg。护士小彭考虑到酒精中毒患者如立即使用镇静剂会加重中枢抑制,可能会发生意外,便当即指出值班医生处理不当,建议暂时不用安定,或改为肌内注射。值班医生不接受小彭的意见,并自信地说:"不要紧的,有事我负责!"为了对患者的安全负责,护士小彭建议问询上一级医生。上一级医生赞成小彭的意见,并要求值班医生修改了医嘱。为此,值班医生对小彭很有意见。

 分析

在这个案例中,值班医生与护士之间产生了权力争议。医生认为下医嘱是医生的事,医生会对此负责,不需要护士干预;护士则认为自己有权对不妥当的医嘱提出意见,这也是护士的职责,医生应该接受意见。当护士和医生对同一患者的病情评估不一致时,或有经验的护士对低年资医生处理患者的方法有异议时,都有可能产生自主权争议。当医护双方发生自主权争议而引起矛盾冲突时,特别需要双方心平气和地通过平等交流来取得一致,否则将影响医护关系的正常发展。

(三)促进医护关系的沟通措施

1. 医护沟通的基本要素中最显著的一点就是良好的合作 虽然护士在工作中要遵从医嘱完成治疗和护理工作,但不要盲目依赖医生,应首先明确一点的是,医护是共同为患者服务,对患者负责。因此,要运用所学的医疗护理知识履行自己的职责。在护理工作中,护士应主动观察病情变化,对患者实施身心整体护理。对医生撰写的医嘱要采取审慎的态度予以执行,如有疑问要及时沟通信息,不断修改、补充和完善医疗护理过程。要始终把患者的利益放在首位,在合作中步调一致,做到互相了解、适应和补充,密切合作,以形成融洽的医护关系。

2. 医护之间应互帮互学,以使医疗护理理论上升到更新的领域 现代医学飞速发展,对护理工作也提出了更高的要求。由于受专业的局限,医疗护理知识的范围、重点、深度是不同的。作为护士,不仅要掌握和提高本专业的理论知识和技能,如护理学、心理学、社会学、伦理学等,同时还要向医生虚心求教,从更深的理论角度把握疾病的诊疗过程,求得医疗与护理的相互渗透,互相启迪,开拓更新的疾病诊疗护理理论,推动医学科学的不断发展。

3. 医护沟通过程中,要互相尊重,互相支持 医护之间的工作关系最为密切,接触最多最广,因此,在沟通交往中,要互相尊重,以诚相待。护士在与医生的接触中,应使用礼貌客气语言、诚恳的语气和适当的语调,配合以端庄的表情,文雅大方的举止,只有这样才能得到对方的尊重和配合,共同为患者进行治疗和护理。

总之,医护人员的沟通有赖于双方共同的知识水平、道德意识和相互的理解和支持,护士应从患者的需要出发,积极主动与医生配合,共同出色地完成各项治疗和护理工作,有效地提高医疗护理质量。

三、护士与其他医务工作者的沟通

现代医院是一个以患者为中心的健康服务群体(图 5-6)。护士与其他医务工作者之间的关系是一种同行之间的平等合作关系。护士要与这个服务群体中的各方面人员建立良好的平等合作关系,发挥团队精神,共同为患者的健康负责,这对于提高健康服务质量具有十分重要的意义。

应根据照顾者性别、年龄、文化等情况及价值观、求知欲等,设计与其交流的方法和具体内

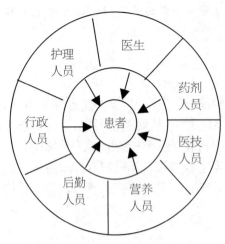

图 5-6 以患者为中心的健康服务群体

容。提高照顾者对护理工作科学性的认识,调动其对患者护理的积极性,并注意随时协调好其与患者的关系。

在护理工作中,护士还要经常与非临床科室(放射科、化验室、药房等)及后勤保障部门(总务、营养室、动力部门等)人员进行交往和沟通。作为护士,在与他们交往的过程中,应注意体现护士良好的职业素质和修养。对于不同层次的不同道德观念、行为准则的人应采取不同的沟通方式,以期达到沟通的最佳效果,达到自己的预期目标。护士在与他们沟通时,应该从患者的利益出发,维护患者合理的权益。在这方面,护士应该是患者的代言人,应当为患者说话,反映患者的要求,维护患者合理的需要,同时也要支持这些部门的工作,尊重他们的意见,体谅他们的困难。

在交往中,护士要注重的一点就是要以尊重对方为前提,要配合以良好的语言沟通技巧,使对方乐意接纳并帮助我们共同完成为患者服务的最终目的。在医院日常工作中,有时可听到各科室之间互相埋怨和指责,这其中有很多客观原因,但缺乏沟通是形成误会的重要原因之一。如果是因为我们自己工作疏忽,给对方造成不便或麻烦,应主动承担责任,向对方表示真诚的歉意,多做自我批评,这样非但不会贬低自己,反而会使对方产生好感,乐意主动帮助我们摆脱困境。如果是对方工作中的失误造成我们工作上的被动,也不要一味地埋怨和指责,而应当采取对方乐意接受的方式予以指出,并主动帮助其共同做好工作,将失误造成的后果降低到最小程度,以保护整个医院工作的正常运转,使各项医疗护理工作在最佳环境中得以顺利进行。因此,在与医院内其他工作人员的沟通中,护士的态度和语言是最为重要的因素,我们应善于做问题的解决者,而不至于因一时的冲突给今后的工作造成困难,珍惜他们的劳动,主动热情地互相沟通,配合并帮助他们共同完成工作任务。

 案例 5-6

护士小朱在胸外科病房工作,一天上午,她发现 8 号床的床旁呼叫器坏了,即打电话给后勤科,要求派人来修理。这时后勤科值班的电工老马恰好去放射科检修电路了,因为放射科的电路出了故障,老马忙了好一阵子才修好。而这个时间段正是胸外科治疗、护理最忙的时间,呼叫器坏了,8 床的患者有事找护士,必须派人到护士站通知护士,因此患者很有意见,说医院的服务质量太差。老马修好了放射科的电路后,立即来到胸外科。老马来到护士站,问正在处理医嘱的护士小朱,哪个病床的呼叫器坏了,小朱很生气地对老马说:"早就通知你们来修,怎么过了这么久才来?现在患者都有意见了,你得去跟他解释清楚。"

 分析

在本案例中,护士与后勤人员发生了关系冲突。在护士看来,后勤人员的责任就是为医疗护理服务,要有请必到。这种想法是很正常的。但是电工老马并不是故意拖延时间,而是在其他部门紧张工作。护士小朱却没有理解老马的辛苦,而是一味地指责。如果护士小朱能暂时避开患者的意见,以平缓的态度平和地与老马交换意见,并与电工一起去病房向患者解释,取得患者的理解,同时协助电工修好呼叫器,就不会出现冲突,也能及时消除患者的意见。

 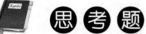

1. 护士角色的内涵包括哪些内容?
2. 循证护理对现代护士角色的影响?
3. 患者有哪些角色特征?
4. 常见的患者角色适应问题有哪些?
5. 如何建立民主和谐的护际关系?
6. 促进医护关系的沟通措施有哪些?

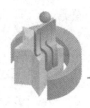

第六章
护理工作中的语言沟通

 案例 6-1

高中生小张得了病毒性心肌炎,接受药物治疗已有一周多,可是效果好像都不是很明显,小张急了。这时,护士小王正前来为他输液,小张拒绝接受治疗,还大声地抱怨道:"这些医生是不是都是菜鸟啊?药都已经用上好久了,怎么还没用啊,逼我拍砖啊?"

 问题

1. 年轻人的语言中总有很多时髦的词汇,这些你能听懂吗?自己也会说一些吗?
2. 如果你是小王,你会如何回复小张?

 案例 6-2

护士小张忽然发现重症病房的空调停止运转了,就给后勤部的维修中心打了电话,维修中心也给了回复。眼看3个小时过去了,快下班的时候才看到两个工人大汗淋漓地赶到护士办公室问到:"请问是哪间病房的空调坏了?"急性子的小张一看这会儿才有人赶过来,扬着手打发似的嚷嚷道:"别'请、请、请'的了,等你们都等了3个小时啦!就在513病房,到现在才来,你们就等着挨病人家属的骂吧!"这一席话把两个已经累得气喘吁吁的工人给气坏了,和小张吵了起来,家属看见工人来了不去修空调,只顾着吵架,气得也加入了争吵的行列。公说公有理,婆说婆没错,一时间好不热闹。

 问题

1. 为什么会出现这样的冲突?可以避免吗?
2. 如果你是护士小张,你会怎么做?

 本章目标

1. 解释语言。
2. 说出护士语言表达的一般要求和当代护士语言沟通的趋势。
3. 阐述护士语言沟通中主要矛盾产生的原因和解决方法。

4. 说出护士应具备的语言修养与技巧,并在学习和临床实习过程中加以运用。

 本章关键词

Language(语言) is considered to be a system of communicating with other people using sounds, symbols and words in expressing a meaning, idea or thought. This language can be used in many forms, primarily through oral and written communications as well as using expressions through body language.

Verbal communication(语言沟通) is when we communicate our message verbally to whoever is receiving the message. Words are symbols used by people to think about ideas, to share experiences with others, and to validate the meaning of perception about the world and one's place in it.

在社会交往中,语言是人类特有的交往工具,是信息的第一载体。离开了语言,任何深刻的思想、丰富的内容、精巧的结构、美丽的设想都无法体现出来。

随着健康概念的演变、医疗模式的转变、疾病谱的改变,护理专业也得到了前所未有的重视和发展。护理的工作模式也发生了巨大的变化,从单一的技术操作到融疾病治疗、心理护理与健康教育于一体的系统化整体护理,护理工作的成功开展越来越多地需要通过语言进行表达;护理工作者需要处理越来越多的人际关系,有护患关系、医护关系、护际关系、护士与其他医技科室人员之间的关系等,这些关系的和谐与稳定是促进护理工作健康开展的必要条件,这也需要护士善于运用语言沟通进行协调和处理。

第一节 语 言

一、语言的概念

(一)语言的概念

语言是一个符号系统,也是一种社会现象,是人类最重要的信息交流工具和思维表达的最主要形式。语言是人类的创造,只有人类有真正的语言。许多动物也能够发出声音来表示自己的感情或者在群体中传递信息,但是那只有一些固定的程式,不能随机变化。只有人类才会把无意义的语音按照各种方式组合起来,成为有意义的语素,再把为数众多的语素按照各种方式组合成话语,用无穷变化的形式来表示变化无穷的意义。

广义的语言包括态势语言、空间语言、物体语言等,因为它们无法写出来或说出来,所以又称作非语言。狭义的语言只是指交谈的口语和写作的书面语。

(二)语言和言语

语言与言语在日常生活中往往是通用的。但科学地说,语言和言语是两个彼此不同而又密切联系的概念。

语言是一种社会现象,言语则是一种心理现象;语言是全民的,言语是个人的;语言是沟通工具,言语则是沟通过程和结果。语言是群众创造的,它是人类社会活动中约定俗成的符号系统。语言是以语音或字形为物质外壳,以词汇为建筑材料,以语法为结构规律而构成的体系。它以其物质化的语音或字形的形式被人们所感知。语言的反映标志着一定的事物;语言的语法规则反映思维的规律。因此,语言是作为人类最重要的沟通工具而产生并发展的。

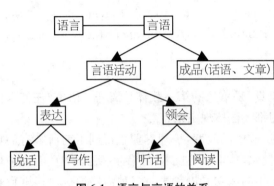

图 6-1　语言与言语的关系

言语是人们运用语言材料和语言规则,进行人际沟通的过程。它是人们对于语言这一符号系统的具体运用,包括说话或写作的行为及其结果。

二、护士语言表达的一般要求

(一)语言要具有规范性

语法实际就是一种语言构词造句的规范,要求组词造句必须符合一定的规则。任何一种语言都有自己独特的语法。客观存在的语法指人们说话时直觉和习惯上所遵守的某种语感;主观认识的语法指语言学家对于人们组词造句时的语感或习惯进行研究后做出的归纳和说明,即所谓的"语法规则"。

语法规则具有高度的抽象性:所谓"抽象"指的是对具体东西进行类的概括,具有强大的递归性。所谓"递归"指的是相同的规则可以在一个结构里重复使用,只需重复使用有限的几条规则就能解释大量的现象。具有严密的系统性,指的是语法规则具有推导性和解释性;具有相对的稳定性,指的是语法规则与语音、词汇这样一些与地域差异、社会发展关系十分紧密的语言要素比较起来,变化现象比较少,变化过程也十分缓慢。

(二)语言应具有准确性

语言的表达应清晰、准确才不致被人误解。口语中,词汇的选择、语气语调的运用都要恰当;书面语经过了浓缩和加工,更讲究准确、严谨、稳定,使语言突破时间和空间的限制,利于知识和信息的交流、传播和储存。

语言使用的准确性可以体现在以下几点:

① 准确选用同义词(近义词),使语言丰富,避免重复,准确表达复杂的事物。

② 准确地运用专门术语。

③ 造句要特别注意句子内部、句子之间的逻辑性。恰当地使用关联词语,可使语言表达更连贯、更严密,还体现在修饰、限制性词语的选用上。

④ 恰当运用模糊语言。有些事物本身在不断变化着,有些事物人们的认识暂时有限,如果过于肯定、显得武断,运用模糊语言反而能准确地反映事物的客观存在和人们的认识程度。

(三)语言应文明

俗话说:"良言一句三冬暖,恶语伤人六月寒。"语言不仅要表达准确的含义,也要传递令人愉悦的情感。同样一句话,说巧妙可能使人笑,但说得不文明可能就要使人跳了。我国有"礼仪之邦"的美誉,待人接物中语言的文明更是非常重要,讲究"文雅、和气、谦虚"。所谓文雅,即文明雅致,不脏不俗;所谓和气,即平等待人,口气和蔼热情,措辞委婉贴切,不用高声调、急促语言说话等;所谓谦虚,即尊重对方,诚恳待人,措辞朴实,注意使用尊称、敬语、谦词、不骄横、不强词夺理、不恶语伤人等。

(四)语言应具有艺术性

语言的艺术性是语言的最高境界,表现在反应的机智敏捷、表达的简明历练、应对的谦和幽默上,能充分体现出语言的美和魅力。这与说话者的文化知识修养、思维理解水平、应急应变素质、能言善辩的口才和驾驭语言文字的能力是紧密相关的。例如,一患者看着镜子抱怨道:"才一个月就瘦成这样了,太难看了!唉,这病看来是好不了了!"护士听了,劝道:"听您家人说住院前您一直嚷嚷着要节食减肥呢!现在知道了吧,您啊,还是胖点显得富态!现在得每餐都多吃点,身体才能好起来,俗话说'病来如山倒,病去如抽丝'嘛!"这样的一番话,不仅让患者意识到盲目节食减肥的错误,也认识到应乐观面对疾病的康复过程,还应增加饮食的摄入量来促使健康的尽快恢复。说得真好!

(五)语言应具有发展性

语言是伴随着人类的进步产生的,也是随着人类文明的进程而不断发展的。现今的社会不断进步、飞速发展,信息的交流也日趋广泛,很多新的词汇、新的用法不断涌现,我们的语言也应顺应这些变化发展的要求,以便于更好地与他人沟通交流。如案例 6-1 所描述的情形,小张是个时尚的小青年,他心里其实很明白,药物发挥药效是需要一段时间的,但还是忍不住发了脾气。怎样回答既让小张放宽心又安心地接受治疗呢?这时,只见小王笑着答道:"他可不是菜鸟,整一大虾呢!再说,病毒性心肌炎可不是一天两天就会好的,这药啊,正和病毒 PK 得难分难解呢,你准备拍谁啊?"小张一听乐了,觉着也确实是这个理,就乖乖地接受治疗了。

第二节　当代护士语言沟通的趋势

在社会高速发展的今天,人与人之间的交流显得尤为重要,护士的语言交流也不例外。而且随着健康概念的发展,医疗模式的转变,疾病谱的改变,人们已完成了从重视"生命数量"到重视"生命质量"的观念转变,对健康越来越关注,寻求健康帮助的意愿越来越强,希望获取信息的渠道也越来越多。护理工作者的工作范畴也发生了巨大的变化:从局限于医院病房,到走进社区走向家庭;从进行单纯的护理操作到向患者及其家属进行健康指导;从为已患病的患者提供护理到向健康人群进行健康宣教;从与疾病抗争、拯救生命,到以预防为主、防病于未发。护理工作开展的每一步,都伴随着护理工作者语言交流的开展,单纯的操作技能已远不能胜任日益发展进步的护理工作。护理工作者的语言沟通面临着多种趋势。

一、需要掌握多种语言

（一）国际形势要求护士语言多元化

当前改革开放不断深入，社会主义市场经济日趋完善，国际间交往亦日趋增多，越来越多的人选择到境外去工作、学习、旅游、生活。随着这些民间交流、自费旅游及科技工作者之间的交流合作的不断增多，医疗护理工作也要面对各种肤色、各种语言的病人，这就要求护士有较强的掌握不同语言的能力，能够清楚理解对方的意愿并及时做出正确的回应。

（二）我国国情要求护士语言多元化

在成功加入WTO后，我国的各行各业都面临着巨大的挑战与机遇，为了提高在国际市场的竞争力，积极加强对外交流合作、吸取国外先进技术已是必然；我国幅员辽阔，有着丰富的旅游资源、热情洋溢的风土人情，对外国友人有着巨大的吸引力；我国已成功申办了2008年奥运会，各种大型的国际活动也越来越频繁地在我国各大城市举行，这都迫切地需要提高公民参加国际交流的能力，如北京提出了每个市民要求会说100句英语。在这种国际、国内大好形势下，作为一名护理工作者，交流的范围也在扩大，仅仅使用汉语交流已远远不够。学好第二语言将大大提高护士交流能力及交流范围。

汉语是世界上使用人数最多的语言之一。汉语在广义上是指汉族的语言，狭义上指普通话，另外还有国语、华语、中文等称呼都是指汉语。汉语方言分布区域辽阔，使用人口在9亿以上，大致分为北方方言、吴方言、客家方言、闽方言、粤方言、湘方言、赣方言等7个分支。如何与使用种类繁多、发音特点各异的地方方言的患者进行有效交流，也成为医疗护理工作者需要应对的一种挑战。

（三）护理专业的发展要求护士语言多元化

护理学的发展经过了漫长的历史时期，到了19世纪，现代护理学终于得以诞生并发展，这与各国的经济、文化、教育、宗教、妇女地位及人民生活水平的改善有很大的关系。护理学在世界各地的发展很不平衡，总体来看，西方国家的护理学发展较快，护士的社会地位相对较高，其他国家的护理学发展相对滞后。经过多年的发展，我国在护理领域的研究和发展取得了一定的进展，但为了得到进一步的发展和提高，必须吸取东西方本专业的优点，融会各家所长，这也需要护士语言的多元化。只有这样，我们才能在对护理理论的研究和探讨上、对护理科研的投入和开展上与国际领先水平接轨。

二、需要更加灵活的交流方式

（一）素质教育造就的高素质、个性化人才增多

当今世界，科技和人才的竞争日趋激烈，本质上是创造力的竞争。创造性已成为人们适应急剧变化的社会的一种生存能力，是人才的价值所在。同时，个性化的体现将造成个体差异增大，知识结构、感情变化、兴趣爱好都将出现明显差异。因此，护士面对的服务对象的知识面越

来越广,个性特点越来越明显,要想达到较好的沟通效果,护士所采用的交流技巧应更灵活性、更具有个性,而且要求护士的知识结构和知识水平也越来越高。

(二) 社会发展带来护理问题多样化

社会发展越来越体现出文化交流的广泛性,各国的风土人情都有可能出现在一些地方,信息传递越来越快,生活方式越来越多,必然会带来新的护理问题。

市场经济的发展,必然带来竞争的日趋激烈,因此,各行各业竞争压力将导致病人护理问题的原因更加复杂,不仅体现在心理问题增多,也体现在身体、家庭、经济等方面综合交替出现问题,这就要求护士有更强的应变力,有更大的灵活性和针对性。

三、需要更多的交流途径

(一) 网络化时代创造新的交流途径

随着科学与经济的发展,网络化时代已经来临,人们可以足不出户,通过网络找到交流对象,护士可以通过网络与病人及家属进行交流,这种交流不仅是语言的,也可以是图文并茂的,而且具有不受地域限制的特点,甚至具有交流的连续性、稳定性,建立起长期咨询服务,这种新的交流途径给护士及病人都带来了便利。目前,我国已出现了很多较为专业的护理网站。这些护理的专业网站,其宗旨是在互联网上展示护理工作者的风采,宣传保健及护理知识,创建护患交流的网上平台。

(二) 广泛开展社区服务,上门提供心理护理

我国的医疗制度改革提出开展社区医疗、社区护理,决定了护士的交流对象将扩展为社会大众,而不仅限于病人,交流场所也不局限于医院而扩大到每个家庭。这种护士交流范围、场所的扩大,使护士交流内容也得到扩大。另外,近几年护理门诊频频出现,直接面对市场增加了护士交流的方式,使护理专业的服务性更强、更到位。

总之,时代的变迁,使当代护士语言交流有了更多的新趋势、新内容,也使护士形象有了更多的含义,护理事业有了更广阔的前景。

第三节 护士语言沟通中的主要矛盾

在临床护理工作中,由于护士的人际关系范围很广泛,包括一切同护理工作有直接或间接联系的人员之间的交往,包括护士与病人之间的护患关系、医生与护士之间的医护关系、护士与护士之间的护际关系、护士与医技人员及后勤工作人员之间的协作关系以及与其他社会成员之间的关系等。与这些人员之间的工作都需要充分运用语言沟通的方式,都有哪些因素造成了哪些常见的沟通中的矛盾呢?

一、护理人际关系中语言沟通的主要矛盾

（一）护患关系

护患关系是护士在工作中要处理的最主要的人际关系,这是一种帮助性、治疗性的工作关系,以满足病人的健康需要为前提。狭义的护患关系指的是护士与病人之间的关系;而广义的护患关系还包括护士与病人家属、陪护等人的关系。

在帮助性的护患关系中,护士处于关系的主导位置,护士要能够有能力引导护患关系的发生和发展。临床上常见的一些护患纠纷是由于护士不了解或不重视病人的心理需求而引起的。病人住院期间的心理需求有哪些呢?

1. 对健康的渴求 任何一个陷入疾病状态的人都希望能尽快恢复健康。他们会因为缺乏对疾病的了解、对疾病的康复进度或疾病的预后不乐观而出现焦虑或抑郁等负性情绪反应,容易表现为易激动、情绪波动大、说话速度快、声音高、精神不集中或失望、沮丧、以自我为中心。他们关注的只有疾病的治疗进展,希望医生经常来查房、希望用药后有显著效果、希望护士操作技术丝毫没有差错、希望辅助治疗与检查准确得当等。护士应充分了解病人的这种心态,并在语言交流上给予心理安慰和支持。

2. 对各种信息的需求 大多数病人及家属对于疾病的知识是缺乏的。医院、病房及一切医护工作者对他们来说都是陌生的。他们希望了解的信息有很多:自己得的是什么病、预后如何;病房的布局(医生和护士办公室的位置、治疗室以及卫生间的位置);住院期间的饮食和冷热水的供应情况;主治医生和主管护士的性格、专业技术水平情况等。护士如果能针对病人的需求给予适时的满足,那么就可以在很大程度上减轻病人的焦虑情绪。

3. 对于归属感的需求 除了个别单位厂矿医院,一般医院的病人来源是不固定的,一些大医院的病人可能来自社会的各个阶层、各个不同的职业群体,有着不同的文化程度、生活习惯和宗教信仰。而医院又是一个流动性大、综合性强的场所,医生护士会轮班、休假,病人更是经常更换。病人会在日常诊疗和生活中有意无意地透露自己关于职业、家庭、兴趣爱好等信息,以期待和周围人群慢慢熟悉起来,得到别人的尊重和照顾;更是希望能得到医护工作者的了解和重视,从而受到较好的治疗和护理帮助,这会大大增强病人对自己存在的社会价值感和归属感。护士如果了解到这一点,就会理解病人貌似无意的倾诉实则只是希望收获护士多一点的关注,只要在日常护理工作中多一些问候,就会给病人带来巨大的安慰。

（二）医护关系

医疗和护理是临床工作的核心,医护关系就是医生和护士在工作中的互帮互助的人际关系。医护关系是否协调和稳定,直接关系到医疗任务的完成和护理质量的提高,因此医护双方都应致力于其关系的发展。

从历史上看,医护关系是主导—从属型模式,护士处于被支配的地位。但随着现代医学的发展,医学模式的转变,以及人们对疾病和健康认识的根本性变化,护理工作已从单纯执行医嘱的疾病护理和以病人为中心的护理,发展到以人的健康为中心的系统化整体护理,医护关系也随之发展成为并列—合作型,即在疾病的治疗中,医疗和护理是两个并列的要素,各有主

次、各有侧重,医疗和护理工作的合作组成了战胜疾病的全过程,各自发挥自己专业的功能,相辅相成。没有医生的诊治,护理工作无从做起;没有护理工作,医疗方案也无从落实。

这种关系模式的转变对于人们心目中传统医护关系的理念是一种冲突和挑战。冲突,是由于在某种程度上,医护工作者对这个关系模式的转变认识、领会不深,在一些任务的分配上和工作的执行上存在分歧;对某些医生和护士来说,支配和从属地位的观念较为根深蒂固,在一段时间内难以改变,无法清楚认识自己的职责范围。

这一模式的转变给医疗和护理工作者都带来很大的挑战。护理工作的开展不能再一味地依赖医生,护士要学会主动观察病情,独立地实施对病人生理和心理的全面护理;要不断地更新医疗和护理的新知识和新方法,以适应临床工作日新月异的发展。医护之间应互帮互学,从更深的理论角度把握疾病的诊疗过程;应互相尊重,以诚相待,在出现分歧和矛盾的时候,大家互相尊重对方的劳动,积极主动配合对方的工作,只有这样的密切配合,才会有效提高医疗和护理工作的质量。

(三) 护际关系

护际关系是指护理工作者之间在工作和生活中所形成的同事关系。处理好护际关系,相互之间的沟通交流和理解是至关重要的。良好的护际关系,使护士在工作中得以保持愉悦的心情,对各项护理工作的顺利进行都有着直接的影响。

护际关系包括与护士长、护理部主任等领导相处的纵向关系以及护士与护士之间相处的横向关系。纵向的护际关系的和谐依靠两个因素,护士长、护理部主任的领导艺术和全体护士的主人翁意识。每个护士都要把科室当成自己的家,积极为科室的管理献计献策,遵守各项管理规定,尊重领导、服从管理;护士长是护士的直接上级,与护士们朝夕相处地工作在临床工作第一线,是最了解护士的人。如果一个护士长能严于律己、以身作则,就容易在工作中建立威信;如果护士长更能做到平等待人,关心体贴护士,在工作、学习和生活上给护士以积极的引导,那么这个科室的护理工作一定会开展得很好。

横向的护际关系主要指护士之间的人际交往。护理团体的成员多为女性,大家都有着相似的工作和家庭角色,容易相互理解,所以大家要互相帮助。年轻护士要积极向年长的护士虚心请教和学习,要能够吃苦耐劳,主动承担一些较重的护理工作;年长的护士也要耐心帮助年轻护士,使她们尽快成长为合格的临床护理工作者。同时,护理团体的各个成员也要注意避免误会的产生,在工作中多以大局为重,避免只考虑个人得失、为一些小事产生不必要的矛盾和隔阂。

(四) 护士与医技、后勤工作人员

医疗护理工作是为病人服务的第一线,但医技和后勤工作部门也在间接地为病人的康复提供服务。大家只是分工不同,在病人的康复中都起着至关重要的作用。在医院的日常工作中,经常听到医护人员对其他工作部门的抱怨,如血库备血的速度太慢、检验室总是打电话说送检的标本采集得不合格、暖气都已经坏了两天了也没见人来修、护工今天没把病房打扫干净等。

就像案例 6-2 的情况,其实这场争吵是完全可以避免的。护士小张在打电话给维修中心时,只是催促对方派工人过来修理空调。其实她应该把病房的情况详细地描述一下:现在的室

温已经高达33℃了,坏了的空调是重症监护病房的,病房里有个病人刚刚做完手术返回病房,温度的骤然升高使病人焦躁不安,家属也在连连催促护士,麻烦请工人尽快过来进行修理。

当时维修中心的人是这样回复的:内科大楼的中央空调出现故障,整个内科大楼的供冷都已经停了好几个小时了,全部的修理员都被派往内科大楼了,一会结束后就过去修。小张在听完这样的回话后也没有及时向病人家属反馈,所以家属频频过来反映情况并再三催促。所以才出现了例中的一幕。小张如果顺利地把工人带到病房,告诉他们是哪台机器需要修理,向患者家属再次解释工人们刚刚一直在内科大楼进行维修工作,那边一结束就一刻没耽误地赶过来了,这样一来,工人们觉得自己的辛勤工作得到了别人的肯定,一定会努力尽快修理好空调;而病人和家属也会加深对护士的辛苦联系和工人们的尽职尽责的认识,一定不会再为难这几名工人,那么病房里所呈现的一定是另外一番景象了。

可见,只要医院的各部门工作人员充分理解和肯定他人的工作,尤其在语言表达上尊重对方、体谅对方的困难、珍惜对方的劳动,主动认真地相互沟通,积极配合对方的工作,那么大家一定会相处得十分融洽,医院的各项工作也都会有条不紊地开展下去。

二、语言沟通中常见的矛盾

语言沟通要表达交流双方的思想,传达双方的信息,而且要使对方能充分理解和接受。但日常生活和工作中却经常出现一些因为表达或交流不良而产生的误会。为达到预期的交际目的,必须解决语言交际中的一些主要矛盾。

(一) 语言表达与对方理解的矛盾

人们在进行语言沟通过程中,往往出现说、写的一方不能正确表达自己的意思,出现词不达意或不易被听众、读者所理解,甚至产生误解的现象。

护士在进行语言沟通时,要正确地处理好语言表达与对方理解的矛盾。首先,要有的放矢,针对交流对象选择语言形式。其次,要注意说话时的语音、语义、语法,书写要注意修辞。在与人交谈时必须语音清晰、准确,要求讲普通话,尽量不用当地方言,使对方能听清听懂、达到思想和情感交流的目的。语义要求用字用词准确,并且通俗易懂,避免咬文嚼字。最后,说话的速度应适中,太快会让对方思维跟不上,且易出现误解,太慢则让对方发急、疲倦,亦达不到交际目的。此外,语法也很重要,无论说或写,都要注意修辞和语言的逻辑性。否则,别人无法明白你要表达的意思,造成交际困难。

(二) 语言形式与思想内容的矛盾

语言形式与思想内容的矛盾贯穿于交际的全过程。在信息发出者进行"编码"与信息接收者"解码"阶段,这一对矛盾表现得尤为明显。编码要达意传情,解码要理解原意。只有这样才能解决好语言形式和思想内容的矛盾。交际双方有一方在编码或解码时出现差错都会影响交际效果,甚至中断交流过程。在交流中表达的一方要让对方不曲解自己的原意,首先要使语言形式能准确地表达出自己的思想。当语言形式不能表达个人的思想情感时,就得根据内容的需要进行调整,重新进行选择和组织,直至完全达意为止。

在选择语言形式表达个体思想内容的话语时,还得根据特定语境来选择。护士在与病人交往中要注意当时环境,千万不能信口开河或词不达意或轻易许诺以免引起对方的误解或不信任。在听取病人讲述病情时要耐心、细心、详细询问,弄清楚病人所说的意思,然后认真分析并做出及时、正确的处理。

(三)情感表达和个人心境(情绪)的矛盾

情绪与情感是人们对客观事物的体验。护理人员在同病人交往中,自觉不自觉地会流露出各种情绪或情感。如心情高兴时,说话和气,语言富有亲切感、同情心,表述也清晰,病人易于接受和理解;悲愤、忧郁时往往对人说话粗鲁,语调高亢,表述也间断、含糊,让病人难以接受和理解,这样便产生了护士与患者交往中的情感表达和个人情绪的矛盾。作为一个称职的护士,当她穿上工作服,执行护理任务的时候,就应当给病人提供高质量的护理,就应把个人的喜怒哀乐置于工作之外,全心全意地为病人服务。

第四节 护士应具备的语言修养与技巧

语言可以反映出一个人的文化素养和精神风貌,是一个人综合素质的重要外在表现形式。对于护士来说,语言修养和技巧不仅影响护士的人际关系的建立和发展,也关系到护士在人们心目中的形象。

一、良好语言修养的要求

(一)一般语言修养

1. 掌握尽可能多的表达方式 我们喜欢用"口若悬河、妙语连珠"等词汇来形容一个人语言表达的流畅和精彩,而贫乏的词汇一定描绘不出什么动人的情景,反而会使听者觉得单调乏味。某护士在给一位老年病人进行健康宣教,她想告诉老人家不经常翻身的坏处,反复说了好几遍"不翻身不好,一定要多翻翻身"之类的话,可是老人家还是没有明白不翻身的危害究竟在什么地方。如果能把长期保持一个体位与发生压疮的关系,以及压疮的临床表现和难以治愈等情况给老人家说明的话,一定比单一的强调不翻身的危害好得多。

出现这种情况的主要原因就是思路的局限和词汇的匮乏。护士在日常工作过程中,除了做好日常的护理工作,还应注意自己语言表达能力的培养,要在日常学习和工作中多读书,注意逻辑思维的养成和词汇的积累,学会多种表达方式,以达到能把问题和现象说清楚的目的。

2. 语言表达应适时、明确 史书记载过这样一件事,子禽问墨子:"老师,一个人说多了话有没有好处?"墨子回答:"话说多了有什么好处呢?比如池塘里的青蛙,整天地叫,弄得口干舌燥,却从来没有人注意它;但是鸡棚里的雄鸡,只在天亮时叫两三声,大家听到鸡啼就知道天要亮了,于是都注意它。所以话要说在有用的地方。"

在日常的护理工作中,我们经常能够见到护士每次只要一看到病房里一些不合规定的地方,例如,私人物品随处摆放,探视人员过多等,都会不厌其烦地提起一些病房管理制度和陪护制度等,但病人和家属往往只是口头上答应着,事后并未有明显改善。其实这些规章制度应该在病人一入院的时候就作为专题向病人及家属进行宣教,应不仅明确表达出规章制度的主要内容,还要就某些经常容易忽视的问题进行强调,必要时请家属复述并说明自己的态度;同时也要说明执行这些规章制度给病人带来的益处,使病人及家属深刻明确其重要性。

在合适的时候,用清晰明确的语言表达出自己的意思,使听者不仅明白而且能按所表达的意思去遵行,这不是一天两天能够做得到的,所以也要加强训练。

3. 要注意修辞和幽默的运用　　适当地使用比喻、对比、排比等修辞手法可以使语言的表达更加得心应手。很多抽象的名词、数据和专业现象,如果使用正确的修辞,就可以使原本枯燥、晦涩的内容变得生动、形象;而幽默恰当的表达可以使本来尴尬的场面变得轻松愉快起来,从而为人际交往打开新的局面。例如,问一位正在服用强心类药物的病人有无黄视或绿视现象时,可以这样表达:"老人家,你觉得看周围的人或物体的时候颜色有变化吗?像不像戴了副黄色或绿色的太阳镜啊?"

(二) 专业性语言修养

1. 语言的情感性　　人们往往倾向于使用有声语言来表达自己的观点或理解他人的意思,就像现在的很多小说,是因为拍摄成为电视剧或电影以后才畅销起来。人们往往爱读这样的小说,是因为脑子里有了具体的、立体的人物形象,书本上单一的文字这时会因为鲜明的人物而生动起来,连书面的语言形式也有了生命力,读者似乎能想像出剧中人物在说这句话时的表情。这一切是因为影视剧赋予了文字以情感。

语言的表达如果没有情感会变得非常苍白无力。例如一句"真是太谢谢你了",如果让电脑合成音效来播放,人们听到的就是这几个字标准的汉语发音;但如果是一个真正接受过帮助的人来说时,人们听到的就是一句饱含感激的真挚话语,因为情感的存在,语言生动了起来。

护士与病人的交谈会有很多主题,有的是简单的问候、有的是治疗护理时的交谈、有的是健康教育时的讲授或探讨。如果护士在进行这些表达时带着丰富的情感,那么这样的语言是有感染力的,能让病人感觉到我们的真诚、质朴和耐心,语言沟通的效果会大大地加强。

2. 语言的规范性　　总的来说,规范的语言表达包括以下几个方面:词汇选择要通俗易懂、语音要清晰、语法表达要规范、语调的选择要适宜、语速要适当。护士在进行交谈时要尽量避免使用医学术语或常用的省略方式,选择的词汇要简单易懂;应尽量讲普通话,少用方言,吐字要清晰,以减少交流中的困难;说话时语调的强弱、高低和轻重对于意思的表达有很大的影响,同样一句话"熄灯时间到了,怎么还不睡觉啊",如果用的是轻轻的升调,表达的是护士对病人的关心,担心病人是否有未表达出来的隐情;但如果用的是重重的降调,那所传达的又是截然不同的另一番意思了,会表现出责怪、嫌弃甚至是呵斥。护士在与病人交流时,说话的语速不能太快,太快会影响语意的完整表达,听者很难很快反应过来;太慢容易让人产生被冷落的错觉,并且可能产生一些不必要的误会:护士这般吞吞吐吐的,是不是病情有了什么新的变化。

3. 语言的治疗性　　语言是神经系统的特殊刺激物,具有暗示和治疗功能,能对人的健康产生影响。如果护士的语言是和蔼可亲的,病人和家属听了心情愉悦,对健康的恢复有了很大的信心,那无疑对于治疗和护理是起着积极的作用的;但如果护士没有注意语言的表达,甚至说出了一些具有恶性刺激的话语,给病人的情绪带来了强烈的不良刺激,如恐惧或愤怒,那么这些负性情绪体验就会对病人疾病的恢复带来消极影响。护士的语言可"治病"也可"致病"。可见,护士在与病人的交谈过程中,应该时时想到如何用自己的语言消除病人的顾虑,恢复战胜疾病的信心，从而一起走向最终的健康状态。

4. 语言的审慎性　护士与病人之间的谈话内容和形式要掌握一定的原则，如以病人为中心、真诚友好等，但这些原则的坚守也要因人而异，也要既坦诚又谨慎。护士与病人的交谈要有科学性，尤其是在做疾病的健康教育时，所传递的内容要尊重医学事实，不夸大也不随意降低利害关系和严重程度。但在传递一些坏消息时，要学会用一些委婉的语言以提高听者的承受能力，重视心理暗示的作用，让病人保持积极的心态，在任何时候都不放弃希望。

二、护理工作常用的语言技巧

（一）与病人交流的语言技巧

1. 善用称呼用语　汉语对于称呼有很多种表达方式，例如英语中的"Uncle"一词，汉语的翻译有"伯父"、"叔叔"、"舅舅"、"姨父"等。护士在与病人的交流中，如果善用一些称呼用语，可以为我们的交流架设一座友好的桥梁。对年龄大的病人，我们可以称呼"老人家"、"大爷"、"大妈"；对和父母年龄相仿的可以尊称"叔叔"、"阿姨"；对年轻的病人可以亲切地直呼其名或称呼"小伙子"、"姑娘"；对小孩子可以爱称"小朋友"、"小帅哥"、"小美女"、"小勇士"等。合适的称呼能够很快拉近与病人之间的距离，护士要善用这一语言技巧。

2. 善于表达感谢　在人们的印象中，一般都是病人向医护人员道谢，殊不知，最应该表示感谢的恰恰是医务工作者。裘法祖老前辈曾经说过一句话："病人是所有医务工作者的衣食父母。"在医疗卫生资源紧缺的今天，似乎每家医院的门诊都门庭若市，每个病房都人满为患，但试想一下，如果医院的任何一个地方都门可罗雀的话，医院的经营和生存状态又会呈现出什么样的情形呢？从这个意义上来讲，对任何一个选择该院来进行疾病的治疗的病人来说，医务工作者都应该是满怀感激的。

在日常的工作中，如果病人积极配合护士的治疗和护理，那么工作就会进展得很顺利；相反，即使是一个小小的注射或输液，如果病人不配合的话，护士都会一筹莫展。所以，对每一个支持护理工作的病人，护士在治疗和护理结束的时候都应该表示感谢，真挚地说声："你表现得很好，谢谢你的配合！"

更多的时候，护患之间的感情是相互的。在走廊散步的大妈看到忙碌了一天、疲惫不堪的"你"时，一句"工作了一天，一定累坏了吧，姑娘。"在你一个人值夜班，刚参加完一场抢救时，病房的大爷给你送来已经洗得干干净净的水果，"姑娘，吃点水果吧，我儿子白天带过来的，已经给你洗干净啦，值夜班很辛苦，要吃点东西才好。"这些不经意的问候和举动，都会让护理工作者的心里洋溢着满满的幸福，更会让她们忘记所有的辛苦和不快乐。这时，除了表示感谢以外，还有什么样的语言能表达那时那刻的心情呢？

3. 真诚地表达歉意、虚心地采纳意见　目前我们国家医院的医护人员配备比例和床位—护士比例都是远远达不到标准的，护理工作者的数量是不能满足临床工作的需求的，基本上每一位护士都在超负荷的工作着。她们不仅要完成每天病房的常规管理以及大量的治疗和护理，还需要花很多时间和病人交流，进行健康教育或是对病情进行监测和反馈。

高强度的工作状态下，难免会因为一些主观或客观的原因，发生一些错误或导致病人的利益受到损害，当然，这里指的都是一些小的、非医疗事故或医疗差错性的问题，例如，一次穿刺没有成功或没有及时发现药液已经快输注完毕等。这时,护士切忌找一些客观的原因搪塞,例如,"你的血管条件本来就很差,一次穿刺失败是正常的"或"我已经计算好输完的时间了,是你自己调快了输液速度。再说了,你家有这么多家属在旁边,这么多人还看不好一个输液瓶啊。"护士应为给病人带来了一些不良刺激而真诚地向病人及其家属表示歉意,因为作为一名护士,没有给病人带来完善的护理服务本身就是一种失职,如果这时再一味的找客观理由,就会给护士的尽责形象大打折扣。

临床上经常碰到一些病人,尤其是一些长期住院的老病人,会总结自己在住院时看到的一些不合理的现象后向护士们反映,例如,"每天早晨集体注射时所用的那个治疗车在推动时噪音很大,听起来很不舒服"或"是否可以把睡眠习惯相似的病人安排在一个病房呢?把打呼噜的病人放一起?"有些建议是正确的、而且容易解决,只是护士在工作中没有发现,那么可以很快给病人以肯定的答复,着手解决后请病人继续监督并表示感谢;有些建议在临床实施起来是很有难度的,但一样要向病人表示感谢,感谢他一直关注着我们的各项工作,但同时一定要把为什么难以实施的原因详细地告诉病人,请求他们的谅解。

4. 学会倾听 语言沟通是一种双向传递信息的活动,双方互为听众,互为信息的发出者。护理人员要从语言沟通中获取疾病的信息,不仅要善于说,更要善于听。在倾听的时候要注意以下几点。

要耐心地听完对方的话,这样做一是听完整对方的话,在听的时候认真思考一遍可以有针对性地回答,二是可使对方处于无拘束、不紧张的说话状态。如果打断对方,不仅是无礼貌,还会影响交流的继续进行。

边听边思考,抓住主要内容。病人来自四面八方,有着不同的身分、年龄、素质和性格,有的人说话半天才入正题,有的人说话语无伦次、不知所谓,有的人则夸夸其谈。护士应边听边思考,循循善诱,理清头绪,以提高交流的效率。

5. 适当地使用非语言沟通技巧 非语言沟通是借助非有形的语言来传递信息,表达感情,是以目光接触、表情、手势及社会距离等方式进行人际的信息沟通,是对语言沟通的自然连接和重要补充,使信息意义更明确。

要有真诚的目光接触。说话时不要东张西望,要用自然、温和、稳重的眼神与病人进行交流。如果护士要获得病人的尊重和欢迎,还应懂得不同眼神交流所带给病人的不同感受:宁静的目光给人以稳重;快乐的目光给人以活力和健康向上的朝气;诚挚的目光给人以信赖。

此外,面部表情所传递的真情实感也会给病人带来非语言交流的魅力感受;适度的肢体接触,例如,握握手、拍拍肩膀、新生儿抚触的运用,与老人交谈时自然地抚摸老人的双手、适时地搀扶、翻身拍背等,都传递着语言本身所达不到的信息交流。还有保持合适的人际距离、恰当地运用沉默等非语言沟通技巧等,我们在后面的章节还要具体加以讨论。

(二)与同事相处的语言沟通技巧

每天的工作中,除了病人,护士面对最多的就是朝夕相处的同事,包括医生、护士以及其他医务工作者,尤其是护际之间的人际关系。与其他护士相处得融洽与否在很大程度上将直接影响着护士的工作状态与工作效率。

1. 积极主动地沟通 护理工作是繁重的,每位护士的上班时间都非常忙碌,每天都要面对很多可以解决或难以解决的问题;下了班,每位护士都有自己的家庭角色,是儿子或女儿,是丈夫或是妻子,是父亲或是母亲,可能也会面临着很大的压力。

由于上班时间的局限,护士们很难有相对完整的时间来加深对彼此的了解,很多时候只能利用上下班准备的间隙聊聊家长里短。熟悉是人际吸引的首要因素,所以如果要获得良好的护际关系,护士需要利用其他的时间来增进对彼此的了解,以便及时分享工作中的喜悦、抒发心中的不满或是在困难的时候能得到他人的理解和支持。年轻的护士喜欢结伴出去逛街、购物,年长的护士可以利用共同的休息时间喝喝茶或是打打电话等。

积极主动的沟通、充分的熟悉和理解可以很快拉近彼此之间的距离,也为建立良好的护际关系奠定了十分重要的基础。

2. 学会故意示弱　毛遂自荐是一种有效展示自己才能的途径,但如果处理得不好的话也会给你带来一些小小的麻烦,人们可能连注视你的目光都发生了变化,甚至因为你特别的突出和优异而孤立你。这时,学会示弱无疑是一剂妙方。

科室开会讨论某一问题时,不要抢先发言,等领导讲完话,听大家一一阐述完毕后,可以说:"听了大家的发言我受益匪浅,也悟到了不少道理。"接着再谈自己的看法。让领导一听觉得你很有才华而且条理性很强,同事一听也心服口服,又觉得你很谦虚,并且是在接受采纳大家意见的基础上得出这番高论,是群众智慧的结晶。

护理工作中,遇到病人静脉输液很难穿刺成功的情况,大家请你去操作时可以说:"我试试,也不一定能成功。"千万不可一口应允。另外,当穿刺成功后也不可夸口说"挺好进针的"或"也不太困难"之类的话,可说"真的挺困难的,被我好运碰上了",这样既帮了同事的忙,又给了同事以安慰。

3. 怎样请求别人帮忙　护理工作中,护士对同事要有乐于助人的美好品质。因为人人在工作中都可能遇到困难,在不违反原则和力所能及的情况下,积极地帮助别人从某种意义上来讲也是给了自己一个以后接受别人帮助的机会。

但不管是领导对下属布置任务还是同事之间的互相帮助,请求别人帮忙都不可以用带有命令意味的口吻。例如,"小张,去把12床的病历给我拿过来!""小陈,你去问一下3床有没有及时去续交费用!"这样的话即使是领导在安排工作,也会引起执行者心里小小的不快,更何况是科室里同样年资、同样职称的护士之间呢?如果改成"小张,能不能麻烦你帮我一下12床的病历呢?我正在核对10床的医嘱,一时脱不开身。"或是"小陈,知不知道3床的欠费补齐没有"。这样的请求只要其他护士手头没有什么紧急的事情要去完成的话,都会欣然应允的。

另外,不管对方有没有及时地提供帮助,都要表达你的感激之情。如果已经办妥,自然是要谢谢给你提供帮助的这个人;如果没有帮上忙或无法提供帮助的,在事后也可酌情告知一下,如"小李,刚才问你的那件事情我已经办好了,还是要谢谢你啊。"

4. 学会适时、恰当地称赞　在现代社会的人际交往中,赞美已经成为了一门学问,能否掌握好和运用好这门学问已成为衡量现代人基本人际交往素质的标准,也是衡量一个人人际交往水平高低的标准之一。

生活中,我们常常能听到别人对自己的赞美,甚至一个自己都没有留心的个性品质会在别人真诚的赞美中被发掘出来,这时的心情总是无比愉悦的。其实,我们身边的任何一个人都不会拒绝别人真诚的赞美,如果只用一两句赞美就能够使别人拥有好心情,那么何乐而不为呢?

也有一些人不是因为吝啬而不去赞美他人,而是他可能真的没有发现别人可以被赞美的方面,所以,在工作和生活中如何培养自己的审美观念,如何做个善于去发现别人的优点的有心人,也是一种非常重要的个人能力。例如,对于老年人,最适宜的莫过于对他过去的成就进行赞美,如过去的工作、取得的成就和优秀的儿女;对于儿童,称赞他是最勇敢、最聪明的,一定会让孩子在今后的护理中更配合你的工作;对于年轻人,夸赞她出众的外貌、优异的学业或工作、良好的人际交往能力等,都是不错的话题。

当然,称赞时最重要的一个原则就是这些话语一定要是发自内心的、真挚的、适度的赞美,否则会令人难堪,也会让别人对你的印象大打折扣。

5. 学会幽默地化解矛盾　幽默是一种有着巨大能量的语言沟通技巧,善用幽默的人也一定是个受大家欢迎的人。适当的使用比喻、对比、排比等修辞手法可以使语言的表达更加得心应手。很多抽象的名词、数据和专业现象,如果使用修辞,就可以使原本枯燥、晦涩的内容变得生动、形象起来;而幽默的恰当使用也可以使本来尴尬的场面变得轻松愉快起来,从而为人际交往打开新的局面。例如,在公共汽车上,因拥挤而争吵之事屡有发生。任凭售票员"不要挤"的喊声扯破嗓子,仍无济于事。忽然,人群中一个小伙子嚷道:"别挤了,再挤我就变成相片啦!"听到这句话,车厢里立刻爆发出一阵欢乐的笑声,人们马上便把烦恼抛到了九霄云外。

以上介绍的几种护患沟通和与同事相处的交流技巧,其运用都不是单一、片面的,即在护患沟通中,积极主动地沟通、学会故意示弱、礼貌地请求别人帮忙、学会适时恰当地称赞他人和学会幽默地化解矛盾等技巧也可用于护患之间的交往;而在护士与同事之间的交往中,善用称呼用语、学会表达感谢、真诚地表达歉意、虚心地接纳意见、适当地使用非语言沟通技巧、学会倾听等沟通技巧也会给你带来很大的启发。

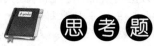

1. 护士语言表达的要求有很多,语言沟通的趋势也纷繁复杂,你是如何看待这些要求和趋势的?给你自己的学习和工作带来了什么样的启发?
2. 护理人际关系中因为语言沟通而可能存在矛盾最多的是哪种人际关系?为什么?
3. 老百姓都认为医院里医生是最重要的,护士是医生的助手,那些医技和后勤人员基本上都是打杂的。你怎么看待这样的观点?他们之间的关系如何?
4. 都说"三个女人一台戏",你如何看待以女性占多数的护士之间的人际关系?
5. 你认为若要成功驾驭语言沟通,需要做哪些工作?

第七章
护理工作中的非语言沟通

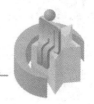

案例 7-1

病人杨某,女,39岁,因慢性阑尾炎急性发作被亲属搀扶着走入普外科病房,痛苦面容。在此之前病房已经接到了住院处的电话通知,知道该病人马上就到。只见护士小王无精打采地起身,一脸严肃地看着病人和家属,冷冰冰地说:"跟我一起到302病室。"于是小王走在前,家属搀扶病人来到床位。病人痛苦的表情上勉强露出笑容,说:"谢谢护士。"接着,护士随便交代几句,就转身离开病房。

问题

1. 你觉得小王护士接待病人时的表现如何?给病人带来什么感觉?
2. 如果你是小王,你会怎样做?
3. 你认为影响沟通效果的因素中除了语言本身之外,还有哪些?

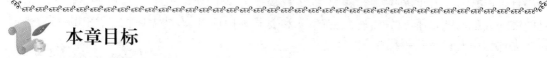
本章目标

1. 描述非语言沟通的特点及其在护理工作中的作用。
2. 列举非语言沟通的主要形式,举例说明其含义与作用。
3. 自我归纳非语言沟通的态度要求,并能正确应用于护理工作中。

本章关键词

Nonverbal communication(非语言交流) can be viewed as occurring whenever an individual communicates without the use of sounds. It is the study of facial expressions, touch, time, gestures, smell, eye behavior, and so on.

第一节　非语言沟通概述

语言符号是人类最重要最便捷的沟通媒介,但不是惟一的沟通媒介。人与人之间除了借助语言进行信息交流外,还存在着大量的非语言沟通形式。

一、非语言沟通的概念和意义

非语言符号是人类社会沟通的另一重要手段,它是以人的仪表、姿态、动作、神情、界域(人际距离)等作为沟通媒介,进行传递信息、表达感情的一种无声语言。非语言行为又称体态语、身势语、动作语言、无声语言等,由于这些行为是自发的和难以掩饰的,因此,它比语言更富有真实性。此外,非语言行为还具有增强有声语言表达力和感染力的重要意义。美国专门研究非语言沟通的心理学家艾伯特·梅热比曾提出这样一个公式:

信息接受的全部效果＝语言(7%)＋表情(55%)＋语调(38%)

该公式证明,在人类沟通中互动双方所获得的信息有很大部分来自非语言沟通,它具有语言所不能替代的功能,如眉头一皱、脸色一红、嘴一撇、手一扬等,都是极敏捷、极微妙、极易领会的信息传递,可以起到很好的沟通作用。

二、非语言沟通在护理工作中的重要性

非语言信号所表达的信息往往很不确定,但比语言信息更具真实性,因为它更趋向于发自内心且难以掩饰。因此,在护理实践中,非语言沟通有时更为重要,有时它可能是护士获取信息的惟一方法。例如,面对失语病人、新生儿和婴儿等护理对象,就需要护士应用非语言沟通技能去评估病人和完成一系列的护理工作。

现代生物—心理—社会医学模式要求护士尽可能充分地应用语言交流技巧让服务对象敞开思想,谈出自己的问题,借助语言发现服务对象真正的问题所在,并将有针对性的正确信息传递给他们,使他们接受知识,转变态度和行为。同时,护士也要善于运用非语言交流技巧,能用自己的声音、表情和行为强化语言交流的效果。护士更要重视自己的非语言行为对病人的影响,例如,护士的行为举止、服务态度、工作责任心、扎实的理论知识、娴熟的技能等都较有声语言更具有影响力。案例 7-1 中的护士小王在接待病人及其家属时表情冷淡,语言程式化,病人一定不会感受到白衣天使的亲切与关爱,自然对护士不会有好印象。因此,护士要注意培养和训练自身良好的职业素质和职业道德,以取得病人的信任,建立良好的护患关系。

护士在工作过程中除了掌控好自身的表达方式外,还要善于观察和解读病人的非语言行为反应,可从服务对象的语音语调、面部表情和身体姿势等洞察他们的内心感受,获取真实的信息,并及时与病人沟通,提供有效的身心护理。例如,病人及家属对医院环境有相当大的陌生感和恐惧感,为减轻这种不安,他们会特别留心周围环境的信息,非常关注医生护士的非语言行为,以此来了解情况,获取信息。通常,有些病人或家属在发生语言沟通前,或者他们认为医生护士不想让他们知道坏消息或掩盖真实病情时,就更加仔细地观察医生护士的非语言行

为,作为迅速获得信息的方法。

第二节 非语言沟通的作用和形式

一、非语言行为在护理工作中的作用

(一)替代作用

在护理实践中,由于疾病的影响或碍于某些特定的环境,护士、病人不能采用其他沟通手段时,往往一个眼神、一个动作就能表达全部信息,如脑出血引起语言功能障碍的病人需要饮水、排尿、排便时的眼神和表情;护士久握出院病人的手表达祝贺;某内心焦虑和不安的病人站在护士面前神经质地搓搓双手等,都能使护患双方领会和理解对方传递的信息。

(二)辅助作用

在护理实践中,护患面对面交往时都是综合运用有声语言和无声语言进行沟通的,不可能只有声音的传播而无语气、表情的显露。双方进行有声语言交谈时,只有融入无声语言,才能使沟通声情并茂。例如,护士迎接新入院病人时,所表达的语言、表情和行为可使病人减轻陌生感。

 案例 7-2

一位老年男性病人由家属陪同来到某外科病房,护士面带微笑热情迎上前去。

"您好,您是赵云老先生吧。住院处已打来电话,病床已给您安排好了。我是这个病房的护士张莉,您就叫我小张吧,您住院期间有什么事就找我,我就是您的责任护士。来,我先送您到病房去。"

边走边向病人介绍环境。

"您住506房间,这就是,这间病房有3张床,您住2号床,就是中间的这一张床。一进门的小屋是卫生间兼浴室。"

家属与张莉一起扶病人在床上坐下。

张莉热情地与病室内另外两个病人打招呼:"张老、小李,你们好,这位是赵老先生。"

病人互相点头打招呼,问好。

"老先生,今后我怎么称呼您合适呢?"

"你就喊我老赵吧。"

"好的,老赵,您先躺下休息一会儿,我过一会儿来给您测血压。这是我们病房的介绍,这是《病员住院须知》,您先看一看。住进我们病房,您就安心养病,让家里人也都放心,我们会好好照顾您的。"张莉对病人家属说:"您今后可在每天下午的探视时间来看望老先生,有什么问题我们会随时与您联系的,请您放心吧。"

张莉边给病人测血压,边对病人说:"医生马上就来看您,吃过午饭您先好好睡一觉,下午

您睡醒后我再来与您聊聊,我们共同商量一下您入院后该怎样治病、养病,怎么样?"

"好的,谢谢您。"

"不客气。"

比较案例 7-2,你可以发现案例 7-1 中护士工作的不足之处,若护士小王接待病人时能像张莉这样,病人和家属一定会提升对护士的信任感,护理工作一定更容易开展了。

(三) 首次效应作用

人际交往大多是从两个陌生人开始的,心理学上把相互陌生的人第一次见面时,通过外界感官感知后所形成的直观感觉叫作第一印象,又称首次效应。

第一印象具有鲜明、深刻的特点和定向的作用,它在相当程度上决定了第一次交往的成败,并对以后的交往起到指导性的影响。另外,在人际交往中人们通常凭借第一印象来判断和了解一个人,并以此来确认是否值得信赖和保持交往。在护患沟通中,护士端庄的仪表,文雅的举止,得体的语言,热情的态度和整洁的服饰,可以给病人良好的第一印象,能使病人感到和蔼可亲,减轻住院的心理压力,同时也对护士产生一定程度的信赖感,在以后的工作中能够得到病人更多的依赖和配合。因此,护士给病人的第一印象如何,对以后能否建立良好的护患关系起到决定性作用。相反,如果某个护士给病人的第一印象很差,病人则会对护士的工作缺乏尊重和支持,使双方的交往和沟通陷于困境。例如,有的病人可能有这样的体会,当病人到分诊台询问某科室的方位时,护士连眼皮也没抬就伸出手向某处指了指,病人会感到一种冷漠油然而生,感到护士对自己不礼貌,并由此而产生成见。如果护士面带微笑,耐心地指明去向,病人立刻会感到热情、亲切。

(四) 表明关系

人际沟通的内容包括内容沟通和关系沟通。内容沟通的形式可以通过语言形式也可以通过非语言符号表达,而关系沟通的形式更多是非语言的。例如,患者看见护士工作帽上一道线就可以判断该护士的职位是护士长,帽子上两道线的护士是科护士长。护理人员开会时,围着会议桌坐着,坐在第一排的往往是高年资、高职称的护士,而坐在后排的则多是年轻的、资历较浅的护士,坐在会议桌顶头的位置多是会议主持人。因此,非语言符号可以显示出护理工作中的身分关系。此外,非语言符号还可以传递出人与人之间相互关系的程度。护理人员和蔼可亲、面带微笑的表情可以向患者传递友好的关系,冷颜相向则传递了疏远与冷漠的关系。总之,非语言沟通在维系护理人员与他人的关系中起着不可低估的作用。

二、非语言沟通的主要形式

非语言沟通形式划分涉及非语言信号的分类。还有些非语言信息来自沟通者的面部表情和身体姿态,有些则来自人体的相互触摸,还有些非语言信息却来自空间距离和人的着装等。目前为大多数学者所接受的非语言沟通分类方法为三分法,分类如下:

$$
非语言行为\begin{cases}动态语\longrightarrow 首语、手势、面部表情、触摸\\静态语\longrightarrow 立姿、坐姿、空间效应、服饰\\辅助语言与类语言\end{cases}
$$

（一）动态语

1. 首语 首语是人们经常使用的一个姿势动作，是指以头的动作来传情达意的体态语。它包括点头语和摇头语，可以简洁明快地表达人们的意图和反应，对他人的行动起到强化或削弱的作用。例如，点头表示肯定，摇头表示否定，昂头表示高傲，低头表示服气，歪头表示发横，晃头表示得意。在护理实践中，如在病区走廊遇到病人，可行点头礼。当某些病人不能用语言表达自己的意愿和要求时，护士可通过其点头或摇头去判断和理解病人的真正意愿和需要，从而提供恰当的护理，例如咽喉部手术、脑组织损伤等导致语言功能障碍的病人以头的动作示意其需求。

2. 手势 手势是会说话的工具，是通过手和手指的动作来传情达意的体态语。手势是有声语言的延伸，是非语言行为中重要的表达方式。根据手势表达的思想内容可将其分为情意手势、指示手势、象形手势与象征手势。

① 情意手势：表达感情，使抽象的感情具体化、形象化，如挥拳表达愤怒，拍手表示赞同等。

② 指示手势：指明人或事物以及对象所处的位置，从而增强真实感和亲切感。

③ 象形手势：用以模拟人或物的形状、体积、高度等，给人以具体明确的印象。这种手势略带夸张，只求神似，如模仿小鸟、小猫等动物或是杯子、碗等物品。

④ 象征手势：用以表现某些抽象概念，以生动具体的手势和有声语言构成一种易于理解的意境，如用手比划心形表示关爱之情。

心理学家研究证明，手势表情是通过学习获得的，由于长期的生产生活实践，使手势形成了一些相对稳定的格式，如握紧拳头，常用于表示抗议报复或团结坚定的意思；摊手，即掌心朝上，五指自然伸屈，多用于表示欢迎、请求或一时没有主意和没有办法的意思。手势同眼神一样灵活多变，富有极强的表达功能，通常与口头语言同时使用，表达赞成还是反对，喜欢还是厌恶，镇静还是急躁，接纳还是拒绝，领悟还是怀疑等态度和思想。手势也可单独在人际沟通中使用，如聋哑人的手语可以用来相互交换情绪、情感、思想、态度、观点。手势表情不仅有个体差异，由于社会文化、传统习惯的影响，手势又有民族或团体的差异。同一种手势，在不同的民族和国家中可用来表达不同的意思，例如，在某些国家当汽车司机看见路旁有晃动大拇指的人，就知道此人要求搭车；而在我国竖起大拇指却表示赞扬。

3. 面部表情 面部表情是身体语言的一种特殊表现。它是指人们在社交中，由外部环境和内心机制的双重作用而引起眼部肌肉、颜面肌肉和口部肌肉的变化所表现出来的各种情绪状态，从而实现表情达意、感染他人的一种信息手段。人的面部表情是非常丰富而灵敏的，脸面的颜色、光泽肌肉的收缩与舒张，以及脸面纹路的不同组合，构成了喜怒哀乐等各种复杂的表情，表示出人瞬间变化的内心世界（情绪与情感）。著名社会心理学家伯德惠斯戴尔说，光人的脸就能做出大约 25 万种不同的表情。同样是笑，微笑、憨笑、苦笑、奸笑等在嘴、唇、眉、眼等各部分肌肉处表现出许多细微的差别，而这些差别恰恰可以迅速而真实地反映各种复杂的内心活动。因此，在人际沟通中，除了要用心倾听对方所说的话之外，还应该善于观察他们的面部表情，以尽量去感知和理解话外音。同时，要善于灵活地驾驭自己的面部表情，使之能更好地辅助和强化口语表达。

（1）情绪与面部表情 心理学家汤姆金斯通过研究提出不同情绪的面部表情模式。

表 7-1　不同情绪的面部表情

情　绪	面　部　表　情
兴趣—兴奋	眉眼朝下,眼睛追踪着看,倾听
愉快	笑,嘴唇朝外朝上扩展,眼笑(环形皱纹)
惊奇	眼眉朝上,眨眼
悲痛	哭,眼眉拱起,嘴朝下,有泪,有韵律的啜泣
恐惧	眼呆张,脸色苍白,脸出汗发抖,毛发竖起
羞愧—羞辱	眼朝下,头抬起
轻蔑—厌恶	冷笑,嘴唇朝上
愤怒	皱眉,咬紧牙关,眼裂变狭窄,面部发红

心理学家艾克曼的实验证明,人的面部的不同部位在表情方面的作用是不同的,例如,眼睛对表达忧伤最重要;面部对表达快乐与厌恶最重要,如高兴时满面堆笑,憎恨时咬牙切齿,都是通过面部肌肉的变化而表现的;前额能提供惊奇的信号;眼睛、嘴和前额对表达愤怒情绪都是重要的。通过上述科学研究,说明表情是思想的信号,是人际沟通时用以表达愿望、态度、高兴、悲哀、恐惧、失望、怀疑、需要、同意、反对等多种情感的方式之一。人们在社会生活中,在许多场合下,彼此的思想、观点等,不能言传,只能意会,只有通过表情来传递信息,从而达到沟通思想、相互了解的目的。在护理实践中,护士要面带微笑为病人提供服务,以展现护士对病人的真诚、亲切、关心、同情和理解,在微笑中为病人创造出一种愉悦的、安全的、可信赖的氛围。同时,护士也要注意观察病人的面部表情,从他们的面部表情获取其心理信息,判断其痛苦与不适,及时给予疏导和处理。

图 7-1 是几张形象的脸谱,可以帮助我们判断不同表情所要表达的含义。

图 7-1　脸谱与表情

(2) 目光　眼睛是心灵的窗户,它能表达许多言语不易表达的复杂而微妙的信息和情感。眼神与语言之间有一种同步效应。通过不同的眼神,能把内心的激情、学识、品德、情操等传递给别人,达到互相沟通的目的。通过眼睛看物的视线方向、盯看物体时间的长短,就可以识别出各种人在不同场合下的内心真意和隐秘。例如,人在高兴和兴奋时眉开眼笑、悲伤时两眼无神、恐惧时目瞪口呆等。观察人的眼神便可推知人们对人对事是赞成还是反对,是真诚还是虚假等。

医务人员与服务对象沟通时要善于运用目光接触技巧,从目光接触的瞬间来判断他们的心态,保持双方谈话同步、思路一致。另外,医务人员要注意视线的方向部位。一般来说,目光不宜注视在对方的额头、头顶。对异性而言,尤其不易注视其胸部、裆部和腿部。沟通时最好将目光落在对方眼以下、嘴唇以上的区域,给对方一种很恰当、很有礼貌地看着他面部的感觉,并且表情要轻松自然。若目光范围小或死死地盯住对方的眼睛,都会使对方感到窘迫,透不过气来,甚至有话也说不出来;若目光范围过大,脸侧向一边,或向上向下,甚至向后看,都会给对方散漫、不在意、不重视、很随便的感觉。

医务人员与他人沟通过程中除了要注意目光接触的部位以外,还要注意目光接触的角度和时间长度。一般来说,正视表示理性、平等、无畏;仰视表示尊敬、期待;俯视表示自信或权威。交谈时,视线接触对方脸部的时间应占全部谈话时间的30%～60%。超过这一平均值,可以认为对沟通对象很感兴趣,也可以表示对对方抱有敌意;而若目光接触时间低于该平均值,则可以认为对沟通内容和沟通对象都不感兴趣。若沟通双方为一般关系的同性,应该不时与对方目光对视,以表示尊重;若双方为关系密切的同性朋友,则可较多地注视对方,以拉近心理距离。若对方为异性,则连续对视时间不宜超过10秒钟,否则是一种失礼的表现。

在病人的心目中,医务人员无论年龄大小,都是他们的健康保护者,能从死神手里夺回他们的生命。因此,医护人员在与病人交谈时,应熟练运用目光表达不同的情感和意义。例如表达安慰时,目光充满了关切;给予支持时,目光放射出力量;进行解释时,目光蕴含着智慧等。医务人员应该以成年人的心理状态,或具有爱心的父母心理状态,像体贴孩子一样爱护自己的病人。谈话时应以保护性的姿态,柔和的目光注视着病人的眼睛,使病人受到支持和鼓励,并且用眼神告诉他们:放心吧,我会照顾好你的。

另外,当医务人员与病人接触时,可能心情不愉快,但是绝不能将自己不良的心情通过眼神和面部表情流露出来,影响病人的情绪。这一点应该引起医务人员的高度重视,要杜绝发生这种情况。

4. 触摸

(1) 触摸的意义　人体触摸是非语言沟通的特殊形式,包括抚摸、握手、依偎、搀扶、拥抱等,触摸所传递的信息有时是其他沟通形式不能取代的。科学研究表明,皮肤接触与心理状态有密切关系,是人体直接感知外界的重要媒介。因此,触摸是一种富有潜力的沟通方式,具有特定意义。首先,触摸有利于个体生长发育。人类在胎儿期和婴儿期,与母体有亲密的肌体接触。婴儿在母亲的怀抱里有十足的安全感,因而啼哭少、睡眠好、体重增加快、抵抗力较强。其次,触摸有利于密切人际关系。某些人际交流的场合中,沟通双方可通过肌肤接触表示亲近,可称其为社会的亲密性。这是体现情感上相互接纳水平最有力的证明。例如,沟通双方见面时或者亲切握手,或者相互拥抱。当然这种形式的接触也是依据不同文化背景而表现形式不同。触摸的意义除上述两点外,还有一个重要作用就是传递信息。触摸可以表示沟通双方的亲近关系,可以表达医护人员对患者的关心或服务,还可以表达人与人之间的爱意,尤其是母亲与孩子以及恋人之间的爱意。

(2) 触摸在护理工作中的应用　结合上述触摸的意义,可以将其科学、合理地应用于护理工作中。其主要应用包括:① 触摸是评估和诊断健康问题的重要依据。护理人员针对病人主诉,采取护理体检手段,如淋巴结检查,腹部触诊,四肢肌张力检查,心肺听诊等,以明确患者存在的护理问题。② 触摸是心理支持的重要方法。例如,当一个年轻的产妇临产时非常紧张,如果助产士站在她身边,紧握她的手,并不时地为她擦汗,抚摸她的头发,这位产妇会有安全感,能消除紧张情绪并顺利分娩;再如,当病人感到痛苦时,护士轻轻抚摸他的手或额部,或轻拍其背部,可表达职业的关注,有利于稳定病人的情绪;护士经常去搂抱、抚摸婴幼儿患者,可满足婴幼儿的情感需要,防止皮肤饥饿。像这样的肌肤接触,加强了人与人之间的感情,给予服务对象心理上的安慰和精神上的支持,表达了关心和同情的职业情感,是一种无声的安慰,有时这种触摸动作会起到比语言更大的作用。③ 触摸是一种辅助治疗手段。例如,基础护理和治疗护理中的给病人翻身、拍背、灌肠、导尿等措施;又如协助病人康复锻炼时的针灸、按摩、被动运动以及搀扶患者步行锻炼等。有些国家的护士每天定时为病人做手部、足部或背部的按摩,该按摩步骤简单,耗时短,无论是对病人还是对护理人员的生理和心理健康都产生了积极的影响。

尽管触摸在护理实际工作中有那么多好处。但是,因为有时医护人员与患者对触摸的理解不同,护士要谨慎而有选择地使用这种沟通方式。护士必须考虑病人的性别、社会文化背景、触摸的形式和双方的关系等。一般情况下,触摸方式多用于老人、妇女、儿童等病人,且女性与女性之间的触摸比较容易取得好感,对异性患者的触摸应持谨慎的态度。如年长女护士不宜随便对年龄相仿的男性患者施以抚摸;年轻女护士也不宜对年轻男性患者施以抚摸;护士不宜抚摸年龄较大男孩的头面部,因为这都会引起对方的反感。但是,若是年轻女护士对老年男性患者沟通时,抚摸患者的手背或手臂,可以使患者获得亲密感和舒适感;护士抚摸幼小儿童的面部则可以达到消除患者紧张的效果。

总之,在选择触摸形式时应避免选择那些比对方所期望的更具亲密性的形式,即沟通双方对于触摸形式所显示的有关信息应基本保持一致,否则就会造成反感和误解。患者可能因为身体或心情的原因对护理人员所给予的触摸形式不能接受,因此护士必须注意密切观察沟通对象的一点一滴的反应,一旦发现效果不佳或有所误解时应立刻调整或结合语言交流来弥补。当然,护士有时可以事先征求沟通对象的意见再采取恰当的触摸形式。

(二) 静态语

静态语是以身体在某一情境中的静态姿势、人际距离、服饰来传情达意的体态语。静态姿势主要是指坐姿和立姿,它是人的思想感情和文化修养的外观,是保持良好风度的关键。

1. 立姿 立姿是通过站立的姿势来传情达意的体态语。站如松是对立姿的基本要求,即站得要像松树一样,体现出挺拔、优美的风度。

对护士的立姿要求是:体现出护理人员的稳重、端庄、有礼貌、有教养,显示出一种亭亭玉立的静态美。这是培养优美仪态的起点。其要领是:挺、直、高、稳。具体姿势是:头正,颈直,两肩外展放松,挺胸收腹,立腰提臀,两腿并拢,两脚前后错步或成微丁字步,两手自然下垂或轻握于腹部或下腹部。

2. 坐姿 坐姿是通过各种坐势传情达意的体态语。由于人坐下时,身体重心下降,减轻两腿支撑负担,使身体其他部位的姿态发生变化,容易让人产生懈怠,影响自己的姿态,因此护理人员坐下时应十分注意自己的坐姿。坐如钟是对坐姿的基本要求。

对护士的坐姿要求是:坐要端庄、舒雅、自然、大方。坐姿在立姿的基础上,坐下时单手或双手向后把衣裙下端捋平,轻轻落座在椅面的 2/3~3/4 处,上身应正直而稍向前倾,头平正,两腿并拢,小腿略后收或小交叉。两手轻握,置于腹部或腿上。坐在椅子上,不能坐得太靠椅背,因为会显出很懒散的样子。落座后,要注视与自己交谈的人,不要肆无忌惮地看室内其他事物而忽略了交谈对象。斜扭着身子,胳膊架在椅背上,跷着二郎腿,都会给人不雅观、粗俗和懒散的感觉。从座位上站起来时,两手不要撑在膝上,否则会显得很笨拙。

3. 其他姿势

(1) 持物 ① 护士交班时,手臂呈 90°持交班本,身体挺直。切不可佝偻着腰,斜歪着身体,弯曲着腿。② 持治疗盘时,双手握托治疗盘,肘关节呈 90°贴近躯干。开门时应用肩部将门轻轻推开,不能用脚踢门。③ 推车时,身体前推车时双手扶车把,轻轻向前推。不能用一手拽着车把,叮叮哐哐拉着车走,这样不仅不雅观,而且给病区带来噪音。

（2）蹲姿　下蹲拾物时,应两脚一前一后错开,倾取物,不能两腿分开,或直接大弯腰取物,这些姿势看起来不雅。

（3）行姿　护士行走时应表情自然放松,昂首收颌,挺胸收腹,直腰提髋,两臂自然下垂前后摆动。身体重心落在反复交替移动的前面那只脚的脚掌上。步幅多为自己的一个脚长,保持一字步。护士行走时要轻盈柔软、弹足有力、快捷无声。若护士持物走在狭窄的走廊中,遇病人对面过来时,应将身体侧立一旁,让病人先走,表现出护士文明礼貌的风范。

案例 7-3

一位身材挺拔、貌好、成绩优秀、表现不错的男学生到一家医院应聘护士。医院招聘人员面试后感觉不错,决定录用他。但就在这位学生转身出门时,考官突然发现这位男生走路的姿势很难看,"外八字"很明显。考虑再三,决定放弃。

问题

1. 考官为什么这么在乎男生的走路姿势?
2. 这个例子对我们有什么指导意义?

4. 空间效应　空间效应亦称人际距离、空间距离、界域语等,是沟通双方通过个人空间和距离传情达意的体态语。在非语言沟通中,空间距离可以显示人们相互间的各种不同关系。

（1）个人空间　在人际交往中每个人都有自己的世界,也可以说是领土范围。这就是心理学上所说的个人空间。个人空间为一个人提供了自我安全感和控制感,因此个人空间非常重要。当个人空间被他人侵犯时,人们会感到受威胁,因为它破坏了人们心理内环境的稳定,产生了焦虑和失控感。例如,护士未经病人同意查看了属于病人私人的物品等,都会使其感到烦恼和为难。又如,有人对手术后的病人做过调查,其结果表明,病人非常希望早日离开抢救室回到属于自己的病房。由于病人在医院受到种种限制,而且还要与陌生人建立生活上的联系,并要接受许多诊断性检查,这些检查进一步取消了病人的隐私性和个人空间,因此他们很少有属于自己的空间,这一切都使病人对医院生活感到极为厌倦。

作为医护人员,虽然不能消除由于区域性的限制而产生的这些问题,但是可以采取一些简单的方法协助病人减轻由于个人空间被侵犯而产生的焦虑,主要方法有:① 给病人以尊重。护理人员应使病人认识到医院里有属于他们个人的领域、物品和隐私权,如病床之间用布帘相隔。② 给病人以控制权。护士应允许病人在个人领域方面拥有决策权,如允许患者控制门的开关、窗帘的闭合和开关以及床边物品的摆放位置等。③ 给病人以信息的说明。护士要热情地向病人介绍自己、医院环境、病室室友和相关医务人员,使患者能尽快适应新的环境。同时,护士还应认识到病人的个性,对直接或间接影响病人的一些活动和操作给予必要的说明和解释,如手术前的皮肤准备、清洁灌肠等。④ 关注病人的隐私和需要。如有可能,尽量避免暴露病人的身体,让病人对不得已而侵犯其私人活动所产生的不适感降到最低限度,如灌肠、导尿、注射时,用布帘或屏风遮挡等。

(2) 人际距离　人际距离也是人际沟通的一种手段,沟通双方所保持的身体之间距离的远近,直接反映出彼此间相互接纳的水平,能够表达一些重要信息。一般来说,人们总是有意无意地通过调节人际距离来表明彼此关系的亲疏程度。空间距离的接近与情感的接纳水平成正比关系,情感上接纳水平越高,能够与别人分享的自我空间就越多,对空间距离接近的容忍性也就越高。

人类学家爱德华·霍尔曾在《无声的语言》一书中,将日常生活中人与人之间的距离分为四类,如表 7-2 所示。

表 7-2　人际距离种类与应用

人际距离种类	空间距离	适用范围	护理工作应用
亲密距离	一般 15～45 cm	情感联系高度密切的人之间使用,可以相互感受到对方的体温、气味、呼吸等	护士做某些治疗护理时用亲密距离,如口腔护理、皮肤护理等
个人距离	一般 0.5～1.2 m	朋友之间进行沟通的适当距离,友好而有分寸	护士向病人解释治疗护理的目的和注意事项,进行术前指导、健康教育,或是讨论一些问题等
社交距离	一般约 1.3～3.5 m	公事公办的事务联系中的人际距离	护理查房或护士站在病房与病人谈话、护士在工作区交谈等
公共距离	一般约 3.5～7 m	公共场所中陌生人之间的距离	护士为病人做集体健康教育、召开工休座谈会等活动

医护人员要有意识地控制和调节与病人之间的距离,根据病人的年龄、性别、人格特征、文化教养、病情需要以及与病人的沟通层次,调节适当的人际距离。例如,对儿童和孤独老年病人,缩短人际距离有利于情感沟通;对一些艾滋病、乙型肝炎等传染病人,由于他们对自己的病情不了解,心理上感到压抑,护士与他们交谈时,千万不要把距离拉得太远,以免加重他们的心理压力或冷落感;对有些敏感病人、异性病人、沟通层次较低的病人,人际距离应适当远些,给对方以足够的个人空间,否则会使对方有不安全感、紧迫感,甚至产生厌恶、愤怒、反抗。在工作中有时会遇到一些特别信赖你的病人或家属,特别贴近你,要伏在你的耳边说话,这种超过范围的举动有时会使你无法忍受,但是,你应考虑到这是不同地域或文化背景所造成的,因此,切记不要做出厌恶的表示,可以巧妙地调整这个距离,例如,给他安排一个合适的椅子,请他坐下来慢慢谈。

(3) 空间位置　在人际交往中,人们对位置的选择,常常与彼此关系和沟通目的有关。沟通中的空间位置不同,直接导致沟通者具有不同的沟通影响力,位居有利空间位置的人,会取得对其他人特殊的影响力。例如,护理人员站着对坐着的同事或病人说话时,对方可能会感到一种莫名的压力。在办公桌前交谈的甲乙二人的位置如图 7-2 所示。

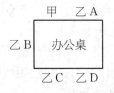

图 7-2　空间位置选择

相对甲来说,乙 A 是社交位置,体现一种"诚恳、友好"的交谈气氛。坐在这个位置上,有利于观察对方的体态变化,从而把握谈话的主动权,无紧张感,一般找领导汇报工作,与患者交谈,乙A是最佳策略的选择。

乙B是友好位置,体现"亲切、信赖"的交谈氛围。这种位置最有利于合作,显示双方脾气相投、平等、亲密的关系。一般与同事谈心、征求意见等,这种形式有利于沟通。

乙C是竞争位置,同对方隔桌相望,会造成一种防范性的竞争气氛,一般用于谈判。

乙D是公共位置,双方之间无沟通的需要,一般在公共场合如饭店、图书馆、公园等场所人们往往采用这种不相关的位置就坐。

5. 服饰 服装是一种无声的语言。俗话说,穿衣戴帽,各有所好。其中这个"好"字即指穿戴什么颜色、款式的衣帽,也指如何穿衣戴帽的方法,它往往反映出一个人的出身、地位、职业、思想、性格、学识等特征。人的衣着打扮可以揭示出人的思想性格,传递一定的信息,衣帽整洁、朴素大方、款式适中、色彩和谐,会大大增加人的仪表美、风度美,容易形成良好的第一印象,起到增强交流效果的作用。另外,一个人的衣着与社交内容的统一、环境气氛的协调,也能在一定程度上有助于实现交流目的。例如,撒切尔夫人在担任英国首相时,一次到教堂为因飞机爆炸遇难的人哀悼,特意穿上黑色衣服。黑色服饰深沉、严肃、庄重,与环境气氛相得益彰。从教堂回来到医院慰问受伤人员时,她换上了普通老年妇女的便装,像慈母一般,让人感到亲切、温暖。我们且不谈她有何政治目的,仅从服饰选择而言,确实恰到好处,入时、近情、合理。

案例 7-4

某护理毕业生小张,在一次应聘中,专业考试成绩优秀,用人单位对其较扎实的专业基础比较满意。面试时,看到小张头发染为淡黄色,穿一身紧身时装,佩戴一条粗珍珠项链,手上还戴着一个方形大金戒指,用人单位决定不予聘用。

问题

1. 小张在仪表上犯了什么禁忌?
2. 如果你是小张,你会以何打扮去参加面试呢?

护士服不是劳动保护服,而是艺术的创造,应能显示出护士职业的特殊品质,具有很强的艺术感染力。1993年国家卫生部设计的护士服多数是连衣裙式,给人以纯洁、轻盈、活泼、勤快的感觉。护士工作时的衣着应是整洁、庄重、大方、适体,衣裙长短适度,松紧适宜,以方便工作为原则,与工作环境和谐统一,给人以整洁、干净、利落、明亮的感觉。护士服可以是白色系列,即白衣、白裤、白裙,也可以根据工作对象选择淡色服装,如婴儿室护士可选择淡粉色衣裤、手术室护士可选择淡蓝色衣裤等。护士着装时自己内衣的领口、袖口不宜暴露在工作服以外,夏季着裙装时应注意衬裙不要露在工作服外面,否则都会破坏护士形象的整体美。护士工作时不宜佩戴戒指及过大、过长、过粗的耳饰和项链,否则会影响工作,并使病人对护士产生不良看法。此外,护士工作时应注意不要用味浓的香水,否则不仅对病人产生不良刺激,甚至会导致某些病人诱发哮喘等过敏性反应。

护士工作时应穿白色平底或坡跟护士鞋,不宜穿硬底高跟鞋,袜色一般为肉色或白色,夏季裙装下摆应遮住袜口。

（三）辅助语言与类语言

辅助语言包括声音的音调、音量、节奏、变音转调、停顿、沉默等，而类语言则是指那些有声而无固定意义的声音，是人们在运用语言时产生的，它把焦点放在理解信息时声音的作用上，如呻吟、叹息、叫喊；另外，人们说话时的不同语气和语调也可以表达不同的情感和态度。例如：

"吗?"——分寸的掌握。

"嗯。"——表示知道了。

"喔!"——表示惊奇。

"喔?"——表示疑问等。

人们在沟通过程中，辅助语言和类语言起着十分重要的作用，这些都可影响人们对交流过程的兴趣和注意力，有效的表达信息。下面有一些应用该类非语言符号的技巧。

1. 应使声音足够大而且清楚　如果沟通对象听不清楚讲话人的声音，大多数人会倾向于忽略护士试图表达的内容，很少有人会要求讲话人大声讲述或重复讲述。当然，护士应根据不同情况调整声音。团体交流中声音高一些，对一个人讲话时声音稍微低一些。此外，恰当地使用声音有助于突出沟通内容的重点。在某个重要的地方提高声音可以引起大家的注意力，但有时候在某个特别重要的地方降低声音也会引起大家集中注意力的效果。在任何一种情况下，声音的变化都有助于突出重点，这是一种有效并且必定能吸引沟通对象认真倾听的方式。

2. 应使声音体现出变化　变音涉及音高程度。如果总是高音，声音听起来就很尖锐。如果声音总停留在一个音高上，那么声音始终是一平的，听起来很单调。因此，护士在进行沟通的过程中应学会变化音高，使声音悦耳，使所传递的信息更有活力。与调节音量一样，当护士要阐明某个观点时，变音对信息传递有积极的辅助效果。护士可以通过略高或略低的调整声音展现对问题的热情程度，从而吸引倾听者的注意力。

3. 语调中表现出真诚　语调将声音和声音的变化结合起来，它表达了信息中包含的情感。因此，它在表达信息中的含义，以及他人如何接受方面起到巨大的作用。在沟通过程中，护士需要让语调表现出信息的重要性，这对于所传递的信息是否清晰有很大的影响。护士在交流过程中若态度真诚，信息的接受效果会更好。真诚的态度当然受到所用词汇的影响，但它受语调影响更大。实际上，真诚的语调本身就对他人说明了："我思即我讲，我讲即我思，这样是出于对你的尊重。"当护士的语调传递出这种信息时，就等于控制了局面。此时，对于沟通对象，护士就能有积极的影响，因此也能够自信地以最好的方式阐明自己希望其他人理解的观点。

4. 适当应用声音的停顿　护士在与病人交谈时，有时可利用声音停顿的效果，引起病人的重视。采用适当的停顿达到询问的目的，以观察病人的反应，同时也是为了给病人提供一种思考的机会，达到更有效的沟通目的。

当然，熟悉辅助语言和类语言的成分和掌握其技巧同样有助于帮助护士通过声音来判断病人的情绪和需要，了解病人的性格特点，并提供恰当的帮助。

曾经在某医院外宾门诊的值班室里发生过这样一件事情：某天，来了一位外国男子看病，值班护士的英语水平并不好,这位男士在护士面前小声吭吭了两句,护士就请来了专治性病的皮肤科医生。看完病,这位男士满意地走了。当时在场的人都很惊讶,不明白护士与这位男士是如何交流的,便好奇地问护士:"刚才这个病人怎么说他要看性病?""他用的是哪个英语单词?"护士说:"我一句也没听懂他说了什么,但从他说话的声音和吞吞吐吐的样子,我猜出来他要看性病。"因为无论在哪个国家,患了性病总是不光彩的,是难以启齿的,所以护士能从男士说话的弦外音判断出他可能是一个性病患者。

1. 举例说明非语言沟通的主要种类及具体形式。
2. 结合临床实践活动说明你是如何应用空间距离的。
3. 以个人体验说明,你在日常生活和学习中是如何运用触摸这一非语言沟通手段的。

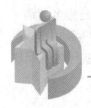

第八章
治疗性关系与治疗性沟通

案例 8-1

患者,男,56岁,机械工人。反复心前区疼痛3年,加重4小时入院。经体格检查和系列专项检查,临床诊断为不稳定型心绞痛;急性心肌梗死。现行吗啡、硝酸甘油扩张血管,肝素抗凝等对症治疗。预定做经皮冠状动脉内成形术加支架置入手术。

问题

1. 手术有何意义?
2. 术前患者需配合做哪些准备工作?注意事项有哪些?
3. 术后患者需配合做哪些?注意事项有哪些?

本章目标

1. 运用批判性思维研究并确定治疗性关系与治疗性沟通的定义。
2. 运用批判性思维研究并讨论治疗性沟通系统及其"基因重组"模式。
3. 明确治疗性关系中的护患关系分期及其关系类型。
4. 明确并熟练治疗性关系及治疗性沟通中的沟通技巧。
5. 完成治疗性沟通的实习报告并运用批判性思维讨论实习报告设计的可行性和科学性。

本章关键词

The Therapeutic Relationship（治疗性关系） with the patient is the essence of professional nursing. It is the nurse's professional responsibility to understand the dynamics of the therapeutic relationship, to establish the relationship and to maintain the relationship within therapeutic boundaries. Nurses must understand the difference between a therapeutic relationship and a social or personal relationship. Nurses must exercise professional judgement when establishing a therapeutic relationship with the client, taking into consideration the client's cultural, spiritual, mental and biophysical needs.

The Therapeutic Communication（治疗性沟通） is defined as the face-to-face process of interacting that focuses on advancing the physical and emotional well-being of a patient. This kind of communication has three general purposes: collecting information to determine illness, assessing and modifying behavior, and providing health education.

人际关系与人际沟通就像一辆马车的两个轮子,二者相辅相成。良好的沟通能力有利于建立良好的人际关系,而有了良好的人际关系又有助于人际沟通。所以要在研究治疗性沟通的同时研究治疗性关系。

第一节 治疗性关系

在医疗护理活动过程中,治疗性关系包括两个系统的人际关系,即医护系统(医生、护士、医院其他工作人员)和病人系统(病人及病人亲友)。护士在工作中要与各方面人员进行沟通,协调好关系,特别是要处理好与病人的关系,是保证护理工作顺利开展的重要条件。护理工作中的关系沟通主要是指在医疗护理工作中同护理有直接联系的人与人之间的沟通,主要包括护患沟通、医护沟通、护际沟通及护士与医院内其他工作人员之间的沟通,护士在与病人以及其他人员接触交往中能起到一种中介、调整、沟通和润滑作用,形成一种新型的人际关系。我们应该认识到对护理工作者而言,治疗性关系的核心是护患关系(Therapeutic Nurse-Client Relationship)。

一、护患关系的性质与特点

在护理实践中,护患关系是指护士与病人通过特定的护理与被护理的交往和联系而形成的人际关系,它是护理工作中众多人际关系的主要方面。护患关系具有一般人与人关系的相同点,例如,这种人际关系是双向的、是以一定目的为基础的、是在特定的背景下形成的等。除此以外,护患关系还具有其独特的性质与特点。

(一) 双系统性

护患关系是两个系统之间的关系,即帮助系统与接受帮助系统之间的关系。帮助系统包括医生、护士及其他医务人员;接受帮助系统包括病人、病人家属及其亲朋好友等。护士与病人之间的关系往往体现了这两个系统的关系。护士为病人提供帮助,实际上是执行帮助系统的职责;而病人是接受帮助,也体现了病人家属的要求。

(二) 双主体性

护患关系不是两人或两方面的简单相遇,而是双方之间的相互影响、相互作用构成了护士与病人的关系。建立这种相互作用的良好关系,在一定程度上与护患双方的个人阅历、感情、知识积累和对事物的看法等背景因素有直接的关系。这是研究护患关系时必须考虑的问题。

(三) 一个中心

护患关系的实质是护士应该满足病人的需要。这一特点是护患关系与其他人际关系的不同之处。病人因疾病住院接受治疗护理,护士掌握着帮助病人促进和恢复健康的知识和技能,就应当履行自己的职责,对病人提供帮助。正是由于病人的需要和护士准备竭力满足这种需要,构成了双方关系的基础。离开了这一基础,或者是这一基础已不复存在,护患关系也就结束。

(四) 护士是责任者

护患关系中,护士是决定这一关系后果的主要方面,是责任的承担者。病人由于疾病的折磨,来到医院接受治疗,是处于被动的接受帮助的地位。护士是处于帮助者的地位,其行为在很大程度上决定着护患关系的后果,或是积极健康的后果,患者战胜疾病,逐渐康复;或是消极后果,护患关系紧张,患者病情恶化。在绝大多数情况下,护患关系若出现扭曲,护士应负有主要责任。因此,护士应努力争取积极健康的后果,避免消极的后果。

(五) 患者有依从性

护患关系具有一方依赖另一方的特点,其互相影响的作用不是相等的。由于护患关系是在病人患病的特定情况下形成的,因而病人是依赖护士的,而护士也常以病人的保护人身分自居。由于病人依赖护士,这就决定了主要是护士影响病人,而病人则主要是接受护士的影响。正是一切都以病人的健康利益为前提,所以病人方面甘心情愿地接受护士的意志与要求。

二、建立良好护患关系过程中护士自身应具有的素质及情感

(一) 拥有健康的生活方式

护士是护理提供者和健康教育者,其本身就是一个角色榜样。护士自身的健康习惯和生活方式对被照顾和被教育的对象产生直接影响。护士应学习并保持健康的生活方式,提高对自身健康的责任感和警觉感,保持良好的心态,平衡的膳食,适当的运动和休息,并会评估、计划、执行和评价自己的健康状况,利用各种机会和方式促进自己的健康。

(二) 保持热情的工作情绪

由于情绪具有传播性,护士不应把不好的个人情感反应带到工作中。护士情感反应的流露会直接影响周围环境的气氛,尤其是不良情绪会直接影响到病人的心绪状态,因此护士应注意利用转移、冷化、自激等方法控制自己的负影响,保持热情的工作情绪,给病人以积极影响,尤其对那些较为敏感、情绪化的病人,效果更为显著。

(三) 真诚的理解病人、尊重其权利和人格

情感是人的需要是否得到满足时的一种内心体验,是人们对客观事物表达出的喜、怒、哀、乐的态度。人与人之间的情绪状态的交换和沟通是社会关系和人际关系活动的重要形式,反

映在护患关系上尤为重要。对正常人而言,情绪的变化与各种心理过程相伴随,在一切活动中起着十分重要的作用,而喜、怒、忧、思、悲、恐、惊这七情的变化则更是致病的原因。人在生病时,情绪及情感的波动要大大超过正常人,因此,病人非常需要医护人员予以更多精神上的慰藉和关怀,用自己良好的精神面貌和乐观豁达的情绪去感染病人,使其摆脱不良心绪的困扰,以积极的情绪、正确的态度对待疾病和疾病所致的一切不幸,勇于面对现实,建立战胜疾病的信心,加速康复。所以护士应无条件的尊重病人:良好护患关系的建立和保持有赖于双方的理解和尊重,护士完全接受病人,把他们作为完整的人护理,信任病人有积极参与治疗护理的能力。

(四) 不断更新知识结构

一个优秀护士除了加强护理专业知识的学习以外,还应不断学习有关的人体、自然、社会和行为科学的知识,不断完善自身的知识结构,以便更有效地实施整体护理。同时,还应利用一切可以学习的机会更新自己的知识和技能,培养终生学习的良好习惯,以适应护理学领域的迅速发展。

(五) 灵活运用沟通技巧

与病人进行有效交流,这是建立良好护患关系的有力工具。

总之,护理工作是一项科学性、专业性很强的工作,护士必须具有良好的心理素质才能胜任。另外,护理职业是繁杂而精细、辛苦而光荣的职业,这就要求护理人员全身心地投入。正如护理事业的创始人南丁格尔女士所说:"社会、职业、地位、民族、信仰、生活习惯与文化程度的不同,人们所得的疾病与病情各异,要使这些千差万别的人都能达到治疗康复需要的最佳身心状态,就需要护理成为一项最精确的服务艺术。"

三、护患关系的类型

总的来说,护患关系是建立在护士为病人提供帮助基础上的,但由于文化背景和医学模式的转变(以疾病为中心→以病人为中心→以健康为中心),护患关系呈现不同模式。我国目前护患关系有以下类型。

(一) 主动—被动模式

又称绝对服从模式,这是护患关系中最多的一种模式。病人到医院接受治疗,这个现实本身就决定了在双方心理上必然是护士居主导地位,护士可以把自己的意见(包括治疗护理意见)施加于病人,要求病人服从任何处置与安排;病人方面心甘情愿地服从护士的命令,无条件地执行护士提出的要求,或者是病人完全被动地接受护士的护理。这种模式的特点为护患双方不是一种相互作用,因为它建立于一方对另一方的作用之上,其条件和方式使得被作用一方不能主动地起作用。某些情况下,病人听从护士的吩咐,执行护士的要求是合理的、应该的,尤其是对那些重危病人和难于表达自己意见的婴幼儿等病人是很适用的。但是,这种关系强调了护士的权威,却忽略了听取病人意见及病人的主动精神,护士不应该认为病人在接受治疗中完全是消极的,更不能以经验丰富为理由而无需听取病人的意见。否则,有时可能导致不良后果,甚至发生一些本来可以避免的差错事故。

(二) 指导—合作模式

这种模式的特点,是把病人看作是有意识的人,而且也认为病人在护患关系中是主动的,但是这种主动必须是以执行护士的要求为前提。病人对护士提出的种种要求,既不提出存在问题和看法,也不予以争论。因为这种模式的观点是护士具主导地位,病人主动合作,诸如诉说病情、反映治疗情况、提供检查方便、配合各种护理措施等,都是以护士的要求为前提的。事实上,在护理实践中,这种模式的关系是广泛存在的,也是目前大多数人心目中的护理模式,因为几乎所有的护理措施都需要病人的合作,否则无法进行,如翻身、灌肠、导尿、注射、包扎绷带等。这种模式的护患关系似乎比主动—被动模式有所改进,但是区别该模式的关键在于护士自身对这种合作关系的认识以及自觉执行的程度,否则在实质上则无根本区别。一个承认病人具有主动精神的护士就应该避免单纯地告诉病人挽起袖子、伸出手来、侧过身子等,虽然也得到病人的配合,但病人完全处于消极状态,而要做好病人的身心护理,消除其恐惧紧张情绪,讲清治疗护理的必要性和注意事项,使之主动配合,其护理效果与前者是不一样的。这种模式主要适用于以药物和手术等治疗为主的病人。

(三) 共同参与模式

病人不仅主动配合,还主动反映情况,与护士共同探讨某些护理措施的取舍,在力所能及时,自己主动独立完成某些护理措施,例如,体温持续不降是否可采用冰袋或其他物理降温方法、洗头洗澡、骨折功能锻炼等。这种护患关系模式与前两种模式有实质性的不同,因为这种模式把病人的主动性、病人的意见、感受等看成是完善护理工作的重要组成部分。当然,这种护患关系的前提是病人神志清楚,病情较轻,处于慢性期、康复期或在门诊和家庭病床的病人,且有一定的文化基础。处于昏迷、休克、危重病人或精神异常等病人是不能建立这种共同参与模式的护患关系的。

共同参与模式是一种较为理想的护患关系,但不能理解为把那些本应由护士亲自执行的工作交给病人或病人家属去做,例如,护士命令病人家属挂输液瓶、拔针头,命令病人打扫卫生、送化验单、取血、取送药物等,这些都是不恰当的。共同参与模式旨在发挥病人的主动精神,使病人更好地树立战胜疾病的信心,逐步能够独立处理自己的生活,绝不是要求病人代替护士的工作,或是把护士的一部分工作交给病人去完成。

上述三种护患关系模式可归纳如表8-1所示。

表8-1 三种护患关系模式

类型	护士角色	患者角色	适用范围	类似关系
主动—被动模式	为病人做什么	无能力选择做什么	重急症等无意识状态	父母与婴儿
指导—合作模式	告诉病人要做什么	被要求与护士合作	急性病有意识者	父母与青少年
共同参与模式	帮助病人做什么	主动与护士成为伙伴	慢性病略懂医学者	成人之间

另外,还有一种极少见的、极不正常的消极被动模式,应该坚决杜绝。这种消极被动是指护士消极被动。在一些医院,特别是少数基层医院,有些护士责任心不强,不顾病人的安危,不主动全盘考虑护理安排,对病人的护理常常是消极被动进行。这种关系的特点是病人要求一

点，护士做一点，例如，病人呼唤输液已完护士才去拔针、病人呼唤药已服完护士才去送药、病人诉说头痛护士才去测血压等。显然，这种消极被动的护患关系，护士对病人的情感是冷漠的。

以上所说的三种护患关系，在特定的条件下都是可行的、有效的。但是，随着医学模式的转变，对病人的帮助不仅要靠技术措施，而且更加注重心理、社会、情感因素在治疗护理中的地位。美国布朗斯坦教授对现代医学模式的护患关系提出了一些基本观点：

第一，病人比他的疾病重要得多，看一个病人不能只看到他的疾病；

第二，病人是一个完整的人，比他的躯体要大得多，要注重病人的心理和社会因素的影响；

第三，每一个人都有能力来确定自己并对自己负责，要尊重和发挥病人积极参与治疗护理的主动权；

第四，每个人的身心健康状态和他的过去、现在和将来有着错综复杂的关系；

第五，疾病、灾害、创伤、疼痛、老化、濒死等种种情况，是对于人们有很大意义的事件，对不同人所具有的价值和影响也可能有很大的差别；

第六，对病人的帮助不仅仅依靠技术措施，而且依靠医生、护士的同情心、关切和负责的态度。

四、护患关系的分期

护患关系是一个发展动态过程，一般分为三个阶段。

（一）初期

从护士与病人第一次见面起护患关系就建立了，在这个阶段主要是互相了解，建立信任关系。病人住进医院，护患之间是陌生人，开始时彼此必然有一个了解过程。护士主要了解病人的病情、家庭和社会环境。病人也希望了解护士，如护士的业务水平、责任心、脾气性格、甚至包括个人经历。然而，护患彼此了解的方式是不同的。护士可通过询问病史、体格检查、病历记载等方式了解情况，一般是公开进行的；而病人对护士的了解则是通过自己的观察和侧面打听获取的。新入院病人很注意自己的行为和心理活动，谨慎、犹疑顾盼，并对护士进行观察，以决定自己在多大程度上依靠护士。护士在此阶段要全面收集资料，了解病人情况，作出护理诊断，制定护理计划，同时尽可能地利用自我暴露的沟通技巧，尽力为病人对护士的了解主动提供条件，在工作中体现出爱心、热心、耐心、细心、责任心、同情心，让病人更快地了解自己，以便彼此间建立信任，为开展护理工作准备较好的条件。

（二）工作期

这是护患关系最为重要的阶段，与前阶段是否建立彼此信任感关系很大。在这一阶段，护士应在取得病人信任的基础上，实施具体措施完成各项护理任务，帮助病人解决问题。工作中应尊重病人，鼓励病人参与治疗，使病人有充分发挥自己潜能的机会，使其在接受良好护理的同时获得健康保健知识、提高自理能力。但是，在此阶段护患双方也可能发生一些冲突，如护士埋怨病人不主动配合治疗护理、提出过分要求等；病人不满意护士护理技术不熟、对病人的痛苦麻木不仁、不负责任等。作为护士首先要从自身找出问题所在，正确及时地解决出现的各种问题,对病人提出的意见和不满做出解释,及时改正护理工作中存在的问题和缺点,对病人的不合理要求及不遵守院规等行为给予劝导等。总之,此阶段的护患关系对病人的健康恢复关系极大,必须特别重视。

(三)结束期

结束期,又称终末期。经过病人的密切合作和良好的治疗护理,病人病情好转或基本恢复,达到预期目标,护患关系将进入结束阶段。护士要提前做好出院前的准备,包括巩固疗效,观察各种生理特征,评价整个护患关系发展过程,病人对自己目前健康状况的满意度或接受程度,对病人今后如何保持和促进健康提出教育计划,写好出院小结等。病人也在做出院前的种种准备。这一阶段一般是护患关系最融洽、最和谐阶段,即便护患之间曾经有过不愉快,这时彼此之间也表现得比较亲密。应当注意的是,护士和病人在这一阶段都不能因病情好转或治疗成功而放松警惕、粗心大意,一些病情也可能出现反复。

护患关系是一个动态连续的过程,双方都应该及时评价和调整关系中出现的问题,护士与病人的关系决不能在应该完成的事情还没有做完时就结束,防止出现不良后果和偏差,例如对即将出院病人也要注意观察病情。

第二节 治疗性关系中的沟通技巧

一、移情

(一)移情的意义

移情(Empathy)被认为是沟通过程中最重要、最复杂的要素(变量),它能影响所有类型的沟通结果,包括从社会关系到重症治疗场合。已经证明,移情在有效的人际沟通中发挥了重要作用。没有移情,人际沟通就缺少基本的性质——理解。

"移情"这个词是由西多普·利普斯于1909年首次提出的,他将移情定义为感情进入的过程。

我们强调移情是情绪上的敏感性,理解的准确性,直觉或个人特征等。移情与同情不同,尽管这两个词常被互用,但它们的含义有着根本的区别。同情是对他人的关心、担忧和怜悯,是个人对他人困境的自我感情的表现。而移情是从他人的角度去感受和理解他人的感情,是分享他人的感情而不是表达自我情感。移情的焦点是发生问题的病人,而同情的焦点则是从病人转移到听者。简言之,移情是从对方的角度来观察世界。

(二)移情在护理中的应用

我们理解了移情过程的复杂性,再从病人和护士两个角度来说明移情的重要性,要将有关移情的理论应用于护理实践中。移情是有效的护患沟通中最基本的要素,护患双方共同的目的是通过移情取得理解。对病人来说移情是重要的,因为疾病给他们的生活带来了混乱和恐惧,而移情可以帮助病人处理这些情绪上的问题。对护士来说,移情是基本的情感,因为它可以帮助护士了解病人以及他们的健康问题。

1. 从病人的角度看移情　在医疗护理机构中,病人有许多生理和社会心理方面的需要,其中最强烈的社会心理需要就是被人理解。但是,医疗护理机构的非人格性质使病人的这种需要很难实现。许多因素(例如可利用的时间、先进的技术、人员短缺、讲究效率等)均可妨碍和阻止医务人员给病人以足够的注意和关心。但是,当医务人员对病人的观点感兴趣时,病人对陌生的、高技术的医疗护理系统产生的不良反应可明显下降。医护人员表达移情可帮助病人满足他们对理解的需求。

现已确认,移情于病人可产生积极的治疗效果。首先,移情可使病人减少被疏远的感觉和那种陷于困境的孤独感。当病人感到被理解时,他们才会感到与他人有联系,感到自己是生活的一部分。移情可使病人摆脱那种人们生病时常会产生的被隔离在孤岛上的感觉,并能向病人提供确认感。当医务人员移情于病人时,病人感到被理解,感到他们的存在,感到自己的观点具有价值。

此外,移情有助于使病人感到他人对自己的关心,这可使病人产生较强的自我接受感。移情也可以增强病人被理解的感觉,有助于他们在困境中做自我调整。不加任何评论的理解可使病人感受到自我价值。另外,移情能提高病人的自我控制能力。如果医务人员不加评论地倾听病人的诉说,病人可通过表达自我情感而获得控制力。这样,就会减少病人对他人的依赖,更加感到他们自己战胜疾病应负的责任。

2. 从护士的角度看移情　移情对医务人员也有影响,和病人一样,护士也有被人理解的需要。护士希望被人理解不是因为她们身患疾病,而是因为她们希望能更好地帮助病人,更好地与同事们相处。这就需要护士在与病人沟通中,应有意识地向病人介绍护理工作的目的、内容、方式和作用,也应介绍护理工作的困难及需要协助之处,以期得到病人对护理工作的理解和支持。

护士在医疗护理系统的每一层次中都需要与他人分担责任,给他人以移情性理解。在沟通中,护士可以使用一些技巧表现移情,而选择恰当的技巧有助于提高移情技能,增强移情效果。但是,移情行为是复杂的,需要在护理实践中不断学习。

二、控　制

(一) 控 制 的 意 义

第二个主要的沟通变量是控制(Control)。控制是一个难以捉摸、惟妙惟肖却又很有影响的因素。在每次沟通中,控制是必不可少的,它是人际沟通中的一个内在成分。只要一个人影响了他人他事,或被他人他事所影响,就存在着控制。以往对有关医疗护理中控制的研究主要在分析个人对控制的感受:"患者是否对疾病具有控制感?""他们是否希望在健康事务中需要很多控制权?""患者的健康行为能否被控制?"等。现在,我们将通过一个新的途径来考察控制:我们不仅要考虑个人的感受,即所谓的"个人控制",还要考虑人际间或相互间的感受,即所谓的"关系控制"。这个途径将使人们能更充分地讨论医疗护理中涉及的控制问题。

(二) 个人控制与关系控制

1. 个人控制　个人控制是指人们自我在能控制环境对他们生活影响时产生的一种感受。个人控制能增强人们对自己行为的权力感,降低他们的无权感。对人们来说,能看到他们的周围环境是可控的和可以预计的是十分重要的。控制不需要练习,也不需要对人施加一种实实在在的作用,控制是通过感受而获得的。虽然护患双方都表明有"个人控制"的需要,但关于个人控制的研究多数着眼于患者对这一问题的感受。

可以从分类来研究个人控制。个人控制可分为4类:

(1) 行为控制　行为控制认为个人能利用自己的行为去改变某一威胁性事件发生的可能性、强度及持续时间。例如,一个外科手术后的病人处于某一体位时会发生疼痛,他可以通过改变自身体位以减轻疼痛。

(2) 认识控制　认识控制认为一个人能采取某些精神措施以改变和影响他的生活环境。例如,一个术前感到焦虑的病人通过对疾病良好预后的认识及想一些愉快的事情,可以减轻某些焦虑。

(3) 信息控制　信息控制认为个人能从影响其本人境况的外部事件中获得知识。例如,护士将手术或检查的步骤和可能产生的感觉告诉病人,就可以帮助他们增强信息控制。

(4) 回顾性控制　回顾性控制认为人们可从过去的事件接受教训,以便能应付以后可能发生的这类情况。事故受害者有必要了解事故发生的原因及预防措施,如果这样做了,就是在进行回顾性控制。例如,慢性支气管炎病人了解了过量吸烟所造成的危害,他就愿意戒烟或减少吸烟来预防呼吸道感染。

还可以从控制点的角度研究个人控制。人们通过学习形成某种观点,这个观点可影响或改变自身的行为。认为自己的行为决定自身情况的人,其控制点称为内在的;认为外界的力量或因素决定自己命运的人,其控制点称为外在的。例如,某人认为进行日常锻炼和改变饮食能降低心脏疾患的发生率,这就是内在控制的观点。相反,某人认为心脏疾患系遗传所致,本身不能采取任何预防措施,这就是外在控制的观点。因此,控制点就成了区分外在控制型人和内在控制型人的一种个人变量。

2. 关系控制　关系控制被认为是人们对自己与别人联系的一种感知,属于人与人之间的相互关系,而不是作为个人特征存在的。通过沟通,就会产生有效的关系控制。

关系控制与个人控制不同。在关系控制中,焦点是关系特征或人际特征,而个人控制的焦点是个人特征。关系控制是一个相互作用的过程,人们通过关系控制建立起来的相互关系有3类。

(1) 互补关系　在互补关系中,控制不是平均分配的,一人处于支配地位,而另一人处于服从地位。在经典的医学模式中,医务人员常拥有控制权,病人被要求事事顺从。在现代医疗护理模式中,病人可较多地参与健康决策。医护人员在互补医患关系中处于支配地位的情况已不再是规范了。

(2) 对称关系　在对称关系中,参与者平均分享控制,双方差别很小,而且相互关系可不断发生变化。在医疗护理机构中,医务人员之间的关系常为对称性的。由于医务人员希望被他人认为有才能,希望自己的观点被他人接受,因此当医务人员在一种对称关系中发生相互作用时,就产生了控制竞争。例如,确定医疗、护理诊断时论述各自的观点。

（3）平行关系 平行中的控制来往于交流者双方，介于互补关系和对称关系之间。平行关系使交流更加灵活，更有弹性，且不易产生不良的相互作用。例如，在平行关系中，医务人员可根据情况轮流处于控制地位，而不是争夺控制权。

（三）控制在护理中的应用

1. 从患者的角度看控制 无论病人是患了诸如癌症那样的严重疾病，还是不太严重的疾病，失去了个人控制是病人遇到的一个主要障碍。疾病使患者面对一个现实，即他们不能完全主宰自己的命运。疾病使患者的生活产生了不确定感，随之而来又产生失控感，失控感使患者产生了恐惧、愤怒、无望和无能的不安全感觉。失控使患者看不到生活的意义，无视生命的价值，除非他们有能力左右自己生活中发生的事情。在许多卫生机构中，患者都会体会到失控感，但是最容易使患者产生失控的地方是医院。有关学者在对住院病人行为的研究中，已发现失控会使病人去人格化。去人格化的病人可表现出无望的行为（即所谓好病人的角色）或者愤怒的行为（即所谓坏病人的角色）。病人失控后会出现对疾病的生理反应过分敏感的现象，或不加选择地在许多人中获取有关信息，例如，其他病人、陪护等，甚至相信迷信。

对医务人员来说，重要的是要认识到医疗护理机构中失控对病人的影响。为帮助病人处理好这个问题，医务人员不仅需要向病人说明失控的原因，还应帮助他们恢复控制感。在治疗护理过程中，对是否告知被诊断为癌症等重大疾病的患者本人真实病情而感到困惑或进退两难，这时最主要的事情是要评估病人对控制点的选择是偏向内部还是偏向外部。例如，护士可问病人，在一般情况下他是否喜欢对事件"负责任"（内在控制），或问病人对事件是否愿意采取"等一等，看一看"的态度，让事情按其自然发展过程进行（外在控制）。一般而言，对内在控制能力强的患者，主张直接告知病情。此外，还需要评估病人的环境、病情，以及其他影响病人利用控制频度的因素。通过评估，让病人能在自己管理的方面自由支配，而在病人不能独自管理的方面，让他们以参与者的角色与医务人员共同处理。

医务人员通过利用行为的、认识的、信息的和回顾性的个人控制，可鼓励病人更多地参与自我护理，教病人学习新的、能减少他们依赖医护人员的行为和技能。虽然病人不一定能控制特定的治疗效果，但通过学习可以控制他们自己对环境的态度，从而获得某种认识性控制。护士向病人提供治疗和护理的有关信息，可帮助他们体验到事物的可预见性，与病人一起并鼓励他们表达与疾病作斗争时的想法和感受，可使病人获得一定程序的回顾性控制。

为病人提供合适控制的机会，其最主要的作用是能增强他们的独立性，减少无助感，从而使他们感到自身的价值。其次，病人参与医疗护理可改善病人的生理和心理调节。

2. 从护士的角度看控制 医护人员遇到控制问题不同于病人。对医务人员来说，重要的问题不是失控，而是要找到与同行和病人"共同控制"的有效途径。因此，关系控制对医务人员来说是首要的问题。医务人员需要学习如何分享控制，因为通过分享控制，可消除个人的失控感，达到相互依存。

3. 各种关系的优点和不利之处 互补关系较稳定、有效、且可预见，因为在这类关系中，人们知道自己所处的地位，任何特定情况下都无需在明确职责上花费时间。不足之处是由于互补关系抑制了关系中属员的独立性和创造性，因此具有压制性。

对称关系比较平等，可促进相互间思想和感情的沟通，交流双方都可自由表达个人自我价值。但对称关系可能效率低，也可能引起不必要的竞争，因为在做决策时，会把时间花费在争论和讨论双方在某一问题或决策中各自所处的地位上。由于对称关系中的双方常常不愿意放弃自己的控制地位,所以这些争论常会挑起冲突。

平行关系在许多方面比较理想,双方在某些方面平等地分享控制,在另一方面又轮流控制。虽然不像互补关系那么稳定,也不像对称关系在所有情况下都那么平等,但平行关系能有效地、较完善地发挥作用,最大限度地减少人们的相互冲突,达到共同控制。

在沟通中,没有任何一个简单的处方能教会人们怎样才能做得更好。只有认识到医护人员和病人都有控制的需求才是参与共同控制的第一步。在这种认识的基础上,将别人愿意接受自己控制需要的可能性灵活地结合起来,才能进行有效的相互沟通,建立卓有成效的护患关系、医护关系。

三、信任

(一)信任的意义

信任(Trust)是人类沟通过程中的另一个变量。信任包括不加评论地接受他人,在建立有效的协商关系中发挥重要作用。

在医疗护理中,信任对病人来说特别重要,因为他们常常感到无望,特别脆弱,极需支持。对医护人员的信任能减轻病人的脆弱性和去人格化。有了信任感,病人就会感到他们能依赖医务人员采取预见性行为而减轻其痛苦,并能依赖医务人员的知识和真诚。在有关医疗护理的研究中,信任是一个重要的变量。

(二)信任在医疗护理中的应用

当相互关系出现信任时可产生两个积极的作用:第一,信任有助于人们产生一种安全感和与外界有联系的感觉。信任可使人们感到他们不是孤独的,别人在关心他们。第二,信任可在相互关系中创造一种支持性气氛,这种气氛可减少防卫性交流,它能使人们更加坦率地、真诚地表达自己的态度、情感和价值观。在医疗护理中,第一个作用——安全感——对病人来说特别重要;第二个作用——支持性气氛——对医务人员和病人来说都很重要。

1. 从病人的角度看信任 医疗护理中的许多情况都会增加病人与医务人员建立信任关系的需要。接受脑外科手术、选择治疗方案、静脉输液、胸部X线检查等都使病人必须依赖对医务人员的信任。病人不得不依靠医务人员的精湛技术,对医务人员的信任可减少他们的恐惧和不安。此外,病人需要看到医务人员是有才能的、忠实的、关心他人的。对医务人员的信任会使病人感到他们与别人是有联系的,他们不是孤立无援的。

2. 从医务人员的角度看信任 对医务人员来说,重要的是要知道信任可减少病人的不安,帮助他们建立安全感。此外,医务人员还应重视帮助病人发展这种信任。

如果病人认为医务人员是有价值的(信任源),而且他们与医务人员的关系是关心、照顾的关系(人际信任),那么病人就会信任医务人员。为使病人建立信任感,医务人员必须注意两个方面:一是本身技术的可信性;二是要与病人建立互相信任的人际关系。医务人员常常将这两类信任分隔开,或对这两类信任都不予关注。例如,医务人员会喋喋不休地向病人证实他们的专长或技术的可靠性,而完全忽视与病人建立关心、照顾的关系,而这种关系对发展人际信任是必不可少的。

对医务人员来说,与病人建立信任关系不是一件容易的事情,尤其是因为医务人员需要为此花费很多时间。但是,医务人员必须认识到自身行为让他人不是产生信任感,就是产生不信任感。例如,表现为有知识的、真诚的、有预见性的、关心体贴人的医务人员可增加病人对他们的信任感。同样,努力创造支持性相互关系的医务人员可促使别人对他们产生信任。

(三) 信任行为与不信任行为

我们把沟通行为分为两种不同的类型,即产生支持性气氛的沟通行为和产生防卫性气氛的沟通行为。产生支持性气氛的行为称为产生信任的行为;反之,产生防卫性气氛的行为称为产生不信任的行为,如表 8-2 所示。

当护士采取支持性的沟通行为时,可增加护患相互关系的信任感(例如客观描述、针对问题、坦率自然等沟通行为)。医务人员应避免采取产生防卫性和不信任的沟通行为(主观评价、控制别人、暗有图谋等)。

表 8-2 产生信任和不信任沟通行为的分类

防卫性气氛	支持性气氛
主观评价	客观描述
控制别人	针对问题
暗有图谋	坦率自然
麻木不仁	移情、理解
自以为是	平等待人
武断、僵硬	商量、灵活

1. 主观评价与客观描述　医务人员交流时在语调和内容上采取主观评价的方式将会增加他人的防卫性。例如,表达时说话的方式、语调,交流的内容是评论式的,那就会使听者产生提防;而采用客观描述性交流可减少对方的防卫性,增加信任感。应采用客观描述性交流而不进行道义或价值方面的评论,不命令对方应该怎样去做。例如:

主观评价:"你没有将病人的体位摆好,你应该这样做才对。"

客观描述:"我发现当病人转向体侧时,放一个枕头在两腿之间,另一个枕头放在背后可减轻疼痛。"

2. 控制别人与针对问题　如果交流时采取控制别人的方式,对方就可能产生不信任的反应。当听者感到医务人员试图通过交流改变他们的态度、价值观或行为时,会使听者感到自己不称职、缺乏知识、不成熟或不能独立做决策,就会使听者产生对抗心理。相反,针对问题交流可减少对抗,建立信任,因为它有助于听者弄清问题,找到解决问题的方法。针对问题能够允许听者确立自己的行动目标,做出自己的决策,并能评价他们自己采取的措施,或与对方共同行动。例如:

控制别人:"你知道糖尿病人不能吃甜食,你必须立即停止进食任何甜食,不然你的糖尿病就不能控制了。"

针对问题:"我听说你很喜欢甜食,你能否想一个方法来控制对甜食的欲望,以符合糖尿病饮食的要求。"

3. 麻木不仁与移情、理解　沟通中,当说话者的腔调和内容表现得不偏不倚,没有感情,漠不关心时,听者易产生对抗心理。这主要是因为麻木不仁使听者感到他们似乎不值得作为一个独特的人看待。病人对医务人员将他们看成是物而不是人来治疗护理的做法深感不满。相反,移情性的交流增加了听者的信任感,因为这种交流表明,说话者给听者以充分的重视,抛开自己的思想和价值观,完全把自己放在听者的个人世界里。例如:

麻木不仁:"像你丈夫那种患脑血管意外的病人,早期存活率一般为 80%,大约有 30%~

60%的病人能恢复工作能力。你丈夫右臂的运动功能大约能恢复65%。"

移情、理解:"……虽然这段时间对你和你的家庭是一个很困难的时期,但病人的情况正在好转。我希望通过加强功能锻炼,能使他的右臂恢复更多的运动功能,并能参加一定限度的工作。"

护理人员在沟通中的各种不同的沟通行为,都将对护患之间和医务人员之间的信任或不信任产生很大影响。医务人员不能因为自己所处的特殊地位而主观地认为别人会立即信任他们或承认他们的可信性。医务人员只有注意他人的需求,采取能产生积极反应的沟通方式,才能有助于产生信任和可信性。

四、自我暴露

(一)自我暴露的意义

自我暴露(Self-Disclosure)是交流中的第四个变量,是一人向他人交流个人信息、思想和情感的过程,其特点是将有关自己的任何信息都能与他人沟通。这一变量在促进开放沟通中有极其重要的意义,而开放沟通对发展良好的相互关系是最基本的因素。有些研究者认为,自我暴露并不是一个简单的、直截了当的过程,自我暴露的水平过高或过低,都可能不利于自我暴露者的健康。他们认为,在不同的情况下,应有不同水平的自我暴露,向他人做一定程度的自我暴露是建立有效关系的关键之一。

有些研究者指出自我暴露至少由5个互相独立的方面组成。

1. 意图 指个人向他人做自我暴露的意图。有时,人们暴露了他们没有打算暴露的事情,例如,无意识地说漏了嘴。然而,当人们有意识地选择和暴露他们个人的思想和情感时,他们进行的是有意识的自我暴露。

2. 量 指与他人沟通信息的量。人们在交谈中向他人暴露了自己大量的信息,这表明自我暴露的量较大;某病人几乎不向他人谈自己的情况,表现了自我暴露的量较小。

3. 价 指自我暴露的内容是阳性还是阴性。如果人们倾向于暴露自己好的方面,则自我暴露的价被标为阳性(+);相反,人们提供的自身信息主要是不好的一面,则自我暴露的价被标为阴性(-)。

4. 真实性 指自我暴露的准确性。自我暴露的内容与个人真实思想、情感的吻合程度会有所变化,例如,有些人觉得向他人暴露自己的真实情感很困难,他们会掩盖某些感情;而另一些人则乐于说出自己的真情实感。

5. 深度 指暴露内容的内心深度。私人性强的信息其深度大于私人性较小的信息。

如何进行适度的自我暴露,目前尚未得出一般规律。但是有关专家的研究表明,在不适当的时间或对不合适的人进行自我暴露,实际上反映了某种类型的自我调整失误。

(二)自我暴露在医疗护理中的应用

医护人员和病人之间的沟通有助于使自我暴露产生积极的效果。在医疗护理中,医务人员和病人常常从不同的角度认识自我暴露。

1. 从患者的角度看自我暴露 尽管自我暴露可产生许多积极的效果,但是为什么在医疗护理中病人很少进行自我暴露？什么原因使自我暴露这么困难？其中部分原因是因为那种希望与其他患者和医务人员分享情感的病人感情脆弱、情绪不稳定。例如,病人常常想弄清他们对疾病和压力的感觉是否正常,他们担心如果自己暴露了对疾病的感觉,别人会对他们加以评论,并会认为他们对疾病的反应表现软弱、过分甚至离奇。

其次,病人害怕他们的自我暴露有可能破坏已建立起来的护患关系。例如,病人害怕因为对医疗护理服务质量的抱怨、提意见或建议而影响自己和医护人员之间的关系,或者对他正在接受的医疗护理会带来不好的影响,担心会在医疗护理中得到不好的回报。由于病人感情脆弱,所以他们与医护人员说话时很注意,甚至病人会抑制自我暴露。

对于病人来说,需要医务人员鼓励他们积极参与自我暴露并选择自我暴露的对象和场合。病人在进行自我暴露时要对环境和相互关系的性质进行评估,要弄清哪些人能给他们支持、值得他们信任,哪些环境适合进行自我暴露。众所周知,医院对病人及其家庭来说是缺乏私人性的。例如,在放有数张床位的病室或半公开的房间里给病人和家属讲病情、在走廊里听手术的结果或在门诊室的公开场合进行交谈等,都妨碍病人向医务人员进行自我暴露,同时也影响医务人员向病人进行自我暴露。如果医务人员真正认识到让病人进行自我暴露的重要性,就应该创造一个有助于自我暴露的环境,并建立有利于病人自我暴露的信任关系。

另外,病人对自我暴露的选择和偏爱有很大差异。有些人可以毫不犹豫地与许多人分享自己的喜怒哀乐,并感到痛快、舒畅;而另一些人仅仅愿意向一两个亲密的家庭成员"坦白"自己的秘密,即使这样,他们也会感到很困难并受到很大限制。由于人与人之间差异很大,所以医护人员需要评估病人对自我暴露的接受程度和偏好,要求病人在任何时候、对任何人都毫无顾忌地暴露有关本身健康的问题或个人的私事是不现实的,特别是那些对任何人都很少进行自我暴露的病人,或者是要求那些尚未与医务人员建立融洽、和睦关系的病人即刻进行自我暴露更是不现实的。医务人员只有在注意了他人对自我暴露的接受和偏好,注意了双方的关系及沟通时的场合,我们才能帮助病人进行理智的自我暴露。

2. 从医务人员的角度看自我暴露　大多数医务人员都认识到自我暴露对病人的重要性。作为医务人员面临着创造一个可供病人自由进行自我暴露的环境,并在这种环境中与病人建立一个有助于自我暴露的相互关系,而且又不能因此耽误完成别的医疗护理工作。

在医务人员与病人的交流中,相互作用的重点应放在病人一边。促进病人自我暴露并不需要医务人员抑制自我暴露。事实上,有效的自我暴露需要某些交互作用。然而,相互自我暴露并不意味着要医务人员告诉病人有关自己的"一切",或是将相互作用的重点放在医务人员一边,而是要求医务人员在病人自我暴露时有适当的表示。医务人员通过相互自我暴露促进对病人的移情和理解。此外,相互自我暴露要求医务人员与病人分享真诚的情感和体验。例如:"我知道你对丢了化验报告单感到很愤怒。我对这件事也感到很生气,很失望。"这个例子说明,虽然医务人员分享了病人的感情和认识,但相互作用的重点仍在病人一边。

五、确认

(一) 确认的意义

确认(Validation)是指沟通中一人对他人所做的特殊反应。确认反应承认和证实他人的感知,这种反应可使人们充分看到人的自身价值,确认反应包括承认的看法,尽管这种看法可能与自己的看法大相径庭。另一方面,非确认反应是对他人的存在和经历表示冷淡与否定,这种反应常使他人感到自我价值降低。换言之,非确认反应不能使他人感到他们是独特的人。

确认是一个在沟通中发挥了独特作用的特殊变量。当一个人被他人承认和理解时,就产生了确认。确认是一种沟通方式,其重点放在人们对世界的体验和事情的意义上。确认在内容上包括表示移情、共同控制、相互信任及向他人暴露个人的思想和情感。

(二) 确认反应与非确认反应的特征

医疗护理中有效的沟通取决于医务人员在沟通中不断地对病人和同行进行评估。

确认反应是建立在承认人的独特性并对不同场合做出独特反应的基础上的。确认反应可使他人感受到自身的价值,承认他人作为独特的人而存在。医务人员努力表现确认反应有助于病人和同行体验到与他人的联系感,并可减少他人被疏远、被否认的感觉。

非确认反应否认他人的存在,并降低了他人的自我价值。非确认反应与他人所交流的内容无关或不相适应,而且在医务人员和病人之间存在着非确认交流的连锁反应,医务人员不被确认便缺乏帮助病人的情绪和能量,于是就把病人看作物体来对待;病人不被确认便会产生各种压力,不利于恢复健康。

1. 确认反应的特征

(1) 直接承认　对他人传递的信息给予直接反应或对他人表示直接关心。

(2) 同意有关内容　加强或支持他人所说的内容。例如,"是的,那是一个很重要的问题。""至少目前我是同意你对这个问题的看法的。"

(3) 支持性反应　表达理解、肯定或努力使他人感到更好。例如,"我想,我明白你的意思。""我认为有这种态度你会做好的。""你取得的进步给我留下了很深的印象。"

(4) 澄清问题　努力理解他人传递的信息内容或过去的情感体验,并包括通过进一步询问有关信息或鼓励别人对他们的情感做更具体的描述。例如,内容方面,"关于这点,请再详细谈谈你的看法。""我感到我还没有理解,你能做进一步解释吗?";又如感情方面,"你能否再描述一下你对那人的感觉?"在试图理解他人的情感时,重点应放在描述上,而不是放在解释情感上。

(5) 表达积极的情感　对他人做肯定的、非批评的情感反应。例如,"我很高兴你告诉我这一切。""你所说的使我想要进一步了解这个问题。"

2. 非确认反应的特征

(1) 不重视　对他人的交流不理睬,对他人交流的内容不予语言的或非语言的承认。

(2) 打断谈话　在他人有机会完成谈话或充分阐述其观点前打断别人的谈话。

(3) 所问非所答　反应与他人所交流的内容不相干。例如,没有提醒对方就引入新话题或转变原先的话题。

(4) 突然离题　承认他人说的话,但突然改变谈话的方向。例如,"是的,我知道你胃痛,但我所关心的是你没能很好地锻炼。""是的,我看到这个问题了,但我认为它是好的,让我告诉你另一个朋友是怎样解决这个问题的。"

(5) 非人格化　以第三者的身分出现,说话时打官腔。这类反应常包括许多陈词滥调和托词,例如,"工作双重轮转容易发生许多差错,并让人总是感到很疲劳。""在讨论特殊情况时,你需要拿出更多的证据。"

(6) 不连贯　这种反应表现为谈话时句子不完整、冗长、漫无边际。这种反应常使听者很难理解,因为它包括很多与内容无关的回想、重复。

(7) 不适当　采取的交流方式与他人所说的内容不相适应。传递的语言和非语言信息不一致。例如,(一边摆手一边大声说)"你没有打扰我。"

在人际沟通中,存在以上一些基本的确认反应和非确认反应。我们可以检查一下在护士和病人、同事的沟通中常有哪些反应?"我是否在感到疲劳和紧张时,会给他人以非确认反应?""我是否感受过他人对自己所做的非确认反应?""我是否想改变那些我常对别人表现的非确认反应?"

这些确认反应和非确认反应不仅影响了医务人员之间的沟通,而且也影响了医务人员与病人之间的沟通。医务人员常会不由自主地采取非确认的方式与同行和病人进行沟通交流,而没有注意到这种沟通对他人的影响。只有注重改变这种沟通形式,包括练习新的确认沟通方式,然后再进一步调整我们的反应,才能使这些反应与我们得到的反馈信息相一致。

(三) 确认在护理中的应用

护士有责任对病人的情况保持敏感,并要帮助病人适当地参与自身的治疗护理。

1. 从患者的角度看确认　当医务人员与病人进行确认性沟通时,它可在许多方面帮助病人。

首先,医务人员的确认可使病人常感到自己被看成是患有疾病的特殊的人。因为在医院,病人常感到自己是无生命的东西而不是人。现列举一位护士成了康复医院的病人后所遇到的事情和产生的感受:"一天,我正在上厕所,一个护士带着一群参观者经过浴室,护士一把拉开了作为厕所门的帘子,将我和我坐的轮椅暴露在光天化日之下。然后,这位护士得意地对参观者说:'这是病房里的一个瘫痪者。'当时,我实在感到我好像什么也不是,分文不值,我也许就像动物园猴岛上的猴子。为了证实我确确实实是个人,我骂了一些可使人脸红的话。护士和参观者一边远去,一边议论我是一个讨厌的、粗鲁的、可怜的人。至少'讨厌的和粗鲁的'这些话证明了我还是一个人,比那种毫无个性的东西要好。"在这个例子中,病人大声道出了一个愿望,希望自己被当做一个人来看待,而不是当作一件物品来研究。病人是脆弱的、不幸的,常常容易被这样的称呼所代替——"18床的胆囊"、"监护室6床的搭桥手术"、"8床的剖宫产"等。虽然这些称呼并没有故意要去伤害病人,但至少说明医务人员会在一些被忽视的方面不确认病人,这些称呼否定了病人的人性。医务人员有责任将病人视为一个有独特的固有人性需要的人。

其次,通过确认沟通,医务人员可使病人感到他们对疾病的反应和担忧是正常的,他们不会因为有这些感觉而被否认。

在医疗护理机构中,病人常常感到置身于一个陌生的环境里,他们常被要求做一些在家时不必要做的事情,例如,穿病人服、在床上使用便盆或是暴露自己的身体让众人检查等。这些新的情况和新的相互关系不仅造成病人精神上的压力和异样的感觉,甚至导致病人猜疑自己是否恰当地适应了这些变化,对他人的反应是否合适。

第三,确认在帮助病人建立与周围的联系感上也是很重要的。在医院,病人常常感到他们不仅与家庭和工作失去了联系,甚至与治疗护理的医护人员也无联系。例如一位行手术探查术的病人在术后体验到的强烈的疏远感:"我希望知道究竟发生了什么。周围的人好像都不知道发生了什么。他们是否还要给我做手术?最后一次活检的结果如何?他们为什么要给我拍那么多 X 片?如果还要做手术,是不是由原来的医生做?谁在安排这些事?我感到好像没有人负责我的事,没有人关心我,我感到自己被遗忘了,没有人知道我。"

这位病人的描述显示了他对发生的事感到极大的忧虑和不安,但周围的医务人员对他毫不关心。他需要被确认,需要了解有关信息。这些有关的信息,例如 X 线报告、活检和手术的结果等,都能够帮助病人减少因无人关心、过问、被看成毫无意义的东西而产生的恐惧和不安。相反,如果医务人员通过确认反应,认识到病人所面临的问题,从而提供一些信息帮助他减少孤独感,就能使他感到自己也已加入到医务人员为他所进行的治疗护理活动中去了。

2. 从医务人员的角度看确认 确认对护士和其他医务人员来说也很重要,其原因之一也许是他们能从病人和同行那儿得到的确认太少了。时间的压力、工作轮转及人员短缺等都使医务人员难以与他人进行有益的沟通。在这种情况下,护士和其他医务人员常常会感到他们仅像是齿轮上众多齿中的一个。

就像病人一样,医务人员也有被他人视为完美的且能为医疗护理做出自己独特贡献的需要。医务人员不喜欢别人将他们看成是无足轻重的人。

在医疗护理机构中,医务人员的工作日趋繁杂,有时还需要他们单独完成自己的任务,致使他们几乎没有时间进行人际沟通,并且体验着与合作者分隔后的孤独感、疏远感。因此,确认对医务人员来说也是有益的,他们希望并需要与他人发生联系。被他人确认可满足医务人员在医疗护理过程中对人际联系方面的需要。

表 8-3 和 8-4 中的护患沟通的例子可以说明确认反应与非确认反应。

表 8-3 医务人员和病人之间的非确认反应

交流者	反应类型	非确认性沟通
男病人	不重视/不相关	你知道,我对这个小小的膝盖手术有些担心……与那些做心脏和背部手术的人相比,我的担心是不是显得有些可笑?
护 士		那没有什么好担心的……这个手术相当容易,不需要花很长时间。(整理房间)
男病人	去人格化	我想你是对的,我的担心是很可笑。我不再对此多想了。(神经质地笑起来)
护 士		你为什么不看一会儿电视?看电视可帮助你摆脱烦恼。(走出房间)

表 8-4 医务人员和病人之间的确认反应

交流者	反应类型	确认性沟通
男病人	直接承认/澄清问题	你知道,我对这个小小的膝盖手术有些担心……与那些做心脏和背部手术的人相比,我的担心是不是显得有些可笑?
护 士		不,我能理解你的担忧,你特别担心的是什么?
男病人	直接承认/支持性	我有些担心回家问题,我妻子对我的依赖性很大,很多事情要我来做,我这么担心是不是多余的?
护 士		不,想知道这个手术对你的生活,特别是对依赖你的妻子将会产生什么影响,我认为这是完全可以理解的。

第三节 治疗性沟通的理论探讨

大约在30年前,治疗性沟通尚未被认为是临床护理中的重要内容,多数护士认为照顾患者就是多给患者做些具体的事,能得到患者承认,解除患者的痛苦就行了。有的人还认为与患者交谈或沟通是浪费时间,会引起同事的怀疑,甚至认为这是对患者的娇惯。随着护理模式的转变,在整体护理中,服务对象是人,在护理人的过程中,在评估、诊断、计划、执行措施和评价中,都需要沟通。护士的每一个沟通行为都会对患者产生影响。因此,每个护理工作人员,在不同的护理阶段,都应对不同类型或不同目的沟通的概念和意义有所认识,明确治疗性沟通与一般性交谈和评估性交谈的联系与区别。

一、评估性沟通及治疗性沟通的概念

在与患者沟通时,根据沟通的原则和程序,常规是通过一般性(交际性)沟通与患者及其家属建立良好的治疗性关系,过渡到进行评估性沟通去发现和诊断护理问题,最后通过治疗性沟通来解决护理问题,三类沟通共同构成治疗性沟通系统,如图8-1所示。关于一般性(交际性)沟通运用的是人际沟通和人际关系的基础理论,在此着重讨论评估性沟通和治疗性沟通。

(一)评估性沟通

在整体护理工作的实践中,人们越来越认识到人际沟通活动的重要性。评估性沟通是治疗性沟通系统中的一个重要环节,那么,什么是评估性沟通?评估性沟通与一般性沟通有何不同?我们可以从逻辑学角度对评估性沟通的概念进行探析,换一种思维方式,进一步明确对评估性沟通概念的认识。

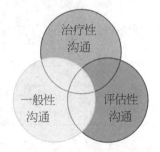

图 8-1 治疗性沟通与其他类型沟通的关系

1. 种属及外延间的关系 有学者将一般性(交际性)沟通与专业性沟通归属于护理工作中的人际沟通活动,又将评估性沟通与治疗性沟通归属于专业性沟通。我们认为一般性(交际性)沟通、评估性沟通和治疗性沟通三者之间相互联系,共同组成治疗性沟通系统,又可归属于医疗护理工作中的人际沟通活动,即它们之间有种属关系。

一方面三类沟通具有共性:目的——都是为护理对象的早日康复形成有效的内容沟通和关系沟通;内容——总体都涉及知识、思想、情感及文化等信息交流;过程——都要求护理人员一般不触及护理对象隐私,注意保护性回避,并有责任引导护理对象共同认识尊重、关爱、移情、控制、信任、自我暴露及确认等因素对治疗护理过程中人际关系的影响;方法——都要求护理人员同时采用合适的语言与肢体语言,从个性、文化背景、价值观和环境等方面考虑组织并发出合适的交流信息,护理人员应用倾听、提问、复述、澄清、反应和沉默等沟通技巧都可以提高交流效果等。

另一方面三类沟通之间也有区别,具体如表8-5所述。与一般性沟通不同,治疗性沟通与评估性沟通具有时间和空间的限定性,并强调要充分利用人力和物力资源等特点,与治疗性沟通相比,评估性沟通还有其个性,如:目的——主要是通过护理人员收集信息来寻求护患双方治疗和护理信息的对称性,以利促使护理对象参与确定护理问题及制定、实施护理计划;内容——交谈的对象、形式及内容是有针对性的,主题明确是要发现护理问题,并随不同治疗护理阶段有相应调整;过程一般可分为准备、开始、进行和结束 4 个步骤分段或重叠进行等。

表 8-5　一般性沟通、评估性沟通和治疗性沟通 3 种沟通的区别

分类	一般性沟通	评估性沟通	治疗性沟通
目的	以关系沟通为主。即与沟通对象建立良好护患关系并了解沟通对象的一般资料及文化社会背景等	以内容沟通为主。了解沟通对象的一般诊疗情况,进行护理评估,提出主要护理问题等,以利于制定护理计划或确定治疗性沟通的主题和方案等	以内容沟通为主。是为沟通对象提供与疾病诊疗护理相关的生物、心理、精神、社会、文化、环境等认知支持等
对象	患者个体或群体	患者个体及其相关社会群体	患者个体或患同一疾病的群体
时间与地点	随时随地	约定时间与地点。在护理程序开始阶段	约定时间与地点。在护理程序实施阶段
组织形式	不限	以护患二人沟通为主	个体或特定小组护患二人沟通
主题内容	不确定。如对患者的一般问候,谈论天气、娱乐爱好、时事、一般饮食、学习和工作情况等	确定。如患者的既往健康问题和目前的健康状况,患者的遗传史、家族史、精神与心理状况、住院的主要原因、护理要求及日常生活方式、自理能力、治疗和护理中健康状况的变化等	确定。一般是一次沟通一个主题。如入院指导、各类一般及特殊检查指导、各类手术(产)前指导、各类手术(产)后指导、各类用药指导、饮食指导、功能恢复及训练指导、心理疏导、出院指导等
发展阶段	向着相识、相知、相近的方向发展	准备、开始、进行和结束	可再借鉴护理程序五个步骤来进行

2. 概念的定义　从功用概念的要求下定义:评估性沟通应该是在整体护理工作中,为收集与护理对象个体健康相关的信息、促进护理对象参与明确护理问题、制定和实施护理计划所进行的系统的特定的人际交流活动。这其中,"评估性沟通"是被定义项,"应该"是模态词,"是"是联项,"在整体护理工作中,为收集与护理对象个体健康相关的信息、促进护理对象参与明确护理问题、制定和实施护理计划所进行的系统的特定的人际交流活动"是定义项。定义中"人际沟通活动"是临近属概念,种差是"在整体护理工作中,为收集与护理对象个体健康相关的信息、促进护理对象参与明确护理问题、制定和实施护理计划所进行的系统的特定的",还需要特别解释的是定义中所指"系统"应包括评估性沟通的组织、思想、内容、进程及时间等子系统,"特定"是强调针对不同护理对象、不同治疗护理阶段中有不同的评估性沟通。

我们还可根据评估性沟通的相关参量,如评估性沟通的指导思想体系,评估性沟通的组织者与评估对象及其社会支持系统之间的关系,评估性沟通的时间、内容、方法、资源、进行程序及环境等,从集合概念的要求下定义:应用整体护理和人际沟通理论;以护理人员为主导,以护理对象个体及其家属和相关社会人员为主体;根据护理对象个体在护理程序进行的不同时期的不同需求;分阶段、连续、全面地收集与护理对象个体心理、生理及社会系统健康相关的稳定和动态的信息,以及促进护理对象参与确定不同时期的护理问题、制定和实施护理计划所进行的系列人际沟通活动称评估性沟通。

（二）治疗性沟通

目前,治疗性沟通已被国内外护理界认为是最能体现护士职业价值的三大护理行为之一。但如何提高对治疗性沟通的认识与应用是值得重视的课题之一。首先要解决的还是对概念的认知问题。若从逻辑学角度对治疗性沟通的概念进行探析,进一步明确对治疗性沟通概念的认知,无疑对治疗性沟通的临床应用是十分有益的。

1. 广义模态逻辑分析与应用

（1）从时间逻辑分析　常用的基本时态是过去时、现在时、将来时。因为在护理过程中,治疗是一个系统的、连续的过程,是护理程序中实施计划的步骤。又因为护理服务的对象是人,人在维持内、外环境平衡,保持和促进健康的过程中,机体各方面情况时刻都会发生变化,护士应随时收集有关病人反应和病情变化的资料,以便及时发现护理问题,修改和补充护理计划。所以治疗性沟通应该是贯穿于对患者护理的全部时间过程中的。从沟通活动的发生来看,应该是现在时。从沟通的目的来看应该是将来时。从沟通的内容来看,可能涉及过去、现在和将来。因为在不同时期治疗性沟通内容的重点和目的还是有所不同的,又因为同一时期沟通双方的互动性、有效性的差异,所以治疗性沟通对不同患者而言,在发生的时间、内容和目的等方面有一定的不确定性,其时间模态逻辑只能是模糊的,因人而异的。例如:对同样患某种外科疾病、需要手术治疗的患者,因为每个人的生理、心理、精神、经济和文化社会背景不同,所以对其进行术前心理疏导、术后预防并发症的指导等的治疗性沟通的时间、次数、内容和目的等都是不尽相同的。

（2）从认知逻辑分析　首先,不同国家、不同地域、不同社会阶层的患者,对同样一个疾病也可能有多种多样的相对认识,其中有的观念甚至是相互矛盾的。从患者而言,不同文化历史背景、不同宗教信仰、不同经济发展水平国家的群体对同一种疾病的认知情况是极为不同的;即便是同一国家中的不同社会阶层的群体对一种疾病的认知水平也是极为不同的。从护理人员而言,实习护士、低年资护士与中高年资护士对同一疾病发生、发展及预后的认知水平也是有很大差异的。这种对同一疾病护患双方的认知差异,清楚地反映出治疗性沟通中客观存在的相对认知的分散性和层次性。实习护士或低年资护士由于缺乏经验,所以在进行治疗性沟通前,不仅要虚心向高年资老师请教,学会应用书本知识,还要学会善于向曾患同类疾病的、对某个疾病有较多感性认识和经验的患者请教。必须在每一次治疗性沟通前,都做好充分准备,才有可能有效地完成每次的治疗性沟通。

（3）从道义逻辑分析　从患者方面来看,在不同时期、不同国家的各种社会的法律、经济、政治、文化不同;不同患者群体的道德观、价值观不同;各医疗护理机构的传统也有所不同,从而治疗性沟通的道义逻辑论断也存在显著差别。例如,因宗教信仰的不同,某些患者是不能接受移植手术甚至输血的,饮食忌讳差异也很大;又因为东、西方文化的差异,属个人隐私的内容、社会支持系统的民俗等也有很大的差异。从护理方面来看,现代医学模式的转变和整体护理观念的形成,护理从过去的以疾病为中心、以病人为中心,过渡到现在的以人的健康为中心,其道义也在不断发生着变化。所以,治疗性沟通的内容也因护患双方道义逻辑的差异而发生变化。护理人员应该本着尊重患者的宗教信仰、道德观、价值观、民俗和饮食习惯等,及时调整和选择符合患者道义的治疗性沟通内容。

由此可见,仅从治疗性沟通模态的时间逻辑、认知逻辑、道义逻辑去分析,很难对治疗性沟通这种多层次、多维度的护患沟通做出简单的客观实体推断。但通过这些分析有助于我们从组成要素、结构功能、相互关系、运动形态等某些方面,选定参量对治疗性沟通进行理论性简化描述。在符合逻辑思维同一律的基础上,可以通过模态参量的不同排列组合,形成复合的"治疗性沟通"的模态概念。

2. 概念的定义 护理工作中的护患沟通与治疗性沟通的关系,用逻辑学术语表达,"护患沟通"就是"治疗性沟通"的"临近属(上位)概念",而护患沟通的三种类型如一般性沟通、评估性沟通和治疗性沟通是同一层次"种概念"。同一层次的概念既有其共性的方面,也有其区别即个性方面的差异,而同一层次概念的区别在逻辑学中被称为"种差"。具体三种类型护患沟通的"种差"主要表现如表8-5中所述。

三种类型沟通之间的作用与效果是互相渗透、密不可分的。良好的一般性沟通促使护理人员与患者之间彼此逐步建立信任关系,在此基础上才能较好地开展评估性交谈。在评估性沟通中及时获取准确、全面和重要的相关信息,明确主要的护理问题和治疗性沟通的主题,才能有效地进行治疗性沟通。良好的评估性沟通和有效的治疗性沟通又促进沟通双方彼此更加信任,如此形成良性循环,使护患沟通双方在患者接受整体护理的过程中,既满足信息的对称性又满足关系的对称性,二者互为因果。

逻辑学下定义的方法之一是种差加临近属概念,结合以上分析,如果仅从功用概念的要求对治疗性沟通下定义,即:"治疗性沟通是护理人员为了解决患者现存的主要健康问题所进行的一系列特定的护患沟通。"当然,还可根据治疗性沟通的相关参量,如治疗性沟通的指导思想、组织者、沟通主体、交谈的时间、内容、方法、资源、进行程序和环境等方面,从集合概念的要求下定义:治疗性沟通是应用系统理论、现代医学模式、整体护理理论、人际沟通和人际关系的基础理论、医学基础理论、心理学、伦理学、护理学等相关专业知识;以护理人员为主导,以患者及其家属和相关社会人员为主体的双向互动;参照护理程序的方法和步骤;根据患者在疾病诊疗与护理不同时期和不同需求确定每次的沟通主题;在约定的时间和环境中,为解决患者客观存在的生物、心理、精神、文化及社会支持系统中变化或动态的健康相关问题所进行的一系列护患沟通活动。

二、治疗性沟通系统及认知"基因重组"模式

(一)提出的背景

① 医学模式的转变,整体护理观念的形成,需要临床护士对自己的职责范畴和工作模式重新定义。

② 高等护理教育的发展,使临床护理人员总体学历和学识水平明显提高。一方面临床护士自己对护理职业价值的追求明显提高;另一方面,其他临床医务人员也对临床护士提出更高的要求。因此,临床护士寻求开拓与其他临床医务人员的合作,但又有别于临床医疗的新的临床护理发展领域。

③ 随着社会的改革和发展,文化和经济水平的提高,社会群体的健康意识都有明显增强,他们迫切需要改革医疗、护理模式,认知疾病相关知识,享有维护健康的主权。

④ 人文科学和自然科学的发展,为护理研究者提供了很好的元理论支持系统。

（二）元理论支持系统

治疗性沟通系统及认知"基因重组"模式的元理论支持系统包括哲学、系统科学、现代医学模式、整体护理理论、人际沟通和人际关系的基础理论、社会学、心理学、伦理学、逻辑学、生物学等。

（三）治疗性沟通系统及认知"基因重组"模式的描述

1. 治疗性沟通系统　治疗性沟通系统是由一般性沟通、评估性沟通和治疗性沟通三个次系统共同组成，如图 8-1 所示。其中，一般性沟通经历了护患双方从彼此认识到彼此相互信任的过程，双方交往的共同目的是为了建立良好的治疗性关系，从而有利于更好地解决与患者疾病相关的诊治和护理问题；评估性沟通是在护患双方彼此信任的基础上进行，其目的是为了发现与患者疾病相关的诊治和护理问题，尤其是患者对疾病的认知和行为问题；治疗性沟通是护理人员针对评估性沟通中发现的问题，运用循证的、批判的思维方式，在制定符合患者需求的个性化沟通方案的前提下，适时适情境地与患者沟通，解决患者对疾病的认知和行为问题。归根结底，治疗性沟通系统最终是通过有效沟通来解决患者在疾病诊治与护理中的认知问题，并以此达到纠正行为的目的，如图 8-2 所示。

治疗性沟通系统具有沟通系统的所有特性（详见第三章），其重点描述如下：

① 开放性系统。护患之间的沟通是以一般性沟通、评估性沟通和治疗性沟通三种沟通类型（三个要素）共同组成的开放性治疗性沟通系统，三种沟通类型互不相同，依次递进，融会贯通，共同产生效应。

② 开放性次系统。护理人员与患者各自又构成沟通的开放性次系统，因为护理人员与患者各自具有不同的生物、心理、社会角色、认知结构和行为表现等属性。

③ 沟通渠道和效果。治疗性沟通系统的沟通效果取决于护患双方的感官系统（传输器和接受器）、抗噪音能力和认知加工系统（思维方式）的工作状态。

④ 噪音。噪音既是任何被护理人员或患者接收而又并非护理人员或患者所欲传送的信号、信息，也是任何所欲传输的不易被精确编码、解码的与疾病相关的生物、心理和社会信息。它可能是来自护理人员或患者外部，也可能来自护理人员或患者内部。

⑤ 信息和主题。治疗性沟通中，护患之间的沟通信息是有主题的，如入院指导、各类一般及特殊检查指导、各类手术或产前指导、各类手术后或产后指导、各类留置管使用指导、各类用药指导、饮食指导、功能恢复及训练指导、心理疏导或出院指导等。一次治疗性沟通只选择一个主题。

⑥ 反馈和反复。护理人员与患者之间沟通系统的控制可通过负反馈与正反馈作用（详见第三章）来完成。一般性沟通、评估性沟通和治疗性沟通之间不是简单的线性依次递进，而是非线性、有反复的递进，治疗性沟通的次数也是不可预测的。

2. 认知"基因重组"模式　治疗性沟通系统中的认知"基因重组"模式（图 8-3）之所以将改变患者对相关疾病的信息认知乃至行为的过程称为"基因重组"，是因为这一模式的建立借鉴了认知心理学、信息传播学和生物遗传学理论。其重点描述如下：

① 信息的加工。沟通双方认知信息的心理过程是一个运动、变化和发展的过程。健康与疾病相关的信息沟通之所以能在护理人员和患者之间进行，其前提条件之一就是护士能针对患者对相关信息认知的需求，传递与患者大脑内部原有信息能相互影响的信息；患者在原有脑

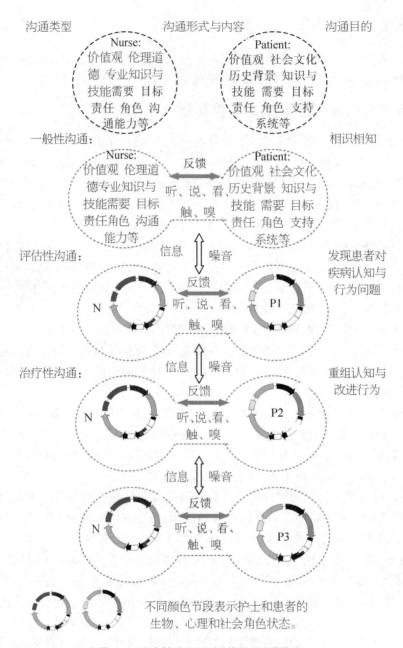

图 8-2 治疗性沟通系统"基因重组"模式

中的认知图式与心理结构（P1）的基础上，接受并对护理人员传递的信息并进行一定处理加工，形成新的认知图式（P3）。

② 认知"基因重组"。这是治疗性沟通的中心环节，涉及沟通中的编码和解码效应。具体步骤：A. 通过护患沟通，使双方了解患者（P1）与疾病相关专业的现存的认知结构，发现其中存在的与正确认知及健康行为相悖的"基因（PE）"——根本的、导致不正确或不健康行为的问题认知；B. 护理人员与患者（P2）之间展开对问题认知（PE）的沟通，在主动认知患者现有的个人信仰、价值观、个性品质、思维方式、社会文化历史背景、知识与技能、需要与目标、责任与

角色和支持系统等前提下,护理人员结合疾病相关专业知识对信息进行编码(NC)——制定并实施个性化沟通方案;C. 护理人员帮助患者(P3)重新构建和组合有利于疾病诊治、护理和康复的知识结构(PC)。

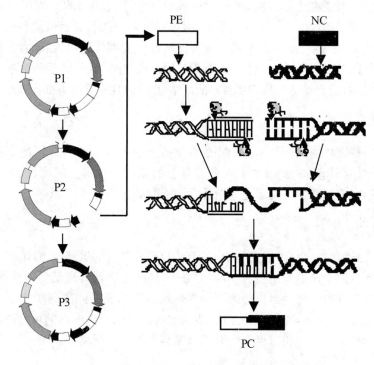

图8-3 认知"基因重组"模型

尽管以上治疗性沟通系统的模式并非完善,但对关注治疗性沟通系统的研究者而言,我们相信它作为一块"砖"的作用还是存在的。

第四节 治疗性沟通的实践探讨

由于缺乏成熟的治疗性沟通理论的指导,护理工作中治疗性沟通的实践活动及其研究受到一定的限制。目前,临床上的治疗性沟通的实践尚处于探索阶段。

一、治疗性沟通对护士的要求

(一)情感的投入

在人与人的交往互动过程中,需要有彼此间情感的投入,护患关系的建立也不例外。因为只有情感的投入,才会有爱心和亲切感的建立,它是建立和维持彼此间良好治疗性关系的基础,也是治疗性沟通的前提条件。因此,护士在护患关系建立过程中,必须妥善地运用个人的沟通、表达技巧,尤其是非言语性的表达,并随时注意自己对患者及患者对自己的反应,以防止与患者间出现过分认同或太过疏远的情形。

（二）接纳性的态度

不论患者出身、职业或地位如何，护士对患者的态度应是相同的。能接受对方的个别差异，如宗教信仰、风俗习惯，也能尊重对方的独特性，包括对方的长处及解决问题的潜能。护士对患者的症状做客观的评估，而不对患者的行为做道德性批判。因此，当患者出现不恰当行为时，护士应适当给予患者提示，或对患者的行为设定限度或范围，而不是拒绝或排斥患者。此外，护士应时刻注意自身的行为，适当地控制自己的情绪，也适时地指导患者如何表达自己的情绪。

（三）合理的客观性

护士在护患关系建立的过程中，必须能以客观的态度评估患者。护士个人的情绪、嗜好与期望都会影响其对周围事物的感受以及对各类信息的接收与理解。因此，护士维持合理的客观性，妥善地运用同情心是护患关系建立治疗性沟通的必要条件。

（四）坦诚的态度

在护患关系的建立治疗性沟通过程中，护士必须遵从专业的道德规范，能坦诚地面对自己和患者。也就是说，护士除为人正直、富有同情心外，还要能表现其自然而开放的自我，真心诚意地对待患者，并能恰当地显示出自己的感觉和想法。当患者的问题与护士个人过去经验相类似时，护士能与患者分享解决问题的方法，或彼此印证尝试解决问题的可行办法。当护士面对的问题因个人因素无法克服时，也不应介意借助其他护士的帮助。

二、治疗性沟通的原则

（一）目的性原则

沟通应是有目的并有特定专业内容的。通常是为收集患者的资料以了解患者的问题所在和解决患者所存在的问题，因而沟通内容多是围绕这个目的进行的。

（二）整体性原则

在沟通前，应注意事先了解患者的生物、心理、社会角色状态，在沟通中运用生物、心理、社会知识与患者进行有针对性、整体性的沟通。

（三）个体化原则

患同一类疾病的不同患者，其个人信仰、价值观、个性品质、社会文化历史背景、知识与技能、需要、目标、责任、角色和支持系统等都是不同的，所以必须制定患者易于接受的具有个性化的治疗性沟通方案。

（四）尊重性原则

在沟通过程中应注意建立和不断加强情感沟通，认真听取患者的意见和建议，尊重患者选择、尊重患者的隐私权是顺利沟通的基础。

(五) 和谐性原则

沟通过程中应以友善的态度、礼貌的语言与患者及其家属建立良好的信任关系。

三、治疗性沟通的过程

治疗性沟通的过程可借鉴护理程序分为5个阶段。

(一) 准备与计划阶段

1. 背景资料准备 一是通过一般性沟通熟悉患者个人、家庭及社会背景,如患者的姓名、性别、年龄、个人喜好、工作类型、家族史、婚姻状态、文化程度、人际关系、生活习俗、宗教信仰和经济收入状况等;二是通过评估性沟通明确患者急需或着重需要解决的生物、心理、社会、自然或人文环境等健康相关问题,明确治疗性沟通的主题。

2. 主题资料准备 围绕即将进行的治疗性沟通的主题(如入院指导、各类一般及特殊检查指导、各类手术或产前指导、各类手术后或产后指导、各类留置管使用指导、各类用药指导、饮食指导、功能恢复及训练指导、心理疏导或出院指导等),系统复习患者的病历记载,了解过去的病史、诊断、治疗经过、护理诊断及护理计划等;查阅一下有关患者目前疾病的诊疗情况及相关专业资料;必要时向其他医护人员了解本病的有关情况;写下几个你准备提出的问题,以便集中话题,达到交谈的目的。

3. 沟通方案准备 选择个体化沟通方案并与患者预约合适的时间、地点、方法、内容、辅助用品、环境及参与者等,护患双方都做好治疗性沟通的生物及心理准备。

(二) 沟通开始阶段

为了能给患者一个良好的首次印象,护士除了做好以上准备以外,在实施治疗性沟通开始阶段应创造一个温暖的气氛,并表示接受的态度,使患者愿意敞开心胸说出自己的想法。这时要注意的是:

① 有礼貌地称呼对方;
② 做自我介绍;
③ 再次向患者说明本次沟通的主题及大约所需的时间等;
④ 告诉患者在沟通过程中,希望他随时提问和澄清问题,当患者已了解沟通的意义,并且已无紧张情绪时可开始沟通;
⑤ 帮助患者采取舒适的体位,如与放置胸腔闭式引流管的患者沟通时,可让患者取半卧位。

(三) 沟通进行阶段

这是治疗性沟通的实质阶段,主要有指导性交谈与非指导性交谈两种沟通形式。指导性交谈技巧是医务人员确定问题并提供解决方法的技巧。在这种沟通中,病人向医护人员寻求专业性指导和帮助,医务人员给病人以特定的知识、经验和帮助。例如,对糖尿病人寻求如何选择食物方面的指导,医护人员从控制疾病的角度对他们进行饮食指导;又如,骨折病人寻求如何进行功能锻炼的指导,医护人员从恢复肢体功能的角度给予指导。

非指导性交谈是由病人引导谈话,医护人员的作用是促进和支持沟通的进行。采用这种方法可以使病人有机会来识别、面对和解决自身的问题。例如,病人感到莫名其妙的焦虑时,医护人员可以为其创造一个支持性气氛,使病人能诉说出自己的感觉,在诉说过程中病人发现自己问题的原因所在,并努力找出解决的办法。

(四)沟通结束阶段

顺利、愉快地结束交谈可以培养良好的护患关系,并为今后的交流打下基础。结束时应注意:

① 结束时间的控制既要根据计划也要考虑现场情况,准备结束时不要再提新问题;
② 简明扼要地总结交流的重点内容,核实记录的准确性;
③ 约定下次交谈的内容和时间,比如:"在你手术前,我会与你详谈注意事项","你可以看一些相关科普书籍的资料,把问题记下来,下次我们再谈"等;
④ 对病人的合作表示满意和感谢,并告之,此次的沟通对治疗和护理的重要意义。

应强调的是将沟通技巧应用在治疗性沟通中的各个环节,护士与病人沟通的目的在于收集病人及家庭或社区的有关健康的资料,与他们交换有关健康的信息,发展良好的护患关系,以保证提供高质量的护理,从而达到促进康复、保持健康和促进健康的目标。

(五)沟通效果评价

沟通效果评价包括选择沟通的时机、具体沟通时间的长短、沟通的气氛;护士与患者的开放程度;沟通的渠道和抗噪音的能力;沟通的反馈与控制;沟通的内容等。其中,最主要的是评价沟通内容与主题(主要护理问题)的相关性,患者对健康相关信息——"基因重组"认知的明确、准确、精确、深度、广度、一致、公正和全面。当然,最终沟通效果的评价应落实在患者表现出的配合治疗与护理的、良好的康复和健康行为中。

四、治疗性沟通的技巧

治疗性沟通的技巧是指一些能促进治疗性沟通顺利进行以及增加互相了解的沟通技巧。

(一)倾听与反馈

倾听(Listen)并不是只听对方所说的词句,还应注意其说话的音调、流畅程度、用词选择、面部表情、身体姿势和动作等各种非语言行为。倾听是人性的一种需要。在大多数人际沟通中,我们用于倾听和应答的时间与用于讲话的时间一样多,甚至应该更多一些,但是我们常常意识不到这一点,并且颇有教养、善于听取他人谈话的人也是不多的。

1. 神入式的倾听 旨在努力获取与理解信息过程中,包括肌体、感情和智力整体的投入,这是主动而非被动的过程。它不可能自然而然地发生,而需人为促使它发生。目的是理解对方,注意对方的面部表情、语音语调、姿势体态都说了什么,而不是仅把注意力集中在语言上,这在治疗性沟通中尤其重要。

2. 需要倾听的情境 一是当患者认识到自己有某个问题并向护士表达时,需要护士认真倾听;二是护士主动与患者沟通,表明问题时,问题是否引起患者的重视需要护士认真倾听;三是患者主动提出问题希望得到护士的帮助时,需要护士认真倾听;四是在患者向护士诉说某种忧虑或其他心理障碍时,需要护士认真倾听。

3. 有效倾听的结果 如果有矛盾或问题存在,那么护士的有效倾听并做出解释,在绝大多数情况下可以缓解矛盾和解决问题。有效倾听还可以获得更多的令人感兴趣和意味深长的信息,并在此过程中,通过注意他人的沟通方式,我们能更彻底剖析自己的沟通方法,从而不断提高自己的沟通能力。

4. 影响倾听的因素 一是生理差异。由于每个人在生理上有所不同(包括听觉器官及反应能力),因此听力不佳者就不如听力好的人能获得足够选择和组织的信息。二是理解词句的速度快于说话的速度,说话的速度大约达到每分钟 125~150 个词,听的人却可以在每分钟之内处理大约 500 个词,由于我们理解词句的速度大大快于说话的速度,有时会使我们在倾听时走神,琢磨一些其他的事情。三是以为倾听是个被动的过程,结果是只听到你想听或引起你注意的东西,这就可能误解某些信息或遗漏某些重要的暗示。四是不能够听出言外之意。说话的速度快慢都会隐藏不同的信息,我们必须"透视"对方才能发现语言背后的信息。五是某些不良习惯,例如,由于我们周围到处都是谈话声,为了免除嘈杂声响的干扰,我们会本能地拒绝收听,就像收音机上调谐开关一样,有人称此习惯为调开频率;每个人内心深处都存有娱乐的需求,都希望别人的话题会令我们感兴趣,而且往往在事先就会断定所要听的东西很乏味,结果可能真的很乏味。此外,非言语信息例如谈话者的口音、发型、服饰等都有可能分散我们的注意力。

5. 做一个有效的倾听者 在治疗性沟通中,护士应做到:① 准备花时间倾听对方的话;② 学习如何在沟通过程中集中注意力;③ 不要打断对方的谈话;④ 不要急于判断;⑤ 注意非语言性沟通行为;⑥ 仔细体会"弦外音",以了解对方的主要意思和真实内容。

6. 倾听时常使用的技巧

(1) 积极参与 为表示你在全神贯注地倾听,应做到:① 与对方保持合适的距离;② 保持放松的、舒适的体位和姿势;③ 保持眼神交流;④ 避免分散注意的动作,例如,看表、不安心的小动作等;⑤ 不打断对方谈话或转换话题;⑥ 不评论对方所谈内容;⑦ 为表示你在倾听,而且是注意地听,可以轻声地说"嗯"、"是"或点头等,表示你接受对方所述内容,并希望他能继续说下去。

(2) 核实 在用心倾听、观察非语言性行为和试图理解所述内容之后,为了核对你的理解是否准确,即与对方所表达的是否一致,可采用以下方法:① 重复:把对方的话重复叙说一遍,要注意重点复述关键内容,并不加判断,如对方说:"我感到很冷",你可说:"你感到很冷,是吗?"② 复述:用不同的反问复述对方的话,但保持原句的意思,例如,对方说:"最近学习很紧张,我感到很累。"你可将话的意思改述为"你感到很累是因为学习紧张,是吗?"③ 澄清:护士对患者陈述中没有完全理解的部分要及时澄清,这不但能弄清问题,还有助于使患者觉得你是在尽力想理解他、帮助他。澄清的方法有:A. 用举例的方法将一个抽象的或含糊的意思与一个具体的事例联系起来;B. 提出可能遗漏的或前后不一致的内容,要求患者做必要的补充;C. 用识别相同点或不同点的方法来澄清疑点;D. 直接提问,问题应用词简单、明了,用患者能懂的语言,要求的答复也应是简单而肯定的,在护理实践中,经常需要澄清的用词有:一些、有些、许多、少许、通常、基本等,这些都不够具体,每人可有不同的理解,应加以明确。例如,你可问:"你说你每天饮少量酒,是否可告诉我,你饮的是什么酒?每次饮的量有多少?"④ 小结:用简单总结的方式将患者所述的重复一遍。

在核实时应有意留一些停顿的时间,以便对方进行纠正、修改或明确一些问题。这些核实技巧的适当应用,会有助于建立信任感和移情感。

(3) 反映　将对方的部分或全部沟通内容复述给对方,使对方通过你的复述而对他的讲话和表现重新评估一下和做必要的澄清。反映需要一定的技巧,除了仔细倾听和观察对方情感(非语言性表现)外,还要选择最能代表其含意和情感的词句,应避免使用固定的词句或陈词滥调,如"你是觉得……",而应用些引导性的谈话,如"你看起来好像…","据我理解,您所说的是……"。反映的焦点是将被交谈者的"言外之意,弦外之音"摆到桌面上来,使对方进一步明确自己的真实情感。

(4) 反馈与应答　在倾听过程中,我们必须让对方明了我们接收信息的情况,因为在沟通时,双方互为信息的发出者与接受者,如果你发出的信息得不到他人的回应,就会使沟通中断。反馈和应答的主要形式有以下几种:① 聆听式应答。通过外显行为表现我们正在聆听。② 回避式应答。目的在于使对方绕开这个话题。有两种方式,一是"把它忘了吧";二是转移注意力,对方谈他自己关心的问题,你所问与治疗有关的其他问题。这种方式有时可以避免无休无止的唠叨,但在很多时候,对方来找你的目的是想得到某种答案,这样的方式不属积极地反应,而且在某种程度上表现出缺乏听的兴致。③ 判断式或解答式应答。典型用语方式:"你应该……","我要是你的话,就会……",这种方式有可能妨碍沟通,因为那些句式背后的潜台词是"我比你更清楚"。但是遇到麻烦的人并不愿意感到自己不如别人,并且当你告诉对方,他那样想可能是错的,对方有可能马上进入防卫状态,而导致心灵闭合并中止讨论,所以轻率地判断他人、提出劝诫不利于沟通。④ 提问式应答。目的是将对方引向某一话题者或引起讨论,它还可以给对方感情宣泄的机会,如"这种令你烦恼的情形是怎么造成的?"为了避免责问,不宜使用"你怎么弄成这样?"和以"为什么"开头的问题。使用"什么"、"哪里"、"什么时候"、"如何"、"谁"提问会促使对方谈话更具体、确切。⑤ 安抚式应答。对诉说者表示安慰、同情、支持等,回答应该是平静的,有时看一眼、抚摸一下都能起很好的作用。⑥ 反映式应答。作用在于告知说者对其谈话内容的理解。

(二) 说服与拒绝

1. 说服的技巧　说服别人就是运用情感和理性使他们改变原来的态度和行为,这在治疗性沟通中尤其重要。说服虽然也意味着让别人做其原来不想做的事,但它不同于武力的强迫或幕后的指使操纵,而是通过一些可以自由取舍的论据来使他发生转化。

(1) 了解对方特点　这是说服对方的前提。对方之所以和我们的主张和行为不同,必定有其理由。我们只有了解对方内心世界,知其所以然,才能对症下药——对方坚持自己的意见,可能会有两方面理由:公开的和难以说出口的,而后者是我们需要着重了解的。要了解对方性格特点——人们坚持己见的强硬程度受其性格影响,例如,有人精于逻辑思维,能冷静听人讲话;有人容易情绪激动,常听错听偏;有人不管你怎么说,他都有一定之规等。通过日常仔细观察,我们应摸索出他人的性格特点,从而有针对性地采取不同方法。了解他人的短处和长处,说服他人时,只有利用其长,说服其短,才会取得成效,有时亦可将其长处作为说服他的一个有利条件。

(2) **利用环境优势** 实验证明,一个人在自己的或自己熟悉的环境中会有更明显的说服效果,心理学家把这种效应称为"居家优势"。究其原因,当人在自己或自己所熟悉的环境中讲话时,较轻松自如,易占据主动,能充分讲清道理,比在其他场所更易说服对方,而当人在对方熟悉或喜欢的环境中倾听或讲话时,总感到应尊重对方,给人面子,比在其他地点更易接受别人意见和请求。因此,即便我们不能在自己的环境中讨论问题,亦应尽可能争取中性的环境,以免对方利用居家优势。

(3) **引起别人的需要** 人生在世,有各种各样的需要,人的行为无非是为满足需要而产生的。当我们想说服别人时,就要努力引起对方的需要。但是很多人不懂得这一点,常常是把自己的需要告知别人,结果无法促成别人的行为动机。被说服的对象只会对他自己所要的感兴趣,例如,劝患者戒烟,告诉他需要节省开支、维护环境与激发他对健康的需求,二者效果是不同的。因此,我们应该学会以别人的观点来思考,以别人的观点来看事情。我们要意识到探查别人的观点,在他心里引起他对某事的迫切愿望,并非要操纵他人,而是使每一方面都在这种状况下有所收获。

(4) **善意地给对方绝望感** 引起和满足对方的需要,有时也要变换策略。因为对方如果没有强烈的追求欲望,就不会产生行为,但是如果你善意地指出维持原来做法的不良后果,使对方产生某种绝望感,也会令对方接受你的劝说。这种劝说方法,对开扩人的视野,并深入地认识事物有启迪作用。在启迪对方绝望事情时,可以有虚有实,或者虚实结合。所谓虚,指需要较长时间才会产生的不良状况:如吸烟会引起肺癌。所谓实,即指眼前就可能出现的不良状况。无论哪种方法,都应有具体、详实的分析,不能一开始就笼统、概括地下结论。同时还要注意两点:第一,善意地劝说不同于威胁、恫吓,亦不能出于不良动机去阻止某人做某事;第二,虽然是善意地给对方绝望感,但是如果不善分析,只是去渲染一些偶然因素,也是没有说服力的。

(5) **"认同"方法** 指人们把自己的说服对象视为与自己共同的人,寻找双方的共同点。这是人与人之间心灵沟通的桥梁,也是说服他人的基础。研究人员发现,如果你试图改变某人的个人爱好,你越是使自己等同于他,你就越具有说服力。这是因为,熟悉和亲近可以消除疑虑和戒心,令双方敞开心扉交谈,使说服者更易于发现对方的内心想法,从而说服对方。认同的技巧就是寻找双方共同点,共同点越多,越容易形成"自己人"心理。有经验的说服者,常在事先了解一些对方的情况,并利用这点已知的情况作为立足点,然后在与对方接触时,存异求同。即便没有事先准备,在交谈过程中,只要你具备认同意识,也会发现越来越多的共同点。寻找共同点,可以从以下几点去考虑:寻找生活方面的共同点,例如,共同的姓氏、出身、出生地、学历、经历等;寻找双方兴趣、爱好上的共同点;寻找双方工作上的共同点;寻找双方共同熟悉的某些人等。

(6) **举出具体例证** 真正优秀的劝说者都明白:个别具体化的事例比一般原则论证更具说服力,例如,一些较成功的药品、化妆品广告,就逐一列举了若干患者、使用者的来信缩要,这种让观众自己去判断的做法,其效果比商家自夸其效要强得多。在日常生活中,当我们想说服别人时,就应该旁征博引,使自己的观点有充分的事实依据,这比强词辩解更有力量。

(7) **以情动人** 在引述具体的实例和情节时,如果能用诚挚而令人感动的语气说出来,别人的心更容易被征服。在说服过程中,有时激起对方的感情比激起对方的理性思考更为有效。当你试图说服他人时,也许主题突出,例证充足,但是语气冰冷,一定不能奏效,因为要想感动他人，必须先使自己充满感情，即先要感动自己。

2. 拒绝他人的技巧 在治疗性沟通中，我们常会遇到他人提出要求，而自己难以满足或不能满足的情况。此时如果你直截了当地拒绝，可能会伤害对方的自尊而使双方不欢而散，如果我们推辞有术，就可以使他人愉快地接受拒绝。当然，运用拒绝技巧的前提是怀有一颗与人为善的诚心。

拒绝他人的具体做法：

（1）暗示拒绝法 指通过身体姿势等非语言符号把"拒绝"的意图传递给对方。日本心理学家古川弘义总结了许多暗示拒绝的方法，例如，倾斜身体与对方交谈。据人类学、心理学观察：当人从事宗教活动或面对圣者时，会采取左右对称的姿势；当人在轻视对方或想拒绝对方时，通常采取非对称的姿态，如"侧倾斜身体"暗示我对你的要求不感兴趣。通过表示身体状况不佳的动作暗示否定信息，例如，转动脖子、按太阳穴、眼睑等动作的直接用意是消除身体的疲倦，同时也包含拒绝信息，即你的话使我疲倦，希望你早一点停止。当我们想和对方亲近时，应面带微笑，对方也回报微笑，双方很融洽。假如你停止微笑，则暗示对方，你的话我不太感兴趣了。再有就是利用沉默，在与人交谈时，常会出现沉默，有时是为了休息或等待对方说话，但最多的用途是思考和暗示拒绝，当我们想拒绝别人又不好直接说出时，可以沉默暗示。

（2）含蓄拒绝法 讲究拒绝的技巧，关键是不伤他人的自尊心，即给人留点"面子"。在拒绝时，有时重要的不在于拒绝的内容，而是要照顾到被拒绝者的"面子"。只有注意这一点，对方才不会因被拒绝而不愉快。含蓄法的要旨是不使用直接表示拒绝的语言，而用较含蓄的方式让对方感到你对他的请求不感兴趣，例如，笼统答复对方的要求，使用模棱两可的语言。有经验的人士提出，在与人交往中，不要轻易地答应对方，也不要轻易拒绝，最好用一些模棱两可的句式如"你的事……还是可以的，不过，我们需要研究研究"。还可以把问题不断抽象化，当你发现用具体来拒绝很费事或没有什么确实的理由时，可以把话题抽象化，而且越是抽象到层次的上方，问题就越模糊，例如，从健康的具体可以一直上升到人生的意义，在对方尚未看清"真相"时，就被拒绝了。

（3）转换拒绝法 利用话题内容的邻边关系或内在逻辑关系，把话题逐渐转移，从而巧妙地拒绝对方，如可采用"是，是，不过……"的句式。美国的消费团体为避免被迫买下不理想的商品，发行了"如何与推销员打交道"的手册，其中认为"是，不过"法拒绝最有效。先以"是"承认对方，再以"不过"敷衍过去。如果一开始说不，别人还会绞尽脑汁说服你，你说了"是"，别人就会放弃说服。从一般心理讲，听"是"比听"不"愉快，"是"具有把两个"心桥"联结起来的作用，一旦架起了心桥，再听"不"也不会反感。可以接连移动论点，使话题不断转换，达到拒绝对方的目的。你在转换话题之后，对方可能会设法回到主题上去，但你还是可以不断转移，使对方感到你对他本身比较热情，只是对其提出的某些事情不太热心。再有就是不以个人身分拒绝，有时对方的请求是你自己无法决定的，这时应把责任归为所属团体。有时转到直接上司那儿去也不适宜，因为对方有可能再去请求你的上司，而如果把责任归属集体，对方说服的目标就会扩散，从而达到拒绝的目的。最后，以降低自己来满足对方的自尊心，一般来说，人只要不在名誉上受伤害，心理上得到安定，就会比较顺利接受别人的拒绝，因此，在语言上，应通过表达自己达不到对方的要求来提高对方等方法，让对方感到比较舒服，然后能顺利地听你说出"不"。

（4）退步拒绝法 指不直接、不完全拒绝对方，而在某些方面做出退让，答应他某些请求，从而达到在绝大部分上拒绝对方的效果。态度上退步避免生硬、不友好,不要使对方感到绝无商量的余地,而应表现出在态度上的"尽力而为",这样最后即使没有办成,也不会伤害对方。行动上退步,当别人请求你做某一件大事而你又没有能力完成时,不妨在行动上为对方完成其中一部分或办另一件较容易完成的事,从而不影响双方关系。要给对方留有希望。

(5) 客观理由拒绝法　在现实生活中,有些时候人们就喜欢直来直去,或者对前述所谓暗示、转换等方式都不能领会,这时也就只有摆出现实理由来求得对方的谅解。自身条件是一个理由,当对方要求你做一件事,恰好你缺乏满足对方条件(时间、能力等),不妨直接说明,此时应适当借用"是,不过……"句式。还有社会理由,例如纪律、制度等方面的限制,使对方理解你不能满足他并非个人意愿,从而放弃对你的要求。当然,在采用客观理由拒绝时,要保证理由真实、充分,不要让人觉得是欺骗和敷衍。

(三) 提问

在沟通提问(Asking Question)过程中,为了进一步了解情况,就应根据自己的概括与总结提出问题,通过提问,可以得到更多的信息,发现深层的问题,便于提出适宜的建议和解决问题的措施。因此,交谈者提出合适的问题是有效沟通的重要技巧。

1. 提问的类型

(1) 限制性提问(Closed-Ended Question)　是将答案范围给予限定,问话者希望得到肯定或否定的答案,例如:"你抽烟吗?每天抽几根烟?""你多大年龄了?"这类问题的答案简单明确,只有一个,不会有双重答案。在日常交谈或公务交谈开始时使用,可以打开僵局。

(2) 非限制性提问(Open-Ended Question)　这类问题的回答非常灵活,没有限制。例如:"你知道吸烟对身体有哪些害处吗?"这类问题可以用来了解服务对象的知识、信仰、态度和感受等。在面谈的过程中,应用这类问题可以将谈话的内容引入深处,同时对服务对象的感受可以做进一步的了解。

(3) 追问性提问(Probing Question)　这类问题一般是接着谈话者的陈述进行追问。例如:当了解到孩子腹泻时母亲给孩子禁食时,就可以进一步追问:"你能不能告诉我,为什么你不给腹泻的孩子吃饭?"这样的问题可以扩大线索,了解问题的根本原因,有时还能发掘潜在的问题或危险的趋势。

(4) 诱导性提问(Leading Question)　这类问题好像设好了一个范围或圈套,让回答者自觉地或不自觉地按照提问者的思路钻进这个圈套。例如,提问者问服务对象:"难道你不认为应该用母乳喂养你的婴儿吗?"

在交谈时,在任何情况下都不应该使用诱导性问题,因为其作用是问话者充当了一个"关门者"(Door Closer),使服务对象将真实想法掩盖起来,因而不能发现真正的问题所在。

2. 有效地提问

(1) 以限制性提问开始　在交谈刚刚开始的时候,气氛可能比较紧张、拘束,这时如果谈话以非限制性问题开始容易冷场,所以多选用限制性问题,如:"你是什么地方的人?""多大年纪了?""你做什么工作?"等。这些问题容易回答,几个回合以后,交谈者对服务对象的一般情况、社会背景可以有一些初步了解。

(2) 沟通时追问性提问　接触正题时,应尽量让服务对象多谈情况。在谈话过程中,如有不清楚之处,可以提出追问性问题,但口气一定要缓和,不要用威胁或责问的口气,态度始终要友好和礼貌。

(3) 适当应用非限制性提问　在交谈的过程中,也可以提出一些非限制性问题,但这类问题不要太多,以免使回答者摸不到头脑,谈话漫无边际。

(4) 提问时注意对象的背景　提问时应注意根据服务对象的社会、文化背景,提出适宜的问题,使用的语言应通俗易懂。

(5) 一次提一个问题　每次最好只问一个问题,然后等待回答。切忌同时提出几个问题,致使对方无法回答。

(6) 避免用"为什么"开头提问　提问时避免应用"为什么"开头,因为这样的问话容易使服务对象误认为自己做错了什么或说错了什么。

(7) 变换口气提问　如果你认为服务对象尚未理解你的问题时,最好不要重复原问话,可以变换一下口气再问同样的问题,以使对象感到轻松。

(8) 一般避免使用诱导性提问　在一般情况下不要提诱导性问题,因为它会使服务对象处于困境,同时丧失说出他们真实感受的信心。

(9) 切忌当着病人的面一边提问一边记录,以减少病人紧张

(10) 尽量使用通俗易懂的语言

以下介绍四种不同类型提问的使用和举例,见表8-6。

表8-6　提问的类型和使用

	限制性提问	非限制性提问	追问性提问	诱导性提问
何时使用	限制性提问用于开始的提问(例如:采集病史时使用的问题)	接着使用非限制性提问	作为对前面回答的反应,使用追问,以了解更多的信息。注意,如果脱离前面的内容,单独使用追问则像个诱导性提问	避免使用诱导性提问
需要	一个简洁,精确的回答,通常引出是或非的反应	一个长一些的回答,要求思考。准许对其感受和关心的问题进行解释	一个对前面论述的进一步解释	诱导对方以一个特定的方式回答问题或者告诉他们一些他们从没有考虑过的事情
举例	你有多少孩子? 你的女儿多大了?	你觉得母乳喂养孩子怎么样? 以前她患腹泻时你为她做了些什么?	为什么你认为母乳喂养是困难的? 当他腹泻时,为什么不能喝任何东西?	难道所有的好妈妈不都是用母乳喂养孩子吗? 静脉补液对腹泻儿童不是最好的治疗吗?

(四) 其他沟通技巧

1. 沉默(Silence)　不要认为沟通必须依赖说话,而在沉默时感到不舒服,有时沉默可给对方思考的时间,反而令人感到舒适与温暖,尤其是在对方有焦虑时,或对方有些问题不愿答

复时,若能保持一段时间的沉默,对方会感到你很能体会他的心情,真心听取他的意见,自己的愿望受到尊重。

2. 自我暴露(Self-Disclosure) 一个人能坦率地说出自己的想法,或与人分享自己的感受是品格健全的一个象征,有人研究证明,一般人比较愿意和能开放自我的人相处,并向能自我暴露的人分享自己的感受,也就是说愿意向坦率的人说心里话,因而你若希望了解真情,你就应该结合自己的经历和生活来交谈,或者把你自己对该情境的想法和感受与对方分享,这对提高沟通的层次和效果是很有用的。但要做到这点并非易事,要不带判断性和威胁性。

3. 触摸(Touch) 触摸可以是一种有用的沟通方法。在不适于用语言表示关怀的情况下可用轻轻的抚摸来代替。抚摸可使不安的人平静下来,对听力或视力不佳者,抚摸可使对方引起注意,起加强沟通的作用。触摸可以有正反应,也可以有负反应。影响因素有性别、社会文化背景、触摸的形式及双方的关系等,如男女有别、东西方的不同礼仪规范等。若使用触摸不当,反而会起不良作用。

4. 神经语言程序(Neuro Linguistic Programming,NLP) 这是 Bandler 和 Grinder 两名学者在近年所发展的一种沟通模式,有很多用处,对建立信任与和谐特别有效。NLP 主要是指在与对方沟通时能与对方采取一致的步调,包括与对方相同的体位、姿势、手势、面部表情,说话时注意使用与对方相似的词汇、音色、语调、加重语气等,甚至于你的呼吸速率也要与对方相协调。特别是在对方有焦虑时,减缓你的呼吸速率、放松身体姿势、降低声音都可减轻对方的焦虑而取得良好的沟通效果。

5. 评估沟通的层次 人际沟通的效应可以通过沟通的层次(图 8-4)来进行间接评估。而不同的人际关系状态,应考虑采用不同沟通层次来开始具体的沟通。

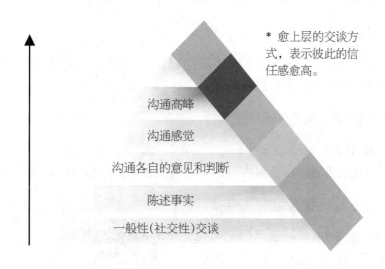

图 8-4 沟通的层次

(1) 一般性沟通 是指社交应酬的开始语,如"您好吗?""我很好,谢谢!""今天天气很好!"之类的口语,在短时间内使用有助于打开局面和建立良好的"首应效应",这种沟通可以让我们获得安全感。护士在最初与病人建立信任关系时,可以简单的应用一般沟通,然后再鼓励病人说出比较具有意义的话题。在使用一般沟通时,尤其要注意不要问病人"您好吗?",因为这表示并没有兴趣了解他"真正"的感受。

(2) 陈述事实　报告客观事实,不加入个人意见或牵涉人与人之间的关系的客观性的说话方式。在此层次,主要由沟通对象叙述,护士应注意倾听,不宜用语言或非语言性行为影响沟通对象继续说下去。

(3) 沟通各自的意见和判断　在这一层次双方基本建立了信任,可以畅谈自己的看法,沟通各自对某一问题的见解,作为帮助者的护士,应注意不能流露出不同意或嘲笑的表情,以免影响病人的信任感和继续谈出自己的看法、意见,甚至退缩到第二层次。

(4) 沟通感觉　当人们以此种层次的方式沟通时,彼此将分享感觉。这样的分享是有建设性的、健康的,且很容易在彼此有良好的信任感和安全感的环境下发生。医师和护士可以用真诚的态度、温暖的语言、恰当的同情心来帮助病人建立信任感和安全感。

(5) 沟通的高峰　是一种短暂的、互相完全一致的感觉,只有在第四层次十分融洽时,这种感觉才会自然发生,且只需短暂的时间即可完成。

五、治疗性沟通的障碍

在治疗性沟通中,护士占主导地位,有时会说话简单或其他原因不自觉地阻碍了与患者的深入交往。护士应注意影响沟通效果的5种情况。

(一) 改换话题

直接改换话题,或对无关紧要的内容做出反应以转移讨论重点。

(二) 说教或主观判断

用说教的口气对患者的处境和感情发表个人的见解,如"你不该这样想","你的想法是错误的"等,这会影响患者继续表达自己的感觉。

(三) 虚假的或一般性的安慰

为了使患者"高兴",讲些肤浅的、一般的宽心话,如"你一定会好的","病情会越来越好,你放心好了",这会使患者感到你是在敷衍了事,并不真正想了解他的感受,也不能使患者安心。

(四) 匆忙下结论或提出解决办法

为了想尽快解决患者的问题,不等患者说完就提出意见,这样往往不能解决患者的真正问题或全部问题,反而使患者增加新负担,感到自己不易被人理解。

(五) 不适当地隐瞒真情

在患者为疾病而感到焦虑或恐惧时,护士不能根据具体情况分别对待,而说:"你的健康情况不错,血压也不高,吃的药也是最好的……",这样会阻碍患者进一步谈出自己的顾虑及正确对待疾病。

实习报告

《思维与沟通》课程(治疗性沟通系统)实习报告

姓　　名　　<u>李燕</u>　　　年　级　<u>2004 级本科</u>　　班　级　<u>01 班</u>
学　　号　　<u>0101000011</u>　实习医院　<u>xxxx 医院</u>　实习科室　<u>心血管内科</u>
实习时间　<u>2006.10.2 至 2006.11.2</u>　　　　　实习成绩　_____

一、一般(社交)性沟通
　　目的是与沟通对象建立良好护患关系并了解沟通对象的一般资料及文化社会背景等。
(一)沟通时间与地点
1. <u>10.11,9:20 Am　病房</u>　　2. _____　　3. _____
(二)沟通方式
1. □专题面对面沟通　2. ☑利用治疗、护理间隙沟通　3. □其他_____
(三)沟通内容记录
1. 姓名：<u>刘建明</u>　　　2. 性别：(男☑、女□)　3. 年龄：<u>56 岁</u>
4. 民族：<u>汉族</u>　　　　5. 职业：<u>机械工人</u>　　6. 婚姻：(已☑、未□)
7. 文化程度：① □硕士以上　② □本科或大专　③ □高中或中专　④ ☑初中以下　⑤ □文盲
8. 家庭月收入：① □2000 元以上　② ☑1000~2000　③ □500~1000　④ □500 元以下
9. 家庭所在地：<u>安徽</u>省　<u>宿松</u>(市□、县☑)　<u>复兴</u>(乡□、镇□)　<u>/</u>村
10. 主要家庭成员及职业：<u>妻子—农民　儿子—学生　女儿—裁缝</u>
11. 家庭成员目前健康状况：<u>妻子—糖尿病　子女体健</u>
12. 其他：<u>患者目前已退休在家一年,主要从事家务活动,无重体力劳动。</u>
13. 预约下次沟通时间：<u>当天 3:00 Pm</u>
(四)效果
　　确定目的已达成并报告指导老师的时间：<u>10.11,11:20 Am</u>　　指导老师签名：<u>刘××</u>

二、评估性沟通
　　目的是了解沟通对象的一般诊疗情况、进行护理评估、提出主要护理问题等,以利于确定治疗性沟通的主题和方案等。
(一)沟通时间与地点
1. <u>10.11,3:00 Pm~4:00 Pm　病房</u>　　2. _____
(二)沟通方式
1. ☑与患者面对面　2. ☑与家属面对面　3. □查找医疗文件　4. □其他
(三)沟通内容记录
1. 病房床号：<u>16 床</u>　　　　　2. 入院时间：<u>2006.10.11,9:00 Am</u>
3. 入院原因：<u>患者反复心前区疼痛 3 年,加重 4 小时。</u>
4. 既往史：<u>2004 年患胆结石,行胆囊切除术。</u>
5. 本次住院医疗诊断：<u>不稳定型心绞痛;急性心肌梗死</u>
6. 病人目前所处时期：
　① □刚入院　　② □诊疗阶段　　③ ☑药物治疗　　④ □手术治疗(a.□术前　b.□术后)
　⑤ □康复期　　⑥ □即将出院　　⑦ □其他
7. 现行的治疗方案(新入院病人,此空可不填)：<u>吗啡止痛,硝酸甘油扩张血管,肝素抗凝等对症处理。</u>
8. 目前专科情况：

① 生命体征　T　37.5 ℃　　P　50次/分　　R　20次/分　　BP　66/44 mmHg
② 主要症状　面色苍白,诉心前区持续闷痛,放射至背部;中午胸痛明显并呕吐1次。
③ 阳性体征　无特殊体征。
④ 实验室检查　心电图示Ⅱ、Ⅲ、aVF的ST段抬高,广泛前壁、高侧壁心肌缺血。
9. 准备采用的治疗方案　经皮冠状动脉腔内成形术(PTCA)＋支架置入术
10. 患者生活能力:①□完全自理　　②☑部分自理　　③□完全不能自理
11. 患者睡眠习惯:①□正常　②□入睡困难　③☑易醒　④□多梦　⑤□失眠　⑥□需用药才能入睡
12. 患者情绪:①□平静　②☑焦虑　③□恐惧　④□忧郁　⑤□易激动　⑥□无反应
13. 患者对自身疾病的认识:①□充分认识　②☑部分了解　③□完全不了解
14. 家庭对患者治疗的态度:①□全力以赴　②☑克服困难　③□一般　④□其他
15. 评估性沟通过程记录

护士	患者
1. 您好,我是这里的实习护士,也是您的责任护士,我叫李燕,以后就叫我小李吧。您现在感觉怎样?	1. 自诉:心前区持续闷痛,背部也有疼痛感;中午胸痛严重,又呕吐了一次。(精神较差,表情略显痛苦。家属陪伴在旁边照顾。)
2. 询问:入院原因、既往史、生活能力、睡眠习惯等。测量:患者生命体征并记录。(在进行身体评估时,注意评估患者目前的情绪状态和反应。)	2. 家属补充,共同回答问题;患者配合测量生命体征(眉头紧皱)。家属补充:为何医生上午开的药没起什么作用,那些药都是起什么作用的?
3. 解释:上午医生开的药是吗啡、硝酸甘油和肝素。吗啡的作用是止痛,硝酸甘油是扩张血管的,肝素是用来抵抗血液凝固的。药物效果不强的可能原因有很多,现在分析最有可能的原因是患者目前的病情仅靠药物解决不了根本问题。需要采取其他治疗方案。	3. 家属补充:现在该怎么办?我们全家一定会尽力配合。(语气焦急并恳切)
4. 询问:您对您得的病有没有一点认识,知不知道是什么原因导致患病的呢?	4. 只知道自己心脏有血管狭窄,血流不通,但为什么会发病并不知道,什么情况容易发病也不知道。
5. 解释:当血液黏稠度增加,血脂升高,血管壁容易附着粥样斑块,堵住血管,这样供应心肌营养的通路被堵住了,相应供血区域的心肌就会缺血、缺氧甚至发生坏死。每当人身体劳累或发生呼吸道感染时,心脏就会因氧供不足而出现胸闷或疼痛症状等。说明:主管医生即将采用的治疗方案PTCA＋支架置入术。	5. 家属补充:小李,你这么解释,我们就明白些了。那马上要采用的这种治疗方法效果如何,有没有危险,大概需要多少钱呢?
6. 解释:因病人现在的状态不适长时间交流,需要休息。我们明天上午9点准时来,再详细介绍新治疗方案和患者需要注意的事项,好吗?	6. 家属补充,共同回答:好的,非常谢谢小李你啊,这么耐心地向我们解释。那我们明天上午9点听你说说他的治疗方案。
7. 叮嘱家属:患者要按时吃药啊,晚上早点休息吧。(整理床铺)	7. 家属补充:谢谢!(患者平卧,闭目休息。)

16. 问题明确:目前诊疗阶段患者应该了解但不了解的与疾病相关的内容主要是　经皮冠状动脉腔内成形术(PTCA)＋支架置入术手术意义以及术前术后病人需配合的准备工作和注意事项　。
17. 拟采用治疗性沟通的方式:①☑指导性交谈　　②□非指导性交谈

(四)效果

确定目的已达成并报告指导老师的时间：10.11，5∶00 Pm　　　指导老师签名：刘××

三、治疗性沟通

目的是为沟通对象提供与疾病诊疗护理相关的生物、心理、社会、文化、环境等认知支持等。

(一)沟通准备阶段记录

1.明确治疗性沟通主题(如入院指导、各类一般及特殊检查指导、各类手术或产前指导、各类手术后或产后指导、各类留置管使用指导各类用药指导、饮食指导、功能恢复及训练指导、心理疏导或出院指导等)、目的及提纲。

主题：PTCA＋支架置入手术知识宣教及术前准备内容及术后注意事项。

目的：指导患者做好术前准备，明确术后注意事项，解除患者思想顾虑，鼓励积极配合，为患者顺利康复提供保障。

提纲：

① 介绍冠心病介入治疗的目的、意义和方法；

② 指导患者术前精神放松，按医嘱服用抗血小板聚集药物；

③ 指导患者术前训练床上排尿、排便；

④ 指导术后砂袋加压穿刺点的意义、时间以及注意事项；

⑤ 患者术后有效制动的时间、方法及注意事项；

⑥ 患者术后按医嘱长期服用抗血小板聚集的药物。

2.做沟通内容准备时所用参考文献：

① 尤黎明.内科护理学.第四版.北京：人民卫生出版社，2006.8.

② 叶任高.内科学.第六版.北京：人民卫生出版社，2004.5.

③ 林海香，申源生，马伟东.AMI 急诊 PTCA 加支架植入术的观察护理.中国保健(医学研究版)，2007，15(2)：103～104.

④ 仲玉琴.急性心肌梗死患者行急诊 PTCA 加支架术的护理.实用临床医药杂志，2005，9(12)：34～35.

⑤ Tagney J, Lackie D. Bed-rest post-femoral arterial sheath removal—what is safe practice? A clinical audit. Nurs Crit Care，2005，10(4)：167～173.

3.向老师或有诊疗经历的患者请教内容记录：10.11，3∶00 Pm，于护士长办公室内，向崔护士长请教 PTCA ＋支架置入术的基本原理和基本过程，术前术后护理要点和宣教重点。

4.与沟通对象约定交谈的时间：　10.12,9∶00 Am　　　　地点：　病区患者床旁　

参加人员：　指导教师刘老师,同组实习同学:章江,苏兰兰.　　方式：　本人主讲与示范　

5.交谈的环境所做的准备：将患者床铺整理干净，舒适，光线明亮，房间通风。

(二)沟通开始阶段记录

1.实施沟通时间　10.12,9∶00 Am　　　　地点　患者床旁　　环境(☑安静、□不安静)

采取的体位　平卧位　　　。

病人的情绪是：① □平静　② ☑焦虑　③ □恐惧　④ □忧郁　⑤ □易激动　⑥ □无反应

2.是否说明此次交谈的目的、内容和所需要的时间。① ☑是　② □不全　③ □否

3.你觉得与病人开始交谈顺利吗？(如选①，可直接做(三))

① ☑顺利　② □不顺利(原因是　　　　　　　　　　　　　　　　　　)

4.若开始过程不顺利，你是如何处理的？

① □不理会,继续交谈。　　　　　② □与病人约好换个时间再谈。

(三)治疗性沟通过程记录

护士	患者
1. 早上好,昨晚休息的如何?(面带微笑)	1. 自诉:不太好,胸口总觉得闷。
2. 征求同意:那现在我们可以谈谈您的治疗方案吗?	2. 可以。(患者略显焦虑,家属在旁。)
3. 介绍:PTCA术+支架置入术基本原理与过程,手术的意义(观察患者及家属的反应): ① 穿刺股动脉,通过导管送入球囊后,加压充气撑开狭窄的冠状动脉,再通过合金支架永久性撑开血管壁,机械性扩张血管后可达到改善心肌供血及供氧的作用。 ② 本科室同类手术做的较多,成功率90%以上,患者不必担心。	3. 家属补充:(解释过程中,患者情绪稳定。)听你这么说,我们心里放心多了,手术后应该就不会这么难受了。我们相信这里的治疗水平。现在有什么需要我们做的?
4. 指导:患者术前需配合的注意事项: ① 术前遵医嘱口服抗血小板聚集药物; ② 每天训练床上大小便3~4次(请患者练习一次); ③ 放松精神,保持心情放松和良好睡眠; ④ 入导管室前排尿。	4. (重复术前药物服用方法。并按护士指导,完成一次床上排便过程。)床上排便真不习惯,还真得多练练,我今天会认真练习几次的。
5. 告知:患者手术过程中不会有特殊不适感,可能会有胸闷感,应马上告诉医护人员。	5. 家属补充:为何会有胸闷感,出现该问题是否严重?
6. 解释疑问:胸闷感可能是导管通过冠状动脉引起的刺激,不用慌张,医护人员会及时给予处理措施的。	6. 好的,我知道了。
7. 说明:术后注意事项: ① 鞘管未拔时,保持平卧位。 ② 拔除鞘管后,沙袋加压包扎6~8小时,患肢平行制动24小时; ③ 若未做到上述要求则可能引起大出血,危及生命; ④ 术后多饮水促进造影剂排泄; ⑤ 示范术后非制动肢体的活动方法,如上臂和患肢对侧的活动方式(请患者模仿一次)。	7. (认真听取指导,并主动在本子上记录下来,并模仿护士示范动作。)小李,你说的很详细,我也把重点记下来了,一定会按你说的做的,这些都很重要啊,不是开玩笑的。不记得的话,我再请教你。
8. 提问:好的,我来问您两个问题,看您是不是真记住了?(面带微笑,挑选部份问题考察患者掌握情况,对答案给予完善。) ① 请患者解释床上大小便的意义; ② 请患者示范术后体位,说出沙袋压迫时间。	8. (回答问题较准确,表情渐渐放松,但精神略显疲惫。)你看我回答的还可以吧,我会尽力做好的,只要手术做得顺利,这些问题都不大。
9. 说明:好的,看您这么有信心,我很高兴。您只要按要求做,病情会顺利康复。现在对手术还有什么疑问吗?	9. 暂时没问题了,谢谢小李啊,这么关心我,我对手术也没那么担心了。手术后估计还得再请你多指导啊!
10. 叮嘱:别客气,这是我应该做的。您得多在床上休息,养好精神,准备手术。(整理患者床铺,微笑离开。)	10. 一定,谢谢你!(微笑,安心休息)。

(四)沟通结束阶段记录及效果评价
1. 你实际与病人沟通的时间约__40__分钟。
2. 沟通结束时你向病人表示感谢了吗? ① ☑ 是 ② □ 否
3. 总结实际沟通的重点内容,与计划沟通的全部内容相比,你完成了:
① ☑ 绝大部分内容   ② □ 一半内容左右   ③ □ 仅仅一小部分内容
4. 沟通结束时,病人的精神状态:① □ 饱满   ② ☑ 有点疲劳   ③ □ 很疲劳

病人的情绪状态:① ☑高兴　　② □一般　　③ □不高兴
5. 你是否与病人约定下次交谈的时间与内容?　　① □是　　② ☑否
6. 你评价与病人沟通的效果采取的主要形式是:
① ☑请病人复述计划中指导的知识内容或技术操作　② ☑观察病人表情和言行
③ □使用心理测评量表　　　　　　　　　　　　　④ 其他＿＿＿＿＿＿＿＿＿＿
7. 你在交谈过程中应用的沟通技巧有(可多选):
① ☑移情　② ☑控制　③ □信任　④ □自我暴露　⑤ ☑确认　⑥ □倾听　⑦ ☑提问
⑧ ☑复述　⑨ ☑澄清　⑩ □反应沉默　⑪其他＿＿＿＿＿＿＿＿
8. 沟通效果患者评价:① ☑非常有效　② □有些效果,但不显著　③ □无效

　　　　　　　　　　　　　　　　　　　　沟通对象签名:　刘建明　

(五) 效果
　　确定目的是否达成并报告指导老师时间:　10.12,10:00 Am　指导老师签名:　刘××　

三、沟通体会(可另页附后)

成效:　本次治疗性沟通效果从评估患者的表现来看是不错的,对沟通绝大多数内容已掌握,但还需反复提醒,评价。

缺憾:　患者因文化程度及病情原因对沟通内容掌握速度较慢,沟通时间略长,患者显疲惫。

改进措施:　将本次沟通内容分两次开展,每次15~20分钟,保证病人休息时间和质量,同时提高沟通效果。

报告时间　2006.10.14

备注:本次实习中所利用的相关资料均可附在实习报告后,作为实习评价的依据。

思考题

1. 如何理解治疗性关系与治疗性沟通的关系?
2. 治疗性沟通系统的要素有哪些?治疗性沟通系统的特点有哪些?治疗性沟通系统"基因重组"模式有什么特点?
3. 治疗性关系的建立与治疗性沟通中的沟通技巧有哪些?举例说明它们之间的联系。
4. 治疗性沟通的障碍有哪些?举例说明它们之间的联系。
5. 完成治疗性沟通实习报告的体会是什么?怎样改进治疗性沟通实习报告的格式?

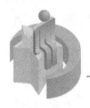

第九章
护理团体中的人际关系

 案例 9-1

某医院精神科病房正在讨论对一种新的抗抑郁药物进行临床应用实验。实验的方法是将患者分成两组,一组患者服用这种新药,另一组患者服用原来的新药,然后严格记录药物的治疗作用和副作用,并进行对照研究。讨论时意见发生分歧。其中四位与会者的意见如下:

医生(实验设计者):坚决主张进行此项实验,认为科学实验是惟一通向成功和进步的途径。

护士长:坚决不同意在患者身上进行此项实验。认为自己的责任是照护患者,而不是在他们身上做实验。

赵护士:赞成此项实验。认为好的治疗来自于临床实验研究,现有的精神病药物治疗已经太落后。

李护士:反对进行此项实验。因为如果实际效果不好,会给患者及其家属造成新的压力。

讨论持续了一个小时,大家并没有达成共识。最终,科室主任决定遵从实验设计医生的主张。其余人员无奈的点头同意,讨论会议结束。

 问题

1. 上述谈话中几位交流者的关系是怎样的?他们沟通的目的是什么?
2. 目前沟通的结果令人满意吗?出现了什么问题?应怎样解决呢?
3. 这种讨论活动应怎样组织才可能有满意的沟通结果呢?

 本章目标

1. 说明团体人际关系的概念及其对护理团队建设的影响。
2. 举例说明团体沟通的特点与形式,归纳其优缺点。
3. 练习团体沟通和决策的方法,尝试建设高效率的护理工作团队。

本章关键词

Group Communication（团体沟通） is an integral form of communication in family, social, and work relationships and strongly influences a person's physical, emotional, and social development through the modeling and feedback a person receives in these relationships.

第一节 团体人际关系概述

团体又称群体，它是人们在社会生活中彼此进行交往而形成的一种社会性群体的组织形式。在正常情况下，社会关系中的每一个人总是要生活在各种各样的社会团体之中，并在其中扮演一定的角色。作为团体的一员，他既要接受团体的组织及意识形态、团体的心理特点、团体人际关系以及团体中的某些成员对自己的影响，同时又要对这个团体及团体中的人施以自己的影响，并在共同的目标指导下，完成一定的工作任务，又在与团体内成员的人际交往的过程中建立起良好的适应社会协作性的人际关系。团体和个体是分不开的一个整体。在医院的组织机构中，所有的医护人员都在一定的群体内活动。了解和认识团体人际关系的特征及其对组织和个体的影响，有利于将护理群体建设成为高效率的工作团队，从而保证组织任务的圆满完成。

一、团体人际关系的含义

所谓团体人际关系，是指在一定社会组织机构中，因学习、工作、生活需要的人们，为共同的目标、信仰、理想、兴趣、爱好、追求等走到一起，为实现团体的目标而相互依赖、相互影响、相互作用、相互关心、相互帮助，在团体的活动中形成了某种心理与情感上的联系，并产生各种心理上的距离。例如，在医院这个系统组织中，病房护士长和她管辖的护理人员组合在一起，为了共同的目标而分工合作，在工作中互相信赖、互相支持，并为维护集体的荣誉和利益而共同努力，在这种团体活动中她们彼此之间形成了心理与情感上的联系，也产生了一定的心理距离，这就意味着护理团体人际关系的形成。

二、团体人际关系的特征

美国著名管理心理学家霍德盖茨（R. M. Hodgetts, 1987）对团体内部成员相互交往、相互影响的特征做了如下概括：

① 具有两个以上成员的社会团体，其内部所有成员都不时地互相交往，这种交往通常是面对面地进行的；

② 团体内成员们互相依赖，为了达到自己的目标，每个成员都认识到需要他人的帮助和协作；

③ 团体中的成员从他们的相互交往中得到满足，否则他们就会脱离这个团体。

需要强调的是,团体成员之间各种力量相互依存和相互作用,并不是个体的简单总和,而是超越了总和,即1+1>2。团体对个体能发生巨大影响,个体在团体中会产生不同于在个体单独环境中的行为反应效果。此外,人们结成的团体不是静止不变的,而是处在不断地相互作用、相互适应的过程之中。

在社会组织内,人际关系是团体凝聚力的基础、团结的象征。团体人际关系的状态除反映在满足团体成员心理需要的程度外,还反映在团体士气、团体凝聚力及团体团结的强度等方面上。就一个临床科室而言,如果医护人员、护理人员之间的交往关系正常、友好,则科室整体士气高、凝聚力强、内部高度一致,可大大提高工作效率和服务质量。和谐的人际关系,也会引起每位医护人员愉快的情感体验,强化医护人员对科室的关心程度,并由此可树立起一种积极进取的科室形象。此外,团体成员的人际关系对于成员个性的形成与发展,身心的健康,良好工作态度的形成都有至关重要的影响。

三、团体的功能

团体不是各个体简单集合而成的,而是介于组织与个体之间的人群集合体。作为社会的一部分,人总是通过归属于一定的团体而意识到自己归属于社会的,并通过团体的交往活动而参与整个社会活动,从而获得社会的认可。同时,社会则通过团体的人际活动规范个人的行为,塑造符合社会需要的角色形象。因此,团体对于组织和个人都具有很大的影响和作用。

(一) 团体对于组织的功能

团体对于组织的主要功能和作用是完成组织所赋予的基本任务。

任何组织都适应于目标的需要而存在。组织为了有效地实现自己的目标,就必须把整个组织成员分成若干个小的群体,并进行分工协作,把团体目标逐层分解为一系列互相关联的具体目标,然后把目标按层次分配给各个相应的小团体去完成。没有团体的分工协作,组织目标是不可能完成的。医院作为不可缺少的社会医疗组织,必须通过建立各类临床科室或部门来完成医院所要承担的治疗、保健、预防等重要任务。而这些任务又是依靠各单位为实现不同目标(小团体)分工完成的,他们各自独立却又是不可分割的一个整体,否则组织目标无法实现。

(二) 团体对于个体的功能

个人加入团体的原因多种多样。一个人可以同时从属于好几个团体,例如,某人既可以是某个病房的护士,同时又可以是共青团员、工会会员、护理学会会员、医院排球队队员等。团体对于个人的主要功能是:

1. 满足安全需要 团体可以通过人与人之间的交往与互助,使个人免于孤独、焦虑和恐惧,获得安全感。

2. 满足归属需要 在团体中,人与人的交往及共同的活动,可以使个人获得友谊、友爱、帮助和支持,使个人体会到自己是"团体"这个大家庭中的一员。这些都是归属的需要。

3. 满足自尊需要 一个人的自尊来源于他对于自身能力和影响力的感受。团体成员通过努力掌握知识技能,从而胜任工作,为团体做出贡献,并获得认可;在团体交往中能对其他人产生影响,在其他人的心目中占有重要地位,从而受到别人的尊重。一个人对自身有了这种感受,他便获得了自尊。这种自尊的需要,只有在团体中才能得到满足。

4. 满足自我实现的需要 团体能使每个成员在实现团体目标、完成团体任务的过程中展示自己多方面的知识、能力和才干,从而受到称赞,获得荣誉,这样,个人自我实现的需要便可以得到满足。团体能给每个成员提供这样的机会,使他们感受到自己存在的重要性,从而增强自我价值感和自信心。

正因为团体对于个体有这些重要的作用,所以人们才需要团体,谁都不愿意离开团体而孤立地生活。

四、团体的主要分类

团体可以按不同的标准分为各种类型。例如,按规模大小和人数多少可分为大团体和小团体;按人员构成不同及取得成员资格的难易程度可分为开放型团体(成员经常更换、来去自由)和封闭型团体(成员比较稳定)等。从护理人员交往与沟通的目的出发,我们这里重点介绍按团体形成方式不同而划分的两类团体,即正式团体与非正式团体。

(一) 正式团体

正式团体是指为了实现组织目标而由一定组织建立起来的群体。其成员有明确规定的权利和义务,有明确的职责分工,有正式的沟通渠道等,如,医院的科室和病房组织,党、团、工会组织等。正式团体在组织中占主导地位。

在正式团体中,除了由组织结构决定的、由一名领导(如护士长)及其下属成员(若干名护士)组成的工作群体之外,还有一种任务型团体,也称项目团体,即为完成某项特殊任务或项目而抽调人员组织起来的临时性团体。一旦任务完成或项目实现,这个团体即行解散,人员又回到原来的工作团体中去,例如,各种医疗小分队以及为抢救某位特殊的伤员而临时成立的抢救小组、护理小组等。

(二) 非正式团体

非正式团体是指组织内的成员因某些原因而自愿形成的群体。非正式团体不是由组织确定而形成的,也没有正式的组织结构。它是人们为满足社会交往等需要,在工作环境中自然或自发形成的,其成员之间的相互联系带有明显的情感色彩。例如,几个护士经常在一起进行自学考试的复习;几个年轻的护士经常在一起打篮球。久而久之,她们对于正式团体的许多工作范畴内的事情(指自学考试或打篮球以外的事)也都有了相同的看法,也都会采取比较一致的行动。这就意味着她们已经形成了一种非正式团体了。

非正式团体内部也会有一些大家认同的行为规范,但都不是明文规定,而是在团体成员的交往中自然形成。非正式团体中也有自然形成的"领导",但并非选举产生,也没有严格的上下级关系。非正式团体的突出特点是:凝聚力强,信息沟通快,成员行为有明显的默契。非正式团体形成的原因各种各样:有的因成员利益一致,有的因思想认识相同,有的因志趣相投,也有的是因为具有老同学、老乡的关系等。这在护理工作团体中非常常见。

非正式团体的作用具有双重性,既有积极作用,也有消极作用。这取决于非正式群体的价值趋向与正式团体的目标是否一致,其活动是否有利于实现正式团体的目标。如果非正式团体的价值趋向与正式团体的目标相一致,则其凝聚力强、信息沟通快、行为默契等都可以成为实现团体目标的有利因素和可贵力量。另外,非正式团体还可以满足其成员的社会交往等方面的需要,对于正式团体的功能起到补充和调节的作用。当非正式团体的价值趋向与正式团体的目标不相一致或发生冲突时,其"凝聚力"往往成为破坏正式团体团结的离心力,成为实现团体目标的阻力;其"信息沟通快"则往往会以很快的速度传播一些小道消息,这就会增加思想工作的难度。由于非正式团体的成员之间的关系具有强烈的感情色彩,所以还容易传染不满、抵触、反抗等消极情绪,从而对正式团体的正常运行起到破坏作用。

 案例 9-2

新年初始,护士长在新年工作会议上向全科护士提出了护理管理工作改革计划,其中对年轻护士的要求显著提高。此时,护理单元中的几个关系很好的年轻护士因为一向不满意护士长的管理风格,所以在护士长提出改革计划之后她们就立即表示出不满情绪和反对意见,并列举了种种不能接受的借口。护士长当时非常尴尬,但并未退让,表示改革计划坚持实施,要求这几位护士克服自己的困难,服从集体管理。会议结束后一个月内,那几位年轻护士并没有把护士长的要求放在心里,继续按照自己的方式工作。护士长与护士之间时常会因此发生争执,科室的工作气氛变得越来越紧张,病人对该科室的满意度也下降了,并且还有家属将这个情况反映到了护理部。事情的结局没有必要多说,但是非正式团体对正式团体的发展有多大的影响力却清晰可见了。

在正式团体中存在非正式团体是难以避免的客观事实。一般说来,正式团体与非正式团体是相互依存、相互补充、相互制约的关系。任何组织的管理者都应该十分重视非正式团体的存在和作用,正确对待和处理与它的关系。一般不宜采取单纯的压制、隔离,甚至强行瓦解的做法,以免激化矛盾;而应该采取因势利导的办法,发挥其积极作用,克服和抑制其消极作用。这对于团体目标的实现和群体内人际关系的协调是至关重要的。

第二节 团体沟通与决策

团体决策是指由团体成员通过团体交流而进行的决策。团体中的许多事情,尤其是对团体的活动有着重大影响的事情,都需要由团体成员共同决策。护理组织中的评审会、委员会或各种质量控制小组等都可以进行团体决策。案例 9-1 中医护人员就是否开展临床试验研究开会商讨就属于典型的团体沟通与决策。

决策有狭义和广义两种。狭义的决策是指针对要解决的问题,运用科学的理论和方法,从各种可行方案中选择最佳方案的活动;方案选定后,决策便于工作完成。广义的决策则除了选定最佳方案之外,还包括方案选定后的执行和实施、控制和评价等。团体决策必须通过团体交流——即团体成员之间的相互交往与沟通——才能进行和完成;没有团体交流,不可能产生任何团体决策。从这个意义上看,团体决策可以说就是团体沟通的一种成果。与个体沟通相比,团体沟通具有其自身的一些特性、形式和方法,明确这些问题将有助于我们更高效地实现团体决策,以进一步建设高效护理团队。

一、团体沟通的特点

团体中的一个最明显的活动就是信息交流。团体成员交互作用,提出建议,倾听建议和意见,进行讨论和做出决策等,所有这些活动都涉及交流。如果是团体以外的成员也许会觉得团体成员之间的沟通形式杂乱无章、随机性很大,但事实上团体沟通形式不是随机的,信息的流动是有一定特点的。

1. 团体沟通的人数不多 从表面上看似乎团体中任何一个人都在讲话,但有研究发现,实际情况并不是这样。不论团体规模的大小,团体中50%以上的发言,仅仅由一两个人所为,即使是在由上百人组成的群体中,召开会议时,两个人的讲话也占据了大多数的时间。

2. 团体沟通的方向是可预测的 一系列的研究结果表明,低地位的成员,他们的沟通方向往往是较高地位的成员,而较高地位的成员其沟通方向往往是更高地位的成员。这样沟通的方向是沿着地位层次向上进行的,以致地位低的团体成员常常被忽略。成员所做的大部分的向上沟通,其目的主要是要改进他在团体中的地位。

3. 研究表明,由于谈话者所坐的位置不同,沟通也有所差异 与旁边坐的人相比,个体常常更多地与坐在桌子对面的人谈话。这种现象的一个原因是,在缺乏目光接触的情况下是很难继续进行交谈的,这是因为人际交谈中起着重要作用的非语言线索会使人与人之间的交往更顺利。

4. 团体沟通对团体人际关系和人际吸引有较大的影响 研究证据表明,在团体中最善于讲话的人,往往被当作为团体的领导。而且,沟通的程度既影响了对领导的知觉,也影响了人际关系。例如,在一则研究中,主试让被试试听一盘团体讨论的录音带。录音带上一个人的谈话占了整个讨论时间的50%,而另一个人谈话时间占了33%,第三个人谈话时间占了仅仅17%。在听取三人讨论的基础上,要求被试说说对于三个谈话者的喜欢程度有多大。结果表明,谈话第二多的人最为被试喜欢。

二、团体沟通的形式

(一) 正式沟通与非正式沟通

从沟通与组织关系上进行分类,我们可以把沟通分为正式沟通和非正式沟通。正式沟通是通过组织明文规定的沟通渠道进行信息的传递和交流。例如,护理部定期召开护士长会议,每天常规的护理交班和查房等。正式团体沟通受团体规范严格约束,并受到团体和组织的监督,所以沟通发出者和接受者都十分重视和认真,沟通的信息也比较准确和可靠。但正式沟通也有缺点,与非正式沟通相比,正式沟通是逐级向上或向下传递的,因此信息的沟通比较缓慢。其次,由于正式沟通逐级传递,因此在传递过程中仍然会遇到障碍,某个沟通者可以利用自己的职权,不向上或向下传递或延误一段时间再传递信息,因此就有可能产生不利影响。

非正式沟通是在正式沟通渠道之外进行的信息传递。例如,护理单元内部护士之间私下交换意见,传播小道消息等,都是非正式沟通。非正式沟通不受团体规范的严格控制,也不受团体和组织等级的约束,沟通形式比较灵活,传播速度比较快,往往反映了成员的真实情感与思想。因此,团体的领导比较重视非正式沟通中成员所表露的情感和思想动态,以便改进工作。但非正式沟通与正式沟通相比较,其随意性比较大,并不太可靠。

(二) 上行沟通、下行沟通和平行沟通

上行沟通是指下级的意见向上级反映。例如,在从事护理工作的过程中,护士遇到和病人、病人家属或医生有关工作难题,可以向护士长反映。又如,护理人员向上级递交报告和申请书之类的材料等。只有上行的沟通渠道畅通无阻,上级才能掌握团体内成员工作和完成任务的情况,了解下级的思想、动态和情绪,有利于领导做出迅速和正确的决策。

下行沟通是团体领导和上一级领导向下传递信息。例如,护理部向各护理单元传达文件精神或布置工作任务,公布重大决定或颁布规章制度等。下行沟通对了解团体和组织目标达成具有重要意义。在团体的成员充分地、及时地了解团体目标以及为达成这些目标应做什么的前提下,团体成员才能有信心和更好的准备以主人翁的精神去完成任务。

平行沟通是指团体之间的沟通。在组织中平行沟通是十分重要和常见的。例如,医院定期召开的各部门和临床科室负责人的碰头会;在组织进行重大变革时所进行的协作会议;科室与后勤部门之间发生了矛盾,组织领导召开的协商会。由于平行沟通的障碍或由于平行沟通的渠道不畅,从而造成团体之间的矛盾和冲突,在大的组织中是常见的现象。因此,加强平行沟通对于团体工作之间的协调和平衡,减少矛盾和冲突,是一种非常有效的措施。

(三) 单向沟通与双向沟通

从信息发出者和接受者的地位是否变换的角度来看,沟通可以分为单向沟通与双向沟通。两者之间地位不变是单向沟通,两者之间地位不断变换是双向沟通。进行演讲、作报告、发布命令、下达指令等是单向沟通的例子。而交换意见、协商、会谈等都是双向沟通的例子。案例9-1属于双向沟通。有研究将单向沟通和双向沟通做了比较,结果说明:第一,单向沟通的速度比双向沟通快;第二,双向沟通比单向沟通来得准确;第三,双向沟通中,信息接受者对自己的判断比较有信心,知道自己的正确与错误之处;第四,双向沟通中,信息发出者感到心理压力很大,因为随时会受到信息接受者的询问、批评或挑剔;第五,双向沟通容易受到干扰,并缺乏条理性。因此,在团体中,如果需要传达信息就用单向沟通;双向沟通的效果较好,但速度较慢。

(四) 口头沟通与书面沟通

从沟通的方式来看,可分为口头沟通与书面沟通。口头沟通是指交谈、讨论、会议、打电话等。书面沟通是指通知、文件、书面报告和科研论文等。口头沟通比较灵活,速度快,双方可以交换意见等;同时,口头沟通还可以交换情感、态度等,特别是可以利用非语言的沟通手段,如姿势、表情。书面沟通比较正式,可以长期保存,可以反复阅读等。

 案例 9-3

美国心理学家戴尔曾对五种沟通方式进行了比较。他在某大公司的各部门对员工得知消息的内容进行测验,其中三种方式的测验分数如表9-1所示。

表 9-1

沟通方式	员工人数	平均测验分数
口头与书面沟通混合方式	102	7.70
口头方式	94	6.17
书面方式	109	4.19

 问题

1. 从表 9-1 中,你可以初步得到什么结论?
2. 这个实验结果对你日常生活中进行的团体沟通有什么启示吗?

三、团体决策的利弊分析

有关的理论界对团体决策的评价并不一致。有人认为团体决策可以集思广益,质量较高;而另一些人则认为团体决策费时费力,容易逃避个人责任,陷入群体思维之中,反而影响决策的准确性。事实上,团体决策既有利也有弊。

(一)团体决策的优点

1. 提供的信息量大 团体决策所接受的信息面广、量多,有利于集思广益,可以弥补个人经验、知识的不足和信息掌握不全的局限,减少或避免因对某些因素考虑不周而发生的重大偏差。例如,有关临床护理教育管理的决策,参加的成员既有医院护理部行政管理者,还有学校教学人员、科室和病房的临床带教者等,他们可以从不同角度提供不同的信息,有利于决策的准确性。

2. 产生的方案多 团体具有更多的思路和不同的决策观点。如果团体成员来自不同领域,就可以制定出反映不同背景的方案。这有利于权衡利弊,做出最佳的选择。

3. 容易被成员接受并利于实施 团体成员参与制定的决策,可以使成员产生亲切感,因而容易被大家所接受。团体成员会认为这是自己的决策,因而也比较乐于按照决策去努力实施,从而使团体决策比个人决策更为有效。

4. 提高决策的"合法"性 从心理上说,经过民主程序制定的决策比个人决策更具"合法"性,对成员的行为更具有约束力和影响力,这有利于决策的顺利实施。

由上可见,团体决策可以体现集体的智慧。但是就像任何事物都具有两面性一样,团体决策的优点并不是绝对的。正如案例 9-1 和 9-2 中表现的一样,冲突和矛盾也会充斥在团体交流和决策的过程中,也可能因为团体决策而导致决策失误,引起不良后果。

(二)团体决策的缺点

按照常理,群体在一起应该发挥出超常的智慧,就像中国的那句古话:"三个臭皮匠,顶个诸葛亮。"但是,在绝大部分时候,臭皮匠就是臭皮匠,多少臭皮匠也成不了诸葛亮。就像两杯 50 ℃的水加在一起还是 50 ℃,不会成为 100 ℃一样。

1. 群体思维理论 在说明团体决策的缺点之前,我们需要了解一个与团体决策不可分割的思维理论——群体思维理论。群体思维(Group Think)是群体决策研究中一个非常普遍的概念。最初的群体思维理论是由詹尼斯于1972年提出,并于1977年和1982年进一步扩展的。他通过对一些执行问题、解决任务的群体行为进行观察、研究,发现它们都存在一些共同的因素,詹尼斯为这些因素提出了一系列假设,包括:

① 凝聚力——成员们彼此都非常熟悉,彼此相互欣赏,因而一心想保持群体的和谐;
② 隔离——有些群体在决策时,对一些信息进行封锁,不与外界人士讨论有关决策的情况;
③ 高度压力——决策的重要性、复杂性与紧迫的时限,使群体的成员处于巨大的压力下;
④ 领导人的导向——群体的领导人已经明确表示了他所偏爱的东西。

詹尼斯将这些假设综合后称之为群体思维。如果团体在决策时陷入了这种群体思维,就可能做出错误的决定。

2. 群体思维下的团体决策

(1) *容易屈从压力* 群体在决策的时候,往往会陷入群体思维之中,即在群体就某一提议发表意见时,会长时间的沉默,没有人发言,而后又一致通过。通常是群体内那些有权威、说话自信、喜欢发表意见的成员们的想法容易被接受,尽管大多数人并不赞成这一提议,但他们往往不发表自己的意见。这种表面上的一致,会削弱群体的批判精神,有可能损害最后决策的质量,从而导致了决策的失败。

(2) *群体决策通常比个人决策更加具有冒险性* 这是由以下两个因素所决定的:

① 团体中会发生责任分散效应,由于每个人所承担的责任较轻,或者责任不明确,因而容易使决策走向极端;
② 天生好做冒险决定的人在团体中往往有较大的影响,因为他们更健谈,嗓门也更高,因而很容易让群体做他所主张的决定。

(3) *容易被少数人控制* 任何团体中的成员都不会是完全平等的。成员的职位、经验、认识水平、语言表达能力、自信心等因素,都会对决策造成影响,从而可能使决策被少数人所控制。一群精干的人如果处于不当的管理之下,最常见的问题是由于成员各持己见、互不让步,使得决策过程缓慢,到了最后,还得由最高领导说了算。案例9-1反映的就是这样一个过程。医生护士之间对是否开展药物试验各持己见,不分上下。可是,争论到最后却由担任科室最高领导的主任做出了决定,而这一决定是否正确,或者之后的实验是否能按照计划保质保量的实施,我们就不能做出肯定的判断了。

(4) *容易做出草率决定* "从众效应"也往往会使得团体在决策时忽略一些必要的资料收集和科学决策的过程,成员们往往会草率地同意一个错误的解决方案。接着还互相肯定整个团体的感觉如何好,相互吹捧大家都做了一个正确的选择。在这种时候,团体的成员们再也不会去仔细想想他们在这个过程中有什么不足。这些负面因素都是导致团体决策失败的原因。

(5) *耗费时间* 团体决策过程需要交换意见、相互影响、统一认识,因此耗费时间较多。特别是在紧急情况下,团体决策显得缺乏灵敏性和快速反应的功能。

由上可见,并不是在任何情况下使用团体决策都是有利的。团体决策比较适合于解决复杂问题和重大问题。在进行团体决策时应注意发挥其优点,避免和克服其缺点,努力提高团体决策的科学性。

四、团体沟通与决策的策略

（一）正确应用群体思维

在群体思维的状态下，团体会很快达成一致的意见。群体思维也并不总是不好的，对一些简单问题的决策，如果领导人也十分肯定地认为有解决办法的话，就可以只进行简单的讨论，成员们追加意见的方式进行决策。例如，护士长开会讨论某危重病人的护理计划，就不必要求护士都在会上尽情地发表意见。因为这个小组应该快速地达成一致性的意见，结束会议，为病人提供及时的护理。

但是，在重要的决策问题上，团体必须避免附和性与极端化的危险，还要避免团体的过度自信。在任何情况下，团体的领导人如果希望团体决策更有效果，就应该多方寻求不同的意见，并保留团体成员自己的意见。

（二）重视团体中的不同意见

团体的每个成员都应当参与信息收集工作。团体应当注意收集有不同的意见，鼓励人们尽可能地提反对意见，提出他们的点子。萧伯纳曾经说："倘若你有一个苹果，我也有一个苹果，而我们彼此交换这个苹果，那么你和我仍然只有一个苹果。但是，倘若你有一种思想，我也有一种思想，而我们彼此交流这种思想，那么我们每个人将有两种思想。"

（三）制造合理的冲突

对团体做出成功决策最大的障碍就是怕群体中产生冲突，也就是说，群体思维的一致性常常导致决策失败。

要想使团体决策过程不受群体思维的限制，就必须在团体中制造合理的冲突。假如冲突是发生在一种彼此融洽的气氛中，就会有较高品质的预测与估计，最后就能做出一个优秀的决策。合理的冲突多数发生在下列群体中：① 团体领导者了解良好的决策架构；② 群体成员兼容并包；③ 运用经过设计的决策过程以延缓一致性的意见在早期出现。

为了尽量扩大群体中的分歧，在决策时就要选择那些专业背景和思考风格不同的人来参与。如果团体成员能以不同的方式来思考问题，就有可能产生出冲突性的理念。当然，这些冲突只能是关于解决决策问题方面的，而不是成员间的人际冲突。

（四）防止过早形成一致性意见

防止过早形成一致性意见的方法是安排一个"局外人"或"挑战者"，由他专门对其他人的论点提出质疑，探究支持论据，以及对其他人的逻辑提出挑战，提供一系列的建设性批评意见。这种方法能保证团体决策思路清晰，防止产生"非理性"决策。

在避免过早形成一致性意见的方法中，有一种国际上流行的收集意见的方法——"头脑风暴法"。所谓头脑风暴法，实际上是一种智力激励法，最初用在广告的创意上，形容会议的特点是让与会者解放思想，使各种设想在相互碰撞中激起脑海的创造性"风暴"。头脑风暴法反映到中国文化里面，就是"集思广益"。"集思广益"并没有什么高深的道理，关键是得有有效实现信息刺激和信息增值的操作规程。运用头脑风暴法要注意：

① 会议主持人只出题目，不谈自己的意见和设想，以免对与会成员的决策思路产生影响；

② 支持和鼓励独立思考，消除所有的思想顾虑，创造一种民主、活跃的交流气氛，以利畅所欲言；

③ 各人只谈自己的方案和设想，不对别人的意见和方案进行评价或提出批评，以免影响畅所欲言；

④ 所有与会者都必须仔细倾听别人的发言，这样才会在别人所提方案的启发下产生"智力碰撞"，因此要鼓励与会者多次发言，以利于提出新的更有创见的决策方案。

按以上做法，在每个成员都充分提出自己的方案和设想之后，再逐个讨论、分析、比较、评价，从而作出最佳决策。

（五）防止群体转移

在团体讨论中，往往会出现这种现象，即团体讨论会使团体成员的观点朝着更极端的方向转移，这个方向是讨论前他们已经倾向的方向。因此，保守的会更保守，激进的会更冒险。团体讨论会进一步夸张团体的最初观点。团体决策的结果是变得更加保守还是更加激进，取决于在团体讨论之前占主导地位的讨论规范。

目前关于群体转移最有道理的一种解释是团体决策分散了责任。团体决策使得任何一个人用不着单独对最后的选择负责任，因为即使是决策失败也没有一个成员能够承担团体决策的全部责任，后果责任的不明确使得团体决策更加冒险。

对于参与决策的团体成员来说，要有效地防御极端化倾向，首先要了解极端化倾向的存在，尽可能捕捉"极端"在哪里，而后在综合考虑客观现实的基础上，找出更符合实际的方案。同时，还要注意避免"群体压力"对参与决策的群体成员的负面影响，要给成员一定的自由空间。因而，可以尝试一定程度上的"分而治之"，即在明确陈述要解决的问题的基础上，尽可能引发两种或多种竞争性方案，以此将团体分为支持不同方案的亚团体。让不同的亚团体检验并宣扬己方立场的优势和长处，然后再回到整个团体中，进行竞争性陈述，在此基础上，产生最佳的新方案。

群体列名法是团体决策时避免群体转移的方法之一。这种方法要求团体成员在开会决策时必须出席，但需独立思考。具体做法与过程是：

① 团体决策的规模一般以 7~10 人为宜，大家围桌而坐，进行决策活动；

② 明确所要决策的问题；

③ 用 10~15 分钟时间，让每个成员都把自己的决策意见、方案、设想写下来；

④ 每个成员轮流发言，公开自己的意见和方案，彼此交流；

⑤ 由一位记录员将每条意见用简短的解释性的语言列出来，但不列出各条意见提出人的名字，这样通常会有 18~25 条意见；

⑥ 逐条讨论所有意见，并对不明确的问题进行质疑和解释，使其明确起来；

⑦ 经过以上团体交流之后，各人以自己对于各条意见的赞成和喜欢程度为序，列出排序清单；然后汇总统计，再按各条意见赞成人数的多少排序；排在前面的就可以作为团体决策的推荐方案。

群体列名法的优点是团体成员都有均等的机会参与决策，能够充分表达自己的意见。

(六) 团体的最后抉择

当某项重大决策的信息收集层面的工作已经完成,收集到的事实证据已经足够丰富,而且充分接纳了群体中每个成员的意见之后,就可以对决策方案进行选择了。尽管团体成员可能还对某些因素有不同意见,但如果决策是遵循了一个良好的过程来做的,则所选择的决策就应该是一个最优的决策。

但是,如果群体中的不同意见还没有完全消除,还存在激烈的争论,对决策方案还有强烈的不同观点,群体应将各方面所得到的情况重新做出判断和分析,应当进一步收集资料,进一步讨论以减少不同意见,然后再找出更能配合双方价值观的新的替代方案。

上述各种团体决策的策略有利于避免和克服团体决策的缺点,防止陷入群体思维,提高团体决策的科学性,使之真正成为集体智慧的体现。

第三节 建设高效率护理团队

一个正式团体可以建设成为高效率的工作团队。非正式团体则不能成为工作团队。

一、高效率工作团队的特征

图 9-1 是一个高效率工作团队主要特征的示意图。由图可见,高效率工作团队的主要特征是有层次的。在第一层次上有"共同的理念"、"明确的目标"、"一致的承诺",这是建设高效率团队的前提和基础;在第二层次上有"严格的规范"、"坚强的领导",这是建设高效率团队的保证;在第三层次上有"互信的关系"、"有效的沟通",这是建设高效率团队的关键;在第四层次上有"内部和外部的支持",这是建设高效率团队的必要条件。

1. 共同的理念 理念作为团队成员的一种共同的自觉的信念和宗旨,对于团队有着巨大的凝聚作用。它有助于明确团体的方向,有助于个人价值与团体价值的趋向。清晰的理念更有助于协调个人与群体的关系,使个人行为与团体意志保持一致。

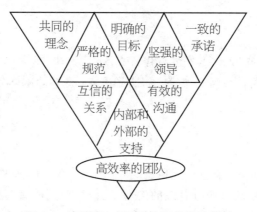

图 9-1 高效率工作团队主要特征示意图

2. 明确的目标 包括近期的目标和远期的规划。高效率团队的每个成员,对所要达到的目标都有清楚的认识,并坚信这一目标包含着重大的意义和价值。这种对于目标的认识,激励着团队成员把个人目标升华到群体目标中去。当个人目标与群体目标融合一致时,团队工作和谐、行动一致,成员清楚地知道自己应该做什么,不应该做什么,怎样完成任务等,于是形成团队的合力。

3. 一致的承诺 高效率团队的成员对团队的理念和目标有着一致的承诺,从而表现出对团队的高度忠诚。为了能使团体获得成功,他们愿意按照共同的理念去奉献自己的才华和发挥自己最大的潜能,为实现团队目标而努力奋斗,因而能使团队保持高效。

4. 严格的规范 规范是行为的准则,它由团队全体成员共同建立和遵循,以保证团体成员行为的一致性。规范可以是成文的,如写成条文的规章制度;也可以是不成文的,但大家都清楚,并形成习惯。规范是团队群体功能的重要因素,领导和成员应关注早期规范的建设和发展,并努力使之成型。规范应能够最大限度地提高群体的工作效率。

5. 坚强的领导 领导者在指导团队达到目标、发展团队规范和促进成员间的交流沟通中起枢纽和保证作用。领导者应是团队的核心。有的学者提出领导行为应在以下四个方面发挥作用。坚强而有效的领导作用常在那些具有中等程度的精神激励、高度的关心照顾、高水平的判断指引和中等程度的行政管理行为的领导者身上体现出来。较差的领导方式则表现为过多或过少的精神激励,对成员不能显示高度的关心照顾和不能进行高水平的判断指引,并过多或过少地运用行政管理。由此可见,对于成员的关心照顾和判断指引是最重要的领导行为。坚强的领导能够让团队共同度过最艰难的时期,为团队指明前途,阐明变革的可能性,鼓舞成员的自信心,帮助他们充分地了解自己的潜能。因而坚强的领导是形成高效率工作团队的有力保证。

6. 互信的关系 团体成员的相互信任是有效团队的显著特征,是形成高效率工作团队的关键之一。当团队有了共同的理念、明确的目标和成员的一致承诺时,则每个成员对其他成员的品行和能力都会确信不疑。这种互信关系,将使团队群体具有很高的内聚力。内聚力是一种无形的、能够将团体成员聚合在一起的"黏合剂",是一种团结精神。凝聚力高的团体中成员的满意度高,有安全感和归属感,能在参加团体活动中感受到乐趣和收获,并可以将精力放在群体目标上,而不必在处理人际关系上多费时间,不会产生内耗。凝聚力不是一瞬间产生的,而是在成员的相互沟通中逐步培育了互信关系之后才能形成的。

案例 9-4

团体工作初始,人们彼此陌生,交流也停留在表面,因此,不管工作任务有多重要,在工作开始阶段必须重视团体成员之间的熟悉、个性异同点、共事的基本意愿、合作决心和控制能力等。

问题

若你是一个临床新科室的护士长,你打算怎样开第一次工作会议?

7. 有效的沟通 团体成员通过有效的沟通,使信息交流的渠道保持通畅,这是使群体成员和上、下级之间相互理解,从而建立信任关系的关键。如果组织崇尚开放、诚实、协作的办事原则,同时又鼓励员工的参与和发挥自主性,这样就比较容易形成宽松而舒畅自由的沟通环境,互相信任的关系就能得到发展。

8. 内部支持和外部支持 内部支持主要是管理上的支持,包括合理的绩效与测量系统,公平公正的奖励机制。外部支持主要是指团队外部管理层给团队提供的各种资源。内部和外部的支持是完成团队工作任务、实现团队目标的必要条件。

由上可见,高效率工作团队是正式团体的升华。将团体建设成为高效率工作团队,就可以高质量、高速度地实现组织目标。

二、建设高效率护理工作团队的策略

正式团体要升华为高效率工作团队,并不是短时间可以办到的,需要经过长期的和坚持不懈的努力。前面所述高效率团队的主要特征,为我们建设优良的护士群体提供了标准和途径。例如,要想把整体护理模式病房的护理小组建设成为一个高效率的工作团队,就应该努力做到:

① 通过集体讨论,制定出一个科学的、并为全体成员公认的理念,使之成为大家发自内心的共同的信念;

② 集思广益地制定合适的工作目标及实现目标的措施,制定必要的和合理的制度、规范,使大家自觉地做出一致的承诺,并注意工作目标的及时更新;

③ 通过积极有效的交往与沟通,创造一个宽松、和谐、舒畅的氛围,发展团结互信的人际关系;

④ 小组领导要坚强有力,在工作过程中,特别是遇到困难时,要能及时地做出准确的判断和应对措施,引导成员去克服困难,完成任务。同时,要注意提供必要的激励和进行必要而合理的管理;

⑤ 注意非正式团体的动向,因势利导地处理好与非正式团体的关系,化消极因素为积极因素。

总的来说,当护理小组有了明确的理念和目标,有了可行的规范,有一个与小组成员的需要相协调的领导者,小组成员能相互信任、各负其责,并且能以有效的沟通方式互通信息,这样,护理小组就能有较强的内聚力和团队精神,优质高效地完成整体护理任务便有了保证。

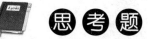

1. 你现在处在哪些团体中,你分别扮演了什么角色?这些团体对你个人又产生了哪些影响?
2. 团体决策的优缺点分别是什么?
3. 你认为团队中的领导者对团队有怎样的影响?
4. 比较高效率的工作团队与低效率的工作团队有哪些不同?
5. 一次成功的团队决策受到哪些因素的影响?请结合实际举例说明。

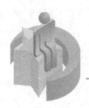

第十章
跨文化沟通与护理

 案例 10-1

在有很多留学生的校园里,有着这样一个奇怪的现象:相同肤色的学生总是走得更近一些。

 问题

1. 你思考过这是为什么吗? 物以类聚,人以群分?
2. 你能总结规律,举出类似的例子吗?

 案例 10-2

一位农村的大娘因为胆结石住院需要进行手术治疗,护士小王为其做术前准备,说:"李女士,因为您明天要进行手术,我现在为您进行备皮操作,请您……"说完就请她暴露备皮区域的皮肤,大娘很惊讶地看着小王,一脸不解。

 问题

1. 请问发生了什么? 是什么原因造成了沟通的失败?
2. 如果你是护士小王,你会怎么做?

 本章目标

1. 理解文化和文化相关的术语。
2. 讨论什么是跨文化沟通、跨文化护理。
3. 学会用跨文化护理程序对有文化差异的患者实施护理。

本章关键词

Culture（文化） is a common collectivity of beliefs, values and shared understandings and patterns of behavior of a designated group of people.
Multiculturalism（多元文化） describes a heterogeneous society in which several diverse cultural world views can coexist with some general ("etic") characteristics shared by all cultural groups and some ("emic") perspectives that are unique to a particular group.
Intercultural Communication（跨文化沟通） is a communication in which the sender of an intended message is a member of one culture and the receiver of the message is from a different culture.

几千年来，古今中外有志之士不断搜寻开启文化交流大门的钥匙，玄奘远到西天佛国寻找，马歇尔麦克卢汉在脚下挖掘，柏拉图宣称它在未来理想国里，亚历山大温特说它在共有知识的建构中。其实这钥匙人手一把，如果不得其门而入，只是不会用或者不想用适当钥匙开门而已。其实跨文化交流之门的钥匙就是"因其人之言而为之言"。

随着社会经济文化的发展，世界人口流动频繁，人口的构成正在发生改变。多种文化背景的人共同聚集在一起，跨文化的交流越来越广泛，逐步形成了一个多元文化的社会体系。医疗卫生保健工作同样受到多元文化的影响，其中，如何适应多元文化社会的发展，在多元文化背景下更好地和病人进行沟通，提供多元文化护理，即面向社会、面向世界，理解不同文化背景病人的需求，按照不同特点提供高水平、全方位的护理，对护理专业来说是一大挑战。

第一节 文化概述

一、文化

（一）文化的概念

文化是一定历史、地域、经济、社会和政治的综合反映，是人类在社会历史发展过程中所创造的物质财富和精神财富的总和。它包括知识、信仰、艺术、道德观念、风俗习惯等各个方面，是社会中每个人所具有的。

不同学科对文化有不同的定义，目前公认的文化定义是："文化是在某一特定群体或社会的生活中形成的，并为其成员所共有的生存方式的总和，包括价值观、语言、知识、信仰、艺术、法律、风俗习惯、风尚、生活态度及行为准则，以及相应的物质表现形式。"不同民族、不同文化背景产生不同的行为规范，导致不同的社会发展。

跨文化交流中的"文化"不是指在思想、艺术和科学技术这样层次的高级文化，也不是指以中国京剧和日本歌舞伎为代表的传统文化，而是指在特定的社会、文化群体内成员们共同的生活方式和个人行为方式的规范。具体来说就是日常生活中的衣食住行、为人处事、价值观以及交流中的被认同的各个群体所特有的方式。例如,不同国籍的人们之间存在不同的文化,我国56个民族之间,或不同地区之间乃至不同家庭、不同个人之间也同样存在文化的差异和交叉。我们在这就要重点讨论这种跨文化的现象和交流的技巧。

文化现象一般包含3个方面:

① 物质文化:物质文化是一个社会普遍存在的物质形态(物质财富),如机器、工具、书籍、衣服、计算机等。

② 精神文化:指理论、观念、心理以及与之相联系的科学、宗教、符号、文学、艺术、法律、道德等(精神产品)。

③ 方式文化:是文化现象的核心和最基本的内容,包括生产方式、组织方式、生存方式、生活方式、行为方式、思维方式、社会遗传方式等。

另外,当一个社会的某一群体形成一种既包括主文化的某些特征,又包括一些其他群体所不具备的文化要素的生活方式时,这种文化被称为亚文化。亚文化是仅为社会上一部分成员所接受的或为某一社会群体所特有的文化。亚文化一般不与主流文化相抵触或对抗。亚文化可以围绕着职业种类发展而成,如医学或军事部门的亚文化;也可能是基于种族或民族的差异,例如中华民族文化是汉、满、蒙、回、维、藏等多种民族亚文化交融的结果;亚文化还可以是源于地区的差异,如中国的南北地区的文化差异。

(二) 文化的功能

1. 文化是社会或民族分野的标志 在不同国家、民族或群体之间,文化表现出来的本质区别要比肤色、地域、疆界等深刻得多。

2. 文化使社会有了系统的行为规范 文化使一个社会的行为规范、观念更为系统化,文化集合解释着一个社会的全部价值观和规范体系,如风俗、道德、法律、价值观念等。

3. 文化使社会团结有了重要的基础 文化使社会形成一个整体,这也称为文化的整合功能。社会上的各种文化机构都从不同的侧面维持着社会的团结和安定。

4. 文化塑造了社会的人 没有人出生时就带有特定的文化特色,但具有学习文化、接受文化的能力,从而促进了个性的形成与发展,个体掌握生活技能,培养完美的自我观念和社会角色,并传递社会文化。

二、多元文化

(一) 多元文化

民族文化是民族团体多年逐渐形成的一种共有的信仰、情感、价值观和行为准则。由于各个民族所在地域、环境、规模等因素制约,各个民族文化显示出千差万别。随着社会的进步,不同民族的人的交流增多,导致多元文化现象的出现。

多元文化即多民族文化,指杂居一起的多种民族的各自不同文化共同存在于同一社会环境中,由于社会经济与科学技术的发展,促进了各国、各地区与各民族之间的文化交流,形成多元文化社会。

（二）多元文化护理

多元文化渗透到护理专业之中，而导致了多元文化护理的产生。多元文化护理是护理人员按照不同人的世界观、价值观，不同民族的宗教、信仰、生活习惯等，分层次采取不同的护理方式，满足不同文化背景的人的健康需要的护理服务。多元文化护理是社会进步和护理学科发展的产物，是现代护理的发展方向。

中国是东方古国，有着悠久的历史和文化，它们也影响着中国护理。中国的伦理要求子女孝顺父母并照顾公婆，对集体要关心，对一般人要仁爱，强调护士要全心全意为人民服务，视病人为亲人，护理病人时一切从病人利益出发。如为了减轻病人对疾病的顾虑，医护人员一般不把不治之症的真正诊断或不良预后告诉病人，只通知家属。在病人住院时，子女往往要求陪伴以照顾病人，这些是与西方国家不同的。

中国人对中医、中药有一定的信仰，中医护理具有两个特点：整体观与辨证施护。其中整体观与系统化整体护理虽然表达的方式不同，但本质是一样的，都体现了对人类健康、疾病发生发展和转归要从生物、心理、社会环境等方面进行综合研究的思想，可谓异曲同工。辨证施护是以中医理论为基础，根据中医的辩证所施行的护理原则和方法。而辩证施护的有效完成离不开中西医结合护理，是二者互补的共同结果，我国的护理教育在护理专业课程中普遍设置了中医基础知识，常用中成药及中医护理技术如针灸、按摩等课程。

同时，中国又是个具有56个民族的多民族国家，不同民族在自身发展过程中形成了不同的文化体系，对健康与疾病、生死观、价值观等方面均存在认识上的差异并导致不同的民族文化习俗、宗教信仰、饮食习惯等。例如，彝族以十二属相轮回记日，十二属相是与天地共存，与日月同辉并永世不灭的，所以到现在还未发现彝族使用十二属相的动物，如虎骨、蛇胆、牛黄等作为药材，可能是避免犯忌。回族信奉伊斯兰教，有特定的斋戒期，有法定的节日并享受假期。一些民族的饮食习惯与居住的地理环境有关，如藏族喜肉食、浓茶以御寒、助消化。所以多元文化介入中国护理从护理职业的开始就出现了。在那时，护理人员就有一定的认识，要针对不同需要的病人给予适当的护理。另外，我们也认识到，要想对不同民族提供相应的护理，就要深入研究不同民族的习俗，了解他们的需要，以人文、地理等知识来缩短相互间的差距，达到有效沟通。

改革开放以后，随着与更多国家的医务界来往增多，使护理教育、护理管理以及临床护理逐步地步入正轨。近几年来，随着专科护理的发展，护理新技术不断涌现，护理科研逐步发展，护理学术交流不断增多，护士外出进修，开阔了眼界，也带进了多元文化，对护理提出了新要求。

三、跨文化交流

"跨文化沟通"这个概念是从英文的"Intercultural Communication"翻译过来的，指的是不同文化背景的个人之间的沟通，也就是不同文化背景的人之间所发生的相互作用。贾玉新在《跨文化交际学》一书中指出"跨文化交际是指不同文化背景的人们（信息发出者和信息接受者）之间的交际。从心理学的角度讲，信息的编、译码是由来自不同文化背景的人所进行的交际就是跨文化交际"。Larry A. Samovar 等在《*Communication Between Cultures*》一书中给跨文化交际所下的定义为："Intercultural communication is communication between people whose cultural perceptions and symbol systems are distinct enough to alter the communication event."（跨文化交际是指因文化感知能力和符号系统明显不同而足以改变交际结果的人们之间的交际。）

第二节 文化背景

一、文化背景的含义

文化背景是一个人生活在其中的,由特定社会习俗、价值观念和信仰所组成的文化环境。文化背景是后天他人教会的或自己学会的。人们一旦接受和运用这样的文化,那么与这一特定文化一致的价值观也就同时形成了。它影响着人的信仰、价值取向和行为表现及处理各种事物的态度,也影响个体健康与疾病的概念和求医方式。文化背景中,尤以文化遗产和文化素质的影响最突出。例如,中医中药是中华民族的文化遗产,影响着许多中国人解释和治疗疾病。对流行性感冒大多数中国人并不认为它是一种严重的疾病,中医的理论认为应用一些中成药就可治愈,而在欧美,就被认为是一种比较严重的疾病。再如,西班牙人认为"邪风"是引起疾病的根源,因此在这种文化背景的影响下,他们会给新生儿戴上帽子,防止风从耳朵吹入引起疾病。

二、文化背景的影响

无论临床护理、家庭护理还是社区护理,护理工作的对象都是具有不同文化背景的人群。当人群出现生理、心理或精神问题寻求帮助时,护士要理解病人对健康、疾病的文化信仰和价值观念。不同民族、不同地域的人们都有自己特殊的习惯模式、语言和家庭生活模式、对疾病的应对模式,只有结合他们的文化模式做出全面的护理评估,才能提供个体化的整体护理。

（一）文化背景影响个人的行为、价值、习惯、健康与疾病的概念和求医的态度

1. 文化背景影响疾病发生的原因　文化中的价值观念、态度或生活方式,可以直接或间接地影响某些疾病的发生。我国西北地区的人以豪饮为荣,以酒交友、待客,劝酒不饮被认为是无礼行为,结果发生乙醇成瘾和慢性乙醇中毒性精神障碍的发病率高于其他地区。我国是一个幅员辽阔的多民族国家,由于社会、历史、交通、自然条件等因素的制约,不同地区经济、科技、医药等发展水平不同,也使疾病的发生原因不同,例如,有些少数民族地区盛行近亲婚配,发育迟滞和精神分裂症等遗传病发病率较高。

2. 文化背景影响病人对疾病的反应　不同文化背景的病人对同一种疾病、病程发展的不同阶段反应不同。性别、教育程度、家庭支持等文化背景会影响病人对疾病的反应。

（1）性别的影响　不同性别的病人对疾病的反应不同。确诊癌症后,女性病人比男性病人的反应更加积极。因为中国文化要求女性贤惠、宽容,而只有心理稳定、能够容忍委屈和打击才能做到贤惠和宽容,所以当女性遭受癌症的打击时,能够承受由此产生的痛苦和压力,表

现出情绪稳定和积极态度;而社会要求男性挑起家庭和社会的重担,面临癌症时,男性认为自己没有能力为家庭和社会工作,从而产生内疚和无用感,感到悲观和失望。另外,我国文化社会更多地容忍女性表达各种各样的情绪,如当众哭泣得到怜悯和安慰;而男性不能转移自己的痛苦,转而把自己和他人、社会隔绝起来,出现程度不同的社交障碍。

(2) 教育程度 教育程度也会影响病人对疾病的反应。一般情况下,教育程度高的人患病后能够积极主动地寻求相关信息,了解疾病的原因、治疗和护理效果。教育程度低的人认为治疗和护理是医务人员的事情,与己无关。病情恶化时,抱怨医务人员,更换求医途径,开始寻求民间的偏方,有时还会由于认知错误导致情绪障碍(例如,子宫切除后的妇女,认为自己失去了女性的特征和价值,担心发胖,担心失去吸引力被丈夫抛弃,或认为再不能够进行性生活,导致性欲降低和性冷淡)。有时不仅病人出现错误的认识,病人的丈夫、周围的亲戚、朋友也出现同样的认知错误。

3. 文化背景影响病人的就医方式 文化背景和就医方式有密切关系。个人遭遇生理上、心理上或精神上的问题,如何就医、寻找何种医疗系统、以何种方式诉说困难和问题、如何依靠家人或他人来获取支持、关心、帮助等一系列就医行为,常常受社会与文化的影响。

(1) 宗教观念 宗教观念影响着人们的就医行为。例如,我国某些少数民族信奉的宗教认为疾病是鬼神附体或被人诅咒,所以对病人的治疗首先请宗教领袖或巫医"念经"或"驱鬼",祈求神明保佑使病人免除灾祸。当上述措施无效,病情严重时才送到医院救治。

(2) 经济条件 病人的经济条件会影响病人的就医方式。经济条件好的人出现健康问题后会立即就医,而经济条件较差的人则会忍受疾病的痛苦而不去就医。

4. 文化影响人们对死亡的认识 死亡是生命的终结,而对生命终结的认识与社会文化密切相关。中国传统文化对死亡的观点包括:

(1) 中国传统的死亡心态文化 包括死亡心理文化和死亡意识文化。例如,对待死亡的态度、临终时所关心的事情、对待自杀的态度、死亡价值观等。

(2) 中国传统的死亡行为文化 包括不同民族的居丧习俗(如临终关怀习俗、哭丧习俗)、不同民族的埋葬方式(如土葬、火葬、水葬、天葬等)以及不同的埋葬制度、丧礼及丧服制度等。

在护理实践中,护士要善于和不同文化模式下的服务对象进行沟通,了解他们对健康的观念、求医方法、生活习惯及传统的治疗疾病的方法,发现护理服务的异同性,提供满意的护理服务。

(二) 不同的文化模式的人对疼痛的反应不同

由于个体不同的文化模式,对待疼痛的反应也不同。例如,多数英国人认为疼痛时大喊大叫是价值观所不允许的,所以他们往往采用忍受的态度,保持安静,不会轻易为了解除疼痛而去求医;而意大利人,则认为疼痛影响他的康宁和正常的生理功能,有必要寻求医疗帮助解除疼痛。所以,护士在观察疼痛时要注意个体文化差异,通过病人的语言沟通和非语言沟通的表达,判断病人对待疼痛的态度,真正了解疼痛的程度和病情变化。

(三) 文化价值的冲突

文化价值的冲突在当今社会是较普遍的现象,这种冲突可以产生压力,不能适应时就可导致健康问题。文化价值冲突可以体现在不同民族文化的人之间,也可以出现在同一民族不同年龄个体之间,因为文化素养不同,反映出对事物的看法不一,理解差异及采取行动不同。通常所说的"代沟"就是文化价值冲突的体现。

护理工作的对象是具有不同文化素质的人。为了更好地进行个体化的护理,避免由于护患之间文化、行为模式差异影响护理效果,在评估病人时要讲究沟通策略,理解他们对健康、疾病的文化信仰和价值观念。

第三节 文化休克

一、文化休克的概念

文化休克(Cultural Shock),又译为"文化震惊"、"文化震撼",是指生活在某一文化环境中的人初次进入到另一种文化环境(如到了不同的民族、社会群体或地区甚至国家)时所产生的思想混乱与心理上的精神紧张综合症。文化休克现象是人们从熟悉的环境来到陌生的文化环境时产生的一系列精神紧张综合症。它表现为生物、心理、情绪三方面的反应,常见的症状有焦虑、恐惧、沮丧、绝望。每个人都有诸如离开家庭,进入幼儿园或学校,调换新的工作单位,住进医院等经历,都感受过不同程度的精神紧张。大量临床实践证明,病人住院会产生一系列不适应、不习惯,甚至会产生恐惧心理,表现出明显的文化休克现象。文化休克是影响疾病治疗和护理的重要因素。

二、引起文化休克的原因

20世纪60年代,美国传播学家提出了双向传播模式理论,而美国传播学者罗杰斯(E. M. Rogers)等人提出了双向的互动传播模式。他认为,互动传播是一种循环过程,通过这个过程,参与传播的双方一起创造和分享信息,赋予信息意义,以达到互相理解。

该传播模式中,噪音(Noise)是传播构成要素之一。在人类传播活动中,信息的传递效果从来不是百分之百的获得,阻碍传播过程的一切因素统称为噪音。

(一) 沟通交流(Communication)

沟通是一个遵循一系列共同规则而互通信息的过程,包括语言沟通和非语言沟通,两种方式均可以引起个人的精神紧张。沟通的发生通常会受到文化背景或某种情景的影响。不同的文化背景下,同样的内容可能会有不同的含义,脱离了文化背景来理解沟通的内容往往会产生误解。

1. 语言沟通 语言沟通是人类用来交流信息的最常见、最重要的工具,但文化背景和文化观念的差异可能导致语言不通,如语种不同或应用方言土语,即使使用同一种语言,语言的各种形式也可能因文化背景的影响而产生不同的含义。我国有56个民族,各民族均有自己的语言和沟通交流的模式。当一个人从熟悉的环境到陌生环境时,就会遇到语言沟通交流问题。

2. 非语言沟通交流 指运用非语言方式进行的沟通交流,身体通过运动、声音、触觉及运用空间等进行信息的传递。非语言性沟通的形式有身体语言、反应时间、空间效应、类语言等因素。不同的文化背景下的非语言沟通模式不完全相同,所代表的信息含义也不同。

(二) 日常生活活动的差异 (Mechanical Difference)

每一个人都有自己规律的日常生活活动,当一个人离开自己所熟悉的文化环境到另外一个陌生的环境,其日常生活活动、生活习惯将会发生变化,需要去适应新环境下的文化模式,往往会使人产生挫折感。新环境下的住宿、交通工具、作息制度、工作环境等都需要人们花费时间和精力去适应,有时会给人们增加烦恼,从而引起文化休克。如因出公差到另一个城市,常常需要改变自身的生活习惯及日常工作习惯,去竭力适应新的环境,有时在适应过程中总会感到不顺心、不如意,这样的感受就是为克服日常生活不便而造成的文化休克。

(三) 孤独 (Isolation)

孤独往往伴随着沟通交流而来,主要是对新环境感到生疏,又与亲人或熟悉的朋友分离或语言不通,因而倍感孤单、无助,产生焦虑和对新环境的恐惧。

(四) 风俗习惯 (Customs)

不同文化背景的人都有不同的风俗习惯,当进入一个新的环境时,必须去适应新环境中的风俗习惯、风土人情。新环境中的饮食、服饰、待客、居住、消费等习俗可能与自身原有的文化环境不同,但又必须去了解和接受。例如,许多中国人无法忍受奶酪的滋味,对把蚯蚓等昆虫当饭吃感到恶心,但有些民族却把这些视之为美味。这些文化的差异会使人短时间内难以接受,从而出现文化休克。

(五) 态度与信仰 (Attitudes and Beliefs)

态度是人们在长期的生活中通过与他人的相互作用、通过社会文化环境的不断影响而逐步形成的对事物的评价和倾向。信仰是对某种主张或主义的极度信任,并以此作为自己行动的指南。信仰主要表现在宗教信仰上。态度、信仰、人生的价值观和人的行为在每一个文化群体之间都是不同的,受自身环境的文化模式的影响。例如,儿童腹泻是一个世界性问题,根据WHO最近统计,每年约500万到700万人死于腹泻,腹泻与贫困、营养不良、感染等有关。口服补液疗法可以说是一种简单、经济的手段,但这种治疗方法往往不被人采用,尤其是贫困国家或地区,因为他们有自己的信仰和经验,他们认为口服补液剂是腹泻的"燃料",会加重腹泻。

以上造成个体文化休克的5个因素使个体对变化必须做出适应和调整。当同时出现的因素越多、越强烈时,个体产生文化休克的强度越明显。

三、文化休克的分期

按个体出现文化休克的程度分为4个阶段。

(一) 兴奋期

个体到了一个新的环境有一种新奇的感受和了解周围环境的欲望。如,对于一个旅行者,他很愉快地观光,有愿望了解当地的风土人情,学习当地的语言、生活习惯,并能按计划地执行他的旅行计划。对于住院病人,他希望了解负责自己治疗的医生、护士及同室病友的情况,并希望了解自己将接受怎样的治疗。

(二) 清醒期

当个体意识到自己将在新的环境中作比较长期的停留时,他必须调整和改变自己的种种习惯去适应新的环境,所以有受挫折感。甚至由于不了解当地风俗、习惯等闹出一些笑话或处于尴尬状态,会感到自我形象及自我概念的受损。对新环境的迷惑和对旧环境的依恋是文化休克综合症中最难度过的阶段。

(三) 转变期

个人开始学习适应新环境的行为模式,开始了解熟悉新环境,交朋友,尽可能参加新环境内的日常生活、当地节日庆祝活动,对发生社交性错误不再认为是对自我的损害而满意地学习新的规则。

(四) 工作期

在此阶段,个人认为生活在新环境与所熟悉的旧环境一样安全、舒适,能自然地"入乡随俗"了。一旦离开这已经接受或适应的新环境而回到旧环境,会重复由熟悉环境到陌生环境的过程,反而感到不适。

四、文化休克的表现

随着个体所处的文化休克的时期不同而有不同的表现,一般具有以下表现。

(一) 焦虑

焦虑是指个体处于一种模糊的不适感中,是自主神经系统对非特异性或未知的威胁的一种反应。焦虑有以下表现:

1. 生理表现 坐立不安、失眠、疲乏、声音发颤、手颤抖、出汗、面部紧张、瞳孔散大、缺乏目光的接触、尿频、恶心呕吐、特别动作增加(如反复洗手、喝水、进食、抽烟等)、心率增快、呼吸频率增加、血压升高等。

2. 情感表现 自诉不安,缺乏自信、警惕性增强、忧虑、持续增加的无助感、悔恨、过度兴奋、容易激动、爱发脾气、哭泣、自责和谴责他人,常注意过去而不关心现在和未来,害怕出现意料不到的结果。

3. 认知表现 心神不定,思想不能集中,对周围环境缺乏注意,健忘或思维中断。

(二) 恐惧

恐惧指个体处于一种被证实的、有明确来源的恐怖感中。文化休克时恐惧的主要表现是:躲避、注意力和控制缺陷。个体自诉心神不安、恐慌,有哭泣、警惕、逃避的行为,冲动型行为和提问次数增加,疲乏、失眠、出汗、晕厥、夜间噩梦、尿频、尿急、腹泻、口腔或咽喉部干燥,面部发红或苍白,呼吸短促,血压升高等。

(三)沮丧

由于对陌生环境的不适应而产生的失望、悲伤等情感。
1. **生理表现** 胃肠功能衰退,出现食欲减退、体重下降、便秘等问题。
2. **情感表现** 忧愁、懊丧、哭泣、退缩、偏见或敌对。

(四)绝望

绝望指个体主观认为个人没有选择或选择有限,以致不能发挥自己的力量。面临文化休克时,个人认为走投无路,表现为凡事处于被动状态,说话减少,情绪低落,对刺激的反应减少,感情淡漠,不愿理睬别人,被动参加活动或根本不参与活动,对以往的价值观失去信念,生理功能低下。

五、影响文化休克的因素

(一)个人的健康情况

在应对文化冲突造成的压力时,身心健康的人应对能力强于身心衰弱的个体。

(二)年龄

处于学习阶段,生活方式、习惯尚未成型的儿童对生活形式改变适应较快,应对文化休克的困难较少,异常表现也较轻。相反,年龄越大,已习惯的文化模式越难改变,不会轻易放弃熟悉的文化模式而去学习新的文化模式。

(三)以往应对生活改变的经历

一个以往生活变化较多,并能够对各种变化很好适应的人,在应对文化休克时较生活上缺乏变化的人困难要少,文化休克的症状也较轻。

六、减轻文化休克的沟通策略

(一)住院病人的文化休克

病人因病住院,从熟悉的家庭文化环境到陌生的病房文化环境,造成病人不适应,应对能力下降,而出现一系列精神紧张症状。这种住院病人出现文化休克的原因如下。
1. **沟通交流障碍** 在医、护、患言语交流中经常听到一些生疏的医学术语,如备皮、灌肠、骨穿、腹透等。还有对医生的忙碌、护士的穿梭病房、医护的表情等一些非语言交流的错误理解,都会给病人造成一种紧张气氛。
2. **个体差异**
(1)性格特征 性格开朗的病人善于与人沟通与交流,对文化环境的改变适应能力强。

性格内向的人,对文化环境的适应能力弱。

(2) 年龄　儿童生活方式和习惯尚未形成,对生活形式适应快,对文化环境适应能力强。中老年人的文化模式已经形成,制约适应新环境的因素较多。

(3) 患病的经历　首次患病、首次住院的病人对医院及治疗十分生疏,极易产生文化休克。长期患病或易患病的人,对医院环境及治疗有一定的感性认识和体验,有一定的适应医院文化环境的能力。

(4) 个体的支持系统　文化环境的改变,亲属、朋友所提供的帮助越大,给予病人的心理支持越大,病人适应环境改变的能力就越强。反之,病人陷入文化休克的程度越严重。

(5) 日常生活差异　医院的环境的布局不同于家庭,医院的仪器、设备的使用,规范的探视、作息制度都使病人难以适应。

3. 风俗和习惯　每个人所在的民族和地区风俗习惯形成的文化特征与医院文化是截然不同的,会不同程度地产生文化休克。病人需淡化原有角色来承担病人的角色,适应医院的环境,改变以往的一些生活习惯。

4. 孤独　人在平时与环境的交往中,自然而然地形成了一种与周围环境的整体感。由于住院,病人自我与外部世界的整体性受到破坏,与家人、朋友、同事分离,孤独感油然而生,住院限制了病人的社交范围,更显孤独。这种由于住院产生的孤独感,无形中增加了病人的心理负担,加重了文化休克。

5. 态度和信仰　态度是人们在长期的生活中与他人的相互作用,通过社会文化的影响而逐渐形成的。病人入院后,往往习惯用自己已有的态度体系去看待和处理医院内的各种事情,从而加剧了文化休克。病人及家属如有宗教信仰,也影响病人对医院生活的适应。

6. 自信和自尊　人在健康的情况下,往往具有强烈地表现自我的性格,力争自主,不依附别人。住院后需要别人的照顾,这种变化使病人失去信心和自尊,产生心理负担。

(二) 减轻住院病人文化休克的沟通策略

护士和病人的接触最多,是帮助病人减轻或解除文化休克的最重要的成员。护士应针对病人出现文化休克的原因和病人进行有效沟通,减轻或解除各种引起病人文化休克的紧张因素。

① 要做好入院介绍,减少陌生感和压力,使病人尽快熟悉病房环境、医院制度、工作人员、设备等,加快对环境的适应;

② 用通俗易懂的语言与病人交流,对某些诊断、治疗名称、医院用语、医学术语进行必要的解释;

③ 建立良好的护患关系,重视病人的心理护理,正确地理解病人的要求,尽早识别文化休克的表现,采取有效的措施满足病人需要;

④ 尊重病人,用病人习惯的尊称称呼病人,尊重病人的风俗习惯和宗教信仰;

⑤ 提供合理的健康教育,如手术前教育,操作检查前介绍,出院指导等。

第四节 Leininger 跨文化护理理论

20世纪50年代中期,从事人类文化护理研究的护理专家莱宁格(Leininger)成为获得人类学博士学位的第一位专业护士,并创立了"跨文化护理理论"(Transcultural Nursing Theory)。

1979年Leininger对跨文化护理进行了定义。她认为"跨文化护理"是护理学的一个学术分支,它是对与护理和健康—疾病照顾有关的习惯,信仰和价值的文化所进行的比较研究和分析,其目的是根据人们的文化价值和对健康的认识,为其提供有意义和有效的护理保健服务。

一、Leininger 理论的基本内容

包括3个方面的内容。

(一) 文化照顾是人类生存的必需条件

文化照顾是人的一种天性,是人类文明社会形成、生存、发展壮大的基础及必需条件。

1. 照顾(Care) 是指能够帮助、支持或使具有明确或预期需要的人获得相应能力的行为及活动。这种行为及活动能改善和促进个体或群体的健康状况、生活方式或面对死亡。Leininger认为照顾是人类得以生存的基础。照顾被假设为在护理学中占中心的、统治的地位。若没有照顾,治疗(Cure)就不能有效地进行,而没有治疗,照顾却可以有效地进行。但在不同的文化背景下,对照顾的表达形式和生活方式是具有不同意义的。照顾现象可以通过考查相应文化群体的世界观、社会结构以及语言等得以发现或确认。

2. 文化照顾(Culture Care) 是指对另一个个体或群体维持其健康、改善生活状况和生活方式,或面对疾病、残障或死亡的一些价值、信念和模式化的生活方式进行辅助、支持和促进。

(二) 世界上不同文化的民族具有文化照顾的共性和特性

不同的文化背景的人有不同的照顾体验,因而就会形成这种文化所特有的一种照顾模式。一种文化中的照顾的表达方式可能与另外一种文化有着天壤之别。因此,为病人提供合乎其文化环境的照顾是护理人员的职责之一。

1. 文化照顾差异(Culture Care Diversity) 文化照顾差异是在涉及辅助、支持、促进人类照顾的表达方面,不同人群或人群内部对照顾的意义、价值、形态、生活方式或象征等所存在的不同或变异。

2. 文化照顾的共性(Culture Care Universality) 文化照顾共性是指在涉及辅助、支持、促进人类照顾的表达方面,各种不同文化之间所表现的对照顾的共性的、相似的或一致的意义、价值、形态、生活方式或象征等。Leininger认为人类的照顾在不同文化之间是统一的、一致的,但却有着不同的表现、行为、形态、价值和意义等。

(三) 文化照顾分为普遍照顾和专业照顾

专业照顾与普通照顾在意义及表达方式上有很大的区别。

1. 普通照顾 是人类一种天性的具体体现，它存在于日常生活中。

2. 专业照顾 是一种有目的、有意义的专业活动，是一种工作而不是一种属性。专业照顾是那些帮助性、支持性、关心性的专业行为，以满足服务对象的需要，从而改善人类的生存条件或生活条件，以利于人类社会的生存及发展。

Leininger 认为，护理的本质是文化照顾，照顾是护理的中心思想。照顾是护理活动的原动力，是护士为病人提供合乎其文化背景的护理基础。护理照顾体现在护士与病人的护患关系中，以及各种各样的护理活动中。护理照顾与其他职业照顾不同，护理照顾是以病人的健康为目的，并从整体观念出发，为病人提供符合个人独特需要的护理照顾。

Leininger 指出以文化为基础的护理照顾是有效促进和维持健康以及从疾病和残疾中康复的关键。过去护士们在为不同文化的人们提供照顾时，未能从跨文化的角度赋予价值和实现。要使护理对世界上各种文化的人有效、合理和切合实际，必须具有跨文化照顾的知识和技能。

二、朝阳模式

Leininger 将其理论称之为文化照顾的差异和共性。为了描述该理论的基本组成成分，Leininger 构建了一个所谓的"朝阳模式(Sunrise Model)"，并逐渐予以改进和完善，如图 10-1 所示。该模式通过不同的表现形式准确地描述了理论中各组成部分之间的关系。

该模式最上边的半圆形描述的是通过语言和环境影响着相应文化的人们的照顾和健康的世界观及社会结构因素。这些因素包括文化价值与生活方式、宗教与哲学因素、亲属与社会因素、政治与法制因素、经济因素、技术因素和教育因素。他们相互关联、相互影响并影响着位于模式下半部分的各种保健系统——民间照顾系统、专业照顾系统和护理照顾系统。通过三种不同类型的护理照顾的决策和行为，护理照顾这个亚系统将民间照顾系统和专业照顾系统联系起来而成为两者之间的桥梁纽带，并最终实现提供与文化一致的照顾的护理目标。

Leininger 指出朝阳模式不是理论而是对理论的构成成分的一种描述。该模式的目的是帮助理解理论中的各个成分在一种文化中是如何影响人们的健康状态以及对他们所提供的健康照顾的。Leininger 强烈反对以因果关系或线性关系的观点来研究文化照顾的差异与共性。她认为找出什么是照顾，探讨和发现照顾的本质和意义是很重要的。

三、跨文化护理理论与护理程序

Leininger 理论的目标是为个体、家庭和群体的健康提供与文化相应的护理照顾。

跨文化护理理论的主要特点是提出并强调了文化与照顾和护理的关系。护士在为服务对象提供护理服务的过程中，必须具有跨文化护理的意识和能力，了解并尊重服务对象的文化背景、信念和行为习惯。在临床护理实践中，可根据朝阳模式的描述来执行护理程序。

根据朝阳模式所描述的认知途径可以看出，护士首先要了解服务对象所处的文化背景及

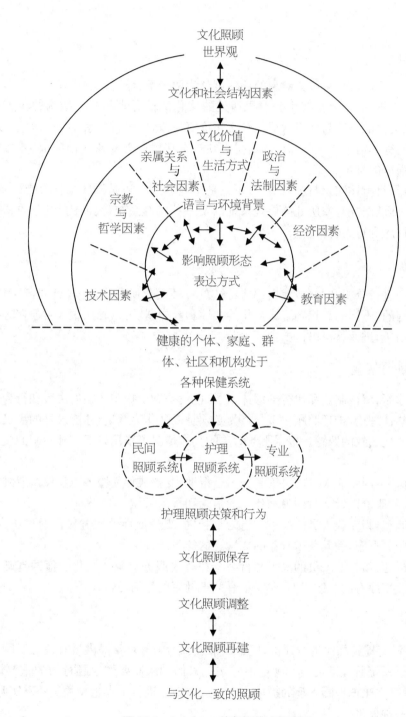

图 10-1 Leininger 的朝阳模式示意图

其对服务对象的健康与照顾的影响,然后根据服务对象所处的不同照顾系统的关系,通过文化照顾保存、文化照顾调整和文化照顾再建三种护理照顾的行为和决策为服务对象提供与文化一致的护理照顾。由此可见,跨文化护理理论为我们观察护理现象和实践护理活动提供了一种新的观点和方法。下面我们主要介绍如何将 Leininger 的跨文化护理理论应用于护理程序中。

（一）评估

根据跨文化护理理论，对服务对象的评估可分为两个部分进行。

第一部分：首先，护士要具有服务对象所处的文化的世界观和社会结构的相关知识。同时，还要了解该文化的语言与环境状况以及文化价值与信念、亲属关系、宗教、政治、技术、经济和教育等因素的有关情况。这些知识的获得必须是在接触服务对象之前完成，才可能避免文化休克或文化强迫的发生。

第二部分：是将上述知识与服务对象（不论是个体、家庭，还是群体或社会文化机构）的具体情况相结合，确认服务对象所处的保健系统以及三种保健系统（民间的、专业的和护理照顾系统）的价值、信念和行为特征。

（二）诊断

对上述特征进行分析和判断，找出哪些特征是各种文化所共有的、普遍的，哪些是服务对象的文化所特有的、不同的。找到了该文化的共性和差异，就可以确认服务对象在哪些方面未能满足其文化期望，进而就可以得出护理诊断。

（三）计划与实施

有了护理诊断，就该制定和执行护理计划了，也就是做出护理照顾的决策和行为。根据文化照顾差异与共性理论，护理照顾决策与行为必须是以文化为基础，才能最好的满足服务对象需要和提供与文化一致的照顾。根据服务对象的具体情况可采用以下三种不同的文化照顾决策和行为。

文化照顾保存：即专业人员的决策和行为是帮助、支持或促使服务对象保留或维持那些有利于健康、疾病的康复以及面对残障和死亡的信念和行为习惯。

文化照顾调整：指专业人员的决策和行为是帮助、支持或促使服务对象通过协商，适应和调整其健康与照顾形态，使其获得有益的或满意的健康照顾结果。

文化照顾再建：指专业人员的决策和行为是在尊重服务对象的文化价值的基础上，帮助、支持或促使其改变原有的生活习惯，建立更有益于健康的生活习惯。

（四）评价

Leininger没有提到如何进行评价，但她非常强调为服务对象提供最有益的照顾方式以及对护理行为进行系统研究以找出能满足不同文化人们健康需要的照顾行为的重要性。Leininger及其他对跨文化护理感兴趣的护理人士在这方面已进行了大量相关研究。实际上，这些研究就相当于一种评价。

第五节　多元文化背景下的沟通策略

在护理活动过程中，护理人员要经常面对具有不同民族与国家、不同语言与风俗、不同宗教信仰等多元文化因素的病人，护士既要为其提供既适合共性需要的护理服务，又能体现能适应个体文化背景需要的特殊性护理服务。为了适应、满足不同文化背景的护理需要，在进行护患沟通过程中，护士除了了解、学习不同文化的民族行为方式，重点研究其不同传统习惯与照顾方式，并运用这些知识为不同民族或国度文化的人进行共性和各异的护理外，还必须掌握一些沟通策略，这样才有利于护患沟通，使不同文化背景的病人得到满意的护理服务。

一、交流方式因人而异

交流是实施多元文化护理的前提，提高护士沟通技巧是保证护理质量的关键。在语言交流上，护士不仅要加强外语学习，而且要加强母语中方言的学习以对不同知识结构的人采取不同的表达方式。如欧美人见面爱问好；中国人喜欢问饮食起居；西方人谈话涉及面广，如气候、爱好等，但触及个人及家庭的隐私时则缄口默言；东方人传统观念强，爱涉及家庭生活体验。在交流用语上，在我国对老年称呼往往以"老"表示尊重；而西方老年人则不愿意称呼"老"，因为他们忌讳"老"，认为自己还没有到老的程度。在非语言交流上，西方人特别是美国人和法国人谈话时，喜欢用手势帮助信息的表达，而中国人却不同。即便是同样的手势或非语言行为，表达的意思也可能不同。中国人习惯于用点头表示同意或对，摇头表示不同意或不对，而斯里兰卡、印度、尼泊尔、巴基斯坦等一些国家的一些地区，摇头表示同意；在讲标准英语的人群中，讲话时眼光应正视对方，这意味着诚实给人以信任感，而在东方文化中，讲话时老盯着对方的眼睛会给人一种咄咄逼人的感受。还有，尽管有些非语言交流表达的意思一样，但表达的方式不同，如西方人用拥抱来表示热烈的欢迎和送行离别，而中国人则习惯用深情的握手；西方人耸耸肩、一摊手表示不知道、无可奈何，中国人则摇摇头、缄口无语。

护士在临床工作中，要有意识地注意病人交流方式的差异。应注意倾听，耐心诱导，从言谈中捕捉谈话的契机，了解病人的病情和心理，因势利导，从中选择收集病史资料和发现护理问题，取得良好的沟通效果，建立相互信任的护患关系。

二、安排合适的个人空间

由于各国、各民族都有自己不同的空间距离的要求，个人空间是围绕一个人个体的区域范围，并指此人占据或意识到的周围区域。人对空间概念的理解不完全一致。空间的概念与个体平时生活习惯以及适应的空间大小有关，对于适应了较宽敞办公或居住环境的人来说，搬迁到窄小、拥挤的空间肯定会不适应。对于中国人来说，大家都习惯了一人接着一人排队上公共汽车，在公共汽车里，也是人挨着人；而对于西方人来说，出现了这种情形，会感到很不自在或别扭，但也只好"入乡随俗"了。一般来说，东方人喜欢与人交流，喜欢群居；而西方人，个人隐私感强，好独居，人际交往距离也相对较远。

护士在护理不同民族的病人时，应考虑到个人的空间问题，在交谈距离和病室安排上应有差别，如果护理人员忽视了空间因素就可能导致沟通失败。如在和美国人交谈时，距离应该远一些，和巴基斯坦人交谈时距离就应该近一些。中国人住院大多安排在大房间，便于病友交流；西方人住院宜安排比较宽敞的单人房间。如一例62岁的男性美籍韩国人，中风后遗症入院接受针灸治疗，护士把他安排在两人间的病室。病人入院后一直闷闷不乐，后经责任护士与之沟通，才知道病人希望病室宽敞、舒适。护理人员克服困难提供了10余平方米的单间，病人仍因面积不够理想而遗憾。近年来，随着我国经济水平的提高，生活条件的改善，病人对住院条件要求增高，要求住单间的越来越多。各级医院为了满足病人的文化需求，开设了特殊病房、家庭病房、母婴同室病房等，体现了多元文化的护理。

三、按照不同社会家庭文化背景的差异实施护理

一个人在成长过程中受到某种文化的影响，在不知不觉中形成特定的世界观，世界观支配其行动，这种现象称为文化约束。不同民族、阶层的文化约束，使每个人以自己特有的文化角度来看待和处理事物。所以护士要认识到不同民族有不同的文化约束，按其文化背景及风俗习惯，做到有的放矢的护理。

(一) 注重价值观念

不同民族和文化背景下，产生不同的生活方式、信仰、价值观念，护士应注意不同文化背景的病人的价值观念差异。在道德观念上，中国人主张"孝道"，对住院的老年人往往照顾得无微不至，为了尽孝，包揽了所有的生活护理，却使得老年人丧失了自我、自立，作为护士应顺应老年病人、病人家属的价值观念，满足他们的自尊心和愿望；而西方人在成长过程中很注重自理、自立能力的培养，护士在护理病人时应评估病人在价值观念上的不同，不要损害病人的自尊心。

(二) 应尊重不同民族饮食习惯

不同的民族有不同的饮食习惯，如西方人喜欢吃生、冷食物，在他们看来这些食物可以增进健康，而东方人则认为这些食物可能是致病的原因。我国满族、锡伯族禁食狗肉；回、维吾尔、塔吉克等民族信仰伊斯兰教，禁食猪肉、死物、血液，每年九月斋戒，斋戒期间从黎明到日落要禁食水，护士针对这种情况可以采用夜间加餐、输液的方法满足病人的营养需求。不同地域的病人口味也有差异，在我国有"南甜北咸东酸西辣"的说法，护士如果在饮食中注意满足病人的这些要求，对病人恢复健康是十分有利的。

(三) 尊重病人的民族习俗

在多元文化护理中，尊重病人的民族习俗是最重要的。如日本人忌讳数字"4"，认为4是"死"的谐音，不吉利；在信仰基督教的欧美国家，"13"这个数字常常与耶稣殉难日联系在一起，禁忌"13"，乘飞机、乘船不愿意选择13日，认为是不祥之兆。护士可以在说话和安排床位时尽量避开这些数字。

有的民族手术前准备不宜刮阴毛，在不影响治疗的情况下，应尽量满足病人的要求。有的民族在术前要进行祈祷，护士要提供必要的场所，并且在病人祈祷时要注意尽量回避，也不要来回走动，尤其是病人的正前方。不同民族有自己的传统节日，如开斋节、圣诞节等，在这些传统节日，护士如果送上一束鲜花或送上一个慰问卡、圣诞卡，亲切地道一声祝福，不仅可以增进友谊，还可减轻他们的思乡之情，以心灵的慰藉缩小彼此之间的文化距离。

此外，在病情观察、疼痛护理、临终护理、尸体料理和悲伤表达方式等方面要尊重病人的文

化模式。例如,应对信仰伊斯兰教的病人尸体进行特殊的沐浴。不同性别的人表现悲伤的方式不相同,男人多保持沉默来怀念死者,女人则哭泣并需要别人安慰和支持。

四、正确处理时间观念的差异

不同文化背景的人对时间的观念不同。有的人着眼于现在,有的人着眼于未来,护士应根据不同民族的人的时间观念,合理安排生活起居与护理、治疗程序。欧美人注重将来胜于现在,护士在护理时应注重整体效应,病人入院时,将各种安排事先编入日程,告知本人以取得合作;而另一些国家的人认为目前胜于将来,他们认为时间是灵活的,可以调整的,一切事可等他们来了再开始。护士应看到是他们由于观念上的差异而产生的结果,不可以认为这种人懒惰而鄙视他们,需要在护理时耐心引导。

 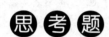

1. 你对跨文化沟通是怎样理解的?
2. 说说在当今社会实施跨文化护理的重要性。
3. 如何用跨文化护理的程序对具体病人实施护理?

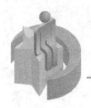

第十一章
家庭沟通

案例 11-1

刘女士,今年 47 岁,近一段时间非常苦恼。她原本是个慢性子人,很少跟人红脸,更别说吵架了。可不知怎么回事,这两年她的脾气越来越大,性子也越来越急,老有一股说不出的无名火儿堵在心口上。在单位里她不得不强忍着,回到家后常会忍不住发火。丈夫很不理解她,埋怨她不像他原来认识的那个"她"了。婚后这么多年他们的夫妻感情一直很好,可现在夫妻生活也受到影响。

问题

1. 刘女士所在的家庭出现了哪些变化?
2. 面对自身的这些变化,刘女士及她的家人要做怎样的努力?

案例 11-2

某社区里住着一位 73 岁的老人,他独自一人居住,患有高血压、高血脂十多年,长期服药控制病情。他有两个儿子和一个女儿,虽然都在同一城市,但离老人的家比较远,不经常来看望老人。社区医疗中心里的工作人员了解了这些情况后,准备与老人的三个儿女谈一谈。

问题

1. 社区护士在交谈前还应评估这个家庭的哪些情况?
2. 社区护士应在沟通前做哪些准备?怎样进行有效的沟通?达到怎样的目的?沟通时要注意些什么?

本章目标

1. 阐释家庭的概念及相关家庭理论。
2. 描述家庭的功能及家庭对个人健康的影响。
3. 归纳家庭沟通中的护理干预措施及沟通技巧。

4. 运用整体护理程序进行家庭沟通。

本章关键词

Family（家庭）is the collective body of people who live in one house, and under one head or manager; a household, including parents, children, and servants, and, as the cases may be, lodgers or boarders.

Family Communication（家庭沟通）is defined as the transactional process in sharing information and creating meanings within a family system.

随着护理学的发展,护理工作者在对患者进行全身心的整体护理的同时,也越来越多地注重对患者家庭的护理,以发挥家庭在促进及保护患者身心健康中的作用。家庭作为患者的主要支持力,对患者心理及身体的健康起着至关重要的作用。一个家庭是否健康以及能否给患者提供强大的精神支持和照护,是护士在实施整体护理过程中不能忽视的环节。护士在护理工作过程中,与患者及其家庭有着多方面的沟通,因此,理解家庭沟通的含义并学习如何与不同的家庭进行沟通,是护士应该掌握的一项基本技能。

第一节 家 庭

一、概念

（一）定义

家庭(Family)是在某一特定时间里通过遗传、婚姻或收养等生理或社会手段而结合到一起的具有两个或两个以上成员的社会组织形式,是人类生活中最基本、最重要的一种组织。举凡个人的生存、种族的繁衍、社会的安定、国家的建立,无不以家庭为根据与中心。20世纪80年代以来,学者们对家庭有不同的认识和理解,并从不同的角度解释家庭。Strong 和 Devanlt(1992)认为,家庭是由经济上相互合作的人组成的,他们可享用同一居室,并抚养孩子。Hanson 和 Boyd(1996)指出,家庭是在感情上、生理上相互倚赖,在经济上相互支持的两人或多人组成的群体,家庭成员可以自己选择。Johnson 认为,家是由两个或多个个体组成的,组成家庭的个体可来源于相同的或不同的家族,他们有长期的生活安排,经常生活在一起,感情把他们结合起来,并且相互之间有尽义务的责任。

（二）特点

① 家庭至少由两个或两个以上的成员组成,一个人不能称其为家庭。

② 婚姻是家庭的起点、基础和根据。由婚姻而结成的夫妻关系是家庭中最主要的关系,是家庭的核心,是维系家庭的第一纽带,是判断家庭的第一标准。

③ 父母子女关系、兄弟姐妹关系是家庭中的第二种主要关系。由父母和子女结成了家庭最稳定的三角，缺掉了一方（父或母）或两方都还可以称其为家庭。

④ 家庭中还可以包括父母子女以外的其他直系、旁系亲属和建立了正式领养关系的人。

⑤ 组成家庭的成员还应以共同生活及密切的经济交往为条件。

二、家庭理论

（一）系统理论（Systemic Theory）

家庭系统，是指家庭系统内各个成员之间的相互沟通，如夫妻、父子、母女、婆媳等；也包括由这些沟通所引发的生理心理过程，如思维、情感、激素分泌或疾病。Neumann 的系统模式对家庭的定义是：家庭是一个系统，由关系协调的家庭成员组成——有人生意义和价值观相近的一组人组成的家庭，并在不断变化的环境中保持家庭的生存；家庭由两人或多人组成，这些人创造和保持共同的文化，其中心目标是延续家庭的存在。

家庭作为一个系统，其家庭成员之间存在着一定的关系，但更重要的是：每一个家庭都不是一个与环境隔绝的独立体，每个家庭与环境之间都存在着或多或少的联系，与环境有相互作用，互通信息，同时也有结果输出。因此，家庭是一个开放系统。

包括家庭在内的各种各样的系统，其中都包含着稳定的因素和不稳定的因素，因此家庭需要发展一套结构和规则来保持稳定和秩序以及加强家庭发展的可预测性；这些结构和规则可以使信息的沟通和交流处于家庭的稳定的控制之下。通常认为家庭是一个自调节的自稳态系统，它有能力对外界和内部的改变做出调整以保持自身的稳定。因此可以认为面对来自家庭内外的变化，当家庭内部的一部分元素发生改变时，另一部分也发生相应的改变，两者共同作用使家庭恢复稳定。这一过程可以叫做负反馈，通过这种负反馈使整个系统功能稳定和适应变化。但是如果仅仅存在这样的负反馈，可以预见家庭不会经历任何显著的变化。如果一个系统没有规则和运行的范式，那么它根本就不能存在，但是当系统存在太多的规则时，那么这一系统的活力也会大受影响。正反馈指的是，家庭内部发生一个小的改变，却因为其他成员的互动作用，使这种改变扩大化甚至异常加剧，这可以解释为什么家庭会出现较为严重的问题，并且某些无效的解决方法依然在不断地被重复。但是正反馈并不是必然不好的，因此在治疗中也可以利用这一机制，使家庭在建设性的行为和沟通方式上变得越来越强大。尽管正反馈可以解释某些坏的行为习惯是如何形成和保持的，它也可以同样用来解释好的行为是如何保持甚至是得到发扬的。

（二）发展理论（Develop Theory）

发展理论是把家庭看作为一变化的、动态的过程，有开始，也有结束。不同时期的家庭具有不同的发展任务。家庭发展周期是以家庭为单位的一系列发展阶段。Duvall 将家庭发展分为 8 个阶段，每个阶段都有其特定的职责要家庭成员妥善处理，以便顺利过渡而不断趋于成熟，否则将会在家庭成员中产生相应的健康问题。

Duvall 的理论为研究家庭发展过程提供了一个周密、逻辑的方法，然而这个理论主要适用于核心家庭，因而不完全代表现代的所有家庭，家庭变故、离婚再婚、独生子女家庭、社会传统等都会使家庭生活的阶段发生变异。

表 11-1 Duvall 家庭生活周期

阶 段	定 义	发展任务
新婚	男女结合	双方适应及沟通,性生活协调及计划生育
第一个孩子出生	最大的孩子在 0～30 个月	调整进入父母角色,存在经济和照顾孩子的压力
有学龄前儿童	最大的孩子在 30 个月～6 岁	儿童的身心开始发育,孩子与父母部分分离(上幼儿园)
有学龄儿童	最大的孩子在 6～13 岁	儿童的身心开始发展,教育孩子,使孩子社会化
有青少年	最大的孩子在 13～20 岁	青少年的教育与沟通,青少年与异性交往
孩子离家创业	最小的孩子离家	父母与孩子关系改为成人关系,父母逐渐感到孤独
父母独处	所有的孩子离家至家长退休	恢复仅夫妻俩的生活,女主人感到孤独,开始计划退休后生活
退休	退休至死亡	经济及生活的依赖性高,面临各种老年疾病及死亡的打击

(三) 互动理论 (Act Theory)

互动理论主要从社会心理方面来评估家庭,并以内在的家庭动力来解释家庭中所发生的一切现象。家庭动力包括地位关系、社会化过程、沟通形态和沟通过程等。互动理论强调的是家庭中成员之间内在的影响,如家庭的行为主要是受家庭内在因素的影响,而不是受社会的规范所影响;家庭的基本表现是每一个人与其他人的相互作用;家庭的延续是以子女来表现的。

三、家庭结构 (Family Structure)

家庭结构是指家庭组成的类型及各成员相互间的关系,主要包括人口结构和内在结构两种。

(一) 人口结构

人口结构即家庭规模或类型,它关系到家庭经济负担、家庭成员间的人际关系、家庭功能的完善程度及疾病的传播等。常见的家庭类型有以下几种:

1. 核心家庭 是由父亲、母亲及未婚的孩子组成的传统家庭形式,只有夫妇而没有孩子的家庭也属此类型。它通常被认为是比较理想和稳定的家庭形式。

2. 双人核心家庭 没有孩子的合法结婚夫妇的家庭,这种家庭可能是从未曾有过孩子,或是孩子已经投身社会。有子女的家庭,在子女长大离家独立后,都会变成没有子女的家庭。

3. 重组核心家庭 由继父(母)和亲生母(或父)与孩子组合而成的核心家庭,为单亲或双亲家庭。此类家庭其适应与融合,包括生活习惯、角色、爱、价值观、家庭规范等的重新培养是非常艰难的。

4. 单亲家庭 因为离婚、遗弃或分居等原因,形成只有父或母的家庭,即由父亲或母亲及其子女组成。此类家庭可能面临角色负担过重、子女角色认同障碍、缺乏社会支持系统、经济压力等问题。

5. 单身 单独生活,通常有一份职业,不一定想结婚。

6. 三代家庭 三代或三代以上住在一起的大家庭。

7. 未婚单亲家庭 单亲家庭而父或母是没有结婚的。

8. 未婚夫妇与孩子的家庭 通常是非正式结婚的。

9. 不生育子女核心家庭 合法结婚夫妇选择不生育子女,又称为丁克族。

10. **未婚男女同居家庭** 未婚男女住在一起。
11. **同性恋家庭** 男或女的同性恋二人生活在一起,可能有或没有孩子。

(二) 内在结构

家庭内在结构的具体表现就是家庭关系,即家庭成员之间的互动行为。有许多健康问题的根源是来自于家庭关系的复杂或家庭互动的不和谐,其影响因素有沟通形态或过程、权利、角色、家庭价值观等。

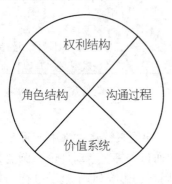

图11-1 家庭内在结构的要素(Friedman,1986)

1. 权利结构(Power Structure) 权利是家庭系统的一个方面,指的是一个家庭成员影响其他成员的能力。权利影响家庭的决策。了解家庭中的权利影响对形成正确的护理决策是非常重要的。

家庭的权利类型有三种:

(1) 传统权威型 权利由传统而来,为集权的形式,例如,父系家庭是以父亲为具权利之人物,这种父亲不论是否具有养家的能力,都是家庭的决策者。

(2) 工具权威型 又称为情况权威型,会因家庭情况的变化而产生权利转移,即家庭中谁赚钱养家,谁权利就最大。

(3) 分享权威型 家庭成员能彼此沟通,共同参与事情的决策,会由能力及兴趣决定事情由谁去做,以得到对家庭最有利的结果,即民主家庭(Democratic Family)。

2. 角色结构(Role Structure) 是指个体成员在一定社会地位中所期盼的行为。更具体地说,角色是一种职能,一种对每个处在这个地位的人所期待的、符合规范的行为模式,如"母亲"是一个家庭角色,在传统观念中应该是照顾、教育孩子、做家务等。然而,家庭个体成员往往也同时扮演着好几种角色,除了母亲的角色,她还是妻子、女儿、家庭的健康照顾者等。

3. 沟通过程(Communication Processes) 沟通是情感、愿望、需要以及信息和意见的交换过程,其发生是透过语言和非语言的互动。家庭关系建立得好坏,关键在于沟通,因为沟通是家庭达成应有功能的最重要条件。

4. 价值系统(Value System) 指家庭成员在共同的文化背景下一起形成的意识或潜意识的思想、态度和信念。它影响家庭角色的分配方式及各家庭成员怎样执行自己的角色。家庭价值观也影响各成员对自己健康状况或疾病的估价。家庭对预防疾病的重要性的认识也影响家庭成员的健康行为。

(三) 外在结构

家庭外在结构的范围相当广泛,一切与家庭的衣食住行相关的外围环境都可称为一个家庭的外在结构。包括经济来源、教育、医疗、住房、休闲娱乐等。家庭的外在结构与内在结构对家庭的互动、功能及发展均产生不可估量的影响。

四、家庭功能(Family Function)

家庭的功能主要表现在保持家庭的完整、满足家庭及其成员的需要、实现社会对家庭的期望等方面。包括以下几方面。

(一) 情感功能 (Sensibility Function)

情感是巩固家庭的力量,有了情感的滋润和支持,家庭才能发展为健康快乐的情境,家庭成员才能彼此亲近,有一定的归属感和安全感。因此,家庭必须满足成员的感情需求以维持家庭的整体性。

(二) 社会化功能 (Socialization Function)

社会化是指一个人通过学习群体文化,学习承担社会角色,把自己一体化到群体中的基本过程。家庭可提供社会教育,帮助子女完成社会化的过程,并依据国家制定的法规和民族习俗,约束家庭成员的行为表现,对家庭成员辅以文化素质教育,培养其具有正确的人生观、价值观和信念。

(三) 生育功能 (Bearing Function)

家庭是生育子女、繁衍后代的基本单位,通过家庭的生育功能,人类种族和社会才能延续和生存,体现生物世代延续的本能与需要。

(四) 经济功能 (Economy Function)

经营生活需要一定的经济资源,包括金钱、物质、空间等都要给予适当的供给,以满足各方面生活的需要。

(五) 健康照护功能 (Health Care Function)

家庭提供和分配物质资源来满足家庭成员的衣、食、住、行、育、乐等各方面的需求。要保护家庭成员的健康,并且在有人患病时能提供多方面的照顾。一般家庭健康照护应提供适当的食物和居住条件;维持适合于健康的居家环境;有足以维持个人卫生的资源;进行健康、疾病与康复照护;配合社区整体健康工作。

五、家庭资源 (Family Resources)

(一) 内部资源

1. 经济支持　家庭对成员提供的各种金钱、财务的支持。家庭中有人生病时,经济支持变得非常重要。

2. 精神支持　家庭危机发生时,不论是疾病还是生活上的改变,家人精神上的关怀与支持都是最有效的资源。

3. 医疗处置　家庭负担了患者大部分的医疗照护,家中若有适当照顾者可照顾患者,不但可以帮助患者早日康复,而且还可以减少家庭混乱的发生。

4. 爱　关系与爱是家庭资源的基石,只是要注意表达的方式及程度,过分与不足会造成溺爱或漠视的情况,从而影响家庭成员自我照顾和独立的发展。

5. 信息或教育 教育程度越高、知识经验越丰富的人,面对家庭危机往往越能睿智地提出相应的解决办法,或让资源发挥更好的功效。

6. 结构的支持 包括软硬件的改变。家庭住宅或设施可以为适应患者的需求而改变,家庭成员也可以根据发生的状况进行角色补充。有了这类的结构支持,才能化解部分的家庭问题、挽救家庭危机。

(二) 外部资源

1. 社会资源 家庭以外的社会群体如朋友、同事、邻居等能提供精神支持,政府的社会福利机构则能够提供实质的金钱、物质、设备或医疗的帮助。

2. 文化资源 戏剧、音乐、电影的欣赏,图书馆的利用等,均能提高家庭生活品质、缓解家庭成员的部分情绪和压力。

3. 宗教资源 家庭成员能从宗教信仰中得到精神支持,也能从与有着相同信仰的家庭或团体的接触中获得精神支持或实质性帮助。

4. 经济资源 家庭的经济来源稳定,可以使家庭有能力应付日常生活事件的经济需要,使成员对生活能够满意。

5. 教育资源 不论正式或非正式的教育训练均能提高家庭成员的教育水平,从而提高家庭解决生活压力或问题的能力。

6. 环境资源 如果家庭的生活环境符合安全卫生标准,生活空间满足工作、学习、游戏和家庭活动的需求,就能减少疾病和意外事件的发生率,间接减少家庭压力。

7. 医疗资源 完善的医疗体系应符合群众易接近、易获得、易利用的原则,使家庭成员在患病或有健康需求时,能方便而有效地获得医疗照护。

六、家庭对个人健康的影响

(一) 遗传(Genetic)的影响

每个人都是其父母基因型与环境相互作用的产物,有些疾病受到家庭遗传因素和母亲孕期各种因素(如理化因素、感染等)的影响而产生。家族遗传疾病主要包括显性遗传病、隐性遗传病、X性连锁遗传病、多基因遗传病、染色体病等。

(二) 对生长发育(Growth)的影响

儿童从出生到长大成人,在整个生长发育过程中所表现出来的普遍现象,称为生长发育的规律。儿童少年在整个生长发育过程中受自然条件、家庭生活、营养条件、疾病和遗传、体育运动等因素所影响而产生年龄和性别上的个体差异。其中,家庭是儿童生理、心理和社会性成熟的必要条件,大量研究表明,家庭的病态与儿童躯体、行为方面的疾病有着密切的关系,如家长的漠不关心可导致孩子患抑郁症等。

(三) 对疾病传播(Transmission)的影响

疾病在家庭中的传播多见于感染。例如,乙肝病毒感染人体后,广泛存在于血液、唾液、阴道分泌物、乳汁、精液等处,主要通过血液、性接触、密切接触等传播,所以乙肝发病具有家族性。

人们日常用来点缀家庭环境的绿色植物,不但能净化空气,调节室内气候,还可以吸收空气中的有害气体。如,茶花、仙客来、紫罗兰、晚香玉、牵牛花、石竹、唐菖蒲等通过叶片可以吸收有害气体;茉莉、丁香、牵牛花、金银花等花卉分泌出来的杀菌素能够杀死空气中的细菌,抑制结核、痢疾病原体和伤寒菌的生长,可使家庭室内空气清洁卫生,预防疾病传播。

(四) 对患病和死亡的影响

加拿大生理心理学家汉斯·塞利(Hans Selye)在他的压力与适应理论中提出,压力(Stress)可能成为众多疾病的原因或诱因,而这种压力往往来自于家庭,如神经官能症的产生。失眠症、抑郁症、焦虑症、强迫症、恐惧症、忧郁症、神经衰弱等,都属于神经官能症的范畴。随着社会的高速发展,激烈的竞争,工作以及学习压力过大,情感压抑,思虑过多,家庭婚姻不稳定,精神紧张等都会导致神经官能症的发生。

(五) 对康复(Rehabilitation)的影响

家庭的支持对各种疾病尤其是慢性病和残疾的治疗和康复有很大的影响。如糖尿病的控制、脑溢血患者的康复、精神病患者的家庭护理、肠造口患者的家庭护理等。

案例 11-3

李先生中风治疗后转入一个康复中心。在这里,患者的家庭成员被医护人员看作是患者康复的主要参与者。该中心每周召开一次关于李先生康复情况的小型会议,参加者有责任护士、医生、理疗技师等。李先生的妻子(或儿女)也被邀请参加这样的周会。开会时每位医护人员都描述他们对李先生病情发展的看法,提出自己的治疗意见,并鼓励家属提问和发表意见。患者家属感觉到参加这个会议很有必要,不仅可以直接了解患者的病情,而且知道自己该如何帮助患者康复,同时觉得自己提供的意见和情况对医护人员也很有用。

目前,许多医院都在缩短患者的住院时间。实践证明,患者离开医院越早,就越需要患者家属在患者的院外治疗与护理中发挥积极的作用。因此,护士应与患者家属进行直接的沟通,以指导他们更有效地帮助患者继续治疗和休息康复。这个例子中患者家属的积极参与和热情,与医护人员认真负责的态度对于患者早日康复都是很重要的,缺一不可。

七、家庭健康(Family Health)

从护理学角度来看,众多护士对家庭健康的定义不尽相同。Loveland Cherry 于 1989 年指出家庭健康是动态的过程,包括家庭(家庭单位和个体成员)用以促进和保护家庭健全的活动。同年,Friedmann 提出家庭健康是指家庭运作有效,是家庭存在、家庭变化、家庭团结和家庭个性化的动态平衡。Anderson 和 Tomlinson 于 1992 年指出家庭健康是环境和家庭相互作用的状态,相互作用表现在 5 个领域,包括家庭内的相互作用过程、发展过程、应对过程、整体过程、健康过程。Neumann 也指出家庭健康是指家庭系统在生理、心理、社会文化、发展及精神方面的一种完好的、动态变化的稳定状态。

尽管家庭健康的定义没有统一,但是一个健康家庭必须具备以下5个特征:

1. 良好的沟通氛围　健康家庭中的成员能彼此分享感受、理想,相互关心,使用语言或非语言的方式促进相互间的了解,并能化解冲突。

2. 增进家庭成员的发展　健康家庭给各成员有足够的自由空间和情感支持,使家庭成员有机会成长,能够随着家庭的改变而调整角色和职务分配。

3. 能积极地面对矛盾与解决问题　当面对问题时,健康家庭会主动承担各种责任,并寻求方法积极解决问题。遇到有解决不了的问题时,不回避矛盾并寻求外援帮助。案例11-1中,作为更年期妇女的家人,应正确认识和对待刘女士的更年期表现,以足够的理解来认识刘女士的变化是一个生理过程,帮助她放松思想,积极对待,也应该尽力学会聆听、学会理解,帮助亲人化解郁闷,减轻痛苦。

4. 有健康的居住环境及生活方式　健康家庭能为成员提供安全和卫生的生活环境,能认识到家庭内的安全、营养、运动、闲暇等对每位成员的重要。

5. 与社区保持联系　健康家庭能有规律地参加各种活动,不脱离社会,充分运用社会网络,利用社区资源满足家庭成员的需要。

八、家庭危机(Family Crisis)

压力事件(Stressor)是指会造成人心理失衡的刺激性事件,而家庭是一个系统,个人或家庭的压力事件都会对整个家庭带来冲击。Hill认为,家庭资源的多少决定家庭对压力的调试能力,若资源不足、调试不佳、家庭关系失衡,即称家庭危机。

家庭危机包括意外事件引发的危机、家庭发展所伴随的危机、与照顾者有关的危机及家庭结构本身造成的危机。

1. 情境性危机(Situational Crisis)　这一类危机是指由意外事件造成的家庭失衡,一般无法预料,是各类危机中最不常发生、最单纯的一种,如天灾、车祸、死亡等。

2. 家庭发展所伴随的成长性危机(Maturational Crisis)　此类危机是由于对家庭发展过程的非意外事件不能很好地调试造成的,具有可预见的特点。一类是无法避免的,如结婚、生子、退休、更年期综合症、丧偶等;另一类是可以预防的,如青少年子女的性行为、中年期的离婚、通奸等。

家庭的重大生活改变事件可归纳为6类:

① 结婚、分居或离婚。
② 生产、流产或收养子女。
③ 死亡。
④ 搬家。
⑤ 患有严重疾病、失能或残障。
⑥ 年老。

案例11-1反映的就是在家庭发展过程中所伴发的一种危机。刘女士在进入更年期后出现了一系列临床表现,因为不是具体的器质性病变,往往不容易引起患者及家人的重视,而家人、同事或朋友的误解,反而加重了患者的症状表现,形成不好的人际氛围。此时,刘女士应保持乐观情绪、善待自己和他人,多谈心交友,多接触外界环境,多接受新事物,不要在行为上和心理上自我封闭,平时要多参加文体活动、陶冶情操、增强体质。不要只是一味地忍受,而应尽量把内心的烦恼和痛苦向家人倾诉出来,因为倾诉是一种心灵郁闷的有效宣泄方式。

3. 与照顾者有关的危机 这是由家庭因某些原因而单方面的长期倚赖外部力量造成的危机。如家庭靠福利机构救济生活、家庭内有慢性患者长期需要照顾等。当家庭想要摆脱倚赖,或家庭希望一次性治好患者,或外部力量发生改变而未做出解释时常会发生危机。

4. 家庭结构本身造成的危机 这类危机的根源埋伏在家庭结构内部,可以造成家庭矛盾的突然恶化。发生时,可伴有或不伴有压力事件,并且具有反复发作的特点。常见于酗酒家庭、暴力家庭、通奸家庭及反复用离婚、自杀、离家出走等应付普通压力的家庭。

第二节 家庭沟通

人们进行最大量的人际沟通的地方是哪里?绝大多数人或许会说是在家里,与家庭成员的沟通。家庭成员总是在进行人际沟通,他们互相讨论问题,并通过沟通使相互之间感到更亲切。

一、概述

家庭关系的好坏,关键在于沟通,因为沟通是促使家庭达到应有功能的最重要条件。家庭沟通不仅仅起到传递信息的作用,更重要的是家庭成员间传递力量、情感和作用力的沟通途径。早期关于家庭沟通的理论认为,在一个家庭中,成员间互相了解彼此的地位和作用时,即使某个成员的言行有一些异常之处,他的本意仍能被家庭中其他人员所理解。现在,我们更多的关注于家庭成员间如何互相影响各自的行为举止和家庭成员对一些正负情绪的适当表达是否对家庭间的互相支持、配偶及自我形象的界定、对家庭的满意度等有影响。

二、家庭沟通的理论模式

人际关系是一种复杂的关系,家庭沟通作为家庭人际关系的表现形式,也具有复杂性。不同学者从不同的角度出发,尝试建立家庭沟通的理论模式,这使家庭沟通模式的发展呈现多元化。

以 Koerner 和 Fitzpatrick 的家庭沟通理论模式为例,Fitzpatrick 认为亲子沟通模式有两个维度:关系定向(Conformity Orientation)和观念定向(Conversation Orientation)。关系定向的沟通强调家庭和谐以及成员间的依赖,高关系定向要求家庭在态度、价值观和信念上的沟通要保持同质;观念定向的沟通强调要为所有家庭成员创造一个不受拘束的交往环境,高观念定向的父母认为儿童应该看到事物的多面性,自由表达自己的观点,讨论广泛的话题而不受约束。根据每个家庭在这两个维度上得分的高低,可以把家庭划分为一致型、多元型、保护型和放任型4种类型。各类型在两个维度上的分布可以通过图11-2表示。

在家庭沟通类型中,一致型沟通的特征是家庭中的紧张程度介于强制同意和保持现有的权威之间,成员倾向于开放的沟通和探讨新问题。多元型家庭的沟通以所有家庭成员可进行开放的、无约束的讨论为特点。保护型家庭的沟通特征为强调遵循父母的权威,家庭中很少考虑开放的沟通。放任型沟通的特征为家庭成员很少且通常不投入互动,所互动的话题也非常有限。

		关系定向 (Conformity Orientation)	
		高	低
观念定向 (Conversation Orientation)	高	一致型 Consensual	多元型 Pluralistic
	低	保护型 Protective	放任型 Laissez-faire

图11-2　Koerner and Fitzpatrick(2004)的家庭沟通类型

三、有效和无效家庭沟通

任何家庭中都不存在完全有效或完全无效的沟通,实际情况下的沟通往往是二者的共同体。有效沟通即直接沟通,传递的语言信息和情感信息都能够使接受者快速、准确地理解,它是基于对信息的理解和反馈确认上的。有效沟通的前提条件是家庭成员间的相互信任及对对方沟通目的的确认。相形之下,无效沟通则由于一些潜在的原因把沟通信息进行了扭曲,从而影响了沟通的真正效果。

有效的沟通应是明确、平等及开放的,家庭要维持有效的沟通,必须做到:

① 所交换的资料是具体明确的,可以由感官直接察觉;

② 对自己有高度的自我了解,对别人有高度的敏感性,时时审察自己的感觉、愿望及需求,并倾听与觉察发讯者的言行;

③ 传达。

在一个家庭中,有效地沟通对家庭功能的任何一方面均是有利的,它是家庭间信息共享及家庭创新的方式。家庭沟通可以是直接的,也可以是间接的。直接方式通常可以使沟通者快速、准确理解沟通的内容,而间接沟通的涵义则比较难领会,往往可经家庭中与此事物无直接关联的其他成员见解传达。例如,在家庭中,母亲常向孩子抱怨一些事情,通过孩子将此反映给父亲从而达到与父亲间接的沟通。

无效沟通通常包括臆测的不恰当运用,如沟通的传达者想当然地认为对方已了解了自己所要传递的信息内容,而信息的接受者也在未得到确认时误认为自己已经领会了沟通的涵义。这些情况多发生在表达的方式不正确或信息接受者错误地以以往的经验代替现有的现象时,无论是哪一种情况,接受者对沟通的信息做出合理的反馈都是有困难的。

总之,无效沟通倾向于发生在一些家庭成员长期处于受压抑或地位低下情况下的家庭沟通中。为了不引起家庭内矛盾和纷争,个人选择了抑制他们自身个性的方式;另一方面,家庭中以自我为中心的人则希望自己能够做任何决定,并且家庭的事物都以他们为中心,这一点也使得他们在沟通过程中常流露出"我是最重要的,你们在地位、权利和价值上都要低于我"的意思来。

四、护士在家庭沟通中的干预措施

家庭沟通理论为护士在护理过程中与家庭沟通时提供了理论依据,尤其是需要评估及护理干预时。沟通干预的途径包括指导家庭内的变化适应,在遇到一些突发危机时教育和帮助解决问题,或者提供精神支持和帮助家庭成员间互相团结一起战胜困难。

护士在与家庭进行沟通时,是以一个教育者、建议者和帮助一个家庭从人生剧变中奋起的鼓励者的角色出现的。护理干预的目的就是帮助家庭环境更加适应每个家庭成员的健康成长和发展,这不仅取决于这个家庭需要发生什么样的改变,还取决于护士能够以什么样的经验和沟通技巧参与到这个沟通过程中去。他们运用沟通技能指导患者家庭解决一些问题,并在遇到困难和挫折时正确应对,维持家庭的正常功能。

(一)指导家庭的转变

当家庭中某一重要成员在家庭中的作用地位发生变化时,整个家庭的改变就不可避免地发生了。从这一点考虑,家庭的变化也许并非完全因为家庭中出现了一个患者、伤员,而也有可能是家庭一些其他成员发生了改变。从家庭优势的角度处理问题比较单纯,但注意不利因素会更有意义。帮助一个家庭从外界环境中获取可利用的信息可以促进这个家庭的健康和谐发展。护理人员也可以通过表现自己在应对策略方面的技巧来帮助患者家庭找到自身所处的较正确定位。

(二)在遇到危机时提供教育并帮助解决问题

家庭的传统功能包括对家庭里的特殊成员提供照顾,如孕产妇、新生儿、新婚者和死者等。当大部分人都习惯于去期待自己应有的角色时,往往容易在遇到问题时困惑并需要别人的支持。

案例 11-4

某初产妇,35岁,产后第十天,因休息不足、自己的奶水不够给新生儿吃,而易激动、哭泣,心情低落,对自己的家人不理不睬,对什么事都提不起兴趣,食欲减低、失眠、思考及注意力变差,有罪恶感、无助感、绝望感,自我评价低。家人面对这种情况,不知道该怎么办,打电话到母乳喂养热线进行电话咨询,寻求医务人员的帮助。

分析

在这个案例中,由于家庭中增添了一个成员,使得这个家庭由此发生了一些变化,然而只有当这个新生儿真正降临到人世时,这个家庭中的成员才会强烈地意识到这个家庭的变化并迫切地需要相关的如何适应这种变化的帮助。这位产妇的表现是产后抑郁症的典型症状,针对这种疾病,家庭护理措施包括:① 尽量避免不良生活压力或者负面事件对产妇的刺激;② 心理支持,对产妇尤其是初产妇,要利用母亲、婆婆、医护人员的育儿知识,使她在心理、育儿能力等方面得到支持;③ 使产妇认识到产后抑郁症不会给自己或婴儿带来严重的不良后果,以减轻其心理压力;④ 心理治疗,对轻度症状患者可以进行心理治疗。

当家庭遇到发展中的重要问题时,护士的角色主要是教育。一个熟知家庭发展理论的护士能够在面对一个家庭时,对其目前所处的状况做出一个较准确的定位,同时了解该家庭成员对自身状态的知晓程度、他们应对挑战的策略及是否获得了成功。有些家庭只需要提供一些相关方面的常规指导就可以了,而另一部分家庭可能需要别人为他们提供具体的应对帮助。护士应为家庭提供有关正常生长、发展和适应的知识信息,能够帮助家庭处理现存的健康问题,预防潜在的健康问题。为了有效地对家庭提供教育,护士必须评估家庭成员有关知识水平,并取得他们的合作。在教育时应选择合适的时间和方法,并在每个阶段结束后,及时评价,了解家庭对教育内容的理解程度。最后,护士帮助家庭用解决问题的方法以满足家庭发展中的需求。

(三) 指导患者家庭其他成员为患者提供照护

家庭中的其他成员承担着照护患者的义不容辞的角色,这种照护也许是在家庭中,也许是全程与医疗护理机构打交道。还有一种情况,就是家庭中的患者能够很好地进行自我护理,但是在遇到饮食、活动等问题时常需要家庭其他成员的协助和支持,护士担负的就是指导家庭成员如何为患者提供这种协助和支持。但有时这些家庭成员也是需要帮助的。例如家庭中的女性照料者,往往由于牺牲大量个人时间而疲于应付,自我需求也无法得到满足,这时护士就应当使家庭中所有成员认识到自己无能为力的方面及潜在的力量,从而在整个家庭中保持所有成员的健康平衡。

(四) 家庭应对的支持

一个家庭对某种事件的看法极大地影响着最后的应对结果,如当家庭中的父亲失业时,有的家庭会认为这是一种社会挑战并且为将来去更好的岗位提供了机会,而有的可能只看到失业带来的负面影响如经济收入的减少和焦虑等。

在了解一个家庭具体信息的基础上,护士才能帮助这个家庭中的成员在构建自我需要和新情况下变化之间平衡关系时重组一个新的模式。每个家庭都有它不同的应对方式,如果当一个家庭能很好地自我应对时,护士所要做的就是鼓励这个家庭,帮助家庭成员理解当问题积聚到一定程度会导致更大的危机,以促使他们在较短的时间内尽快去应对。

当家庭成员患病或面对各种压力时,家庭通常会采取他们惯用的应对行为和方式,这些应对措施有时有效,有些时候可能是无效的。在压力源最初出现时,护士应为家庭提供情感的支持,帮助家庭正确认识危机,并提供合理的应对方法。虽然应对方法没有绝对的对错,例如消极地否认或逃避在某些情形下也具有保护作用。如果家庭选用的应对方法没有效果或对整个家庭的健康不利,护士可鼓励家庭成员去寻求新的解决问题的方法和途径,帮助他们选择适合于自己的应对方式。要让他们知道的是,让家庭中的每一个成员了解自己的价值,在遇到问题时保持冷静和谨慎应对挑战是非常有利的。帮助家庭发现和选用其他可能更有效的方法,缓解压力,促进家庭成员身心健康。

(五) 帮助家庭合理的运用资源

许多家庭成员在面对如何综合利用资源时不知所措,有的家庭确实没有这种可利用资源,而另一部分虽有充足的经济和物质来源,却在如何处理医疗护理问题时不知所措。护士的角色此时变成了提供他们把各种可利用的资源综合到一起的相关管理者,这就需要护士有丰富的社会经验,帮助这些家庭在危机情况下合理利用存在的资源去充实情感和经济上的支持。

护士在帮助家庭发现和获取资源时,要彻底了解家庭需要的有形或无形的资源,容易受到忽视的内部资源有些情况下是可被发现和利用的。护士应鼓励家庭自己尝试使用内部资源的新方法。封闭式家庭通常喜欢依靠自己的力量处理问题,要鼓励他们接受护理人员的帮助和支持,必须先了解他们的特点,以他们可接受的方法提供帮助。为家庭联系资源时,一定要弄清资源是否可靠,二要对可提供的资源有切合实际的期盼。

(六)将家庭作为护理的中心

当家庭中出现患者时,家庭不但是支持系统的提供者,同时也使这个家庭自身成为了被支持的对象,因为当突然面对家庭成员患病或家庭结构巨变带来的冲击时,他们本身也常需要应对这种危机的帮助。护士可以为他们制定具体的应对策略,增加其信心,并提供情感上的支持。

(七)评价护士与患者家庭间的相互关系

评价是护士在提供给患者家庭帮助后对所做事情的价值判断,包括对护理措施有效性的评估、护患之间的关系、这个家庭在护理过程结束后发生的变化及家庭成员对护理干预的反映等。

这种评价不是在一个特定的时间开始或终止,而是应当在制定护理计划时开始,在护士与家庭接下来的沟通过程中始终存在。

护士应准确定位护士与患者家属的相互作用,以帮助他们自身认识到家庭成员在治疗和护理中所起到的巨大作用。如果没有家庭成员的共同参与和努力,制定的护理计划也会变得无效。

(八)帮助家庭在环境中保持健康

环境中有许多因素威胁着健康,空气、水、食物、住所、学校、工作场所的污染或有害物质危害着家庭成员的健康。社会环境中的犯罪、暴力、吸毒等也使家庭处于不安全的形势中。为了帮助家庭认识到潜在的危害因素和学会应对措施,对家庭进行环境健康教育是必要的,护士也可提供有关信息资源来影响有关机构卫生保健决策的建立和参与制定卫生政策的立法和执行过程,从而达到进行干预的目的。

五、护士与患者家属的沟通

近年来护士越来越感受到家庭成员在增进患者康复中所发挥的积极作用,认识到护士与患者家庭成员的关系,实际上这是对护患关系的一种补充。患者家属是病情的知情者,特别是那些失去知觉的患者,没有家属提供病情,是很难进行诊断的。家属又是患者心理情绪稳定的重要因素,家属关怀患者,对患者是一种极大的安慰,不少患者的心理症结,只有家属才能解开,在某些方面护士是无法代替家属的。因此,护士应当把家属当作帮助患者恢复健康的支持者看待,善于运用家属的力量。

(一) 患者家属的角色特征

疾病总会给家庭带来一定的影响,家庭成员所承担的角色也会有相应的改变。患者将会逐渐进入患者角色,而患者家属的角色也会有较大的改变。

1. 患者原有家庭角色功能的替代者　患者在患病以前在家庭中的角色是相对固定的,其角色功能也相对固定。患病以后,这些角色功能将部分或全部由其他家庭成员替代。因此,患者家属应及时调整心态,担当起新的角色任务,帮助患者缓解心理压力,安心治病。

案例 11-5

患者张某,女,是一名商场收银员,有一个5岁的女儿。她丈夫是一名出租车司机,工作很忙,经常不在家。她的婆婆今年63岁,跟他们住在一起,身体尚可。张某每天接送女儿上幼儿园,并负责女儿的日常生活。现在她突然患"子宫肌瘤"住院,家里一时乱成一团,她很着急……第二天她丈夫来看她时告诉她,已经向单位请了7天假,以便照顾妻子,女儿的接送也暂时由丈夫承担;婆婆除了买菜烧饭之外,还能照顾小孙女的生活;女儿知道妈妈生病后也很听话。张某听到这一切之后,原来悬着的一颗心终于放下了,觉得自己可以安心在医院治病了。

分析

从这个案例可以看出,患者家庭角色功能的迅速调整,患者原有的家庭角色功能的妥善分担,对于消除患者的心理压力而安心治病是很重要的。

2. 患者病痛的共同承受者　疾病不仅给患者带来痛苦,同时也会引起患者家属一连串痛苦的心理反应,尤其是危重症患者和肿瘤晚期患者的家属,往往最先承受着精神上的打击,出现难以抑制的悲伤,这种极其痛苦的心情,又不能在患者面前表露出来,只能压抑着心中的痛苦而强装笑容。

3. 患者生活的照顾者　由于疾病,患者的自理能力会受到一定的影响,住院期间和出院后一段时间内,生活上都需要有人照顾,一般情况下,患者家属会义不容辞地承担起照顾的责任。

4. 患者心理的支持者　患病后患者容易产生焦虑、抑郁、恐惧等心理问题,需要给予排解和安慰,而家属常是承担这种角色功能的合适人选。家属是患者情绪稳定的重要因素,是患者心理的主要支持者,家属的关爱对患者是一种极大的安慰,家属的心理支持对患者的康复是非常重要的。

5. 患者护理计划制定和实施的参与者　家属是患者病情的知情者,特别是对儿童患者、精神病患者或意识障碍患者,没有家属提供病情,护理人员很难收集资料进行护理诊断。此外,家属还是患者康复的帮助者与督促者。

(二) 患者家属的心理状态分析

1. 适应型　患者是家庭的主要经济来源者或在家庭中有绝对权威,家庭有一定的经济基础、医疗费报销不成问题,配偶在世、子女孝顺且有一定文化,家属完全能适应对患者的照顾,能积极护理工作,并基本上满足患者需求。

2. 亚适应型 患者患病时间不长,或在3~5年间,家中的经济条件尚好,配偶在或不在,子女对患者的态度尚好,家属能适应对患者的照顾,并能协助护士进行各项护理及治疗工作。

3. 过度型 患者有一定特权或经济收入,患者健康对家庭影响很大,家属对患者的经济、感情有极强的倚赖性,因此在对患者的照顾中常常为患者想得过多,以至于常使患者接受不情愿的照顾,使患者对家属产生了依赖心理。

4. 过虑型 患者的经济条件较困难,医疗费用较高,夫妻感情极好,子女孝顺,唯恐患者的病情加重。对患者的照顾上显得顾虑重重,配合护理工作时也流露出不必要的担忧。此型患者家属的情感属脆弱型,需要进行必要的心理护理和沟通。

5. 厌烦型 患者的患病时间过长,配偶年事已高或本人也患病,照顾患者有不能克服的困难。患者配偶长期的心理、精神压力以及躯体疲劳、损伤等各种因素,造成他无法再继续忍受患者无休止的呻吟、烦躁、抱怨或"无理"要求,从而产生了对患者的厌烦情绪。这种情绪对患者是极大的心理伤害。双方心理上的压力、委屈、抱怨如长时期得不到调节、缓和,就会在家庭中出现矛盾冲突,引起家庭不和睦和关系不协调。此型患者家属是护士进行心理护理的重点,需要尽早、积极的进行护理干预以免发生意外和引起患者病情恶化。

(三)护士与患者家属沟通的措施

护士与患者家属建立良好的关系并进行有效沟通是为了指导患者家属更好地承担自己的角色责任,支持和配合护士为患者提供良好的护理,帮助患者早日康复。护士在与患者家属建立和发展良好关系中发挥着主导性作用。

1. 热情接待患者亲属的探访 患者亲属常常会来医院探望患者。有的亲属第一次来医院,对医院环境不熟悉、不适应,对医院的制度也不了解,例如有些医院为了减少医院感染率而做出减少探视机会或限制探视时间的规定,很多患者亲属对此不能理解。此时,护士要热情接待,主动问询,给予指引,嘱咐探视中的注意事项,并告知医院的相关规定,请亲属给予理解。这样能使患者亲属感觉到被尊重、被接纳,从而能够理解医院的规定,对护士产生信赖感。

2. 耐心解释患者家属提出的问题 患者家属会经常向护士提出一系列与患者有关的问题,如"患者是否有危险?""手术的风险有多大?""现在的饮食要注意什么?""病情会不会恶化?""疾病的预后怎样?"等问题。护士应根据自己的知识、经验和所了解的情况,向家属耐心地进行解释,消除家属的紧张、焦虑、恐惧等情绪。通过这种交往,既可以增加患者家属对护士的信赖感,同时还可以通过亲属做好患者的心理护理工作,促进护患关系的协调融洽。

3. 主动介绍患者的病情 患者家属非常需要向医护人员了解患者的病情及其他相关信息,护士应理解患者家属的心情,主动、耐心地介绍患者的病情、治疗措施及预后,让他们对患者的情况做到心中有数,以减轻他们的紧张焦虑情绪,也便于他们做好各种安排。当患者病情恶化或病危时,家属常因担忧而表现得急躁、不冷静,容易与医护人员产生争执和纠纷,此时护士更应沉着、冷静、耐心细致地做好解释,随时向家属通报患者的病情,同时表达医护人员的关切与信心,取得患者家属的称赞和信任,有利于化解矛盾。

4. 帮助家属解决家庭困难 由于患者生病,家庭成员的角色功能不得不重新调整,家庭常常会突然面临一些新的困难,如果这些问题得不到妥善的解决,既会增加家属的心理压力,影响对患者的照顾,也会增加患者的心理压力,使患者无法安心养病。护士应主动了解患者家属的困难,与他们商讨解决问题的办法,并提供必要的帮助。

5. 给予亲属心理支持 患者患病后,患者家属会产生不同程度的紧张、焦虑情绪,尤其是突患急症或不治之症患者的家属,往往会感到烦躁不安和孤独无助,他们非常需要他人的帮助和支持。护士应向他们表示理解和同情,并主动提供帮助,家属会非常感激,与护士的关系自然也会变得和谐、融洽。

6. 指导亲属参与对患者的护理 患者家属在参与护理的过程中,由于缺乏必要的医疗护理知识,不懂得如何参与,这就要求护士对他们进行认真而有效的指导。尤其是出院后,患者的家庭治疗和护理都是由患者家属来完成,护士应指导患者家属掌握必要的护理知识,以更好地帮助患者继续治疗和休养。

(四)护士与患者家属沟通时的注意事项

护士应当直接向家属介绍患者的病情诊断及预后,尤其是对于心理承受能力较差的肿瘤患者的信息,应使家庭成员通过正式沟通获得不利的信息,心中有数,便于做好各种安排。大多数家属对患者的信息有强烈的获取需要,为满足家庭成员的这些需要,护士可采取一些措施,用以增进护士与家属的关系,例如让患者及家属共同讨论护理计划,参与一些护理活动等。

家属提出的合理要求,应给予重视,对于不合理或无理的要求,则应说服教育。与家属交往,要注意尊重其人格,态度和蔼,体谅他们的心情,不应冷落、训斥。一切对待患者应注意的事项,一般也适用于家属。

与患者家属的沟通过程中,应体现以患者为中心、家庭为单位整体护理的最终目的。在沟通过程中,要尊重其人格,用积极的语言和家属进行沟通,随时注意患者家属的表情、眼神并分析其心理活动。当工作需要患者家属支持和合作时,首先要在患者子女当中寻找能和护士合作的伙伴,选择合作伙伴时要考虑以下问题:文化程度、工作条件(便利、时间)、身体状况、心理素质、与患者和患者配偶间关系等条件,分析能否胜任护理中的具体工作。通过综合分析条件,设计与其沟通的方法和具体的护理指导。护士要分析其能否胜任合作项目,不可勉强。

(五)患者家属出现情绪障碍时的沟通

对于长期照顾患者的家属,其中特别是患者的配偶,由于长期的心理压力和躯体疲劳,常导致精神、健康上的问题,此时护士将直接接触到其配偶各种情绪反应,这时最需要的是宽容和理解,应以角色互换的方式理解对方情绪。性情急躁的人在有心理压力时,常表现为发怒,遇到此问题时需冷静对待,不要过于计较,表情上不要流露不耐烦或反感。对配偶在照顾患者时的良好表现应及时用积极的语言给予鼓励,必要时应留出一定的时间,倾听其诉说,并表示出理解和同情,用像对待患者一样的热情来对待其配偶。对待"发怒"应分析对方为何出现这些情绪,我们能够给予何种帮助,沟通方式、方法是否需要改进,这将有利于建立与患者和家属间的合作和长期关系。

案例 11-6

顾先生因车祸致颅脑外伤,入院即行颅脑血肿清除术。现已是术后第五天,仍昏迷不醒。由于病情危重,他的儿子一直陪伴在其身边。值班护士正在办公室写护理记录。这时,顾先生的儿子来到办公室,说"液体快输完了"。值班护士立即停下记录,准备去换液体。因为用药要现配,她没有马上去病房,而是在治疗室进行配液。这时顾先生的儿子又一次来到护士办公室,很不耐烦地提高嗓门说:"怎么搞的,等了那么长时间还不来换液体?我爸的病情这么严重,你们倒好,总是慢吞吞的不着急!"

分析

在案例中,护士与患者家属发生了冲突。从护士的角度看,没有马上给患者换液体,是"事出有因",并没有做错什么,患者家属指责护士,似乎太过分,有点不讲道理。但从患者家属的角度看,患者病情严重,家属因担忧而产生了急躁情绪,情不自禁地要求护士有求必应,动作越快越好;虽然护士因配药而耽搁的时间并不长,但患者家属的主观感觉较长,因而指责护士,这也是"事出有因"。如果双方都只从自己的角度看问题,而不是运用移情,充分体谅对方的感受,就难免发生争执和冲突。患者家属不了解护士的工作程序,这只是产生争执的原因之一。护士没有向患者家属解释清楚,以致造成误会,这是产生争执的重要原因。另外,如果护士预先考虑到该患者要更换液体,提前把药液配制好,一旦患者需要,马上更换输液瓶,也不会产生这个矛盾。这是护士考虑不周导致争执产生的另一个原因。

(六) 护士与临终患者家属的沟通

临终护理的本质是一种多学科、多人员的团队式服务,并且是一种多侧面、多层次的社会性医疗保健服务。临终患者在面对死亡时,都会表现出不同的心理反应:否认期、愤怒期、讨价还价期、忧郁期、接受期,这5个阶段在整个过程中不是固定不变的,而是在这5个阶段间来回移动,各阶段的表现时间长短不一,但大都可逆。患者家属在知道患者进入临终阶段后,不能接受这一现实,奢望奇迹出现。护士要注重与患者家属的沟通,达到缩短这5个阶段的中间时间,使患者尽快进入接受期,从而达到延长生命并能有尊严、安详、平静的告别人世的目的。

护士的工作重点是在患者家属中寻找心理素质好、意志坚强者,对护理工作能给予直接帮助,必要时能做主的人为依靠对象,并对其进行必要的死亡教育和心理护理:

① 为临终患者家属提供与患者单独相处的时间和空间。

② 安排临终患者家属与患者的主管医生见面,使他们能够准确、及时地了解患者病情进展和预后以及治疗方案。

③ 与临终患者家属共同讨论患者身心状况的变化,制定相应的护理计划。

④ 积极争取临终患者家属对护理计划的支持和参与。

⑤ 向临终患者家属教授有关护理知识与方法,鼓励他们为临终患者做适当的护理,使其在照料亲人的过程中获得心理上的安慰。

⑥ 倾听临终患者家属表达自己的感情,引导他们在患者面前控制悲伤的情绪。

⑦ 向临终患者家属提供社会支持,以解决他们的实际问题。

案例 11-7

患者卢先生,胃癌晚期,在进行姑息治疗。一天,他的输液瓶中的液体快没有了,他的妻子来到护士办公室告诉值班护士小张,请她来换输液瓶。小张因此来到病房。

小张:(用眼扫视病房)"谁快完了?"(无人应声)

小张：（看到患者卢先生的输液瓶中还剩下一点液体）"哦！是你快完了。"

患者的妻子："你这是什么话？谁'快完了？'什么话！"

小张：（默默地处理好患者的输液瓶后离去）

 分析

在这个案例中，是因为对语言（"谁完了"）的理解有分歧，因而产生了冲突。由于护士小张的语言缺乏思考，更缺乏尊重，对患者及家属心理造成了伤害。可见，护士的语言粗俗难听，会引起患者及家属情绪激动，甚至使他们心理受到伤害，不利于护患关系的良性发展。因此，护士应注意提高自己的人文修养和文明水平，善用移情，体现尊重，细心而慎重地选择语言，才能促进和改善护士与患者及家属的关系。

（七）影响沟通的因素和促进沟通的因素

当一个护士积累了一定的经验并具有多种护士角色的时候，他（她）就会发现自己处在一个家庭教育者的地位上。在应对一些家庭时，需要掌握一些沟通的技巧，以帮助更好地解决问题。在实际工作中，护士与患者家庭的沟通并非都十分顺利，存在一些容易发生矛盾及问题的地方。

1. 影响沟通的因素

（1）角色理解欠佳　患者生病时，对于亲属来说是一种心理压力，一般都会产生紧张、焦虑、烦恼等一系列心理反应。尤其是亲人突发重症或患不治之症时，家属常会将患者生的希望完全寄托在医护人员身上，希望护士有求必应，随叫随到；另一方面，现有医疗机构中护理人员严重不足，护士的工作任务十分繁重，且护士在现实情况下也不可能为患者解决所有问题。很多患者家属不了解护理工作的特点，不理解护士工作的难处和辛苦，在缺乏互相理解的基础上，很难产生友好的沟通。

 案例 11-8

一位脑出血患者因昏迷入院急诊。患者的三位家属神色慌张地将其抬到护士站。当班护士小张很不高兴地说："怎么有这么多陪客，你们出去两个在门口等着，留一个人在这儿。"此时，其中的一位家属突然大声喊道："你的态度怎么这么差！我就想留在这儿，你能怎样？"

 分析

在这个案例中，护士小张与患者家属产生的矛盾究竟问题出在哪里呢？经过分析，我们不难看出，是因为护士小张在理解患者家属的角色时，没有真正站在患者家属的立场上理解他们，在言语态度上有不恰当的表述，造成了不必要的矛盾。

（2）角色责任模糊　患者亲属是患者心理的支持者、生活的照顾者，也是患者护理计划的制定和实施的参与者，是护士的助手和支持者，亲属和护士共同为患者的健康负责。但是，部分护士对自身角色认识不清，把本应由自己完成的工作交给患者亲属去做，这也是容易导致护士与患者亲属沟通障碍的常见原因。

案例 11-9

一位患者,刚刚做完"全子宫切除术",来到病房后,值班的护士小陈来到病床边,给患者家属介绍手术后需要他们注意的护理事项,包括记录 24 小时尿量、观察尿管中的引流液、患者的反应等。患者的儿子非常不耐烦地对护士说:"怎么这些事还要让我们做?你们是干什么的?"

 分析

面对这样的情况,由于亲属对他的角色责任认识不清,遇到某些护理措施需要自己配合或协助时,对护士产生了不满情绪。实际上,患者亲属参与到护理过程中并不意味着患者的护理都由患者亲属来完成。

(3) 角色期望冲突　护士被誉为"白衣天使",人们往往用理想化的标准来衡量现实生活中的每一个具体的护士。当发现个别护士的职业行为与他们的期望不相符,或患者的一些问题不能通过护理途径来解决,亲属就容易对护士产生不满或抱怨,导致双方无法建立正常的关系。

(4) 经济压力过重　随着医疗费用的逐渐提高,收费成了患者和亲属最敏感的问题,尤其在患者花费高额的费用后,治疗效果不明显甚至病情恶化时,很容易使患者及亲属产生不满情绪,并通过护理工作中的细小不足爆发出来,影响正常护患关系的建立。

 案例 11-10

小胡是一名肿瘤科护士,有一天,她上治疗班。正在她进行配药时,科室的护工拿来本科室患者的欠费名单,小胡一看,昨天对 27 床患者催交住院费用后,他并没有及时去交。于是,她就拿着催款单来到患者床边,对患者家属说:"你们已经欠费 436 元了,今天再不去交费,就会停止用药,后果你们要自负。"患者家属听后,非常生气地对小胡说:"我们都住了 15 天了,一点治疗效果也没有,你们还好意思要钱,等着吧!"

 分析

在这个案例中,主要反映了两个问题。一是因为患者的家属对医护人员的角色期望值过高,没有充分考虑到治疗方案的实施和治疗效果受到很多因素的影响,不是护士一方的责任,患者的家属对医护人员产生了误解,从而引发医患纠纷;二是由于过重的经济压力使患者及家属产生了不良情绪,引起双方之间的矛盾。

2. 促进沟通的因素　掌握家庭沟通理论能帮助护士处理与患者家庭之间的沟通,一个能以公开、诚信、明确、直接和持续沟通的方式去指导自己的护理工作的护士,就会成为一个越做越好、越来越可以与患者家庭进行有效沟通的合作者。为了达到护士与患者家庭之间理想的有效沟通模式,合理的做法包括以下几个步骤,这些步骤之间互相联系又各自起到不同的重要作用,是不能绝对区分开来的。

(1) 观察　因每个家庭都有其不同的沟通方式,护士应首先运用沟通理论去确认这个家庭的沟通模式,他们之间互相作用的途径及家庭成员间相互关系等。护士需要观察每个成员接收到的信息及他们目前所面对的问题。

(2) 选择适当的时间干预　与个体沟通类似,护士应从这个家庭最了解的事物,以及这个家庭最需要的外界情感和知识来源入手,护士应尊重并赞许这个家庭在当时处理问题的方法,尽管客观上可能并非是最合适的。

要确保沟通是在直接、公开、诚信及准确传达信息的基础上进行,有时护士仅仅以有效沟通的模式角色适当出现在沟通过程中就可以起到良好的作用,处于局外的角度可能会使其更准确认识一些问题并使家庭沟通过程变得容易。

(3) 鼓励自我认知　使家庭中的每一个成员认识到自己的价值及自己对家庭中其他成员的重要意义是十分关键的,如何做到这一点就需要以包括扮演不同身分角色、互相开展讨论等方法,获得较准确的认知。

(4) 规律的说明　护士所处的角度是在一个家庭之外,他(她)能够观察到这个家庭中成员自身无法了解到的一些规律,这些未被认识到的一些规律也许会对他们表达感情、保守秘密、避免冲突或保持家庭间稳定起着作用。护士需要做的,就是帮助这个家庭去发现、去了解这种规律的存在,他们想要什么样的规律及如何去使这种规律有利于这个家庭的发展。

(5) 重建模式　重建模式是在综合评价一种情况及一次沟通时所做的全面看法。这通常需要人们把一些负面的看法向正面看法去转化,这个过程能帮助其了解自我观点并促进自我意识的完善,它摒弃了一些偏激的做法,而使整个情形朝着有利于一个家庭去尝试新事物的方向发展。如,一位母亲在批评女儿成绩不理想时,在经过重组模式的思考后,她会从成绩如何影响女儿将来的角度去考虑问题,由此来组织自己与女儿沟通时的言辞。

(6) 提供准确的反馈　护士在与患者家庭沟通时需要一些信息的及时、正确的反馈,角色恰当的沟通模式有利于沟通过程的这种反馈,因为在这种情况下,即使有时护士不直接告诉患者家庭自己的意图,家庭成员也能通过其举止领会到他(她)的意思。护士要学会准确地传递信息,并在遇到不佳情绪体验时将自己表达出来,当然是通过恰当的途径。

第三节　整体护理程序在家庭沟通中的应用

一、家庭评估(Family Assessment)

(一) 家庭基本资料评估

包括家庭名称、地址和电话、家庭类型、家庭成员基本资料(姓名、性别、年龄、教育、职业等)、宗教信仰、社会阶层、家庭娱乐或休闲活动等。

(二) 家庭内部结构评估

1. 角色结构的评估　进行家庭评估时,角色结构方面应注意:
① 家庭成员所扮演的正式与非正式角色形态有哪些?
② 家庭成员在扮演该角色时,所应该具备的知识是否足够?能力是否足够?有无发生危机?

③ 家庭中有哪些角色问题存在？
④ 家庭成员对角色的期望是否一致？有无角色冲突、角色力竭等现象？
⑤ 家庭成员在面临问题或压力时，角色是否具有弹性？
⑥ 家庭成员有无角色互补的需要？若有，由谁负责角色互补？
⑦ 患病后的家庭角色结构有何改变与影响因素？

2. 权利结构的评估　进行家庭评估时，权利结构方面应注意：
① 家庭的权利类型是哪一种？一般有传统独裁型、工具权威型、分享权威型。
② 家中谁是掌权者？
③ 面临问题时，家庭是采取何种决策方式？
④ 家庭中有哪些问题产生？通常由谁提出意见及解决的办法而问题又会由哪些人来解决？通常是如何解决的？

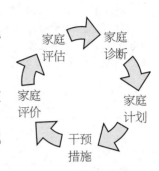

图 11-3　整体护理程序

3. 沟通过程的评估　进行家庭评估时，沟通过程方面应注意：
① 家庭中彼此谁最有话说？通常都谈论哪些话题？
② 家中是否常发生冲突？是否因为沟通不良所引起？犯了哪些沟通的错误？
③ 家人是否常分享对某些事情的看法？

4. 价值系统的评估　在进行家庭评估时，价值系统方面应注意：
① 家庭中认为最重要、次要的分别是哪些事？
② 家中有哪些必须遵守的规矩？
③ 家庭对健康的看法？重要性如何？
④ 家人的宗教信仰为何？

（三）对家庭发展阶段的评估

评估家庭所处的发展阶段；家庭发展阶段任务完成的程度；是否有发展危机存在。

（四）家庭功能的评估

1. 感情方面的功能　评估家庭满足其成员对感情和理解需求的能力，是否能促进家庭成员心理的发展而形成健康的个性。

2. 抚育和赡养功能　评估家庭抚育孩子和赡养老人的情况，以及对孩子的重视情况。

3. 经济功能　评估家庭成员的职业、家庭的经济来源、家庭收支是否平衡、家庭收入是否充裕、家庭消费观、经济目标等。

4. 卫生保健功能　评估家庭对健康—疾病概念的理解及有关知识水平；家庭饮食习惯；锻炼和娱乐活动；家庭疾病史；家庭卫生保健与用药等。

（五）家庭压力与应对的评估

主要评估家庭短期和长期的压力源；家庭对客观压力做出决策的能力；过去与现在使用的有效应对策略；过去与现在使用的无效应对措施等，见表 11-2。

表 11-2　APGAR 家庭功能评估表

家庭档案号　　　　　　　　　　　　　　　　　　填表人

借助于下列几个问题,我们希望对您及您的家庭能有更好的了解。如果您对于问卷中的人和项目有意见或问题时,请随时提出。如果您对这些问题还有更多的话要说,请您写在"补充说明"空白之处。在这里,"家庭"是指通常与您住在一起的人员。如果您是一个人住的话,请把目前与您感情联系最密切的人当做您的家人。每个问题请选择一个答案在空格内打"√"。

	经常	有时	几乎从不
1. 当我遇到问题时,可以从家人处得到满意的帮助。(Adaptation)	□	□	□
补充说明:			
2. 我很满意家人与我讨论各种事情以及分担问题的方式。(Partnership)	□	□	□
补充说明:			
3. 当我希望从事新的活动或发展时,家人都能接受且给予支持。(Growth)	□	□	□
补充说明:			
4. 我很满意家人对我表达感情的方式以及对我情绪如愤怒、悲伤、爱的反应。(Affection)	□	□	□
补充说明:			
5. 我很满意家人与我共度时光的方式。(Resolve)	□	□	□
补充说明:			

以下部分由医务人员填写
问卷分数:
家庭功能评估:
　　　　　　　　　　　　　　　　　　　　　　签　名:

(六) 家庭环境的评估

收集家庭环境资料如住房状况、外在资源等,能帮助护士发现潜在的健康问题。家庭与重要的资源、人和机构的关系对维持家庭系统所利用的能量及可获得的支持是相辅相成的。其他环境因素如空气、水、食物污染、噪声等均可影响家庭的健康。

二、家庭护理诊断(Family Nursing Diagnosis)

家庭护理诊断是分析判断收集的资料,确定家庭的主要健康问题,并根据主要健康问题提出护理诊断的行为。在分析和诊断过程中,护士应判断哪些问题需要通过护理干预并能通过护理干预解决,哪些问题需要其他专业人员解决,哪些问题家庭能够自己解决,然后根据护理问题的现状制定出相应的家庭护理计划。要判断每一个问题的严重程度,由重到轻、由急到缓的将护理诊断排序。把对家庭威胁最大、后果最严重、家庭最急需解决的健康问题排在第一位,优先解决。

(一) 确定家庭的需求

家庭的需求涉及多个层面：个体成员需求、家庭分系统需求、家庭单位需求以及家庭环境的需求。护理诊断应全面，既要考虑成员个体又要考虑家庭分系统。

有关个体成员的护理诊断是诊断个体对健康问题的反应，是根据行为模式如休息或睡眠、排泄、活动或锻炼等来组织的，如健康维护能力改变、自我照顾能力丧失等。

对于家庭分系统即家庭人际关系的护理诊断，可以包括代表一个以上的人之间相互作用的需求，如母乳喂养无效、夫妻性生活障碍、父母不称职、社会交往障碍等。

北美护理诊断协会（NANDA）也给有关家庭单位的需求制定了护理诊断。主要的诊断有：家庭功能的改变、家庭应对无效等。另外，在确定护理诊断时，还要考虑环境问题，如住所、邻近环境、卫生状况等，看是否有潜在的障碍，看是否有健康促进的机会。

表 11-3　适合于家庭的 NANDA 护理诊断

NANDA 诊断分类	护理诊断
健康感受与健康处理形态	・健康维护能力改变 ・健康寻求行为（特定的）
活动与运动形态	・持家能力障碍
认知与感受形态	・知识缺失（特定的） ・抉择冲突（特定的）
角色与关系形态	・预感性悲哀 ・哀伤功能失常 ・亲职角色冲突 ・社交隔离 ・家庭运作过程改变 ・角色扮演改变 ・潜在危险性亲职功能感改变 ・亲职功能改变 ・潜在危险性暴力行为
因应与压力耐受形态	・家庭因应能力失调：成长的潜能 ・家庭因应能力失调：妥协性 ・家庭因应能力失调：危害性

(二) 确定家庭功能

护士需结合家庭力量、资源及应对能力确定家庭功能。

(三) 确定护理对象及护理活动

家庭评估资料可能显示许多存在的需求或潜在的问题。护士应根据轻重缓急等不同情况选择确定合适的护理对象，同时取得个体与家庭成员的合作和参与。护士为家庭所进行的护理活动需要有一个中心点，通常要根据服务家庭的需求、资源、卫生保健费用、护士的能力和时间综合分析确定护理活动。

（四）确定护理的重点

通常对生命安全有威胁的事件是需要首先考虑的，当社区护士与家庭一起工作时，有必要确定最重点的需求，也是家庭认为最重要的。当家庭认为的重点与护士的观点有冲突时，应进行协调。一旦护士和家庭一致认定了家庭的需求，并确定了重点，就可以制定护理计划。

三、家庭护理计划(Family Nursing Plan)

制定护理计划是如何解决护理问题的一个决策过程，其目的是为了确认护理对象的护理的重点目标及护士将要实施的护理措施。家庭护理计划包括制定目标（短期目标和长期目标），寻找家庭内、外部资源，确认可运用的方法，拟定护理措施，决定优先顺序。

四、家庭护理措施(Family Nursing Implement)

在计划实施过程中，护士的作用是为家庭提供指导和信息，必要时给予帮助，其主要任务有：
① 为家庭营造或指导家庭营造一个安全的具有教育性质的沟通环境和场所。
② 介绍或强化有效的家庭沟通方式、应对技巧和行为。
③ 指导各家庭成员的行为与家庭的目标、需要和活动协调一致。
④ 为家庭成员提供情感支持，分担其忧愁，并给予安慰和鼓励。
⑤ 对家庭进行健康教育，并与家庭进行信息沟通，包括健康信息和其他与家庭有关的信息。
⑥ 为缺乏自护能力的家庭提供直接的照顾和护理。
⑦ 排除阻碍实施家庭护理计划的障碍，促进家庭功能。
⑧ 帮助家庭认识自身的功能和力量，增强家庭自身的活动能力和承担责任的能力和勇气。
⑨ 与家庭建立长期的合同关系，并在家庭需要时提供可靠的援助。

五、评价(Evaluation)

（一）方法

分为形成性评价和总结性评价，前者是对护理过程的评价，发生在护士—家庭交往的过程中，根据阶段评价的结果，修改和补充护理诊断、护理计划和评价标准；后者是评价家庭在接受护理干预后的结果，即是否达到了预期的效果，发生在家庭—护士的关系终末阶段，根据总结性评价的结果决定是否结束家庭护理。总结性评价能使护士自己知道工作的有效性，并提供护理计划实施效果的反馈，为其将来在其他家庭开展工作时提供经验和建议。

（二）内容

家庭护理评价应贯穿于整个家庭护理过程之中，其重点在于：
① 在评估阶段，评价所收集的资料是否全面完整，是否有利于确定家庭主要的健康问题。
② 在诊断阶段，评价护理诊断是否围绕家庭健康的主要问题而提出，家庭成员对护理诊

断的反应。

③ 在计划阶段,评估家庭护理计划的制定是否充分考虑到家庭的资源优势,家庭成员是否都赞成所制定的护理计划。在实施过程中,运用评价标准评价家庭护理的结果。

④ 在实施阶段,应评价家庭护理计划执行是否顺利,阻碍执行的因素。如果执行不顺利,护士应与家庭一起讨论确定影响护理计划执行的障碍,并采取措施消除障碍。

⑤ 在评价阶段,评价的主要问题有:"护士与家庭的沟通是否都做了准备?""护士在执行任务时是否非常熟练?""护士是否还需要其他的技能?""护士的价值观和态度是否影响与家庭交往?""护士是否利用家庭的反馈信息对自己的工作进行改进?""护士是否努力与其他专业人员合作?""护士对与家庭的交往的满意度如何?"这些评价可用于提高护理质量,为今后的工作提供经验。

结合案例 11-2 中护士与患者子女的沟通,应注意对以下问题进行评价:

① 我一开始的时候把目的和意图说清楚了吗?
② 这些家庭成员明白我的意思和我们需要共同去做的事情了吗?
③ 当这个家庭在处理一些相互关系时,他们向我表示需要什么帮助了吗?
④ 我是否和家庭中的每一个成员都有交往? 他们是否都愿意参与到这个沟通中来? 哪些成员在沟通中相对来说是次要的?
⑤ 我怎样才能向家庭成员阐述清楚沟通的模式?
⑥ 我从他们对家庭概念的反馈和情感回应中观察出了什么?
⑦ 我怎样才能正确理解家庭的反馈?
⑧ 有什么办法可以让我改进与家庭沟通的模式?

(三) 结果

通过评价,护士可以修改护理计划,提高护理质量。

表 11-4　家庭护理计划单

护理诊断	目标	护士—家庭活动	依据	评价
有关个体、分系统家庭单位及家庭的护理诊断	长期目标和短期目标	执行的护理干预	科学理论依据	可观察或测量的结果

案例 11-11

一位 65 岁的老太太因突发"脑溢血"急诊入院,经抢救后脱离危险,但尚未清醒。她女儿是一位小学教师(王老师),下面是护士小鲁与患者女儿的对话。

小鲁:"王老师,您母亲这次能脱离危险,多亏您和您丈夫能将她及时送来。若再耽误一会儿,恐怕就没希望了。"

王老师:"是啊! 我母亲幸亏和我们住在一起,要是让她一个人住在乡下,那就糟糕了。"

小鲁:"您母亲以前身体怎样?"

王老师:"我父母原来都住在乡下。前年我父亲去世以后,我们才把母亲接过来的。她身体一直很好,老是忙这忙那的,一会儿也闲不住,谁知她竟有高血压……"

小鲁:"您家里除了您和您丈夫以外,还有什么人吗?"

王老师:"我们还有个8岁的儿子,在我工作的学校读小学,现在应该放学了。原来有我母亲在,儿子放学回家我们很放心,中饭、晚饭都不愁。现在,儿子虽然可以在学校包午饭,但吃晚饭就难办了。"

小鲁:"您丈夫能帮上忙吗?"

王老师:"我丈夫上班路很远,中午向来在单位吃饭,晚上回家也不及时,我在这里照顾母亲,一会儿也离不开。真不知该怎么办才好。"

小鲁:"我看您家和您学校离我们医院都不远,我们医院有快餐部,饭菜质量都不错,也很干净,可以暂时解决您丈夫和儿子的晚餐问题。"

王老师:"真的吗?那太好了!"

小鲁:"您母亲的病情现在刚有点稳定下来,您的确离不开。等过两天看看您母亲的情况,我们再商量别的解决办法,好吗?"

王老师:"好,好,真谢谢你!"

小鲁:"就谈到这里吧,有事的话,请按这个呼叫器,我们会马上来人的。"

王老师:"好的,谢谢你这么关心我们。"

 ## 分析

在这个案例中,护士小鲁与患者家属的沟通,看似闲谈,实际上已对患者家庭做了简单而必要的了解和评估,并对解决该家庭面临的困难提出了建议,从而与患者家属建立了良好的关系。这对于争取患者家属的支持和配合是十分必要的,对于患者的治疗与恢复也十分有利。

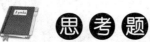 **思考题**

1. 什么是家庭?家庭的种类有哪些?家庭中有哪些内、外部资源?
2. 有关家庭的理论有哪些?
3. 家庭的功能有哪些?对个人的健康有什么影响?
4. 健康家庭的含义包括哪些?哪些情况下会出现家庭危机?
5. 家庭沟通中的护理干预措施有哪些?护士与家庭沟通的技巧有哪些?
6. 护士与患者家属沟通时的注意事项有哪些?
7. 一位私企老板,男,42岁,体态偏胖,家庭经济状况好,生活优越,经常有公事要在外吃饭应酬。在一次饭后,该男士因头晕、头痛来医院急诊,被检查出患有高血压和糖尿病,医生要求其住院进行治疗。在治疗期间,该男士还是经常出去吃饭,饮食习惯并没有按照医护人员的要求进行改变,医生与护士与他谈了很多次,他总是说"生意上的事,身不由己呀。"这个时候,护理人员想通过对他的家人进行健康教育来帮助该男士改变对健康的看法,纠正他不正确的健康观念和饮食行为。

本题中,如果你就是这位责任护士,该怎样与患者的家属进行交谈?要达到怎样的目的?如何评价你与患者家属的沟通效果?请你运用整体护理程序制定一份有关家庭沟通的护理计划单。

第十二章
护理工作中的冲突

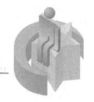

案例 12-1

张奶奶因高血压、冠心病住入心血管内科治疗,她已经85岁高龄了,但性格较好强,平时生活自理能力也比较强。住院第五天,护士长带领护士们在事先经过张奶奶同意的情况下,在其床旁开展整体护理查房。此时的张奶奶半卧在床上,自诉心前区闷,自觉症状似乎有所加重。查到一半时,病区内一位重病人突发心源性猝死。护士们来不及对张奶奶说什么就赶紧去抢救那位患者。一个多小时后,护士长又带着那几位护士再次来到其床旁,想继续完成护理查房。张奶奶这时已经失去了耐心,抱怨说:"我感觉很不舒服,你们都不管我,说来就来,说走就走,太不把我当回事了!你们走吧!"

一位护士听她这么说,立即回应到:"你抱怨什么啊,其他病房有病人需要抢救,当然要先救他喽,你要是和他一样,保证你也是最优先的……"

问题

1. 发生于张奶奶和护士之间的冲突属于何种类型?
2. 请分析发生这起冲突的原因?护士应怎样做才能避免冲突呢?
3. 实际工作中,除了本例中的冲突,还可能发生哪些类型的冲突呢?

本章目标

1. 描述冲突的定义,归纳建设性冲突与破坏性冲突的特点。
2. 分析说明冲突的发展阶段,解释5种主要的冲突处理模式。
3. 举例说明团体中人际冲突类别,并能根据原因正确处理。
4. 列举解决护患冲突的主要策略。

本章关键词

Conflict(冲突) has been defined as tension arising from incompatible needs, in which the actions of one frustrate the ability of the other to achieve a goal.

第一节 人际冲突概述

一、人际冲突的含义和特点

(一) 人际冲突的含义

冲突是两个或两个以上互相依赖的个体之间由于在信仰、观念和目标上的不一致,或在控制、地位和情感愿望上的差异而引起的斗争。冲突产生的根源即互不相容性。

(二) 人际冲突的特点

1. **冲突是一种斗争,它是相反力量相遇的结果** 例如,两个人对某一事件持不同观点而争论时,就会出现冲突。冲突涉及人际间的不协调。

2. **在有冲突发生的人与人之间必有相互依赖的因素存在** 如果医护人员可以完全独立地工作,将不产生冲突,因为每个人都可以做自己的工作,没有争论的领域。但实际上,他们在很大程度上必须相互依赖:患者要依赖护士,护士要依赖社会工作者,医生要依靠护士,管理者要依赖所有工作人员等。这些人与人之间的相互依赖为冲突的形成创造了条件和环境。

3. **在冲突中必有情感因素,冲突必唤起情感** 当一个非常重要的信念和观点受到挑战或阻止时,我们将感到不安,常常感到有必要保卫自己的信念和观点或为自己的地位而斗争。这就是在冲突过程中唤起的情感因素。

4. **冲突涉及人们之间的不一致和差异** 冲突可来自人们之间在信仰、观念和目标方面的差异(内容问题),或是来自于人们之间在控制、地位和隶属愿望上的差异(关系问题)。冲突永远存在,因为每一个人都有个性,都有特定的信仰、需要和行为,这些差异是冲突的基础。

二、人际冲突的类型

(一) 根据冲突发生的对象分类

1. **个人内部的冲突** 个人内部冲突可以用两种反应倾向来分析。一种倾向是使个人接近目标的;另一种反应倾向是驱使个人避免目标的。根据这两种动机,个人内部冲突可大致分为4种形式。

(1) 接近—接近型 这是一种最简单的冲突形式。当个体驱动去获得两个正的目标,但只能获得其中一个时,就会产生这种冲突,即鱼和熊掌不可兼得的冲突。从理论上来说这种冲突是容易解决的,个体朝一个目标越近,对这个目标的驱动力就越大,对这一目标的动机就比另一目标更明确。现实工作中,许多护士既想进一步学习、深造,但又不想丢掉工作,个人处于工作和继续学习的两难选择中,这就是接近—接近型个人内部冲突。

(2) 回避—回避型　当个体必须在两个同样消极的目标中选择一个时,就会产生这种形式的冲突。解决这种形式的冲突的最好办法就是脱离现场。如不能脱离,则个体将在两个目标之间犹豫不决,永无止境。生活中,婆媳关系不好,经常为一些小事争执。此时,作为和两人都亲密无间的儿子和丈夫,经常会选择不出声音、不主动干预,以避免加剧双方矛盾。

(3) 接近—回避型　该类冲突只涉及一个目标。这个目标既有吸引的性质又有不吸引的性质,因此个人既有获得这个目标又有避免这个目标的驱动力而处于冲突之中。例如,某医院护理部决定派出心内科护士小张到香港进修一个月,这个消息令小张兴奋不已。但是这个月内高额的生活费用问题又让刚毕业不久的小张犯了愁,不知是去还是不去。

(4) 双重接近—回避型　这种冲突形式涉及必须在两个目标中选择一个,而每个目标都有优点和缺点。不论接近还是回避,其反应强度是由个体对目标的接近程度、目标的种类、目标的吸引程度等因素决定的。例如,护理部想调动消化内科的臧护士到别的科帮忙,考虑到要征求一下小臧的意见,于是对小臧说出这个想法,并请她在神经内科和脑外科做出选择。小臧心里想着:神经内科工作很辛苦但待遇要高一些,脑外科虽说劳动强度稍低一些但今后发展的机会可能要少一些,我该怎么办呢?

2. 人际冲突　人际冲突一般是指个人与个人之间的冲突。个人与个人之间冲突的内容和形式是多种多样的,造成冲突的原因也各不相同,主要是由于生活背景、教育、年龄和文化等的差异,导致人对问题的认识、理解产生差异,同时也影响到人们的个性、价值观、知识等方面的不一致,致使人际间难以进行有效的沟通。案例12-1就是典型的发生在护士和患者之间的人际冲突。

3. 组织冲突　组织冲突通常指组织内群体与群体之间的冲突。在组织内的工作群体之间常常因缺乏资源、任务不清、职责不明而互相争夺、牵制等造成冲突。这种冲突能造成群体间的不团结和工作中的不协调,当然如果适当引导,可能成为团体间的正常竞争,产生积极效果。临床工作中常由于人力或物质资源缺乏而导致科室或部门之间的冲突。

(二) 根据冲突的功能分类

根据冲突的功能可将其分为建设性冲突和破坏性冲突两大类。

1. 建设性冲突的特点

① 冲突各方对实现目标都积极热心。

② 相互都愿意了解对方的观点、意见。

③ 大家都为了共同目标,围绕共同焦点问题展开争论。

④ 相互交换意见的情况不断增加。

一般来说,建设性冲突往往会激发人们的积极性、主动性和创造性,提高人们的主人翁责任感和参与意识,这种良性竞争的结果会给组织带来活力,形成生动活泼、朝气蓬勃的局面。我们要求在团体决策时采用适当加大分歧的策略,以避免陷入群体思维的目的就是创造建设性的冲突。

2. 破坏性冲突的特点

① 每一个人只对自己的观点是否赢得胜利倾注关心。

② 不愿听取对方的观点和意见,不管有无合理之处一概排斥和不予接受。

③ 由对问题的争论发展到人身攻击,行为上由不一致演变为有意对抗。

④ 相互交换意见的情况越来越少,以致完全停止;背后不负责任的言行越来越多,冲突愈演愈烈。

其实,冲突产生的结果是建设性的还是破坏性的,很大程度上取决于参与者采取的应对方法。如果参与者把冲突引向破坏之路,要想达到好效果的可能性几乎等于零。当参与者把冲突带向建设性之路,就增加了取得积极结果的可能性。

第二节 冲突的过程及分析

冲突的过程可分为5个阶段,即:潜在的对立阶段、认知和个性化阶段、行为意向阶段、行为阶段、结果阶段。

一、潜在的对立阶段

冲突的第一阶段存在可能产生冲突的条件。但这些条件和出现的情形并不一定都导致冲突的发生,但却是冲突发生的必要条件,我们可将其理解为"冲突源"。概括起来这些条件包括3类:沟通、结构、个人因素。

(一) 沟通

由沟通造成的冲突主要来自语言表达困难、误解、沟通渠道中的干扰等。罗宾斯认为,语义理解的困难、信息交流不够充分以及沟通通道中的"噪音"等因素都构成了沟通障碍,并成为冲突的潜在条件。

研究表明,沟通中缺乏有关他人必要的信息,会产生语义理解方面的困难,沟通过少或过多都会增加冲突的潜在可能性,导致冲突。按一般的原理来思考,人们自然会产生一种习惯性的认识:即认为沟通不良是导致冲突的原因,如果我们好好地沟通,就可以彼此消除误解。然而大量的研究结果又表明,有时因沟通过程的时间因素,沟通会因为耗费时间延误合作而产生误解;如果沟通中言语使用不当、方式选择不好,结果可能会适得其反,导致沟通失败,并成为冲突的潜在条件。案件12-1中就是因为护士和患者家属之间的沟通不良以及言语使用不当而导致了冲突的产生。从护士角度看,没有继续进行护理查房是因为要抢救病人,来不及向她解释太多。可是,从张奶奶角度看,自己当时病情也不稳定,身体也不舒服,还要等护士们一个多小时,从而产生了急躁和不满情绪,情不自禁地发泄出来,这也是可以理解的。所以产生这次争执的重要原因是患者不了解护士的工作原则,而护士事先又没有向患者解释清楚,以致造成误解。此外,当人际沟通达到一定程度时,效果最佳,若继续增加沟通则会过度,其结果也是增加冲突的潜在条件。沟通时人的感觉通道对信息的过滤出现偏差时,也可能成为冲突的潜在条件。这些潜在的条件在一定的环境的作用下会产生冲突。

（二）结构

这主要是针对某一个团体内部而言的，指团体的组织关系和团体间相互依赖的关系。如团体规模、分配给团体成员工作任务的专门化程度、权限范围的清晰度、成员目标的一致性、领导风格、奖酬系统等。这里不详述。

（三）个人价值因素

个人因素是指包括个体价值系统的个性特征及个体差异，其中也包括个体对他人接纳与否的态度。如你与不喜欢或非常讨厌的人相处，就难免会发生冲突。研究表明，某些性格类型，如十分教条的人、过于独断专横的人、缺乏自信的人、过分自傲的人等都是潜在的冲突因素。值得注意的是，在社会冲突研究中，最重要也最容易被忽视的因素，就是个人价值体系的差异。

事实上，偏见的产生、团体中的意见分歧、个人的不公平感等导致的冲突，若用个体价值观的差异来解释是最恰当不过的。例如，你认为这本书是有价值的，而别人却认为它毫无用处；你觉得这样处理问题最好，而护士长却觉得那样是最恰当的……这些分歧都源自价值观的差异，可见价值观的差异是导致冲突的一个重要原因。

二、认知和个性化阶段

在潜在对立的阶段中，如果各种潜在的条件不断恶化、引起挫折并对客观的情境产生一定程度的影响，则潜在冲突因素在这一阶段会显现出来，被人知觉，于是冲突便产生了。

这里强调认知的特点，是因为冲突必须要有知觉的存在，也就是说，只有当一方或多方知觉到或意识到冲突条件的存在，冲突才有可能产生，这在冲突的定义中有明确表述。当然只是知觉到冲突也还不能表示个人已介入其中，还需有情绪的卷入。人们确实体验到焦虑、紧张甚至挫折感和敌对时，才能达到个性化（个体卷入）。例如，你和一位好朋友聊天，言谈中可能双方会有观点上的分歧，但这并不必然意味着你们就发生了冲突。虽然你们知觉到这种分歧，但也许都不在乎，一笑置之。只有当一个人固执己见，对对方的意见不信任、不尊重，并以自己的方式表现不满，或对自己的意见不能被对方赞同而感到失望、挫折，甚至引起强烈的愤怒时才可能产生真正的冲突。

在这个阶段里，冲突问题将变得明朗化，双方都能认识到冲突的性质，并能拿出解决冲突的各种可能的办法。由于情绪对知觉有重要的影响，在形成和处理冲突时，消极的情绪会导致破坏性冲突，并且在处理冲突时也容易简单化；相反，积极的情绪又会导致建设性的冲突，在冲突中发现问题，开阔视野，并且在采取解决问题的办法时也具有创新性。案例 12-1 中的那位护士在受到患者的指责之后，通过她的语言明显表现出了对患者的不满情绪。这种消极的情绪很可能会导致冲突的进一步爆发甚至产生破坏性效果。

三、行为意向阶段

行为意向是介于一个人的认知、情感和外显行为之间，从事某种特定行为的决策。当一个人采取行动以阻挠他人实现目标、获取利益时，便进入了冲突的行为意向阶段——冲突采取了外显的对抗形式。外在冲突可以有各种形式，从最温和的、间接的言语对抗，到直接的攻击甚至失去控制的抗争或暴力。诸如学生对老师的质询、工人的罢工、种族之间的战争等，都是冲突的外显形式。一旦冲突表面化，双方都会寻找各种处理冲突的方法。

处理冲突的行为意向主要从两个维度考虑选择处理的方法。一个是合作程度；一个是肯定程度。前者指一方愿意满足对方需要的程度；后者指一方坚持满足自己需要的程度。

冲突在两个维度上的不同程度的表现可以产生5种处理冲突的模式。

（一）竞争

竞争指一个人在冲突中寻求自我利益的满足而不顾对方的影响时的行为，非赢即输的生存竞争常常导致追求满足自己利益而牺牲他人利益的冲突。

（二）协作

也称统合，指冲突双方均希望满足两方共同利益，并合作寻求相互受益的结果。在协作中，双方都着眼于问题，坦率澄清彼此的差异，求同存异，找出解决问题的办法而不是简单地顺应对方的观点。

（三）回避

回避是指一个人可能意识到冲突的存在，而采取逃避或压抑的方式回避冲突的行为。如与他人保持距离、划清界限、固守领域，也是一种回避的行为。如果无法采取回避的行为，还可以压抑、掩饰存在的差异。有时，压抑可能比回避要好一些，尤其当团体成员之间存在相互依赖、交互作用的关系时，压抑可以求得合作的稳定。

（四）迁就

迁就又称顺应，是指一方以将对方利益放在自己利益之上以牺牲自己利益的方式来满足对方需要时的行为。显然，迁就是为了维持彼此的相互关系，一方做出了自我牺牲。如为了对方的需要，尽管有不同意见，但还是放弃自己的意见而支持对方的意见。

（五）折中

折中也叫妥协，是指冲突双方都必须放弃某些利益才能够共同分享利益时，便能达成折中的结果。折中时没有明显的赢者和输者，双方都要共同承担冲突所带来的问题，也要放弃一些东西，折中的结果是双方都不能彻底满足自己的利益。

行为意向为冲突情境中的各方面问题的解决提供了总体的方案，但是人们的行为意向并不是固定不变的，在冲突过程中，由于人们产生了新的认识或对对方的行为产生情绪反应，它就可能发生改变。不过，研究表明，每个人都有自己独特的处理冲突的方式或潜在倾向，而且这种方式是相对固定的。如面对冲突情境时，有人希望不惜一切代价获胜；有人希望寻找一种最佳的解决方式；有人选择逃避；还有些人希望施惠于他人或共同分担……这就不难理解，为什么一个人并不能在任何时候都显得那么善于应付各种冲突而万无一失。

案例 12-2

请您根据自己的理解,比较 5 种冲突处理模式的合作性与竞争性,并将这 5 种模式分别填写在图 12-1 的椭圆中(两指标程度沿箭头指向逐渐增大)。

四、行为阶段

行为阶段是公开的冲突阶段,这一阶段包括冲突双方的行为与反应。冲突行为是公开地试图实现冲突双方各自的愿望,并常带有刺激的性质,但这种刺激与

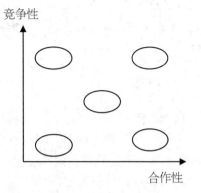

图 12-1　冲突的 5 种处理模式

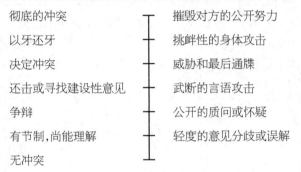

图 12-2　冲突强度的连续体

愿望无关:由于判断错误或缺乏经验,有时冲突行为会偏离原来的意图。有学者将这一阶段看作是一个动态的相互作用过程,这对于理解冲突行为很有帮助,如图 12-2 所示。

图 12-2 表述了冲突行为的形成过程,几乎所有的冲突都处于这个连续体的某一位置上。连续体下端冲突微妙,间接并有所节制,表现为轻度的意见分歧或误解。如果不能解决(消除分歧和误解),则冲突可上升到连续体的顶端并具有极大的破坏性。在大多数情况下,如果冲突达到顶端程度,则常常导致功能失调。

五、结果阶段

冲突双方之间的行为与反应的相互作用导致了冲突的最后结果。这些结果可以是良性的,但也可以是恶性的。冲突的良性结果也许不容易被人们理解,人们很难想像一种公开的、激烈的敌对情境会产生良性的建设性的结果。然而,研究的确表明:较低或中等水平上的冲突是可以增进决策质量,激发创造力,激励冲突介入者的兴趣和好奇心,这一水平的冲突也是挖掘问题和情绪宣泄的良好媒介。同时,冲突也给人们提供了一个自我评价与改善的机会。冲突的破坏性结果人们很容易理解,因为不加控制或无限期的对立冲突,必然会导致共同关系的解除、破裂,许多问题都不能解决。

 案例 12-3

两个产妇在早上生过孩子后被转送到一个病房。王女士,23 岁,喜欢听音乐,而且音量开得越大她越喜欢,此外王女士的探望者一个接一个,络绎不绝。她的室友李女士,36 岁,家里已经有两个孩子了,她只想安安静静地休息,而房间里的音乐声和探望者的频繁出入让李女士

时常被吵醒。此时，李女士忍无可忍，向王女士抗议起来。可是王女士却认为自己没有任何错误，对李女士的抗议充耳不闻。护士发现后，安排李女士到一间单人病房中休息，争执也就随之停止了。

问题

1. 按照冲突的发展过程对该实例进行分析。
2. 作为责任护士参与处理两位产妇之间的矛盾，该护士采用的是哪种处理冲突的模式？这种处理模式的优缺点各有哪些？

做完案例12-3的练习，大家再回到案例12-1中的第二个问题。其实值班护士与患者之间的矛盾是可以避免的。避免的方式有两种：一种是在双方冲突处于潜在对立阶段时，即患者开始抱怨时，护士们不多说什么，然后离开病房。这是采用回避的冲突处理模式。第二种，护士若意识到自己考虑不周的问题，向患者做好解释，是自己工作的不足，主动承认不足，这样就可以取得患者家属的谅解，化解矛盾。这种处理模式更符合协作的原则。当然，若在中断护理查房时，由一位护士向老人解释清楚暂时离开的原因，请其谅解，案例12-3中的冲突也完全可以不发生。

第三节　护理团体关系的冲突及处理策略

从第九章的学习内容中我们知道，每个护理工作者并不简简单单是个独立的个体，他们还归属于不同类别的团体，通过团体的社会交往活动实现社会归属和自我实现的需要。而在这些活动中，冲突也是其中一部分内容，工作场所同样是产生冲突的成熟场所。因此，我们需要正确认识团体关系中的冲突，了解团体人际关系的类型和主要的处理策略，以建设性的处理团体关系的冲突为目标，建立和谐护理团体，更高效率地实现组织目标。

一、团体关系中冲突的影响

冲突是群体生活中普遍存在的现象。在卫生机构中，特别是在团体活动中，矛盾冲突是不可避免的，它可能危害一个组织的工作绩效，影响或破坏团结，也可能导致很多优秀员工的流失。但冲突并非都是坏事，冲突也有积极的一面，因为冲突可以引发改革的需要。团体成员为了解决矛盾冲突，不得不改变群体环境（如规章制度、工作程序、设备条件等），也不得不改变自己的行为，这便产生了改革。改革打破了旧的平衡和稳定，又会使一些人不适应、不协调，于是又会引发新的矛盾冲突和新一轮的改革。所以，矛盾冲突既可以是改革的起因，也往往是改革的结果。矛盾冲突引起变革，变革则带来进步、发展与提高。所以有的学者认为：冲突的存在是绝对必要的。如果冲突太少或几乎没有冲突时，组织容易对变革和革新出现冷漠和迟钝。因而要刺激和鼓励冲突的出现，促进不同意见的发表，促进创造力的发挥及组织成员在工作上的竞争，从而激发人的积极性、强化改革动机等。因此，及时而妥善地通过交往与沟通来排解和消除矛盾冲突，对于建设优良的和高效能的护理团队具有十分重要的意义。

二、团体人际关系冲突的分类

团体关系冲突根据导致的原因分类,可分为内容性冲突和关系性冲突两大类。了解这两大类冲突及其产生的原因,将有利于针对原因解决冲突。

(一)内容性冲突

主要是指与信念、价值观及目标相联系的矛盾冲突。

1. 与信念和价值相联系的冲突 每个人都有不同的家庭和社会背景、不同的文化传统,以及不同的教育和工作经历,因而便形成了每个人不同的生活理念、处世原则和价值系统。当人们交流沟通时,便会因为这些差异而产生不同的意见、观点和看法,以至于发生矛盾冲突。例如,在医疗机构中某些医护人员认为患者最有权力选择治疗和护理方法,应让患者行使个人控制权;而另一些医护人员则认为应该运用一切有效的医疗技术维持患者的生命,不必考虑患者个人的意见。再如,有的护理人员主张运用护理程序实施整体护理,有的则认为太麻烦费时,没有这种必要。这种价值观的矛盾冲突也可能发生在医护人员与患者之间,例如,有的医护人员要用针灸给患者治疗,但患者却不愿接受,不相信针灸的治疗作用。

2. 与目标相联系的冲突 这种冲突有的是关于目标本身的。例如,在医院中,行政管理人员的目标是控制护士的人数编制,而护理管理人员的目标是提高护理质量,这就必须有足够的护理人员来保证实施身心整体护理。同样,护理管理者要求护理人员的工作有精确、完整的记录,而护理人员的目标是把时间较多地用在患者的治疗护理上。这种目标上的不一致,便可能引发冲突。这些冲突可以发生在两个或两个以上的个人之间。而与目标有联系的冲突则表现在达到目标的程序和方法上。例如,关于最佳的注射方法、对忧伤患者最有效的心理护理方式、最佳的人员配备方案和分工方式等,在这些方面会有不同的意见和看法,以致产生矛盾冲突。

(二)关系性冲突

一般是指与尊重、控制、归属等相联系的冲突。

1. 与尊重相联系的冲突 每个人都有尊重的需要,这是人类的基本需要之一。在自己的尊重需要满足的同时,其他人的尊重需要也希望得到满足。在交往与沟通时,如果双方不能等同地受到尊重,则会发生冲突。例如,一位有丰富工作经验的老护士感到自己没有得到应有的尊重时,便可能会表现出敌对情绪和悲伤;年轻的护士认为自己的建议具有创新意识,希望被采纳,但高年资护士不予重视或拒绝采纳,冲突也会表现出来。另外,护理人员希望得到来自其他医务人员及患者的尊重,当尊重的需要未被满足时,其结果也是发生冲突。

2. 与控制相联系的冲突 每个人都有不同的控制需要,有些人需要多些,有些人只要一点点就满足了。此外,个人对控制的需要在不同的时间也不相同,有时他的控制需要非常高,而在另一时间,他可能不要控制而宁愿让其他人负责。当一个人所具有的控制与另一人所具有的控制相抵触时,关系冲突便会发生。

3. 与归属相联系的冲突 除对控制的需要外,人还有从属于某一个组织及被他人所爱的需要,即需要与他人发生联系并接受关爱,这便是归属的需要。如果这种需要不能得到满足,就会有失落感并发生情感矛盾。例如,护理人员工作任务很重、很辛苦,为病人尽力地服务,他们很希望护理管理者能经常与他们交谈或给予一定的称赞,而管理者却很少能做到这一点,由此便可能产生因归属要求得不到满足的冲突。一位受到病人家属身体攻击的护士在护士站内哭诉,满腹委屈,而几位同事听完她的哭诉后,只是淡淡地说了一句:"这是正常的事,没什么大不了的,你就忍了吧。"此时的护士会感到失去温暖与关心,这也可能产生与归属感相联系的冲突。

以上所提关系方面的各种冲突,由于都具有内隐性和复杂性,特别是情感方面的冲突,开始时往往藏在心里,所以比较微妙和难以捉摸。例如,有的人要求较多的控制,或需要更多的确认和照顾,常常难以用语言表达,因此也不易得到解决。同时,关系冲突又不可避免地与内容冲突相联系。在讨论内容方面的问题时,如果双方各执己见,互不相让,关系冲突便会显现。同样,当双方关系发生冲突时,内容的讨论也必然受到影响,甚至无法进行。

三、处理团体中人际冲突的策略

矛盾冲突既然是不可避免的,那么医护人员在群体活动中,便不应逃避矛盾,而应以积极的态度分析冲突产生的原因,通过交往与沟通,用妥善的策略方法去解决矛盾冲突,使之产生积极的而不是消极的影响。如果是单纯的内容性冲突,不涉及或很少涉及双方的关系,则可以通过平心静气的讨论,权衡利弊,选择最佳方案,解决分歧。若分歧属于关系性冲突或较多涉及双方关系问题,则可以根据交往与沟通时的具体情况,选择以下策略加以解决。

(一)赢—输或输—赢策略

这一策略的特点和结果是甲方控制和支配乙方,乙方则屈从于甲方的控制和支配。甲方用自己的目标取代了乙方的目标成为赢家;而乙方则不得不放弃或搁置自己的目标,成为输家。从甲方的角度说,他所运用的是"赢—输策略";从乙方的角度说,他所运用的是"输—赢策略"。这两种沟通策略虽然并不是解决矛盾冲突问题的最佳策略,但常常被人们所采用。"赢—输策略"常把对方当作敌手,由单方面(赢家)决定目标而不是双方协商产生目标,即只是暂时性地解决目标,因而只是暂时性地解决矛盾冲突问题,忽视了双方联系的长期性。简单地说,这种策略是一种短期行为。"输—赢策略"是一种委曲求全的和解策略,有时采用这种策略来解决冲突是必要和可行的。请看下面的例12-4。

案例 12-4

病房中新来了一位病情比较复杂的患者。护士小赵和小钱都希望自己成为这位患者的责任护士,以便取得新的护理经验或实施新的护理策略,于是发生了矛盾冲突。开始时双方互不相让,但在交谈沟通中护士小赵态度非常强硬,毫不妥协,迫使护士小钱很不情愿地放弃了对这位患者的护理(放弃了自己的目标)。冲突因而解决。

分析

在本案例中,冲突双方所持的意见并没有什么是非区别,纯属关系性冲突。护士小赵成为赢家,所用的是"赢—输策略";护士小钱成为输家,所用的则是"输—赢策略"。矛盾冲突得以解决。但从长远效果看,护士小钱在情感上是很不平衡、很不舒服的,争执双方的关系可能受到损害,在今后还可能发生更大的矛盾冲突。

(二) 输—输策略

这种策略的特点和结果是争执的双方都没有实现自己的目标,成为输家。这种沟通策略也不是解决矛盾冲突的最理想的策略,同样忽视了双方联系的长期性。请看下面的例子:

案例 12-5

某护理小组召开会议推选组长。护士孙某和护士李某都有能力担任组长,而且都很想当组长。双方都有自己的拥护者,形成了双方的两派,经过激烈争论,仍然互不相让。此时有一位小组成员提议由护士周来当组长,对立的双方虽然都不很情愿,但结果却都接受了由周某当组长的提议,于是矛盾冲突得到解决。

(三) 赢—赢策略

这种策略的特点和结果是使双方都完全地或部分地实现自己的目标,双方都感到满意或比较满足,都成为赢家。这种沟通策略是解决矛盾冲突的最理想的、也是最佳的策略,是一种重视双方长期性联系的策略。请看下面例子。

案例 12-6

小吴和小郑都是刚从护校毕业分配到这所医院工作的新护士,她们在校期间是同班同学,现在都在见习期间,因而都在各科室进行轮转。小吴已经在这个病区见习了一段时间,再过三天就要转移到别的科室和病区去了,而小郑则刚从别的病区转移到这个病区来。小吴正在护理一位患严重心肌梗死的患者,而小郑则发现小吴所护理的这位患者正是自己所迫切寻找的典型病例,非常适合完成自己的见习目标。于是她去与小吴协商此事。

小郑:"小吴,你能不能把你正在护理的这位病人让给我护理?"

小吴:"哦,不行!"

小郑:"为什么不行?你还有三天就要离开这里了,把这位病人让给我护理,我想不会对你有什么影响吧!"

小吴:"小郑,你这样说就使我为难了。我需要继续护理病人,以便了解这样的心脏病患者应如何限制机体的活动,如何通过心理护理帮助他克服恐惧情绪。"

小郑:"哦,是这样!"

小吴:"这是我见习期间的最后一次机会了,以后恐怕很难再找到一个同样的病例来完成见习目标了。"

小郑:"我现在完全理解你的难处了。你看这样行不行?在你离开前的三天时间里,我与你一起护理这位病人,但以你为主,我可以先对这位病人的情况进行了解和评估。等你离开这里时,我就接替你来护理这位病人。"

小吴:"(愉快地)这倒是个很好的办法,我还可以向你提供一些有关这位病人的资料,使你可以更好地完成三天以后的护理任务。"

小郑:"好的,好的!真谢谢你,那么现在我们就一起找护士长谈这件事吧。"

(两人拉着手,高高兴兴地去找护士长了)

 分析

在本案例中,冲突双方的目标都是有道理的。护士小吴和护士小郑通过交谈沟通,都实现了自己的目标,都成为赢家,所用的是"赢—赢策略",她们的矛盾冲突获得了很好的解决,双方关系不仅没有受到损害,反而更和谐亲密了。小吴和小郑在以上的交谈中,不仅能耐心地倾听对方的意见,而且能移情地理解对方。她们自己也能从有利于双方见习和工作的角度出发,坦诚地发表意见,从而找到一个切实可行的方法解决矛盾,使双方都成为满意的胜利者和赢家。

(四) 需把握的几个原则

无论采取什么方法解决冲突,我们都应明确以下几点处理原则。

1. 分析利弊 选择那些值得花费精力和能够处理的冲突。团体中的冲突应该设法解决,但不是说对所有的冲突都要一视同仁:一些冲突可能不值得花费精力,还有一些冲突则可能很难处理。对某些冲突应采取回避策略,即从冲突中退出或者抵制冲突,可能是最好的解决方法。什么时候使用回避策略最为得当?一是当冲突微不足道时;二是当冲突双方情绪极为激动而需要时间使他们恢复平静时;三是当采取的行动所带来的潜在破坏性会超过冲突解决后所获得的利益时,回避策略会十分有用。应该注意把精力留给那些有价值、有意义的事件。

2. 影响全局的冲突必须全力解决 例如,在开展整体护理过程中,团体成员对于整体护理是否必要等重大问题产生了分歧,这是关系到整体护理工作全局的内容性冲突,必须尽全力加以解决,否则整体护理难以顺利开展。再如,在一个护理团体中,主要领导人(如正、副护士长)之间关系不和,常常为一些小事发生争执,影响工作,而且两人都在团体内寻求支持者,这是关系到团体凝聚力和团体效能的关系性冲突,也必须尽全力解决,否则将影响全局。

3. 选择符合你的风格和当时情境的最佳策略来解决冲突 研究表明:每个人都有自己的冲突处理风格,基本风格表明你在遇到冲突时最有可能如何行动。前面提到的解决冲突的不同的策略,便体现了冲突处理的不同风格。

① 强迫/支配风格:我赢、你输。
② 妥协风格:我输、你赢。
③ 和解风格:双方都有所赢、有所输。
④ 合作风格:我赢、你也赢。

但当某一具体冲突出现时,你可能会改变你所倾向的风格以适应当时的情境变化。每一种方法都有其长处和弱点,没有一种办法是放之四海而皆准的。因此要根据实际情况,灵活而妥善地选择不同的策略和方法。

第四节 护患冲突的原因分析和处理策略

在护理工作的冲突中,除了护理团体人际关系冲突、护士内心冲突以外,发生比较普遍的就是护患冲突了,它是影响护患关系健康发展的主要因素。

一、护患冲突产生的原因分析

(一) 护理人员的职业素质问题

社会对护理人员的职业素质有较高的期望值,并以此来衡量现实中所面对的每一具体的护理人员的形象,用较高的标准来要求那些客观上难以理想化的护理人员个体。当患者发现个别护理人员职业素质低下,职业行为不符合要求,尤其是服务态度、护理业务技术水平等存在缺陷时,就会产生不满和抱怨情绪。在这种情况下,若护理人员不能正确理解患者的较高期望,或完全不从自身查找引发护患冲突的原因,或埋怨患者对自己过于苛刻甚至表现出态度生硬、解释不耐心等对立的态度,就会更进一步失去患者及家属的信任,导致护患冲突的发生。

(二) 患者的需求与满足的问题

患者从入院到出院,由于身患疾病的原因,希望在治疗护理、饮食生活、环境等方面得到护理人员的精心护理和照料。一般来说,病人的这些要求都是合理的,对疾病的治疗与康复也都是有益的,护理人员应积极创造条件予以满足。但目前由于种种原因,如床护比例不达标、护理人力配备严重不足,在护理工作任务十分繁重的情况下,当个别患者的需要得不到满足时,患者就有可能对护理人员产生不满情绪,从而指责护理人员。又由于受一些医院目前的物质条件、设备及环境等方面的条件限制,不能完全满足不同层次患者的需求。在这种情况下,若护理人员不积极主动地向患者进行解释和沟通,以取得理解和谅解,而只是强调自己的客观原因,不能宽待身心失衡的患者,甚至与病人产生争执,就会导致护患冲突加剧。

(三) 医患信息不对称的问题

由于病人的受教育程度和所处环境的差异,大部分病人缺乏医学知识,对与自己疾病相关的知识和护理专业理论了解甚少,且在诊疗过程中,又希望全面了解自己疾病检查、治疗、护理过程的每一个细节。面对这种情况,若护理人员不能理解患者的个体需求,不能耐心向患者解释病情,提供全面的信息,而是表现为懒于解释或敷衍,甚至埋怨病人啰嗦,就会造成护患关系紧张。

(四) 患者的心理健康问题

许多病人在与护理人员的交往中,对自身的健康存在沮丧、自卑的心理。严重焦虑的病人常把自己的痛苦归咎于别人,有的患者难以自控地把对自己病痛的恼怒迁移到与他们交往最频繁的护理人员身上。若护理人员不能识别患者的情绪反应,就有可能出现紧张的护患关系,甚至引发较强的护患冲突。

二、应对护患冲突的主要策略

(一) 建立良好的护患沟通是基础

1. 护患沟通内容

(1) 入院时 热情接待患者,介绍科室环境、探视陪护制度,做好饮食安排等。护士同时恰当地进行自我介绍,树立良好的第一印象,发挥首因效应的作用。

(2) 住院期间　主动向患者及其家属介绍病情、治疗及护理措施,说明疾病的可愈性,使患者对自己的情况心中有数。同时,在患者接受治疗和护理过程中,护士应多与其交谈,及时了解患者内心感受,消除患者顾虑,让其发泄对医疗服务的不满,对患者提出的意见做到耐心解释,甚至主动承担责任。如果是医护方面存在不足,应及时改正工作,及时处理不协调的护患关系,消除纠纷隐患。

(3) 出院时　做好卫生保健指导,详细说明出院后注意事项。对出院患者进行定期电话随访,不仅加深了患者的情感交流,而且有利于及早发现病情变化,早期干预,提高康复率。

从患者入院到出院后的整个沟通过程中,护士要体现出爱心、耐心、同情心,通过护患沟通建立良好的护患关系,减少医疗纠纷。

2. 增强护士的人际沟通能力　护士的人际沟通能力对护患关系质量以及护患冲突发生率有着直接的影响。护士应学会在护患交往中合理地应用各种人际沟通的策略和技巧,注意护患沟通的方式方法,提高沟通能力,以进一步增强沟通的效果,实现护患沟通的最终目的。关于这部分内容各章都有涉及,不再赘述。

(二) 规范规章制度是关键

1. 严格执行各项规章制度　治疗护理前,认真履行告知义务,维护患者的知情权、同意权和隐私权。对一些特殊治疗护理项目,要做好详细解释,使其对治疗护理有充分了解,或将患者的意见进行记录,让患者核实后签名,以保证记录资料的完整。

2. 规范护理文书书写　护理文书是患者病情及治疗全过程情况的客观反映,是临床工作的原始文字记录,具有原始性、科学性、完整性。护理人员应真实、及时、完整、准确地记录和书写护理文书。

(三) 坚持人性化服务是保障

有护理从业者曾经提出了"六个一"——"一句体贴呵护的问候"、"一瞥善解人意的眼神"、"一个关爱扶助的动作"、"一个发自肺腑的祝愿"、"一个同情安慰的勉励"、"一个包含激情的微笑"和"四个多"即"多几句问候,让患者感到温馨"、"多几句解释,让患者感到舒心"、"多几次巡视,让患者感到放心"、"多几次帮助,让患者感到温暖"——注重人性化服务,体现人文护理。

 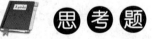

1. 结合生活实际,谈谈你在学习和生活中所遇到冲突,哪些属于建设性的,哪些又属于破坏性的?
2. 应对冲突时采用不同处理策略的原则是什么?你的处理风格是怎样的?
3. 护理工作中,护士内心的冲突应该怎样处理呢?

第十三章
健康促进与健康教育

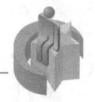

案例 13-1

在某居民小区的区办公楼会议室里,一场预防"非典"知识的健康教育课正在进行,几个小区领导在前排就座,整个会议室座无虚席,有老有少,有男有女,个个都聚精会神。老师是人民医院呼吸内科主任廖医生。通过多媒体教学,廖医生声音洪亮,深入浅出地结合具体事例进行了生动的讲解,会后大批听众涌向廖医生,咨询有关知识。

问题

1. 你认为什么是健康教育?
2. 这次健康教育为什么能吸引如此多的听众?

本章目标

1. 指出"健康","健康促进","健康教育"的定义。
2. 比较不同的健康教育模式。
3. 讨论如何施行健康教育的程序。
4. 在施行健康教育时选择合适的教育方法,增强教学效果。

本章关键词

Health promotion(健康促进)is difined in clinical practice as "orgnized actions of efforts that enhance, support, or promote the well-being or health of individuals, families, groups, communities or societies".

Health teaching(健康教育)is defined as a special creative interpersonal nursing whereby the nurse provides information, emotional support, and health-related skill training to clients for the purpose of helping individuals and their families cope effectively with health problems and achieve maximum well-being.

"健康还要更健康。"对于现代人而言,"没有疾病"已经是最基本的要求了,更多人都期望获得高层次的健康。目前,"健康促进"尚属萌芽阶段,需要我们不懈的努力。

健康教育是一项有计划、有组织、有系统的社会活动和教育活动。护理人员在熟练掌握专业理论、专业知识和专业技能的基础上还要掌握与健康教育和健康促进相关的知识和技能,并学会把交流技巧运用到工作中。健康教育与健康促进工作的普及有利于全民身体素质和生活质量的提高。

第一节 相关概念

本章着重介绍健康促进和健康教育的重要性及具体运用方法,故首先应明确以下几个概念。

一、健康

对于"健康"一词,有很多不同的解释,因为健康是一个变化的概念,不同的历史条件、不同的文化背景与个体不同的价值观等都可能造成对健康的不同理解。对健康的认识归纳起来,其演进过程大致如下:

① 健康就是没有疾病。
② 健康是人体正常的生理、心理功能活动。
③ 健康不但是没有疾病和身体缺陷,还要有完整的生理、心理状况与良好的社会适应能力。这是1947年世界卫生组织给健康所下的定义,此定义着重于精神社会的层面,尽管这一定义也受到了某些批评和指责,但它考虑到了影响健康的生物学、心理学、社会学等各方面因素,因此成为了当今人们广泛接受的对健康的认识。而追溯更早期的资料可以发现,在南丁格尔时代即致力于找出一些定律,并依此定律来服务人类,进而推动了当时的护理工作:"把生活和健康归结在一起"。

此外,一些学者也为健康下了定义,如 Dunn 于1961年提出:"健康是使个人在环境中有功能,能完整的朝向最大潜能的发挥的状态。"Dubos 于1965年从生态学方面提出:"健康是对环境的适应,是整个个体在环境中在生理及社会方面能进行有效的和丰富的互动,健康即是解除生理和精神的不舒适。"Illichyu 于1977年定义健康为:"个体适应其内在状况与环境之间的强度。"Smith 于1981年保留了护理实务方面对健康的概念,并加以发扬光大,提出了健康的分类如下:

① 临床的健康(Clinical Health),即没有疾病。
② 角色实践的健康(Role Performance),有能力执行个人所满意的社会角色。
③ 适应的健康(Adaptive Health),能灵活地适应环境。
④ 积极幸福的健康(Eudaemonistic Health),自我实现以发挥个人的最大潜能。

二、健康促进

"疾病治疗只是治标,健康促进才是治本之道。"(陈紫郎,1989)

健康促进(Health Promotion)是在初级卫生保健基础上发展起来的,是为达到2000年及2000年以后"人人享有卫生保健"战略目标的重要策略。

(一)健康促进的定义

1. 世界卫生组织对健康促进的定义　世界卫生组织曾经给健康促进做如下定义:"健康促进是指促进人们维护(控制)和改善他们自身健康的过程,协调人类与环境之间的战略所规定的个人与社会对健康各自所负的责任。"美国健康教育专家Green指出:"健康促进是指一切能促使行为和生活条件向有益于健康改变的教育与环境支持的综合体。"其中环境应包括社会的、政治的、经济的和自然的环境;支持即指政策、立法、财政等各个系统。

1995年,WHO又指出:"健康促进是指个人与其家庭、社区和国家一起采取措施,鼓励健康行为,增强人们改进和处理自身问题的能力。"

由此可见,健康促进的内涵基本包括个人行为改变和政府行为(社会环境)改变两个方面,并注重发挥个人、家庭和社会的健康潜能。

2. 我国对健康促进概念的认识　我国学者认为"健康促进"是以教育、组织、法律(政策)和经济等手段干预那些对健康有害的生活方式、行为和环境,以促进健康。健康促进的目的在于努力改变人群不健康的行为,改进预防性服务以及创造良好的社会与自然环境,其内容包括:政府立法,解决有害的生产、生活环境;支持和促进个人、家庭和社会共同承担卫生保健工作;增加与改善预防性服务措施,投入更多的资源以促进人民的健康;建立社会主义精神文明,提倡文明、健康、科学的生活方式;加强信息交流与人员培训,提高人民的自我保健意识和技巧。

(二)健康促进的内容

① 健康促进是涉及整个人群的健康,包括人们日常生活的各个方面,而不是仅限于造成疾病的某些特定危险因素。

② 健康促进主要是直接作用于影响健康的病因或危险因素的活动。

③ 健康促进是采用多学科、多手段的综合方法促进群体的健康,包括传播、教育、立法、财政、组织、社会开发及当地群众的自发性参与维护健康的活动。

④ 健康促进特别强调群众的积极参与和有效参与,要求进一步启发个体和群众对自身健康问题的认识并做出决策。

⑤ 健康促进主要作用于卫生和社会领域,而非单纯的医疗服务,它包括广泛的专业合作。

一般而言,健康促进主要涉及制定能促进健康的公共政策、创造支持性环境、加强社区的行动、发展个人技能及调整卫生服务方向等领域,可归纳为3个方面:

① 预防性健康保护是以政策、立法等社会保护措施保护个体免受环境因素的伤害;

② 预防性卫生服务是提供预防疾病、保护健康的各种支持和服务;

③ 健康教育。

健康促进不只是卫生部门的事,它要求全体社会人员共同参与和多部门的合作,它是一项社会工程。

(三) 健康促进与疾病预防

"健康促进是当前公共卫生从业人员所共同关注和努力的课题。健康促进开始于人们基本上还是很健康时,即设法寻求发展社区和个人策略,以协助人们执行有助于维护和增进健康的生活方式。"(黄松元,1993)

Leavell 和 Clark 二人影响了健康促进和疾病预防策略的推动,他们于 1965 年提出了著名的初段、次段和三段预防的定义,以作为生物医学和流行病学方面的基础,并认为任何预防方法的应用都符合人类疾病的自然史;初段预防的范围指出在病理前期应朝向个体的安适、促进其健康、提供其对疾病的特殊防护;次段和三段预防的范围则应用在疾病病理期的诊断或个体治疗阶段(表 13-1)。

表 13-1 三段五级预防于疾病自然史的应用

病理前期		连续状态 →	病理期	
健康促进	特殊防护	早期诊断治疗	残障限制	复健
• 卫生教育 • 人类各发展阶段的营养标准 • 注意个别的发展 • 供给适当的居所,娱乐和愉快的工作环境 • 婚姻咨询和性教育 • 遗传 • 定期筛检	• 预防注射 • 个人卫生 • 环境卫生 • 职业危害的防护 • 预防意外 • 特殊营养 • 致癌物质的防护 • 避免过敏原	• 发现个案 • 筛查,调查 • 选择性的检查,目标为: ① 疾病治疗和预防 ② 传染病的预防 ③ 合并症和后遗症的预防 ④ 残障时间的缩短	• 适当的治疗以阻止疾病的进行,预防合并症和后遗症 • 提供限制残障和预防死亡的技能	• 提供再训练及卫生教育以维持最佳的能力 • 教育群众及企业界善用复健资源 • 尽可能就业 • 职业介绍 • 设立庇护所
初段预防		次段预防	三段预防	

健康促进在流行病三级预防措施上,属于初级预防(Primary Prevention),是疾病易感期的预防工作。此时疾病尚未发生,预防的目的在于去除易感性,或避免易感者暴露于致病因子之下,从而防止疾病的发生。初级预防的主要措施有:一是增进健康,包括改善居住条件、工作环境、改进营养、适当休息和娱乐以及广泛推行卫生教育工作,除了一般性的卫生教育工作之外,还有性教育、老人保健指导、优生保健指导等;另一是针对病人采取特殊保护方法,例如饮用水净化、污水处理、职业安全卫生、预防接种等。

如果从更具挑战性且积极的定义来看,健康促进着重于正面的健康(Positive Health),也就是一个人对自己有信心,同时体力充沛又有朝气,所强调的是增进安宁幸福和生命的品质,而非生命的量。一般说来,健康促进是包含了健康教育,而且融组织、政治、经济、法律以及环境等各项因素于一体的整合性策略。简言之,健康促进是"第二次公共卫生革命"(The Second Revolution of Public Health)的产品。健康促进与广泛的、多样性活动有关,包括:降低健康危险因子(如:体重控制、压力调适、戒烟)、健康危险评估、健康体能和健康检查。健康促进是社区卫生护理实务确认的工作目标之一,虽然其定义很多,且不易与疾病预防或健康维护区别,但事实上健康促进与疾病预防是一体两面、相辅相成的。

整体而言,健康促进超越了以往预防疾病的概念,是一个正向的、积极的、具挑战性的主张,借由整合各种力量,积极地开发个人、家庭、群众及社区面对健康的资源与能力,进而保护、维持及增进健康,是属于初级预防的范畴。

三、健康教育

人类在原始社会生与死的斗争中悟出了健康以预防为主的道理,将日常生活经验加以总结,并不断加以修正、充实和发展,就是原始健康教育的雏形。

1952年,美国最先兴起健康教育。我国健康教育起步于20世纪30年代。"卫生宣传教育"或简称"卫生宣教"是新中国建立后才广泛开展的。实践使人们认识到:宣传和普及卫生科学知识与树立和培养健康的生活方式和行为方式之间,存在着相当的距离。为此,我国卫生工作者提出了从单纯的卫生科学知识的传播转变为传播与教育并重的新观念,并于1990年4月,在全国健康教育工作会议及中国健康教育协会第二届理事会扩大会议上,决定将"卫生宣传教育"改为"健康教育"。这一改变,将"卫生宣教"工作从单纯的"普及卫生知识"转移到"将普及卫生知识和建立健康行为相结合"的工作中来。

(一)健康教育的定义

健康教育(Health Education)是通过有计划、有组织、有系统的社会生活活动和教育活动,促使人们自觉地采纳有益于健康的行为和生活方式,消除或减轻影响健康的危险因素,预防疾病、促进健康、提高生活质量。

目前,WHO所引用的定义是Moarefi博士在1981年提出的:"健康教育是帮助并鼓励人们达到健康状态的愿望,并知道怎样做以达到这样的目的;每个人都尽力做好本身或集体应作的努力;并知道在必要时如何寻找适当的帮助。"

我国学者给健康教育下的定义为:"健康教育是通过信息传播和行为干预,帮助个人和群体掌握卫生保健知识,树立健康观念,自愿采取有利于健康的行为和生活方式的教育活动与过程。其目的是消除或减轻影响健康的危险因素,预防疾病,促进健康和提高生活质量。"

从以上定义可以看出,健康教育的核心是积极教育人们树立健康教育意识,养成良好的行为和生活方式,以降低或消除影响健康的危险因素。

健康教育的目标正从以目标人群为主和以疾病为中心的卫生知识传播,转变为面向健康人群、面向家庭、面向社区,以减少或消除影响健康的危险因素、预防疾病、促进健康、提高生活质量为主要工作内容的信息传播和行为干预。

健康教育的重要功能在于争取领导和社会的支持,逐步形成健康促进的氛围;健康教育必须充分发挥群众的广泛参与,唤起群众同自己不文明、不科学的行为作斗争。但是许多不良行为并非属于个人的责任,也不是有了个人的愿望就可以得到解决。因此,健康教育必须着眼于家庭、社区和政府部门,保证获得有效的支持,以促进个体、群体和全社会的行为改变。

目前,健康教育作为卫生保健事业的组成部分,已经发展为包括学校健康教育、医院健教育、工矿企业健康教育、社区健康教育,以及特定疾病与特定人群健康教育等多个领域的教育体系。

(二) 健康教育的意义

1. 健康教育是初级卫生保健八大要素之首　《阿拉木图宣言》指出:"健康教育是所有卫生问题、预防方法及控制措施中最为重要的,是能否实现初级卫生保健任务的关键。"

2. 健康教育是卫生保健的重要战略措施　越来越多的研究证明了环境因素、生活方式等对健康的影响。同时,疾病谱也发生了很大变化,以心脑血管疾病、肿瘤、糖尿病为代表的慢性非传染性疾病已成为威胁我国人民健康的主要问题。有效控制上述疾病,就要求人们改变不良的行为和生活方式,而健康教育是帮助人们改变行为的最佳手段。

3. 健康教育是一项投入少、产出高、效益大的保健措施　通过健康教育改变人们不良的生活方式与行为,减少自身制造的危险性,可以大大降低有关疾病的发病率和死亡率,从而减少医疗费用。

4. 健康教育促使个人主动维护自身健康　健康的维护有赖于个人的积极参与。健康教育使人们学习自我保健的方法、培养自我照顾的能力、认识自身对维持健康的责任,从而促进健康。

(三) 健康教育与健康促进的关系

从以上定义可以看出,健康促进的含义比健康教育更为广泛,健康促进涉及整个人群和人们社会生活的各个方面,而健康教育则侧重于影响那些有改变自身行为愿望的人群。与健康教育相比,健康促进将客观的支持与主观的参与融为一体。"客观支持"包括政策和环境的支持;"主观参与"侧重于个人和社会的参与意识和参与水平。因而,健康促进不仅包括了健康教育的行为干预内容,同时还强调行为改变所需要的组织支持、政策支持、经费支持等各项策略。这就表明健康工程不仅是卫生部门的事业,而且也是要求全体社会参与和多部门合作的社会工程。在这一工程中,"健康教育"与"健康促进"是不可分割的整体,"健康促进"是为实现"2000年人人享有卫生保健"而采取的行为目标,"健康教育"则是实现这一目标的具体方法和手段。

第二节　健康教育的模式

诚如健康教育的定义一般,近年来有许多专家学者致力于此方面的研究,因此各种学说纷纷出现;而现有的健康教育的模式亦相当多,以下提出几种较常见的模式。

一、健康信念模式

健康信念模式(Health Belief Model)(图13-1)最早由Hochbaum于1970年提出,并由Becher及其同事加以修订发展。健康信念模式以心理学为理论基础,解释了人们采取或不采取健康行为的原因,从而得以预测人们对预防性健康行为的执行与否。尽管原属于社会心理学范畴,但由于该模式对健康教育工作重要的指导意义,它越来越多地得到健康工作者的关注。

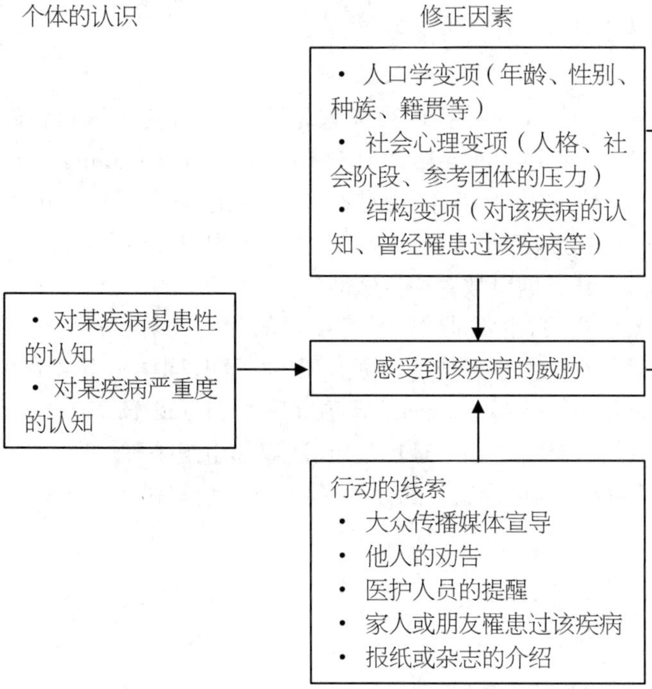

```
个体的认识                    修正因素                      行动的可能性

                    • 人口学变项(年龄、性别、
                      种族、籍贯等)
                    • 社会心理变项(人格、社        对预防性行为利益的认知
                      会阶段、参考团体的压力)                减
                    • 结构变项(对疾病的认        对预防性行为障碍的认知
                      知、曾经罹患过该疾病等)

• 对某疾病易患性
  的认知                                              采取所建议的预防性健康
                          感受到该疾病的威胁              行为的可能性
• 对某疾病严重度
  的认知

                    行动的线索
                    • 大众传播媒体宣导
                    • 他人的劝告
                    • 医护人员的提醒
                    • 家人或朋友罹患过该疾病
                    • 报纸或杂志的介绍
```

图13-1 贝克和罗森斯托克的健康信念模式

健康信念模式认为,人们是否会采取预防疾病、促进健康的行为主要取决于个人信念的强度,包括以下几个方面。

① 对疾病易患性的认识:患某疾病的可能性大吗? 自己会得这种病吗?

② 对疾病严重性的认识:如果患上该疾病,对自己的生活会产生严重影响吗? 该疾病容易治疗吗? 是否会导致死亡?

③ 对预防性健康行为利益的认知:是否相信如果采取某些健康行为,就可以减少疾病的发生或是减轻疾病的严重程度。

④ 对预防性健康行为障碍的认知:是否认为采取某些健康行为时,会造成疼痛、不便、经济负担等。

模式中有三大部分:个体的认知(Individual Perceptions)、修正因素(Modifying Factors)及行动的可能性(Likelihood of Action)。"个体认知"包括两部分的信念,即对疾病易感性的认知和对疾病严重性的认知。"修正因素"分三部分:① 人口、社会心理及结构变项因素,如年龄、性别、人格、社会阶层、对某疾病的知识等;② 行动的线索,指大众传播媒体、医护人员、家人或朋友等的影响,是否会引起执行预防性健康行为的动机;③ 感受到该疾病的威胁。受上述三部分因素的影响,即对预防性行为利益的认知和对预防性行为障碍的认知,若对利益的认知高于对障碍的认知,则较易执行所建议的预防性健康行为。例如,戒烟行为可以降低患肺癌的危险,可以节约开支,这是利益;同时戒烟行为会造成身体上的不适,这是障碍。如果某位吸烟者经过考虑,认为利益远远大于障碍,那么他就可能采取戒烟行为。

以该模式为指导,护士在进行健康教育时,可以从多角度入手,运用个中影响因素增强教育对象的健康信念。例如,分发传单宣传疾病知识,利用广播、电视等大众传媒,动员家属、亲友等。

二、PRECEDE-PROCEDE 模式

PRECEDE 模式(图13-2)由 Green 与 Kreuter 于1980年首先提出,主要用于测量和诊断学习需要。PRECEDE 是由7个英文单词"Predisposing, Reinforcing, and Enabling Causes in Educational Diagnosis and Evaluation"的字首组成,指在教育/环境诊断和评价中运用倾向、促成及强化因素。该模式通过评估对健康产生重要影响的多方面因素,最终可以得出一个诊断,精确描述服务对象的学习需要,为开展健康教育项目做准备。

PROCEDE 与 PRECEDE 模式紧密相关,主要是健康教育项目的计划、实施与评价,而这些工作均有赖于从 PRECEDE 中所做的评估及所形成的诊断。PROCEDE 同样是由7个英文单词"Policy, Regulation, and Organizational Constructs in Educational and Environmental Development"的字首组成,指在执行教育/环境干预中运用政策、法规和组织手段。

PRECEDE-PROCEDE 模式前后呼应,为健康教育的计划、执行与评价提供了9个连续的步骤,以下将分别介绍:

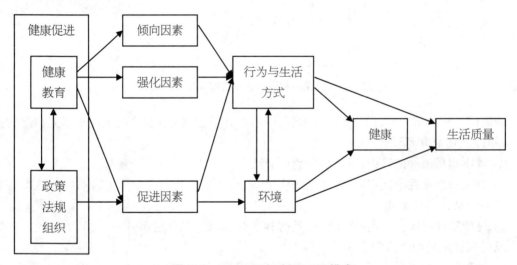

图 13-2　PRECEDE-PROCEDE 模式

1. **第1阶段:社会学诊断**　健康能够影响生活质量及社会的良好状态,同时生活质量和社会问题又会影响健康。社会学诊断主要评估学习者的生活质量,主要依据相关的社会性指标(如失业率、教育、经济、福利政策等)来进行。此外,我们还需了解学习者的主观感受,如他们理想的生活质量是怎样的,他们对自己的生活质量是否满意等。

2. **第2阶段:流行病学诊断**　影响生活质量的因素有健康因素和非健康因素的人口学资料,后者并不能通过健康教育加以改变,只有前者才是我们分析的重点。因此,在确定了存在的社会问题后,健康工作者应运用流行病学资料,寻找与社会学诊断相关联的特定的健康问题。

3. **第3阶段:行为与环境诊断**　健康问题与行为因素以及环境因素有关。前者通过健康教育加以明显改变;后者包括自然环境、政治环境、社会环境以及经济环境等,是个体难以控制

的,但必须认识到健康教育可以影响群体行为而起到间接改善环境的作用。

针对教育对象所存在的特定的健康问题,要通过调查、分析,找出与此有关的行为因素与环境因素。其中,确定行为因素——健康问题相关行为是我们工作的重点。

4. 第 4 阶段:教育与组织阶段 许多因素能潜在地影响特定的健康行为。这些因素可归纳为 3 类:① 倾向因素,如知识、态度、价值观、认知等;② 促成因素,如资源的有无及方便程度,医护人员的技术水平等;③ 强化因素,如家人、亲友、同事的态度和行为。

明确了特定的健康行为后,我们要分析它的影响因素,并根据各种因素的重要程度以及资源情况制定健康教育的干预重点。

5. 第 5 阶段:管理与政策诊断 评估支持健康教育的资源以及条件,如人力、时间等,为顺利实施健康教育项目做准备。

6. 第 6 阶段:实施 实施、执行已制定的健康教育项目。

7. 第 7 阶段:过程评价 在健康教育项目实施的过程中不断评价,找出执行时存在的问题并对原有计划进行调整,使健康教育规划更为可行。

8. 第 8 阶段:效果评价 评价健康教育项目所产生的近期影响以及中期效果。这一阶段以倾向因素与强化因素为基础进行评价,也就是主要以教育对象的知识、态度、信念的转变作为评价指标。

9. 第 9 阶段:结果评价 在健康教育项目结束时,明确其是否达到了预期目标,是否促进了身心健康,提高了生活质量,其重点是远期效果。常用的评价指标是发病率、伤残率、死亡率的转变。

三、知信行模式

(一) 概念

知信行(Knowledge, Attitude, Belief, Practice, KABP)模式,是一个较成熟的行为改变模式,其中,知为基础,就是获取知识学习的过程;信为动力,就是对知识信息的积极态度,并形成信念;行是指行动或实践,包括产生促进健康行为、消除危害健康行为等行为改变过程,它是目标,如图 13-3 所示。以戒烟为例,健康教育者通过多种方法和途径将吸烟对健康的影响等知识传授给群众。群众接受知识,通过思考,加强了对保护自己和他人健康的责任感,形成信念。在强烈的信念支配下,绝大多数群众能改变各种不良行为,逐渐建立戒烟的健康行为模式。

知、信、行三者间存在因果关系,但没有必然性。在信念确定以后,如果没有坚决转变态度的前提,也就无法实现行为转变的目标。

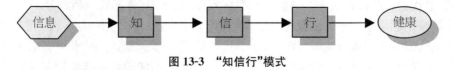

图 13-3 "知信行"模式

(二) 促进态度转变的常用方法

① 增强信息的权威性和传播效能,让被教育者对信息引起兴趣,感到需要,做出自己的思

考、选择和决定。教育者不应满足于被教育者有多少知识,而应帮助其形成某一态度的转变,最后导致与这个态度相联系的一系列行为转变。

② 利用信息接受者身边的实例,强化对行为已改变者所获益的宣传,这特别有助于那些半信半疑、信心不足者的态度转化。

③ 针对"明知故犯、知而不行"者的具体原因,有针对性地强化行为干预措施。例如,有些人明知吸烟有害,仍然烟不离手。分析原因,一部分人可能是对个人嗜好难以放弃;部分人是担心自己没有毅力或恒心;有些人因担心戒烟会招致团体的排斥;更有些人心存侥幸,认为自己身体好,每天吸几支对健康影响不大。因此,针对不同类型者除分别采取干预措施外,还可以借助外力如政策法律、经济和组织手段、公众场合秩序、公众舆论等,也能加速态度和行为的转变。

④ 利用凯子曼(1961)提出的"服从、同化、内化"态度改变的阶段理论,对严重危害社会的行为(如吸毒)可依法采取强制手段(如送戒毒所),促进其态度转化。在戒毒所,吸毒者开始是被迫服从,内心并不心甘情愿("服从");一段时间后,他开始自愿自觉地服从帮带人员,对和其他戒毒同伴的共同进步感到愉快("同化");以后,他从内心深处接受"吸毒有害"的信念,彻底改变态度,并把这一新观点纳入自己的价值观体系,成为动机的内在行为标准("内化")。

从知到行是一个复杂而困难的过程,需要经过许多不同的层次。知识、信念和行为转变需要的时间和面临的困难程度是不同的。知识上的转变,相对比较容易达到;信念的改变和建立比知识改变要困难些,经历的时间要长些;行为上的转变则比前两者更困难、更费时。

第三节　健康教育的程序

健康教育是有组织、有计划、有目的的教育活动。在此过程中,教学双方持续互动,共同努力。健康教育可划分为5个步骤:评估学习者的需要、制定教育目标、拟定教育计划、实施与评价。

一、评估学习者的需要

健康教育的第一个步骤是评估学习者的需要。学习需要指人们已经掌握的知识与为实现有效行为而需要的知识之间的差距。健康教育计划必须适应教育对象真正的可察觉的需求。常用的评估方法有直接观察、访谈、问卷调查、座谈会、查阅已有统计资料等。护士必须具备良好的询问和倾听技巧,与教育对象进行良好的交流,从而有效收集资料。

为了解教育对象的真正需要,我们一般要了解教育对象的基本资料,如性别、年龄、种族;生活方式,如饮食、睡眠、锻炼;学习能力,如教育程度、记忆力、语言表达能力等多方面资料。

有一条原则必须牢记——由教育对象参与确定学习需要。护士的责任是运用各种方法协助教育对象认识并发现自身的学习需要,而非代替他们来确定需要。例如,护士在收集资料的过程中察觉到教育对象对于儿童接种缺乏认识,但护士并不能因此就确定他们需要学习这方面的内容,并着手拟订计划,因为这仅仅是由护士而非教育对象所认可的学习需要。在这种情况下,护士必须向教育对象说明该问题的重要性,在宣传之后由对象决定是否需要学习这一内容。简而言之,护士是引导者、协助者,而教育对象本身才是决定者。这是由教育对象的特点决定的,跟一般学习者有着很大的不同。只有在教育对象本身认可学习需要的前提下,所开展的健康教育活动才能获得满意的效果。

二、制定教育目标

明确学习需求之后,护士与教育对象共同制定两者都接受的教育目标。教育目标应当是明确、具体和可以被测量的。教育目标至少应由以下几部分组成:① 主语:是谁;② 行为动词:做什么;③ 时间:在何时实现。更加完善的教育目标还应包含条件,即在何种情况下以及达到何种程度。满足以上标准的教育目标不仅有助于指导健康教育计划的拟定,而且为今后的评价奠定了基础。一般情况下,教育目标可分为近期目标和远期目标。

例如,护士觉察到人群有戒烟愿望,并征得教育对象同意后确定学习需求为:一组吸烟者愿意戒除烟瘾。那么,相应的学习目标为,近期目标:所有成员在1个月内停止吸烟;远期目标:90%的成员在6个月时仍保持不吸烟。

以近期目标为例,它满足了:"谁——所有成员","做什么——停止吸烟","何时——1个月内"3个关键要求。

三、拟定健康教育计划

在制定教育目标后,即可着手拟定健康教育计划。拟定计划的过程可以采取多种形式,正规或非正规皆可,应视健康教育的规模大小及护士对健康教育技能的掌握程度而定。不过,在拟定针对群体的健康教育计划时,最好是采用书面形式。

一份完整的健康教育计划应当包括以下几点:① 教些什么——教育内容;② 什么时候教——教育时间;③ 在什么地方教——教育地点;④ 由谁来教——师资;⑤ 采用何种方法来教——教育方法。

四、健康教育计划的实施

在拟定了健康教育计划后即可付诸实施。以往的实践表明,实施过程中遇到的大部分问题是由健康教育计划的缺陷造成的。因此,设计完善的健康教育计划是实施过程流畅性和有效性的保证。

健康教育的实施过程中要注意灵活机动。学习者学习需求的变化、外界环境的干扰都可能影响原有的教育计划,护士必须遵循教学原则,因人、因时和因事制宜,才能达到最佳教育效果。

实施一项健康教育计划往往涉及多部门、多学科和多层次的人员参加。为了保证健康教育计划的顺利实施,对人员安排、工作进度、经费使用等要做好协调与监督。

五、健康教育计划的评价

评价是健康教育的最后一步,也是关键步骤。在这一阶段,护士要判断教育目标是否已经达到。如果教育目标没有达到或只是部分达到,护士应当与服务对象一起讨论并寻找隐藏在其中的问题,并决定对原有计划加以中止、修改或是继续。

评价的方法有很多,常用的有观察、交谈与询问、问卷调查、小测验、学习者的反馈等。

第四节 健康教育的方法

教育原理与教育方法是多种多样的。护士必须根据教育目标,选择合适的教育方法。一般教育目标可分为3个方面:知识、技能和态度。当教育目标是为了增加学习者的知识时,可以采用讲座、阅读、讨论等方法;为使学习者获得某种技能时,可以运用示教、角色扮演、游戏等方法;为改变学习者的态度时,可以运用讨论、案例分析、角色扮演等方法。此外,在选择教育方法时,还要结合教育内容和教育对象等因素具体分析。例如,如果传播大众健康知识,可以采用讲座形式;但如果教育内容涉及敏感话题,如性传播疾病,可考虑采用个别交谈。又如,少儿的注意力容易转移,在健康教育中要注意采用视听刺激,抓住他们的兴趣。护士应当避免依赖某种单一的教育方法,综合运用多种教育方法,使各教育方法相辅相成,才能达到最佳的教育效果。以下将介绍几种健康教育中常用的教育方法以及教育媒介。

一、教育方法

(一)个别交谈

这是最简单的教育方法,随时随地都可以进行,也是社区护士在进行家庭访视时经常使用的方法。这种方法使护士可以根据对象的需要,有针对性地进行教育。

与其他教育方法相比,个别交谈更便于讨论一些敏感话题,如性传播疾病。在运用这种方法时,护士的沟通与交流技巧十分重要。只有通过良好的沟通,教学双方相互信任的基础上,才能真正了解服务对象所遇到的困难,并给予协助。护士对于所教育的内容应当有一定程度的了解。交谈中,对学习者所提出的问题一时解答不了的,一定要说明情况并在下一次访视时予以解答。进行个别交谈时,一次教育的内容不应太多,一般以2~3个概念为宜。个别交谈注重双向交流,护士要鼓励学习者多说话,以便真正了解学习者的问题与需要,及时获得反馈;同时谈话内容又必须围绕主题,当谈话偏离主题时,护士要技巧性地引回主题。

(二)讲座

讲座是将要表达的主题正式地用语言表达出来的一种教育方法,适用于系统地传播大众健康知识,通常在需要向一大群人传达某些信息时采用。例如,在所辖学校的家长会上讲授预防儿童意外的知识。

讲座最突出的优点是便于组织。单纯的讲座往往形成被动的学习环境,导致学习者不能主动参与,因此在采用该方法时常常辅之以其他手段。讲座进行中可以运用幻灯、投影、录像等为讲座增加色彩,吸引听众的注意力;讲座后应安排适当的提问及讨论时间,努力营造双方交流,以提高学习者的积极性;将讲座的重点、小结以及补充材料印成讲义分发,也有助于加深印象。

讲座方法更适用于成年人,因为他们的注意力集中时间相对较长。

(三) 讨论

双向交流是教学过程的重要特点。在讨论中,学习者有机会提出问题、发表评论、进行推断并及时获得反馈。讨论本身是一种良好的互动式教育方法,当它与其他教育方法合用时,如演示、讲座、角色扮演,还会提高它们的有效性。讨论式教育方法比较费时。

在以小组或团体形式进行的交流中,学习者不仅可以从教育者处获得信息,还可以从同伴中获取有用的经验、取长补短。在此过程中,护士必须扮演好领导者的角色,要有意识地围绕特定主题组织讨论,控制和引导讨论方向,创造尽可能多的学习机会,及时解答讨论中提出的问题,讨论中鼓励全体成员踊跃发言,避免由少数成员操纵讨论,在讨论结束时综合大家的意见,并将结论反馈给全体成员。

(四) 演示

演示是将某项具体的技术或行为过程详细地操作出来,使学习者通过实际观察,对于如何执行该项技术或行为有清晰的感性认识。演示是操作技能培训的重要方式之一,例如,指导产妇为新生儿进行系统抚触、指导糖尿病人自我注射胰岛素等。

演示使学习者对所学习的内容获得真实的感受,易于理解,易于保存记忆。演示具有一定的灵活性,可根据实际情况调整演示的速度,必要时还可重复演示部分细节。演示时要配以简要的口头说明,在关键步骤辅以相关的讨论;演示后应安排时间由学习者进行练习,并由演示教师加以指导。演示时要保证所有的学习者都能清楚地看到以及听到,因此它只适用于小组教学或一对一教学。

(五) 角色扮演

角色扮演是通过让学习者扮演生活中各种不同的角色,从另一个角度来思考问题,学习新的行为或解决问题。例如,在假定的家庭冲突中,让父母扮演孩子。角色扮演特别适用于对态度、情感以及价值观方面的教育,它既可以用于个体教学,也可以让群体参与。

护士应根据预期的教育目标选择与编排主题,限定剧情与场景,设计与分配角色,并使参加者理解自己实验的角色。参加者在表演时应尽量贴近日常生活。表演后可以围绕先准备好的问题组织讨论,引导学习者思考表演中的重点,理解相关的知识。

角色扮演对于不熟悉该方法的学习者来说是一个挑战,可能有一些人不愿参加。护士应有耐心,在分配角色时从自愿参加者开始,不强求不愿参加的学习者。通过练习逐步熟悉这种方法后,尽量鼓励全体成员都加入进来。

二、教学媒介

在教学过程中配合使用教学媒介,可以给学习者以视觉、听觉等多种刺激,起到集中提高注意力、增进理解、加深印象的作用。选择教学媒介时,应当充分考虑学习者的兴趣、能力以及设备的可能性。

常见的教学媒介有:挂图、黑板、投影、幻灯、录像、电影、宣传单、宣传栏、多媒体课件等。

表 13-2 简单介绍了它们的优缺点。

表 13-2　各教学媒介的优缺点

媒介	优点	缺点
挂图	成本低、易于制作,便于保存	图上说明文字少,需有人加以解释、说明;现场人数不宜太多,以不超过 30 人为佳
黑板	成本低、就地制作	现场人数不宜太多,以不超过 50 人为佳;不能长久保存;教师多背向学习者,无法观察其反应
投影	操作简便,使用时不需关灯,学习者可随时做笔记	需相应设备及电源
幻灯	制作简单,操作简便;播放时可根据需要调整速度或重复放映	需相应设备及电源,放映时需黑暗环境,学习者容易打瞌睡
宣传单	成本低,可大量分发,传播面广;不受时间限制,随时学习,便于长久保存与查阅	版面有限,只能传递简要信息;学习者须识字,学习效果难以反馈
宣传栏	成本低,易于制作,更换方便,可以提供最新信息	版面有限,只能传递简要信息;学习者须识字,学习效果难以反馈
录像	可同时播放给许多人观看;同时利用了视觉和听觉,学习效果好;放映时一般光线下即可,方便随时记录;播放时可根据需要调整速度或重复放映	需相应设备及电源
电影	可同时播放给许多人观看;同时利用了视觉和听觉,学习效果好	不易找到放映点;放映时需黑暗环境,观众不易做笔记;无法调整放映速度;制作成本高
多媒体课件	内容丰富、受教育面广、效果好	成本高,老年人群不易接受

第五节　常见病人健康教育示例

一、冠心病病人健康教育

(一) 健康教育要点

1. 入院教育

(1) 目的　帮助病人尽快适应医院环境,稳定情绪,积极配合治疗。

(2) 内容

① 留取各种检查标本的方法与注意事项,尤其是 24 小时尿标本。

② PTCA 术、起搏器安置以及冠状动脉造影术的意义、方法、配合注意事项。

③ 护理等级的要求和意义。

④ 病区环境、人员、监护仪作用及管理须知。

2. 住院教育

(1) 目的　使病人学会 CAD 疾病防治知识,掌握 CAD 自我监控技巧,建立正确的行为模式。

(2) 内容

① 诱发 CAD 常见因素。

② 不良行为与引发 CAD 的关系。

③ 控制和稳定情绪的技巧。

④ 常用药物的使用方法、副作用及注意事项,其中包括降压药、抗心律失常药、降脂药等。

⑤ 戒烟酒、控制饮食的意义和方法。

⑥ 应引起病人警惕的症状,如心绞痛突然加重,应用血管扩张药,出现头痛、头晕、恶心、呼吸困难、心悸、心律失常等。

⑦ 特殊检查和治疗的配合要点及注意事项。

⑧ 心理卫生知识与放松技巧。

3. 出院教育

(1) 目的　提高自我保健意识,建立正确的遵医行为。

(2) 内容

① 饮食与营养:说明限制热量、脂肪、钠盐摄入及少食多餐的意义,指导选择高蛋白质、高维生素、低脂肪、低糖的饮食。

② 药物治疗:详细交代各种药物名称、作用、剂量、副作用及随意停药或乱用药的危害。

③ 休息和睡眠:详细说明活动量和每日应保持的睡眠时间及如何遵医嘱应用安眠药。

④ 心理卫生:对 A 型性格者要指导注意调整自我心态,学会放松技巧和用情绪转移达到心境平和,避免情绪激动。

⑤ 定期复查,说明在出现何种情况时需要随诊复查。

(二) 健康教育个案

 案例 13-2

王某,男性,53 岁,中专文化,职员。发作性心绞痛三年,复发三天入院。

诊断:冠心病、心绞痛、高血脂症。

入院评估阳性

资料:情绪激动后出现心前区针刺样疼痛,并向背部放射,轻度胸闷,休息后有所缓解。呈紧张面容。患者有吸烟史,每日 20 支左右,已 23 年。体重偏肥胖,平素喜吃甜食。

心电图示:心肌缺血,心脏超声示左心室肥大。实验室检查甘油三酯偏高。A 型性格。

治疗:生理盐水 100 ml + 刺五加 100 mg 静滴 1 次/日,清栓酶 1.5 u 静滴 1 次/日,口服消心痛 10 mg 3 次/日,阿司匹林 80 mg 1 次/日,卡托普利 12.5 mg 1 次/日。一级护理,普食。

【住院教育计划】

1. 教育目标　消除紧张心理,纠正不良行为,提高病人住院适应能力。

2. 教育内容　① 诱发冠心病的危险因素;② 防治冠心病的五种措施及控制体重、适量运动、戒烟、低脂饮食、放松训练;③ 指定戒烟计划,并督促实施;④ 制定控制体重计划;⑤ 当前所用 5 种药物的作用、副作用,及配合治疗的要点;⑥ A 型性格与冠心病的关系,控制情绪的方法(肌肉放松、深呼吸);⑦一级护理卧床休息与疾病恢复的关系。

3. 教育方法　①指导阅读专科教育手册;②演示放松技巧;③推荐阅读冠心病保健书籍。

4. 护士针对病人的不良生活习惯进行的口头教育的示例

(病人刚输完液,准备休息)

护士:"王先生,您好,液体输完了,是吗?看起来您气色不错,入院后心绞痛再没有发作,是吧?"

病人:"好多了。张医生说我得在饮食方面要多加注意,你能告诉我都注意些什么吗?"

护士:"我就是想和您聊聊有关您的一些生活习惯的问题。比如说吸烟吧,应该注意减少,然后逐渐戒掉。因为烟中尼古丁可以引起冠状动脉痉挛,诱发心绞痛或心肌梗死。饮食方面要注意少吃肥肉,多吃素食,少吃咸菜,少吃甜食。您得这个病与生活习惯有密切关系,改变饮食习惯可以改善血脂。另外,心绞痛发作与情绪激动、过度紧张、劳累、过饱等诱发因素也有关系。所以还要注意劳逸结合调整好情绪,避免大喜大悲。"

病人:"哦,我的病与我们住房周围比较嘈杂,休息不好有关吗?"

护士:"当然,环境因素也起作用,出院后能调整一下住房当然好,但如果没条件也可以在房间里装上隔音装置,会好一些。不过,调整自己的心态,心平气和,也很重要。"

病人:"噢,我会注意的。"

护士:"以后要注意随身携带保健盒,可不能不当回事。如果有发作情况马上舌下含服,一般都会缓解。"

病人:"是这个吗?王护士给我拿来的。"

护士:"对,用的时候要注意放在舌头下面。不要咽下,多保留唾液在舌下,这样吸收会快点,起效也会快的。"

病人:"我知道了。真谢谢你这么耐心地告诉我这么多。"

护士:"应该的,您来复述一下,我看您记住了没有。"

病人:"好。要戒烟,要少吃肥肉……"

护士:"不错,您的记忆力还真好。一定要按照所说的去做。还有什么不清楚的?欢迎随时来问。我也会随时来看您的。谈了这么半天,您一定累了,好了,休息吧,明天我还会和您谈谈其他有关的问题。"

二、子宫切除手术术前教育

(一) 健康教育要点

1. 住院教育

(1) 目的

使病人了解手术治疗对健康的重要意义及手术不会造成性功能的损伤,消除病人的不良心理,解除丈夫的顾虑,使病人心理上得到安抚和鼓励,治疗态度由被动变为主动,以良好的心态接受手术,达到身心良好的状态。

(2) 内容

① 手术治疗的意义。

② 生殖系统的解剖及生理功能和有关疾病的发生、发展。

③ 子宫切除后的生理改变,重点强调子宫切除不伤及卵巢,对今后性激素的分泌及女性功能不会损害,只会引起停经,丧失生育能力,不影响性生活或改变妇女的形象。假如卵巢也有病变必须同时一并切除时,则还可用激素药物替代治疗。

④ 说明子宫切除不损伤阴道,夫妻生活仍能保持良好状态。

⑤ 术前准备的意义,说明子宫位于盆腔,前面与膀胱相邻,后面与直肠贴近。为保证手术安全、顺利,术前一日晚和术晨需进行清洁灌肠,并留置导尿管,以保护肠壁和膀胱不受伤害。

⑥ 术前3日在护士的协助下做阴道清洁的意义。

⑦ 术后适当应用止痛剂及减少疼痛的方法。

⑧ 做好丈夫的思想工作,帮助纠正错误观念,减轻病人思想压力。

2. 出院教育

(1) 目的　帮助了解康复知识,建立生活信心,恢复正常生活。

(2) 内容

① 子宫切除术后活动及恢复体力的方法。

② 饮食要求:强调多食水果蔬菜,以保持大便通畅。讲清便秘易使阴道残端缝合处变薄,导致破裂出血的危害。

③ 对30~45岁子宫切除病人应加强心理疏导,使她们区别子宫切除后停经和更年期停经是不同的。说明这个年龄段的妇女还有卵巢的正常功能,还可分泌性激素,不影响正常生活,不要误认为是更年期提前到来,克服类似的抑郁情绪。

④ 全子宫切除术后,由于宫颈也同时切除,术后可有阴道干涩的感觉,指导病人在性生活时,可适时应用润滑剂,并注意夫妻生活和谐。

⑤ 更年期妇女子宫切除者应告知在医生指导下应用雌激素疗法,以减轻对雌激素缺乏诱发子宫内膜癌的后顾之忧,从而提高生活质量。

(二) 健康教育个案

 案例 13-3

李某,女性,42岁,商厦会计,中专文化。发现子宫肌瘤1年,近两个月阴道流血增多,经期延长,间隔时间缩短,且有直肠、膀胱压迫症状,表现排便困难,尿频。

诊断:子宫肌瘤。择期行子宫切除术。

入院评估阳性:

资料:贫血面容,乏力,没有食欲。测体温37.3℃,脉搏116次/分,血压12/8 kPa,呼吸20次/分。有焦虑情绪。

术前准备:1:5000高锰酸钾溶液冲洗阴道,每日1次,连续3日,术前1日剃阴毛,腹部备皮,术前一日晚清洁洗肠,术晨清洁洗肠,之后留置导尿管。

【住院教育计划】

1. 教育目标　提高病人住院适应能力,消除对手术的顾虑和焦虑。

2. 教育内容　① 女性生殖系统的解剖特点及生理功能;② 子宫切除手术方法、麻醉种类及配合要点;③ 性生活机制及术后性生活注意事项;④ 手术术前配合要点,重点说明术前灌肠、留置导尿的意义和配合要点;⑤减轻术后疼痛的方法;⑥术后预防血栓形成等并发症的方法。

3. 教育方法　①指导阅读专科教育手册及相关知识;②床边指导;③推荐阅读妇女保健书刊。

4. 护士针对病人手术进行的术前教育示例

护士:"李女士,为了避免术后的感染,从今天起,我要为您进行连续三天的阴道冲洗。请您配合好吗?"

病人:"好的,还需要做什么准备?"

护士:"还有,术前一天要剃阴毛,手术的前一天晚上要清洁灌肠,手术当天早晨要插导尿管。"

病人:"灌肠或插尿管是不是很难受,我做的是子宫手术,为什么还要灌肠、插尿管呢?"

护士:"不用担心,护士动作会很轻柔的,不过,您得配合好。女性的子宫前面与膀胱相邻,后面与直肠贴近,术前灌肠或留置尿管的目的就是为了保护肠壁、膀胱不受损害,保证手术的安全、顺利。"

病人:"那么说,手术前就不能吃饭了吧?"

护士:"是的。手术前一天早饭、午饭吃一些容易消化的食物,晚上吃一些稀饭、面条等一些半流质饮食。手术前12小时禁食、4小时禁水,就是不能吃东西也不能喝水,以免术中呕吐,并可预防术后肠胀气。"

病人:"知道了。护士,这几天,我总是晚上睡不着觉。"

护士:"您是不是情绪比较紧张,考虑得太多了。能不能和我说说?"

病人:"大概是吧,总是忍不住瞎想。手术后是不是就不来月经了,也会影响夫妻生活?"

护士:"我正想和您谈这事。您不用担心,子宫肌瘤是良性肿瘤,由于您的肌瘤比较大,症状明显,药物治疗效果不明显,而且您已经40多岁了,不需要保留生育功能,所以做手术是最佳治疗方案。子宫切除不伤及卵巢和阴道,对今后性激素的分泌及女性功能不会损害,只是引起停经,丧失生育能力,不会影响夫妻生活。子宫切除后停经和更年期停经是不同的,因为卵巢的内分泌功能还在,您放心好了。"

病人:"我还想知道一些有关子宫肌瘤的知识,可是我一时还想不起来该问点什么。"

护士:"这样吧,我们备有《专科疾病教育手册》,我拿给您看看,您有哪些不明白我再给您解释好吗?"

病人:"那太好了,谢谢!"

护士:"不用谢,请您稍等。"(护士取《教育手册》)。

思考题

1. 说出健康、健康促进和健康教育的定义。
2. 常用健康教育的模式有哪些?
3. 如何组织一次较成功的健康教育?
4. 在交流时应注意哪些技巧?

第十四章
与特殊需求患者的沟通

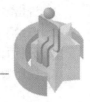

案例 14-1

薇薇是个4岁的小女孩,最害怕吃药,每次护士和家长都要花很大的力气才能把口服药给她按时吃下去。只有一次是爸爸妈妈都不在的时候,她表现得非常勇敢,可第二天吃药时妈妈在身边,这回她又不乐意了。这可急坏了护士小敏。

问题

1. 日常生活中,你和小朋友的沟通愉快吗?有没有什么心得?
2. 如果你是小敏,面对不愿吃药的薇薇,你可有什么好办法?

案例 14-2

江女士,40岁,中学教师,乳腺癌确诊后情绪异常低落,不能配合医护人员的诊疗,对预后毫无信心,终日以泪洗面,甚至有轻生的念头。在与护士小勤的交谈中,江女士数次提起自己的女儿和学生,女儿各方面都非常优秀,她担心自己一旦离开人世,会影响女儿的前途;也牵挂自己正担任班主任的初三毕业班的学生,担心由于自己的离开,会影响他们的成绩,导致中考失误。

问题

1. 你能从以上的描述中获得你所需要的信息吗?
2. 如果你是小勤,你有没有信心通过交谈帮助患者重新树立信心?

案例 14-3

一日,一位女性精神分裂症患者忽然奋力追赶一位前来探视他人的先生,并在病房大厅里前后追赶。惊惶中,那位先生抓住身边的护士小王当挡箭牌。小王被猛地转身后,直接面对着满脸怒气、双目圆瞪的女患者。

问题

设想你是小王,你会怎么做?是被吓得惊叫?还是手足无措?还是其他?为什么?

本章目标

1. 说出临床工作中哪些人群有特殊需求。
2. 归纳不同年龄阶段患者在护理过程中各有什么样的注意事项。
3. 分析如何对伤残、自杀未遂和精神病患者进行护理。
4. 说明如何为失明、失语和失聪患者进行护理。

本章关键词

Communication deficits（沟通不足） may occur as a result of more permanent physical handicaps such as hearing loss, blindness, aphasia, or mental illness. Alternatively, communication deficits can rise from sensory deprivation related to temporary mobility and environmental limitation in an intensive care unit (ICU).

在护理工作中，护士与患者实际沟通的具体过程是非常复杂的，会遇到各种各样的特殊情况。疾病给人们带来许多挫折，各个年龄阶段的患者都经历着自己所特有的心理情绪体验。疾病使他们失去许多曾经拥有过的东西，包括中断学业和工作、经济损失、肢体的缺失或功能障碍、疾病和伤害引起的健康损害、地位和权利的改变、感情的失落等。在这种情况下，护士不仅要帮助患者重新树立起对生活、对健康的信念和信心，还要有充足的耐心、爱心和沟通技巧来面对患者经常出现的消极态度。

第一节 与特殊年龄阶段人群的沟通

一、不同年龄阶段的主要心理社会特征——Erikson的成长与发展理论

人们在不同年龄阶段会有很多不同的心理社会特征，掌握这些知识对于了解不同患者的心理是有很大帮助的。要想明白这一点，我们可以先从心理学中对于人们自我概念的解读上入手。自我的形成和发展是一个逐步的过程，一些著名的心理学家从不同角度对此问题进行了探索，极大丰富了关于自我的理论，其中比较著名的就是Erikson的成长与发展理论。

Erikson于1902年出生于德国，以其自我心理学和心理社会发展的模式而闻名于世。他认为人的一生，从出生到死亡由8个阶段组成，8个阶段的发展顺序是由遗传决定的，他用一系列的任务对此进行解释，而每个任务都应对一个危机，而对每种危机都同时兼有一个积极的与一个消极的解决方法，不同的解决方法所导致的积极的或消极的结果又为下一阶段危机的解决留下了伏笔，故积极解决危机，实现阶段过程的顺利完成是极为重要的事。尽管在Erikson看来，阶段的顺序是由生物基础决定的，但危机是否能够得到积极的解决则主要是由社会环境来决定的，故其提议把8个阶段称为心理社会发展阶段，表14-1就是关于这8个阶段的简单介绍。

表 14-1 心理社会发展的 8 个阶段

阶段	年龄	危机	正性解决指标	负性解决指标
婴儿期	出生~18月	信任对不信任	相信别人	不信任、疏远
幼儿期	18月~3岁	自主对羞愧	自控自尊、与人共处	过度约束或依从
学龄前期	3~5岁	主动对内疚	主动影响并改变,评价	缺乏自信,态度消极怕错、限制
学龄期	6~12岁	勤奋对自卑	创造与发展,可控制	失望,交往中退缩
青春期	12~18岁	自我认同对角色紊乱	有自我认同感及发展自身潜能的计划	角色模糊,难以进入角色
青年期	18~25岁	亲密对孤独	异性亲密关系,对工作及家庭尽职尽责	缺乏人际交往,逃避责任
成年期	25~65岁	繁殖对停滞	富有创造性,生活充实	纵容自己,自私,缺乏责任心与兴趣
老年期	65岁以上	完善对失望	可以乐观对待死亡	失望感,鄙视他人

Erikson 认为每个阶段危机的解决既可在本阶段实现,也可在以后的阶段重新进行补救。而如何帮助人们顺利地完成心理社会发展的 8 个阶段,并形成种种美德正是精神治疗的目的之所在。

二、与特殊年龄阶段患者的沟通

下面我们就根据上述 Erikson 的经典理论,结合不同人群的生理、社会特征来谈谈对四种年龄阶段人群的沟通。

(一)与婴幼儿患者的沟通

1. 婴幼儿患病后的情绪特征 婴幼儿时期是人的一生中生长发育至关重要的一个时期,此期是儿童认知活动(包括感知觉、语言、注意和记忆力以及思维等)、情绪活动、社会行为(如微笑、游戏、依恋行为等)和儿童个性发育的重要时期。婴幼儿在患病后,不仅生理的正常发育成长受到了很大的威胁,心理的变化也给孩子带来了很大的负性情绪体验。

患儿常见的心理问题有恐惧、依赖心理的增强和行为控制能力的减弱。产生恐惧心理主要是由以下原因:陌生的环境和气味;陌生的人群;躯体疾病所产生的不适和疼痛;各种注射等治疗方法引起的疼痛;各种侵袭性操作,如鼻饲、导尿、穿刺、手术等引起的极度不适。患儿住院后,由于躯体疾病的影响,导致其精神和体力不佳,加上家长多半会在孩子生病后给予加倍的关心和照顾,可能以往很多得不到的东西现在都会被满足。这引起患儿的依赖心理增强,也造成患儿的许多行为出现退缩,原本很多自己可以解决的问题现在都需要家长代为处理。患儿还容易表现为情感脆弱,如易激动,容易被激惹,稍有不顺心便乱发脾气,哭闹不止等。

2. 护士该如何与患儿进行沟通 Erikson 的理论中针对婴幼儿阶段所提出的需要解决的心理危机是基本信任对基本不信任、自主对羞耻与怀疑、主动对内疚。那么在护理处于婴幼儿阶段的患者时,我们也应积极运用这些矛盾危机给我们的启示。

总的来说,我们可以从以下几个方面来加强对患儿的沟通和护理。

(1) 优先满足患儿的生理需求和安全的需求　生理和安全的需求是解决患儿基本信任对基本不信任危机的主要着眼点,舒适的环境、及时的喂养、大小便的及时清除、机体疼痛等不舒适因素的去除等,这些基础护理操作看似很简单,但当护士及时、利落地完成后,孩子的舒适感会大大增强。

有些患儿可以表达自己的意愿,或是有什么不舒服时会主动表达出来。但如果是刚刚出生不久的婴儿或是幼儿,护士应该具有敏锐的观察和思考能力,能够根据婴幼儿的哭闹或是活动频繁来推断可能出现了什么问题,然后及时给予解决。

(2) 运用温柔和蔼的语气　温柔和蔼的语气让患儿产生亲切感,并大大减少对医护人员的陌生感,医护人员要关心爱护患儿,对患儿要有爱心和耐心。若有时间,护士可以陪同患儿讲些小故事或是做些小游戏,通过这种方式让患儿和护士增进熟悉和了解,拉近她们之间的距离,减少患儿对护士的陌生感,使患儿和家属能够对护士产生信任,从而更加配合治疗和护理工作。

(3) 使用一些简单易懂的语言　患儿的语言表达能力有限,对成人话语的理解能力也非常有限,因此,在与患儿进行沟通时要尽量使用浅显易懂的孩童式的语言,一来便于患儿理解,二来也消除了患儿对护士的恐惧感。例如,在向患儿解释为什么要用输液来治疗疾病时,护士就可以这样说:"宝宝的身体里边长了一些害虫,所以才会生病。那阿姨现在给你用的这些药水啊,里面有许多可以打败这些害虫的小勇士。我们必须先把这些小勇士送到你的身体里面,他们才能够找到那些害虫,并消灭它们。"

(4) 多使用一些暗示性的话语　暗示性的语言可以增强患儿的自主意识和创造力,能够使患儿在无意识的情况下按说话者的意思改变自己的行为。如案例14-1,护士小敏可以这样表达:"薇薇的妈妈还不知道吧?昨天薇薇吃药的时候表现得真是好极了,'咕噜'一下就把小药片给吃下去了,而且一点都没觉得苦。妈妈没看到那么勇敢的薇薇一定很遗憾。今天妈妈在这,薇薇肯定会表现得更好的,也要让妈妈看到薇薇的进步真是好大呢。"这时,患儿的妈妈可以在一旁做一些配合,这样,患儿一定能够顺利地完成这次的任务。面对儿童开展的护理工作需要患儿父母的大力配合,只有父母和护士通力配合,才能事半功倍。

(5) 多使用鼓励和赞美性的语言　心理学家的研究表明,鼓励和赞扬性的话语可以激励人,也可以使人心情平静舒畅,连生命体征都会变得平稳。对待患儿,也可以多使用这些鼓励和赞美性的语言。例如,护士在准备给一个小女孩进行肌肉注射时就可以这样说:"妞妞今天可真漂亮,尤其是妈妈给你扎的这两个小辫,可爱极了。等会阿姨给你打完针后啊,就带你到隔壁给其他小朋友看看,让他们也来认识我们漂亮的小公主。"这样的话语一定能够换来患儿和父母高兴的笑容,孩子也会在这样的鼓励和赞扬下顺从的接受护理,并且会尽可能的配合护士的治疗。

(6) 有针对性护理措施的使用　婴幼儿患者是一个特殊的群体,在护理工作中,护士应该多学习、多思考,旨在为患儿创造一个良好的环境以恢复健康。有一些针对性的护理措施是可以为患儿做到的,例如,对婴幼儿的抚触,如果实施得好可以给患儿带来身体的舒适和精神的愉悦;又如,儿童房间的摆设应该尽可能的接近孩童的审美观点,多一些童趣,少一些医院的紧张与严肃。

语言沟通对婴幼儿的护理有着很重要的作用,护士应该注意加强语言文字的修养,不断增强自己使用语言的能力。在为患儿护理的同时应注意加强与其家长的沟通,因为只有让家长对患儿的教育方法和观念一致,才能增强患儿对护理人员的信任感,才能做到更有效的治疗和护理。

(二) 与青少年患者的沟通

1. 青少年心理特征 青少年一般指12~25岁的少年及青年,这一年龄段是形成正确的人生观、世界观、价值观的重要时期。青少年时期最主要的心理特征即为心理行为的不成熟,主要表现有:

① 开始逐渐形成独立思考和选择,并不希望受到教师、家长等的干涉,甚至产生与家长、教师的对立情绪,同时对家庭又存在着很大的依赖性。

② 有强烈的集体意识感,喜爱集体活动,又不善于与人交往沟通。

③ 知识不全面、生活经验不足等,往往在生活工作和学习中遇到困难。

④ 心理调节能力不强,容易出现心理困惑、情绪波动强烈等特点。

这一时期是人生的一个重要阶段,需要特别加强引导,在Erikson的理论中,青少年群体存在着两对心理社会特征,即"自我认同对角色混乱"和"亲密对孤独"。这一时期的青少年,生理上处于一生中生长发育第二个最快的阶段,他们对于身体的变化,尤其是第二性征的出现感到害羞、恐惧和无助;心理上也发生了一些微妙的变化。处于患病中的青少年,还需要面对除了上述压力之外的疾病的侵袭,所以,一旦处理不好,很容易出现自我同一性混乱或是孤独。

2. 护理工作中应注意以下几点

(1) 疾病的一般护理 护士应首先做好日常的治疗和护理工作,舒适的环境和恰当的语言沟通,鼓励患者树立坚定的信念,主动参与到疾病的康复过程中。

(2) 健康知识的传授 青少年往往忽视健康的重要性,在日常生活中也有很多不正确的生活理念和行为,例如,不吃早餐、晚睡晚起等。护士除了做好一般护理外,还应告诉患者健康和疾病的一般知识,在生命之旅的早期就形成良好的健康观念。

(3) 注意对青少年健全人格的培养和引导 处于疾病状态的青少年,失去了以往正常的学习和生活规律,远离了书本和老师、同学,加上疾病的困扰,很容易产生不健康的情绪,例如,焦虑、抑郁、自卑、失望、困惑等。护士在这其中要担负起对其进行引导的工作,可以举以往的病人为例帮助其正确看待疾病过程,建立坚定、顽强的信念,形成健全的人格特征。

(三) 与中年患者的沟通

中年,按我国当前习惯,是指30~35岁到60岁这一处于青年到老年之间的时期。这种划分大致上反映了大多数社会成员一生中成熟阶段的上下限。孔子概括他的一生说:"三十而立,四十而不惑,五十而知天命。"表明人在这一年龄期,能独立自主行事,处事有决断(不惑),掌握了客观事物的一般规律(知天命)。中年人正处在心理上成熟的时期,肩负承前启后、继往开来的社会重任。

1. 中年人的身心特点 人到中年,知识仍在积累增长,经验日益丰富,然而人体生理功能却在不知不觉中下降。心理能力的继续增长和体力的逐渐衰减,是中年人的身心特点。

(1) 生理功能由盛到衰 人在20~25岁时,生理功能达到一生中的全盛时期。经过短暂的稳定,大约从30岁始,人体各器官系统功能开始缓缓衰减,每年约递减1%。因此,随年龄增长,患病率也逐渐高于青年,以高血压为例,患病机会是青年人的8倍。

(2) 心理能力继续发展　　生理成熟是心理成熟的生物学基础。中年人的心理能力处于继续向上发展的时期。一个智力正常的人，其心理发展所能达到的高度，不仅与社会环境有关，更重要的是自身的主观努力。勤于实践、积极主动地接触社会、接触新生事物、不断扩展生活领域、不断更新知识、勇于探索和创造的人，其心理能力在整个中年期都在继续增长。反之则会停滞，甚至提前衰退。

2. 中年人患病三特点　　中年人是一个特殊的群体，他们在心理能力和事业上处于成熟和上升的时期，但同时他们在体质和生理功能方面却处于减退或下降时期。这一升一降的矛盾发展，就形成了中年人患病的某些特点。

(1) 突发性　　由于中年人忙于事业，对自己的身体健康就会有所忽视，甚至无暇顾及，致使一些疾病不能及时发现和早期诊断，使某些疾病日趋加重或慢性病突然发作。

(2) 潜在性　　中年人常以自己精力充沛而自豪，他们担负着工作和家庭双重重担，对自己的一些轻微病痛或身体不适往往并不介意。其实，中年人的生理功能正由盛转衰，生理系统的再生能力、免疫力、内分泌功能等正在下降，心、肺、脑、肾等脏器的功能也在不知不觉中逐渐减退。可以说，人到中年就已经步入多事之秋。多种疾病会侵袭中年人，但症状却常常被忽视，或因工作繁忙而被掩盖，因而不易做到早期发现和治疗。

(3) 诱发性　　中年人由于在社会和家庭中所处的特殊地位，不得不担负起比青年人和老年人更为繁重的担子。因繁忙、急躁、烦恼、焦虑而积蓄起来的紧张和疲劳，常常成为疾病的诱发因素。中年人以为可以用自己的精力和体力来克服紧张和疲劳，但勉强支撑，并不能从根本上消除疾病，积劳成疾常能诱发各种疾病。

3. 对中年患者的护理

(1) 建立优良的医疗环境　　给患者以足够的安全感和舒适感，减轻患者的心理负担。

(2) 树立良好形象，取得病人信赖　　护理人员仪表要大方，语言要亲切、诚恳并富有同情心，技术要精湛，操作要娴熟。

(3) 帮助病人正确认识疾病　　对有焦虑者要多劝导、安慰，对有抑郁者要多开导，根据所学知识用病人能听懂的语言耐心细致给病人说明，使病人认识到情绪波动与疾病之间的利害关系，恰如其分的解答病人的问题以消除病人的疑虑。如某女性患者，因为脑血栓后遗症，生活不能自理，性情孤僻，担心恢复不了拖累家庭，一度精神萎靡，沉默寡言，不配合治疗。护士在对其心理开导的同时，也要对其家属、亲友做好解释工作，让他们多来探望，不要因工作忙而忽视病人；同时在生活上给予细心照料，如端茶、送饭、洗漱、翻身、协助其大小便，在医护人员的感染和亲属的关怀下，病人心情逐渐好转，主动配合治疗，病情逐渐好转。

(4) 针对患者不同状况进行心理护理　　一些患者，特别是文化程度较高的患者重视人际关系，要注意与其进行沟通和协调；感情脆弱、病情严重、经济困难的患者容易产生绝望、轻生心理，要帮助其面对现实，重塑生活的信心；焦躁和抑郁反应较重的病人往往不愿说话、不愿活动、易激动，进而食欲不振及睡眠不佳，应采取护士谈心的方式及时疏导。

(5) 恰当地运用支持系统的力量　　处于中年时期的患者，常背负着较为沉重的家庭和社会压力，这给患者的康复带来了不利的影响。但正是因为这些家庭和社会的压力，患者才有了强大的恢复健康的动力。护士在工作中要学会利用支持系统对患者的积极影响来实施心理护理。

如案例 14-2 中的江女士，护士就应该敏感地意识到患者女儿和学生对唤起患者强烈生存意念的重要性,并可以以此为契机进行心理护理:"江阿姨,我知道您现在最关心的就是你的女儿和学生,但您千万不要以为自己现在给他们带来的只有压力和负担。首先,您的疾病并非不可治愈,只要您愿意,经过医生精湛的手术和完整的治疗方案后是一定会好起来的,您可以继续和他们一起前进。其次,您应该意识到,您目前对待疾病的态度本身就是对您女儿和学生进行教育的最好教材。您女儿和学生们看到您是这么乐观而坚强地面对疾病,这也会给他们带来极大的震动,他们在今后的人生中不管遇到多么大的挫折和考验,都会以您为榜样。相反,如果您现在首先选择的是失望和退缩,那么又会给他们带来什么样的影响呢?所以于情于理,您都应该配合我们的治疗和护理,以最佳状态来面对您的女儿和学生。"

(6) 促进功能恢复　结合康复治疗进行心理护理,讲明功能锻炼的意义,并具体指导。如语言训练、肢体关节活动等。

(四) 与老年患者的沟通

1. 老年人的特征

(1) 生理机能的减退　人到了老年阶段,身体的各项机能都开始慢慢地走向衰退,容颜开始变老、眼睛花了、牙齿开始松动、腿脚变得不再灵便、体力明显下降、刚刚发生过的事情都会忘记,甚至连说话也变得困难了,感觉自己要花很大的力气才能把一个简单的道理说明白,而且发现自己也变得啰嗦了。

(2) 对健康的关注有所增加　机体的这些变化给了老人很大的冲击,他们开始不得不面对这些变化给自己带来的各种影响,并且试图去延缓这种情形的继续恶化。所以,老年人会比任何一个年龄段的患者都更加重视自己的健康,也会积极地配合医生和护士来进行各项的治疗和护理。

(3) 患慢性病的老年病人　长期患有慢性疾病的老年病人,容易因病程长、抵抗力差、治疗效果不明显等原因,对自己的病情存在猜疑心理;由于听力下降,容易误听误解,对医护人员信任感降低;更加依赖子女,但同时又担心加重子女经济负担。

(4) 患急性病的老年病人　患有急性病的老年人由于缺乏相关疾病信息,显得尤其紧张、恐惧、焦虑,对疼痛的耐受力低,对疾病的治疗进展非常关注。对亲友的依赖性增加,而且因长期卧床,担心病情的再次发作,不敢户外活动,甚至不敢下床活动。

2. 对老年病人的护理

(1) 创造良好的环境　老年人的病房应当安静、整洁、噪音小,温度要比普通病房稍高,使病人感到舒适。老年人较怀旧,在不违反医院相关制度的前提下,允许病人将自己喜爱的相片、书报等带到病房,创造一个舒适且充满人文关怀的氛围。

(2) 与病人的语言沟通要诚恳,建立良好的护患关系　建立良好的护患关系至关重要,关键的一条就是态度要诚恳。护士对病人要有高度的责任感,沟通过程中语气要缓和,要让病人感到言语温和,深深体会到医护人员在关心他们的生活,切实把他们当作亲人,使病人在心理上得到满足,使他们在心理上获得安全感、亲切感、信任感。护士要与病人多接触,言谈举止要大方,说话要诚恳热情,认真准确地回答病人提出的各种问题,或通过治愈病人的亲身体会进行沟通,取得病人的信任。

(3) 切实为患者服务　根据病人的文化程度和对疾病信息的需求程度,有针对性地向其传递关于疾病本身及治疗过程的信息,使病人在知情同意的情况下配合医疗和护理工作。对担心经济负担过重的老年患者,一方面尽力减少不必要的检查;另一方面,积极主动地做好解释工作,尽力消除病人的疑虑。

(4) 要注意争取病人家属的理解和配合 在与患者沟通过程中,家属的配合和理解是非常重要的。我们在与病人进行语言沟通,增强老年患者战胜疾病的信心的同时,一定要争取亲属、亲友的密切配合,亲人的关怀与温暖是病人最大的慰藉。

第二节 与特殊患者的沟通

一、与伤残患者的沟通

当今全世界残疾人总数约有 4.5 亿~5 亿人,中国现约有 6000 万残疾人,而且以平均每日 2160 名的速率增长。肢残者在残疾人中所占比例最大,居第一位;其次是听力语言残疾;视觉残疾居第三位,而 1987 年全国残疾人抽样调查中居前三位的依次为听力语言残疾、视残、肢残。肢残比例的增加可能与近年来交通事故增多有关。

(一) 伤残患者的心理状态

1. 生存斗争 突然的车祸或意外的事故,使患者处于身体的休克和情感的麻木中,他们朦胧地意识到"一切都完了",被送进医院的初期,他们充满了求生的欲望和对死亡和伤残的巨大恐惧。

2. 身体功能失衡 各种创伤造成的身体功能障碍,使患者较长时间卧床,甚至连大小便都不能控制和自理,给他们造成极大的痛苦,患者在身体上不能适应这些过于突然的失能变化,表现出愤怒、无望、自卑和抑郁,有的患者甚至出现轻生的念头和行为。

3. 人际关系的变化 患者长时间住院,脱离工作,远离家庭和同事,环境改变了,人际关系也发生了变化,为此而感到孤独、无助和苦闷。

4. 家庭角色的改变 每个家庭成员都以不同的角色来维持一个家庭的存在并使家庭正常运转,而完美的家庭或本来已不完整的家庭突然出现一个残疾患者,无疑对家庭的各方面都是一个沉重的打击,并带来一些严重问题。如果残疾患者伤前在家庭中是重要经济来源,则残疾后会给家庭带来严重的经济问题,医疗费的开支、收入的减少、造成经济拮据,这些负担必然转移到家庭其他成员身上,残疾者成了照顾的对象,家庭角色发生了变化,对这些变化如果处理不当,有可能导致家庭破裂。

5. 前途无望 创伤以后患者被送到医院就治,希望得到医护人员的正确治疗。他们梦想和渴望着恢复到从前,重新得到创伤致残所失去的一切,如工作、社会活动、生理功能、社会形象及人们的尊重等。一旦真正地知道了他们将终生带着残疾度日时,往往跌入痛苦的深渊,希望破灭,前途无望,心情焦虑痛苦,悲观失望。

6. 社会压力 一个健全人是以平等的身分生活在社会中的,而一个残疾人丧失了工作能力,减少了社会活动的机会,不得不在很多方面求助于别人和社会,他们自感成为家庭和社会的包袱,社会形象下降,更怕别人称他是"废物",加重了心理障碍。

(二) 对伤残患者的护理

1. 语言疏导　首先鼓励患者说出自己的心理感受,对患者的痛苦和困难表示理解,并给予帮助,在患者面前要充满信心,掌握患者的心理因素及特点,对绝望、焦虑并有自杀行为者、给予正确引导,分散患者的注意力,指导放松技术,并告诉患者现在的科学技术非常发达,可以安装假肢,代替自然肢体的功能和完善肢体的作用。使患者正确面对现实,积极配合治疗,增强继续生活的勇气,使患者回归于社会中。

2. 介绍典型人物和励志类图书　向患者介绍一些身残志坚的典型人物,在其心中树立榜样形象;给患者提供有意义的报刊和书籍阅读和观看,消除消极情绪,树立乐观主义精神,创造一个良好的心境并从英雄形象中受到启发、振作精神、建立信心、加强自我锻炼、提高适应能力,从抑郁中解放出来,战胜残疾,达到完全康复,成为对社会有用的人。

3. 帮助患者建立良好的病友关系,开展群体康复　同病室效应对患者心理康复有着重要的影响,帮助患者处理好新患者与老患者,老年患者与青年患者的关系,使其建立一种互相帮助、互相关心、共同同残疾作斗争的同情友爱关系。在尽可能的情况下,伤残者集中治疗开展群体康复。集体康复主要是通过发挥集体在人际关系中的积极影响作用,其方式采用患者之间的讨论,沟通康复经验,通过患者相互的沟通和帮助,能起到医护人员不能起到的作用。由于集体作用有较强的感染力,彼此相互影响,较易为患者接受,同时还可以增加患者的社会活动,有利于提高他们的社会适应能力。

4. 借助家庭和社会的力量促进心理康复　了解患者的家庭、工作和生活情况,同时动员亲属、朋友一起参加心理健康教育,使其懂得自己的情绪可影响患者及治疗效果。给患者以安慰和支持,使患者消除歧视和情感上的疏远,树立战胜疾病的信心,达到心理康复的目的。

二、与自杀未遂患者的沟通

(一) 抢救时患者的心理状态及心理护理

1. 极度悲伤、自杀意念坚决　这部分患者多数由于各种强烈精神因素的影响,极端悲伤而选择结束生命。他们拒绝任何治疗,甚至极力抵抗抢救措施,自杀意念非常坚决,一般劝解无效。对这样的患者应首先采取强制手段进行抢救,再根据具体情况抓住患者最薄弱的心理环节,避免家属对其进行指责,尤其避免提及令患者激动的人或事,运用心理学知识和技巧开导患者,消除其自杀心理。

2. 虚荣心强、不是真的想结束生命　这部分患者平时性格倔强、好胜、虚荣心强,遇到一些失败或批评时,一时无法接受而气愤自杀。这些患者在接受抢救时,通常表现为非常后悔,但又担心被他人讥笑不愿表露,心理护理要抓住"不真想死"这一心理状态进行劝解,告之如不及时彻底洗胃将导致严重的后果,同时可由其最信赖的亲人协助。在此过程中我们应同情患者的处境,尊重其人格,避免围观以免引起患者难堪。

3. 恐惧不安心理　不管是上述哪种患者,在接受抢救过程中都会伴随恐惧不安的心理,主要是由于:从死亡线上挣脱的心有余悸;抢救时紧张的气氛、家属的惶恐、围观者的议论、医务人员的忙碌、陌生的环境及各种器械操作;器械操作造成痛苦,使患者难以忍受不能配合医护人员。此时,医护人员应避免指责患者,并向患者讲明操作程序,争取其主动配合,同时注意在做护理操作时动作应娴熟、轻柔,态度沉着、冷静,给患者创造一个安静、具有安全感的环境,并经常鼓励患者,树立信心,减轻恐惧心理。

(二)维持治疗时的心理状态及心理护理

1. 消极绝望 这类患者遭受了严重的心理创伤,自杀意念坚决,认为只有死才能使自己得到解脱。虽然及时发现和抢救,但并未打消自杀念头。患者常以平静的表情和行为掩盖再次自杀的想法,伺机再自杀。护理人员要细心观察,了解导致其自杀的社会心理等根本原因,讲解一些做人的最根本的道理,引导患者寻找自我解脱的方法,树立正确的人生观。

2. 悲观抑郁 因引起自杀的因素未能清除,患者消极厌世情绪会持续存在,表现为对一切不感兴趣,表情痛苦,反应迟钝。此时应以精神支持治疗,发展积极的情绪为重点,将患者放在充满生活气息的大病房,鼓励患者参加娱乐活动,看一些积极健康的书刊;同时护士要给予关心、开导,不失时机地发掘患者的积极情绪,并告之正确对待人生的一些为人处事的原则,讲解一些生活中奋发向上的事例,让患者学会在逆境中求生存,从而提高对各种心理及社会因素刺激的应变能力。

3. 矛盾心理 在护士和亲友的帮助下,患者知道轻生不能解决问题,自杀是于事无补的,但又无法逃避现实,处于求生与逃避现实的矛盾之中。此时护理重点应是帮助患者转移注意力,理智分析事件的性质,正确对待自己的遭遇,把这些不良刺激视为奋发努力、进取向上的动力。

4. 后悔心理 这类患者情绪易激动,做事轻率,绝大多数有明显的性格缺陷,自杀往往是由于生活琐事引起的一时气愤,经抢救脱险后心情趋于冷静,认识到自己行为的错误。我们应创造一个和谐的氛围,帮助患者分析其个性缺点,使其扬长避短,控制好情绪,并告之遇事要冷静,三思而后行。

(三)出院前心理状态及心理护理

有的自杀患者出院前虽然躯体状况得到恢复,但心理障碍依然存在,仍会出现焦虑、自卑、厌世等心理,甚至可能再次自杀而使医护人员的抢救工作前功尽弃。此时患者的心理护理不能放松。首先,进行预防性谈话,帮助患者敢于正视生活上所遇到的挫折;其次,帮助患者克服性格上的弱点,提高对精神刺激及一些社会事件的应激能力;最后,求助于家庭、社会的心理支持,使患者在身心两方面都能恢复健康,以良好的心态回归社会。

三、与精神病患者的沟通

精神病患者与其他患者的不同,在于其发生疾病的器官是负责思维活动的大脑,表现为精神活动的错乱。由于大脑器官出现功能紊乱,精神病患者对客观事物的感知被歪曲,不能正确地表达自己的意愿,其中有些患者不愿寻求任何治疗,有些甚至坚持认为自己没病而拒绝治疗。因此,精神科护士在临床收集患者资料、及时了解和观察患者用药情况及病情变化时都存在诸多困难,所以护士与精神病患者及家属的沟通就显得格外重要。

(一) 以尊重和关爱为基础

当一个人患了感冒、肿瘤等躯体疾病时,会引来人们密切的关注,而不会受到歧视。但是精神疾病,特别是重症精神疾病患者不仅面临疾病本身的问题,还面临包括疾病带来的一些社会问题。在现实社会中,精神病患者往往遭受歧视、侮辱甚至遗弃,加之精神病患者往往多疑、敏感、心理脆弱,尤其需要周围人的信任和尊重,只有使他们感到轻松和安全,才有望康复。因此,与精神病患者沟通时,护士对患者的尊重和爱护以及端庄大方、镇静自如、温文尔雅的仪态举止,能够产生良好的沟通效果。

如案例14-3中的紧急关头,如果护士直接对其进行呵斥,会更加激怒患者,致其更加冲动,或因为呵斥导致患者受到惊吓,加重其病情。那么该如何化解眼前的情况呢?只见护士带着关切的目光,双手扶住患者的肩头,微笑着用轻缓和平稳的语调说:"小方,天气这么凉,你怎么光着脚就下床了?着凉了怎么办?我们先去把鞋穿上好吗?"患者在与护士对视了几秒钟后,目光缓和下来,自己低头看了看光着的双脚,似乎真的感到了凉意一阵阵往上蹿,非常配合地与护士回到自己的病房。精神病人不缺少周围人对他们的冷嘲热讽,但永远都缺少真切的关心和爱护,即使是在疾病中,他们也能感受到来自周围人群对其不同的态度,而那些温情是可以平息他们心中的愤怒和恐惧的。

(二) 以健康教育为导向

精神疾病自古以来就被认为是罪恶和魔鬼所致,精神病患者也曾备受社会的歧视。尽管"精神健康是全面健康的重要组成部分"这一观念正逐渐被人们接受,但人们对精神疾病的认识往往还是片面的,甚至是扭曲的。精神病患者是这些错误认识的第一受害人,而患者家属也背负了过于沉重的思想包袱。护士应针对每位患者的病情,向其家属及时地进行健康教育,从疾病的发生、发展、治疗康复、预防复发等方面与其沟通,使他们认识到患精神疾病的人既无辜又不幸,这与腹泻、感冒一样应积极治疗,更需要从各方面给患者大力支持,尤其是来自家庭的社会心理支持,要安慰和鼓励患者,帮助患者树立信心,并对其进行日常生活能力、社交能力的训练等,这样有助于疾病的转归、预防复发,从而使患者早日回归社会。

(三) 以探视为良机

精神病患者住院时,家属只能按医院要求在规定的时间探视患者。但由于精神病院及其患者的特殊性,平时患者均生活在相对封闭的医院环境中,他们天天见到的只是医生、护士、护工及病友。虽然有的患者不善表达思念之情,有的患者由于疾病所致,不能与家属进行良好的情感沟通,甚至表现出冷漠、敌视,但大多数患者内心都十分盼望自己心中想念的家人能如期而至,甚至有的患者掐着手指算着距离下一次探视还有多少天。

家人的探视不仅会给他(她)带来心灵的安慰、可口的食品、亲人的问候和外界丰富的信息,同时患者可借机向家人倾诉自己内心的孤独与苦闷和自己对疾病的担忧,甚至把不愿对医生、护士讲的话说给家属听。护士可以充分利用患者这样的心理,选择在家属前来探视的时候,完成许多平时不能顺利进行的健康教育、心理疏导等工作;应保持以信任、赞许、鼓励的语气进行沟通,这样会使患者觉得骄傲,会更加配合今后的工作;也使患者家属对其康复充满信心。可见,家属探视有助于护士收集患者资料和有针对性地做好临床心理护理工作,家属的督促和配合是医护人员与患者进行良好沟通的重要纽带。

(四) 以鼓励为手段

精神病患者与常人一样需要通过他人对自己的认可来满足自己的情感需求。在他们丰富的情感生活中,盼望得到他人的称赞,住院治疗期间尤其渴求医务人员给予他们及时的指导和肯定。因此,在精神病患者的康复及行为治疗过程中,护士对患者积极的行为应及时肯定,加以强化,使之逐渐养成一种良好的习惯,以便患者顺利地回归社会。例如,在每日的常规洗漱、整理床铺、遵守作息时间、清洗衣服等生活自理能力培养的方面,对做得好的患者,护士应及时提出表扬,激励患者认同良好的行为,使其坚持下去;对做得不尽如人意之处,则需要肯定其完成得好的方面,再提出希望做得更好之处,使患者的不良行为得到矫正。这样与患者良好的沟通就自然产生了,并且这样也使患者乐于接受。

第三节 与残障患者的沟通

一、与失明患者的沟通

人们说:"眼睛是心灵的窗户。"这表明眼睛在表达感情时的重要性。生活、工作中的绝大部分动作的完成都需要眼睛的参与。健康的人们无法想像,当睁开眼睛后看到永远都是一片黑暗时,心理的恐惧和痛苦该如何形容。有的人因为先天或后天因素导致永久性失明,有的是因为疾病导致的暂时性失明,那么面对这些病人,护理工作者应该如何开展护理工作呢?

(一) 失明患者的一般心理

1. 恐惧 包括医院陌生的环境、陌生的人际关系、未知的疾病预后、各种创伤性的治疗等,表现为面色苍白、血压上升、肌肉紧张、出汗、脉搏加快等。

2. 焦虑 突然视力下降,甚至失明,一般患者较难接受,多表现出绝望、愤怒、厌恶、束手无策等不良情绪,患者忧虑预后,担心自己今后会生活在黑暗中,因此暴躁易怒、对他人言语生硬、对医务人员不合作、稍不顺心就大发脾气等。

3. 忧虑 担忧眼睛复明情况及家中上有父母、下有未成年子女,表现为沉默甚至悲伤啼泣,怕依赖别人生存,严重者可有自杀倾向等,影响了疾病的治疗。

4. 自卑心理 因生活需要他人的协助,因而自卑心理严重,表现为软弱无力、对事物无主见、被动性增强、存在依赖性,为避免麻烦他人,而不能及时提出自己各方面的需要,多见于年长及无生活自理能力的患者。

5. 社交孤立 因突然间生活不能完全自理,不能尽快进入患者角色中,表现出孤独、沉默寡言、情绪低落、不承认自己有病、不愿与周围人交往、不接待探视亲友、整天蒙头大睡等。

6. 固执己见,易激怒 多见于具有一定社会职位的患者,表现为坚持错误的做法、情绪不稳定、敏感多疑、挑字眼、喜欢刨根问底、对人冷漠、易冲动、甚至与家人、病友之间发生冲突,听到相反意见就大发雷霆,做事不循常理,不近人情。

（二）对失明患者的护理

① 热情接待新入院患者，及时地做自我介绍及同病室病友介绍，以及相同病例的治愈情况，讲话要注意词语斟酌，避免刺激患者。对失明生活完全不能自理的患者，要做好各项基础护理，并指导其家属协助料理，及早为患者解释疾病的病因，发病机理及预后，鼓励患者放下思想包袱，保持情绪稳定，积极配合治疗，疾病就会痊愈。

② 鼓励患者的亲友、同事、单位领导探视可缓解患者的内心压力，重视并积极利用家人、朋友、同学进行耐心劝导，对患者担忧的问题能够帮助解决的尽量解决，并把解决的结果及时告知患者。

③ 患者对一些创伤性治疗恐惧，包括球后注射、激光照射、抽血、静脉穿刺、自血光亮子疗法等，因此，尽量选择业务熟练人员为其操作，减少因操作不当给患者造成痛苦，操作过程中，分散患者的注意力，消除其紧张情绪。

④ 根据马洛斯的需要层次学说，应逐层满足患者的各级需要。在生理、安全、归属与爱的需要得到满足后，还要有自尊及自我价值实现的需要，这就需要护理人员切实当好患者的知心人，以真诚和优质的服务取得患者的信任。鼓励患者单独或配合完成某种事情，并及时给予充分的肯定，做到自强自立，去除自卑、孤独感。

⑤ 在病情允许的情况下，丰富患者单调的住院生活，如收听广播、音乐，为失明患者阅读报纸、杂志等形式，清晨搀扶患者去室外呼吸新鲜空气，多与患者谈心，避免使用过多的医学术语，应用较通俗的语言与患者谈心、谈病情，使患者感到亲切易懂，避免患者自我消极暗示。

⑥ 护士在做各种治疗和护理过程中，要密切观察患者的情绪，多与患者交谈，引导患者坦白说出心结，借以减缓情绪紧张的痛苦，让患者身心尽量放松，无拘无束地活动和自由畅谈，并给予安慰及鼓励，缓解患者内心矛盾冲突，增强信心，稳定情绪。

二、与失语患者的沟通

失语症患者表现出不同程度的沟通缺陷，影响正常工作和日常生活，心理因素在患者言语功能康复治疗中具有重要作用。

（一）失语患者的特点

1. 心理特征 失语患者丧失了人体的主要情感沟通能力，自主性低下，恐惧心理也会很严重。运动性失语患者因突然不会说话，通常表现为不适应角色，心情急躁；而感觉性失语患者由于不能正常的接受语言，通常表现为苦闷。失语病人由于语言沟通缺陷，容易生气，并且多数呈现为生自己的气。除言语障碍范围外，病前教育程度、言语的依赖性也不同程度的影响着患者的心理变化。

2. 中枢性失语患者 对中枢性言语障碍的治疗迄今尚无特别有效的治疗方法，但现行治疗的积极作用是可以肯定的。大多数学者认为，影响失语患者的疗效和预后的因素是多源性的，除了发病年龄、受教育程度及病变部位、性质以外，性格、情绪等心理因素也是重要的影响因素，后者是进行康复心理治疗的理论基础。

3. 暂时性失语患者 临床上除了上述中枢性、永久性失语的患者外，还有很多是由于疾病治疗需要而导致暂时性失语的患者,如需要使用呼吸机进行辅助通气的患者,由于气管插管或气管切开,导致他们无法用语言与医护人员沟通,表达或反映自己的意愿,从而产生许多心理问题,不易配合治疗和护理,直接影响术后康复。

(二)对失语患者的心理护理

很多研究资料显示,心理护理对失语症患者的言语恢复有一定的促进作用。常见的心理护理措施包括如下方面:

① 区别失语症患者正常的和异常的心理反应;

② 由于失语症状的复杂性,不能设计统一的心理护理模式,只能根据病人的心理状态灵活制订并实施相应的护理措施;

③ 通过引导放松,解除病人顾虑,给予心理上关怀和支持,对病人的每一点进步和成绩给予鼓励和帮助;

④ 由于失语症的心理治疗难以集体进行,除了医护工作外也应对家属进行教育,使家属了解患者的心理情绪改变,同情安慰病人,同时承担部分训练和辅导任务。

非语言沟通是以人体语言为载体,即通过人的眼神、表情、动作和空间距离等来进行人与人之间的信息沟通。恰当运用非语言沟通,能改善护患关系,稳定患者情绪,增加其战胜疾病的信心,减轻心理负担,提高医疗护理质量。

(三)非语言沟通在与失语患者沟通中的应用

1. 适当应用眼神稳定患者的情绪,增加安全感 眼睛是心灵的窗户,眼神的变化表达着丰富多彩的内心世界。护士可以通过眼神对失语患者表示同情、关注、安慰,使患者产生信任感和安全感,从而稳定患者的情绪。脑血管患者因语言中枢功能障碍导致失语,患者不适应失语状态,无法与他人沟通,加上对疾病不了解,心理很紧张、恐惧,他们问询的目光中带着求助与希望。此时护士应用平静肯定的目光注视患者,为患者拉拉被子,抚摩一下,并解释失语是暂时的,随病情的好转,语言功能是能恢复的,鼓励患者树立信心,使患者平静下来,接受失语的现实。

2. 应用亲切微笑的表情,增强患者的信任感 面部表情是心灵的镜子,由脸的颜色、光泽、肌肉的收缩与舒展以及脸部的纹路组成,面部表情一般是随意和自发的,而且反应极为灵敏,能迅速且真实地反映各种极为复杂的内心活动。人们通常会说"察言观色",患者在和护士接触中能从护士的面部表情中寻找有关自己疾病的信息。护士接触患者时应面带亲切真诚的微笑,以得到患者的好感与信任,同时不露声色,以免患者猜疑。

3. 恰当使用触摸和掌握空间距离,以利于做好各种护理 触摸不但表达了护士对患者的关注和安慰,也是患者情感的需求。例如,一位患者因吞咽功能障碍需插胃管,第一次插管因患者紧张对插管所致的痛苦不能表述,很不配合。护理人员可以一人为患者测量长度,插管,另一人握着患者的手,抚摩、安慰,最终顺利插入。恰当的触摸缩短了护患之间的距离,密切了护患关系,有利于各种护理活动的开展,但触摸也可产生负反应,由于性别、社会文化背景的不同,有时会产生不良反应,所以需恰当运用。

4. 充分发挥患者非语言沟通的优势,达到沟通的目的,以满足患者的需求 失语的患者存在语言沟通困难,我们应根据患者病情,发挥非语言优势。文化程度高的患者用文字书写要求或教给简单手语;危重患者,通过向他们提出一些简单的问题,让他做点头、摇头或睁眼闭眼等动作,一般情况下,多能很快明白患者的意思,满足其需要。此外,我们还可通过患者的目光、表情、动作了解患者的需求,做好各种护理。

(四)运用手语对暂时性失语患者的护理

永久性失语患者需要接受系统的手语学习培训。对暂时性失语患者,护士观察应细致入微,仔细体会患者通过体态语传递的信息,把握患者的身心感受和需求。首先采用切实可行的规范化约定手势语并进行统一培训。如伸大拇指,表示要大便等。针对不同的患者,采取适宜有效的方法,尽量守候在患者的身边,至少也应经常主动地走到患者的身边,解释一些现阶段发生的问题及疾病的发展趋向,以减轻患者心理的压力,使其增强战胜疾病的信心。护理人员还要以积极的面部表情给病人以镇静和安全感;恰当地运用眼神,如在护士忙于抢救危重病人时,抽空给予其他病人一个关切、镇定的眼神,使病人感觉到自己被重视。

三、与失聪患者的沟通

为加速疾病治疗与康复过程,必须多与患者沟通,其技巧有轻抚患者的手或臂,直到引起患者的注意。征得患者同意,关闭或调小电视或收音机的音量,以消除周围环境的噪声;与患者面对面时眼睛平视,使光线对着护理者的面部,以使患者清楚地看到护士的口形,帮助他理解护理者的谈话意思;若患者戴助听器,就把音量调到恰当的位置;如果需要眼镜,就擦净镜片帮他戴上;说话时语速要慢,句子结构要简单,切勿大声喊——这对传递信息没有帮助;必要时凑近一些,多说两遍,以便患者明白,如果患者不理解你的谈话,可试用不同的词语表达同样的意思,必要时写出,让患者用不同形式反馈,确保他已理解。护患进行语言沟通时,不要选择在洗漱室或类似的地方,不要戴口罩,不要吃喝或嚼口香糖,切忌手势太多,以免患者眼花缭乱,不要使用患者不能感知的非语言沟通。

 思考题

1. 请结合书本内容,思考如何将 Erikson 的成长与发展理论应用于临床工作实际中。
2. 如果让你去为一名伤残或自杀未遂患者进行心理护理,你可以列举出哪些优秀的人物或介绍哪些励志书籍来帮助患者度过情绪的苦闷时期?
3. 你自己是如何看待精神病患者的?是否曾经有过歧视?现在又是如何认识的?
4. 你身边有失明、失语或失聪的患者吗?你能与这样的患者进行良好的沟通吗?

参 考 文 献

[1] 冯正仪. 社区护理[M]. 上海:复旦大学出版社,2003.
[2] 刘纯艳. 社区护理[M]. 北京:人民军医出版社,2004.
[3] 陈静敏,萧仔伶,苗迺芳,等. 社区卫生护理学[M]. 北京:科学技术文献出版社,1999.
[4] 谌永毅,方立珍. 护患沟通技巧[M]. 长沙:湖南科学技术出版社,2004.
[5] 郭常安. 护理沟通艺术[M]. 杭州:浙江科学技术出版社,2002.
[6] 王斌. 人际沟通[M]. 北京:人民卫生出版社,2004.
[7] 郑全全,俞国良. 人际关系心理学[M]. 北京:人民教育出版社,2001.
[8] 贾启爱. 人际沟通[M]. 南京:东南大学出版社,2000.
[9] 陈晓薇. 人际沟通[M]. 合肥:安徽科学技术出版社,1999.
[10] 史瑞芬. 护理人际学[M]. 北京:人民军医出版社,2002.
[11] 李晓松. 人际沟通[M]. 北京:人民卫生出版社,2000.
[12] 马蒂·布朗斯坦. 有效沟通[M]. 北京:机械工业出版社,2004.
[13] 贾启爱. 人际沟通[M]. 南京:东南大学出版社,2000.
[14] 李春苗. 人际关系协调与冲突解决[M]. 广州:广东经济出版社,2001.
[15] 林菊英. 社区护理[M]. 北京:科学出版社,2000.
[16] 陈静敏. 社区卫生护理学[M]. 北京:科学技术文献出版社,1999.
[17] 李君容,唐才昌,陆召军. 健康教育与健康促进课程[M]. 南京:东南大学出版社,2004.
[18] 黄津芳. 护理健康教育[M]. 北京:科学技术文献出版社,2006.
[19] 何伦,施卫星. 生命的困惑:临床护理伦理学导论[M]. 南京:东南大学出版社,2005.
[20] 宋文坚. 逻辑学[M]. 北京:人民出版社,2002.
[21] 中国人民大学哲学系逻辑教研室. 逻辑学[M]. 北京:中国人民大学出版社,2002.
[22] 曾杰,张树相. 社会思维学[M]. 北京:人民出版社,1996.
[23] 彭漪涟,马钦荣. 逻辑学大辞典[M]. 上海:上海辞书出版社,2004.
[24] 龚绍麟. 抑郁症[M]. 北京:人民卫生出版社,2003.
[25] 王志红,刘燕燕. 护士临床思维实例解析[M]. 上海:第二军医大学出版社,2004.
[26] 栾玉广. 自然辩证法原理[M]. 第2版. 合肥:中国科学技术大学出版社,2002.
[27] 霍有光. 社会交往心理学:人际心理与交往技巧[M]. 第2版. 西安:西安交通大学出版社,2003.
[28] 郑全全,俞国良. 人际关系心理学[M]. 北京:人民教育出版社,1999.
[29] 王凤兰. 人际交流与咨询技巧[M]. 北京:北京医科大学出版社,1995.
[30] 王锦帆. 医患沟通学[M]. 北京:人民卫生出版社,2006.
[31] JONGSMA A E. 抑郁整合治疗方案[M]. 李茹,傅文青,译. 北京:人民卫生出版社,2006.
[32] 孟昭兰. 情绪心理学[M]. 北京:北京大学出版社,2005.
[33] 保罗·埃尔德. 批判性思维:思维、沟通、写作、应变、解决问题的根本技巧[M]. 乔苒,徐笑春,译. 北京:新星出版社,2006.
[34] 冷晓红. 人际沟通[M]. 北京:人民卫生出版社,2006.
[35] JONGSMA A E. 焦虑整合治疗方案[M]. 李茹,傅文青,译. 北京:人民卫生出版社,2006.
[36] 张洞. 理性思维的轨迹[M]. 北京:当代中国出版社,2001.

[37] 邵志芳. 思维心理学[M]. 上海:华东师范大学出版社,2001.
[38] 王振芳,等. 临床思维学[M]. 北京:人民卫生出版社,2002.
[39] IVAN HANNE G. 高效提问:建构批判性思维技能的七步法[M]. 黄洁华,译. 汕头:汕头大学出版社,2003.
[40] 周晓明. 人类交流与传播[M]. 上海:上海文艺出版社,1990.
[41] 邵培仁. 传播学导论[M]. 杭州:浙江大学出版社,1997.
[42] 段京肃. 传播学基础理论[M]. 北京:新华出版社,2003.
[43] 青井伦. 批判式思维[M]. 宋娟娟,译. 北京:经济管理出版社,2002.
[44] 胡申生,李远行,章友经,等. 传播社会学导论[M]. 上海:上海大学出版社,2002.
[45] 倪波,霍丹,等. 信息传播原理[M]. 北京:书目文献出版社,1995.
[46] 石庆生. 传播学原理[M]. 合肥:安徽大学出版社,2001.
[47] 王怡红. 人与人的相遇[M]. 北京:人民出版社,2003.
[48] 张东娇. 教育沟通论[M]. 太原:山西教育出版社,2003.